Ediciones Journal le da la bienvenida a su biblioteca digital

EDICIONES
journal
eBook

Tricología en Pediatría

Tricología en Pediatría

G. Lilian Contreras González
Dermatóloga y dermatóloga pediátrica.
Encargada del Comité Científico y expresidenta de DermaJAL.
Socia fundadora y exsecretaria del Colegio Mexicano de Dermatología Pediátrica.
Guadalajara, México.

Luis E. Sánchez Dueñas
Dermatólogo.
Médico encargado de la Clínica de Tricología, Instituto Dermatológico de Jalisco Dr. José Barba Rubio.
Profesor adjunto de la especialidad en Dermatología, sede Instituto Dermatológico de Jalisco Dr. José Barba Rubio, Universidad de Guadalajara.
Guadalajara, México.

Arturo López-Yáñez Blanco
Pediatra y dermatólogo pediátrico.
Médico adscrito del Servicio de Dermatología Pediátrica, Instituto Dermatológico de Jalisco Dr. José Barba Rubio.
Profesor adjunto y miembro de la junta académica de la especialidad en Dermatología Pediátrica y profesor adjunto de la especialidad en Dermatología, sede Instituto Dermatológico de Jalisco Dr. José Barba Rubio, Universidad de Guadalajara.
Guadalajara, México.

EDICIONES JOURNAL

Contreras González, G. Lilian
Tricología en Pediatría
G. Lilian Contreras González; Luis E. Sánchez Dueñas; Arturo López-Yáñez Blanco.
1ª ed.- Ciudad Autónoma de Buenos Aires: Journal, 2025.
381 p.; 24 x 17 cm.

ISBN 978-987-8452-89-0

1. Dermatología. I. Sánchez Dueñas, Luis E. II. López-Yáñez Blanco, Arturo III. Título
CDD 618.925

Viamonte 2146 1"A" (C1056ABH) CABA, Argentina
ediciones@journal.com.ar | www.edicionesjournal.com

Producción editorial: Ediciones Journal S.A.
Diagramación: Diego Stegmann
Diseño de tapa: Le Voyer

Libro de edición argentina
Impreso en India – Printed in India, 01/2025
Replika Press Pvt Ltd, Haryana, 131028

Queda hecho el depósito que establece la Ley 11.723
Se imprimieron 1000 ejemplares

A0001

A mi esposo Pedro, mis hijos Dany y Oscar, mis padres Rigo y Gloria, mis hermanos, familia y amigos, y mis pacientes, ya que sin ellos no sería posible realizar este libro. Muchas gracias.
G. Lilian Contreras González

A mi familia, amigos, colegas, alumnos, y al equipo de trabajo que se forma entre padres y pacientes en edad pediátrica que me brindan su confianza para tratarlos. A todos, gracias.
Luis E. Sánchez Dueñas

A mis padres Sara y Arturo, mis hermanos Daniel y Miguel Ángel, mi mamá académica Rocío, y a mis alumnos.
Arturo López-Yáñez Blanco

Colaboradores

Aceves Villalvazo, Martha Alicia
Dermatóloga. Médica adscrita del Servicio de Dermatología y profesora titular de la especialidad en Dermatología, Hospital Regional CC - ISSSTE. Guadalajara, México.

Alba Rojas, Erika Lizbeth
Dermatóloga pediátrica. Médica del Servicio de Dermatología y profesora de pregrado y posgrado en Dermatología, Hospital Universitario Dr. José Eleuterio González. Monterrey, México.

Aranda Mendoza, Jessica
Pediatra y dermatóloga pediátrica. Profesora adjunta de la especialidad en Dermatología Pediátrica, HOGFAA. Guadalajara, México.

Arenas Guzmán, Roberto
Dermatólogo y micólogo. Jefe de la Sección de Micología, Hospital General Dr. Manuel Gea González. Profesor, Universidad Nacional Autónoma de México. Ciudad de México, México.

Asz Sigall, Daniel
Dermatólogo. Director de la Clínica de Tricología, Hospital General Dr. Manuel Gea González. Presidente de la International Trichoscopy Society. Ciudad de México, México.

Ballona, Rosalía
Dermatóloga pediátrica. Jefa del Servicio de Dermatología y coordinadora de la Residencia en Dermatología Pediátrica, Instituto Nacional de Salud del Niño. Lima, Perú.

Beirana Palencia, Angélica
Dermatóloga y dermatóloga pediátrica. Consultorio privado. Profesora de cursos de Dermatología Pediátrica. Ciudad de México, México.

Boggio, Paula
Dermatóloga y dermatóloga pediátrica. Médica asociada de la Sección Dermatología Pediátrica, Departamento de Pediatría, Hospital Italiano de Buenos Aires. Vicedirectora de la Carrera de especialista en Dermatología Pediátrica, Instituto Universitario Hospital Italiano de Buenos Aires. Buenos Aires, Argentina.

Boland Rodríguez, Estefanía
Dermatóloga. Profesora invitada de Dermatología, Campus Huasteca, UASLP. Monterrrey, México.

Bonifaz, Alexandro
Micólogo. Investigador titular. Ciudad de México, México.

Buendía Castaño, Diego
Dermatólogo. Facultativo especialista. Profesor del Máster Internacional en Tricología. Madrid, España.

Cano, Ramiro
Dermatólogo y dermatólogo pediátrico. Médico del Servicio de Dermatología, Hospital Alemán. Docente del Curso Superior de Dermatología Pediátrica, Universidad de Buenos Aires. Buenos Aires, Argentina.

Casados Vergara, Rubén Fernando
Dermatólogo y endocrinólogo. Profesor externo del posgrado en Dermatología, Hospital Regional Monterrey - ISSSTE. Certificado por el Consejo Mexicano de Endocrinología y el Consejo Mexicano de Dermatología. Monterrey, México.

Castañeda Yépiz, Roxana
Dermatóloga y tricóloga. Consultorio privado, Del Prado Medical Tower. Profesora de la Diplomatura en Tricología, CILAD. Tijuana, México.

Ceja Reyes, Ana Isabel
Dermatóloga. Jalisco, México.

Contreras González, G. Lilian
Dermatóloga y dermatóloga pediátrica. Encargada del Comité Científico y expresidenta de DermaJAL. Socia fundadora y exsecretaria del Colegio Mexicano de Dermatología Pediátrica. Guadalajara, México.

Corona Rodarte, Eduardo
Internista y dermatólogo. Profesor adjunto del Curso de especialista en Medicina Interna, Hospital San Javier, Universidad de Guadalajara. Profesor del Internado Rotatorio, Escuela de Medicina y Ciencias de la Salud, Tecnológico de Monterrey. Guadalajara, México.

Cova Martín, Ruth del Cristo
Dermatóloga. Médica residente de tercer año. Madrid, España.

Durán Mc Kinster, Carola
Dermatóloga pediátrica. Médica adjunta del Servicio de Dermatología, Instituto Nacional de Pediatría. Profesora titular de la especialidad en Dermatología Pediátrica, Universidad Nacional Autónoma de México. Ciudad de México, México.

Espinoza González, Nelly Alejandra
Dermatóloga. Médica del Centro de Especialidades Médicas SNTE. Docente de la Universidad de Monterrey. Monterrey, México.

Fernandes Melo, Daniel
Dermatólogo. Universidad Estatal de Río de Janeiro. Río de Janeiro, Brasil.

Ferrando Barberá, Juan
Dermatólogo. Consultor en Dermatología. Profesor honorario, Hospital Clinic, Universidad de Barcelona. Barcelona, España.

García Lira, José Ramón
Dermatólogo pediátrico. Médico del Hospital Infantil de México Federico Gómez, Instituto Nacional de Salud. Ciudad de México, México.

García Rodríguez, María Isabel
Dermatóloga y dermatóloga pediátrica. Consultorio privado. Exsecretaria del Colegio Méxicano de Dermatología Pediátrica. Guadalajara, México.

García Romero, María Teresa
Dermatóloga y dermatóloga pediátrica. Médica adjunta del Instituto Nacional de Pediatría. Profesora asociada de la especialidad en Dermatología Pediátrica. Ciudad de México, México.

García Vargas, Alejandro
Dermatólogo y dermatólogo pediátrico. Presidente de la Sociedad Veracruzana de Dermatología. Médico adscrito, Hospital de Alta Especialidad - ISSSTE. Veracruz, México.

Garnacho Saucedo, Gloria M.
Dermatóloga. Responsable de la Unidad de Dermatología Pediátrica, Hospital Universitario Reina Sofía de Córdoba. Miembro de la Academia Española de Dermatología y Venereología (AEDV) y del Grupo Español de Dermatología Pediátrica. Coordinadora del Grupo Español de Tricología. Córdoba, España.

Gil Redondo, Rocío
Dermatóloga. Facultativa especialista adjunta en Dermatología, Hospital Universitario La Paz. Médica de la Unidad de Tricología, Grupo Pedro Jaén. Madrid, España.

Gómez Arias, Pedro J.
Dermatólogo y venereólogo. Médico del Hospital Universitario Reina Sofía de Córdoba. Investigador asociado de Enfermedades Cutáneas Inmunomediadas, Instituto Maimónides de Investigación Biomédica de Córdoba (IMIBIC). Córdoba, España.

Guerrero Ramírez, Claudia
Dermatóloga. Médica del Hospital Torrecárdenas. *Fellowship/training programme* en el Hospital Universitario Niño Jesús. Almería, España.

Guerrero Ponce, Ana Elena
Dermatóloga. Residente de alta especialidad en Cirugía Dermatológica y en Dermatooncología. Ciudad de México, México.

Guevara Sanginés, Esther Guadalupe
Dermatóloga. Profesora titular del Curso de posgrado en Dermatología. Ciudad de México, México.

Gutiérrez Mendoza, Daniela
Dermatóloga y cirujana en dermatología y tricología. Directora médica de Aroäh Center. Profesora de la Universidad Autónoma de Baja California. Tijuana, México.

Hermosa Gelbard, Ángela
Dermatóloga. Especialista en Tricología, Hospital Universitario Ramón y Cajal. Profesora del Máster Internacional en Tricología, Universidad de Alcalá. Madrid, España.

Herz Ruelas, Maira Elizabeth
Dermatóloga y tricóloga. Consultorio privado, Christus Muguerza Hospital Sur, Clínicas Dermatológicas Asociadas. Monterrey, México.

Jaquez Losoya, María Rubí
Pediatra y dermatóloga pediátrica. Chihuahua, México.

Larralde, Margarita
Dermatóloga y dermatóloga pediátrica. Jefa del Servicio de Dermatología, Hospital Alemán. Profesora titular de Dermatología, Universidad de Buenos Aires. Buenos Aires, Argentina.

Lomelí Valdez, Rodrigo
Dermatólogo y dermatólogo pediátrico. Ciudad de México, México.

López Gamboa, Jorge Alejandro
Dermatólogo pediátrico. Médico del Hospital Infantil Teletón de Oncología (Querétaro). Colaborador de la Clínica de Tricología, Hospital Infantil de México Federico Gómez. Ciudad de México, México.

López-Yáñez Blanco, Arturo
Pediatra y dermatólogo pediátrico. Médico adscrito del Servicio de Dermatología Pediátrica, Instituto Dermatológico de Jalisco Dr. José Barba Rubio. Profesor adjunto y miembro de la junta académica de la especialidad en Dermatología Pediátrica y profesor adjunto de la especialidad en Dermatología, sede Instituto Dermatológico de Jalisco Dr. José Barba Rubio, Universidad de Guadalajara. Guadalajara, México.

Macías Macías, Ana Isabel
Dermatóloga. Guadalajara, México.

Martínez Rico, Jessica Carolina
Dermatóloga. Consultorio privado, Christus Muguerza Hospital Sur, Clínicas Dermatológicas Asociadas y Skingroup. Monterrey, México.

Martínez Suárez, Hugo
Dermatólogo. Profesor titular. Puebla, México.

Melián Olivera, Ana
Dermatóloga. Especialista del Servicio de Dermatología, Hospital Universitario Ramón y Cajal. Madrid España.

Montes de Oca-Loyola, María Luisa
Dermatóloga. Residente de alta especialidad en Cirugía Dermatológica y en Dermatooncología. Ciudad de México, México.

Monzón Quintana, María Lucía
Dermatóloga. Médica en Dermos. Ciudad de Guatemala, Guatemala.

Morales Barrera, María Enriqueta
Dermatóloga pediátrica. Jefa del Servicio de Dermatología Pediátrica, Centro Dermatológico Dr. Ladislao de la Pascua. Profesora titular del Curso de posgrado en Dermatología Pediátrica. Ciudad de México, México.

Moreno Giménez, José Carlos
Dermatólogo, médico quirúrgico y venereólogo. Exjefe de Servicio, Hospital Universitario Reina Sofía. Excatedrático en Dermatología, Medicina Quirúrgica y Venereología, Universidad de Córdoba. Córdoba, España.

Ocampo Garza, Sonia Sofía
Dermatóloga. Profesora adjunta del Departamento de Dermatología, Hospital Universitario Dr. José Eleuterio González. Monterrey, México.

Oliveira Xavier de Brito, Flavia
Dermatóloga. Universidad Estatal de Río de Janeiro. Río de Janeiro, Brasil.

Orozco Covarrubias, Luz
Dermatóloga pediátrica. Investigadora nacional nivel I. Profesora adjunta de la Universidad Nacional Autónoma de México. Ciudad de México, México.

Ortega Valerio, Martha Grisell
Pediatra y dermatóloga pediátrica. Chihuahua, México.

Pérez Romero, Ana Gabriela
Dermatóloga. Guadalajara, México.

Ramírez Sánchez, Joel Alejandro
Dermatólogo. Diplomado en Cirugía Dermatológica, Instituto Dermatológico de Jalisco Dr. José Barba Rubio. Guadalajara, México.

Ramos Álvarez, Mónica Patricia
Dermatóloga, dematóloga pediátrica y cirujana dermatooncóloga. Profesora de Láser y Cosméstica, especialidad en Dermatología, Instituto Dermatológico de Jalisco Dr. José Barba Rubio y Hospital Regional Dr. Valentín Gómez Farías - ISSSTE. Guadalajara, México.

Revelles Peñas, Leonor
Dermatóloga, médica quirúrgica y venereóloga. Facultativa especialista de área, Servicio de Dermatología, CHARE Guadix. Granada, España.

Rivas Zaldívar, Enrique
Dermatólogo y dermatólogo pediátrico. Director médico de Dermos. Ciudad de Guatemala, Guatemala.

Ruiz Iglesias, Carmen
Dermatóloga, médica quirúrgica y venereóloga. Badajoz, España.

Saceda Corralo, David
Dermatólogo. Coordinador electo del Grupo Español de Tricología. Coordinador académido del Máster en Tricología y Trasplante Capilar, Universidad de Alcalá. Madrid, España.

Sáez de Ocariz, María del Mar
Dermatóloga y dermatóloga pediátrica. Jefa del Servicio de Dermatología, Instituto Nacional de Pediatría. Profesora asociada del Curso Universitario en Dermatología Pediátrica, Universidad Nacional Autónoma de México. Ciudad de México, México.

Salas Alanís, Julio César
Dermatopatólogo. Fundador de Debra México. Monterrey, México.

Salas Garza, Mauricio
Médico general. Monterrey, México.

Sánchez Dueñas, Luis E.
Dermatólogo. Médico encargado de la Clínica de Tricología, Instituto Dermatológico de Jalisco Dr. José Barba Rubio. Profesor adjunto de la especialidad en Dermatología, sede Instituto Dermatológico de Jalisco Dr. José Barba Rubio, Universidad de Guadalajara. Guadalajara, México.

Sánchez Rodríguez, Andrés Felipe
Dermatólogo. Médico especialista del Hospital de Especialidades IMSS Bienestar Dr. Carlos Canseco. Tamaulipas, México.

Serrano Falcón, Cristina
Dermatóloga. Facultativa especialista de área, Servicio de Dermatología, Hospital Virgen de las Nieves. Profesora coordinadora del Máster en Tricología, Universidad de Alcalá. Granada, España.

Toledo Bahena, Mirna Eréndira
Pediatra y dermatóloga pediátrica. Médica adscrita e investigadora, Hospital Infantil de México Federico Gómez. Profesora asociada del Curso de especialista en Dermatología Pediátrica. Ciudad de México, México.

Torrelo, Antonio
Dermatólogo. Jefe de Servicio, Hospital Infantil Niño Jesús. Madrid, España.

Torres Diez Barroso, Andrea
Médica general. Pasante del Servicio Social en Investigación. Ciudad de México, México.

Ugalde Trejo, Nora Ximena
Dermatóloga y dermatóloga pediátrica. Consultorio privado, Hospital H+. Querétaro, México.

Valencia Herrera, Adriana María
Pediatra y dermatóloga pediátrica. Médica adscrita del Servicio de Dermatología, Hospital Infantil de México Federico Gómez. Profesora adjunta del Curso de especialista en Dermatología Pediátrica. Ciudad de México, México.

Vañó Galván, Sergio
Dermatólogo. Director de la Unidad de Alopecia, Hospital Universitario Ramón y Cajal y Grupo Pedro Jaén. Profesor de la Universidad de Alcalá. Madrid, España.

Vega Sánchez, Diana Carolina
Micóloga. Médica adscrita del Servicio de Micología, Hospital General Dr. Manuel Gea González. Ciudad de México, México.

Velásquez Valderrama, Felipe Enrique
Dermatólogo pediátrico. Médico asistente del Servicio de Dermatología, Instituto Nacional de Salud del Niño. Profesor de prácticas de pregrado en Medicina, Universidad Peruana Cayetano Heredia. Lima, Perú.

Vidaurri de la Cruz, Helena
Pediatra y dermatóloga pediátrica. Médica del Hospital General de México Dr. Eduardo Liceaga. Profesora titular de Dermatología, Universidad Nacional Autónoma de México. Ciudad de México, México.

Villarreal Villarreal, César Daniel
Dermatólogo y y cirujano en dermatología y tricología. CEO de Dermaexperts. Profesor de la Escuela de Medicina y Ciencias de la Salud, Tecnológico de Monterrey, Intituto Tecnológico y Estudios Superiores de Monterrey (ITESM). Monterrey, México.

Zenteno Zenteno, Rocío Georgina
Dermatóloga pediátrica. Médica del Hospital Infantil de México Federico Gómez, Instituto Nacional de Salud. Ciudad de México, México.

Prólogo

"Aprender es como remar contra corriente: en cuanto se deja, se retrocede". Esta cita del filósofo chino Lao Tse subraya la importancia de la perseverancia en la adquisición de conocimiento, especialmente en un campo tan dinámico como la dermatología.

Es con gran entusiasmo que presentamos este libro, una obra dedicada a la tricología pediátrica, un área que, a pesar de su relevancia, cuenta con escasos tratados a nivel mundial. Este volumen tiene como objetivo llenar ese vacío proporcionando a dermatólogos, pediatras y residentes en ambas especialidades una guía práctica y exhaustiva sobre el diagnóstico y tratamiento de las enfermedades capilares más comunes en niños y adolescentes.

En la práctica diaria, los problemas del cabello en la población pediátrica representan un desafío significativo. *Tricología en Pediatría* aborda de manera clara y directa los temas más frecuentes, ofreciendo diagnósticos precisos, diagnósticos diferenciales detallados y opciones de tratamiento basadas en la evidencia más reciente. Los autores, todos ellos expertos iberolatinoamericanos con una vasta experiencia en tricología pediátrica, han elaborado esta obra con el propósito de hacer accesible y comprensible esta compleja especialidad para todos los médicos que se enfrenten a estos casos en su práctica diaria.

La estructura del libro está diseñada para ser de utilidad inmediata, proporcionando información práctica de manera objetiva y sencilla. Cada capítulo está orientado hacia la resolución de problemas concretos, con un enfoque claro y conciso que facilita su consulta y aplicación clínica.

Felicitamos a todos los editores y autores por este esfuerzo colaborativo, que no solo enriquece el conocimiento de los dermatólogos, pediatras y residentes, sino que también extiende su impacto a médicos generales, de familia y otros especialistas interesados en esta área. La relevancia de la tricología ha crecido exponencialmente en los últimos años, y este libro refleja esa evolución, ofreciendo las herramientas necesarias para estar a la vanguardia en el manejo de los trastornos capilares pediátricos.

"Enseñar no es transferir conocimiento, sino crear las posibilidades para su propia producción o construcción". Estas palabras del educador brasileño Paulo Freire capturan la esencia de esta obra, que no solo instruye, sino que también inspira a los profesionales de la salud a seguir investigando y profundizando en la tricología pediátrica.

En la búsqueda constante de mejorar el cuidado de nuestros pacientes más jóvenes, este libro se erige como una referencia indispensable. Que esta obra sea una fuente continua de aprendizaje y una guía práctica en su noble labor diaria.

Dr. Jorge Ocampo Candiani

Índice

I

Generalidades

1

¿Por qué hablar de tricología en pediatría?

G. Lilian Contreras González • Luis E. Sánchez Dueñas • Arturo López-Yáñez Blanco

La tricología hoy en día es, por mucho, una de las ramas de la dermatología más integrativas, ya que abarca áreas tan vastas que van desde el estudio molecular de las enfermedades, pasando por terapias dirigidas a blancos moleculares que modifican la expresión de la enfermedad por su acción en receptores que disminuyen la señalización proinflamatoria, sin olvidar una tendencia a elegir un manejo holístico necesario para preservar la homeostasis en el miniórgano llamado folículo piloso. Dicho enfoque de manejo se integra de tal forma que se busca en los pacientes mantener una óptima relación del eje neuroendocrino-metabólico para obtener los mejores resultados en la labor terapéutica, sin dejar a un lado el que es, quizá, el campo más particular de las implicaciones de las enfermedades del pelo en la vida de quienes las padecen, la estrecha relación que el pelo —ese "anexo", como muchos lo estudiamos en la dermatología tradicional— tiene con la autoimagen y su impacto en la salud emocional. Lo anterior sucede en todas las etapas de los seres humanos, como en polos de la vida, y específicamente para esta obra, en la infancia comprendida desde la niñez hasta la adolescencia.

La alopecia no es infrecuente en la edad pediátrica y su presentación clínica varía de sutil a desfigurante. Presenta diferentes patrones a los observados en adultos y es causa de estrés en los pacientes y sus familias, siendo un motivo frecuente de consulta diaria a médicos de primer contacto, dermatólogos, pediatras, dermatólogos pediatras y tricólogos. El reto de estar frente a un paciente con alguna alteración en el folículo piloso nos obliga a realizar un estudio minucioso para clasificar y diagnosticar una condición que puede, por un lado, tener una influencia psicológica muy negativa y, por otro, ser la clave hacia otros trastornos sistémicos más graves que podrían requerir un abordaje multidisciplinario.

De las muchas opciones que pueden explicar esas alteraciones cuando nos enfrentamos a un paciente pediátrico con alopecia, hoy en día sabemos que engloban padecimientos que son en definitiva parte del objeto de estudio de la tricología y su manejo por parte de los expertos en ella, puesto que la tricología estudia las enfermedades del pelo desde su exceso (hipertricosis e hirsutismo) hasta su ausencia (alopecia).

La categoría integrativa mencionada anteriormente se debe a que la tricología en la época actual se enriquece de ramas que nutren sus campos de acción y resaltan la estrecha relación que hay entre sus especialidades médicas troncales, la dermatología y la pediatría, fusionadas a través de la tricología en un área de subespecialización médica que mantiene relación con otras subespecialidades de la medicina contemporánea (Figura 1.1).

En el universo de enfermedades del pelo se incluyen varias afecciones que forman parte de los motivos de consulta más frecuentes en los servicios de dermatología; dichas afecciones pueden ser congénitas o adquiridas, causadas por una serie de condiciones reflejadas por diagnósticos específicos.

Las causas de alopecia en la edad pediátrica son un tema que ha recibido poca atención y su frecuencia e importancia es poco conocida. Se han realizado escasos estudios clínicos que han

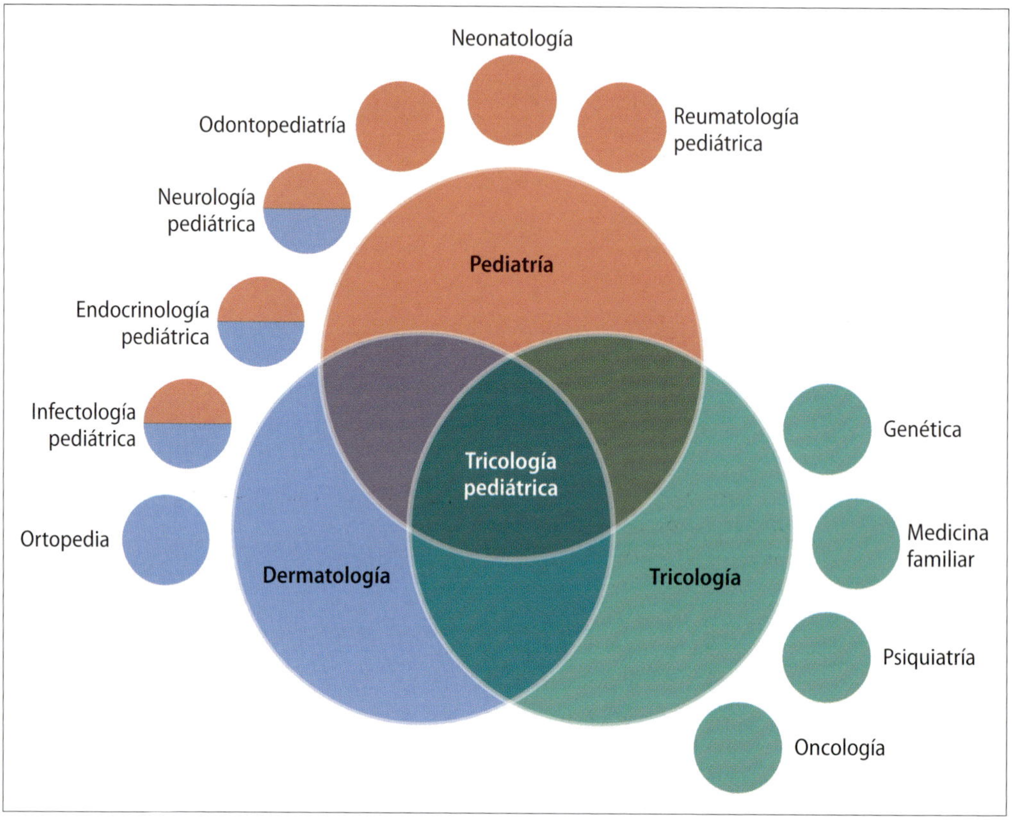

Figura 1.1 Relación de la tricología pediátrica con otras especialidades.

intentado determinar su prevalencia. Sin embargo, se sabe que la alopecia es un problema común que afecta hasta el 50% de la población en algún momento de su vida. Aproximadamente el 90% de la pérdida de cabello en los niños es de naturaleza adquirida y las causas más comunes informadas en el mundo occidental son la alopecia areata, el efluvio telógeno, la *tinea capitis* y la tricotilomanía. Su incidencia y prevalencia por variedad clínica han sido difíciles de estimar y existen diferencias notorias entre los distintos grupos de edad, sexo y etnias, atribuidas a diversos tipos de pelo, estilos de peinados, prácticas y cuidados, entre otras causas.

Algunos estudios describen datos epidemiológicos y clínicos sobre las causas de alopecia, no obstante, la mayoría se centra en la población adulta, lo que lleva a una información limitada en pacientes pediátricos. En México, por ejemplo, no existen estadísticas claras y concluyentes sobre datos epidemiológicos de las principales causas de alopecia en niños. En este país se ha reportado que el 26,6% de los pacientes con alopecia areata son menores de 10 años y el 21,2% tienen una edad entre 10 y 20 años.

A este respecto, y como parte de las inquietudes que conformaron los antecedentes que dieron origen al presente libro sobre tricología en pediatría, se estudiaron las características epidemiológicas y clínicas de las principales causas de alopecia adquirida en pacientes pediátricos del Instituto Dermatológico de Jalisco "Dr. José Barba Rubio", en un período de diez años. Gracias a este trabajo de tesis para obtener el grado de Dermatología Pediátrica del Dr. Arturo López-Yáñez Blanco, que estudió 2132 casos, se pudo saber que las principales causas de alopecia adquirida en la edad pediátrica son del tipo no cicatricial (92,3%). La edad promedio de evolución al momento de acudir a la consulta es de 8,7 años y el grupo de edad mayormente afectado es en los escolares, hasta en el 35,5% de los casos. En relación con los diagnósticos más frecuentes, la alopecia areata es la causa más habitual de alopecia adquirida ya que se presenta principalmente en mujeres (55,5%), seguida por la *tinea capitis* y la tricotilomanía. En relación con las alopecias adquiridas de tipo cicatricial, la celulitis disecante y el acné queloide de la nuca son las más frecuentes en pacientes masculinos en edad adolescente. Por otro lado, la alopecia por tracción se presenta casi de manera exclusiva en el sexo femenino.

Con lo anterior, siempre que valoremos un caso con alopecia en la edad pediátrica es importante recordar que aproximadamente el 90% de la pérdida de cabello en los niños es de naturaleza adquirida, no cicatricial, y que las causas más frecuentes así como sus diagnósticos diferenciales están contemplados en este libro de consulta rápida.

En este libro se hablará de la importancia del pelo como un miniórgano, considerado uno de los anexos más importantes de la piel, que se extiende más allá de su función de barrera o cosmética y que puede ser un valioso indicador de enfermedades sistémicas y síndromes congénitos.

Los editores reconocemos que, a pesar de que la alopecia es un padecimiento importante, es de frecuencia poco comprendida en la edad pediátrica en México y consideramos que no es diferente en el resto de Latinoamérica. Por consiguiente, resulta de gran relevancia profundizar en temas de tricología en pediatría.

Bibliografía de consulta

Asz-Sigall D, Gutiérrez-Mendoza D. Tricología en México. Dermatol Rev Mex 2015; 59: 357-9.

Atton AV, Tunnessen WW Jr. Alopecia in children: the most common causes. Pediatr Rev 1990; 12 (1): 25-30.

Gargallo Moneva V, Vanaclocha Sebastian F. Alopecia en la infancia. An Pediatr Contin 2014; 12 (4): 210-15.

Guzmán-Sánchez DA, Villanueva-Quintero GD, Alfaro Alfaro N, McMichael A. A clinical study of alopecia areata in Mexico. Int J Dermatol 2007; 46: 1310–2.

López Yañez Blanco A. Características epidemiológicas y clínicas de las principales causas de alopecia adquirida en pacientes pediátricos del Instituto Dermatológico de Jalisco "Dr. José Barba Rubio" del 01 de enero de 2009 a 31 de diciembre de 2019 [tesis]. Zapopan: Universidad de Guadalajara, 2022.

Morales-Miranda AY. Alopecias más frecuentes en un centro dermatológico de tercer nivel. Dermatol Rev Mex 2018; 62 (3): 216-20.

Moreno-Romero JA, Grimalt R. Hair loss in infancy. G Ital Dermatol Venereol 2014; 149 (1): 55-78.

2

Embriología, anatomía y fisiología del pelo

Mirna Eréndira Toledo Bahena • Jorge Alejandro López Gamboa

El folículo piloso es un miniórgano dinámico de la piel que se encuentra en recambio constante, caracterizado por tener la capacidad de autoinducir los estímulos necesarios para la generación de múltiples tallos pilosos a lo largo de la vida.

El ciclo de recambio del pelo es un fenómeno autorregulado que comienza en la etapa prenatal (*in utero*), al inicio del tercer trimestre, una vez que el pelo lanugo ha crecido de manera sincrónica y uniforme a lo largo de toda la superficie de la piel del feto. En el momento del nacimiento es cuando el ciclo pilar se vuelve asincrónico debido a que cada tallo piloso adquiere individualidad y define su propia velocidad de crecimiento. Por esta razón, el pelo en los seres humanos se encuentra presente de manera constante en la superficie cutánea a lo largo del tiempo y se diferencia del pelaje de otros mamíferos, en los que su ciclo de recambio pilar ocurre siempre de manera coordinada, con pérdidas abundantes en momentos específicos del año.

Así, el pelo en la raza humana, con sus fases establecidas de crecimiento, logra cumplir con una amplia variedad de funciones: protección física, camuflaje, termorregulación, capacidades sensoriales, dispersión del sudor y del sebo, etc., e incluso ser sujeto de juicio desde la perspectiva de la estética y la belleza.

Embriología del folículo piloso

El folículo piloso se genera por interacciones estrechas entre el ectodermo y el mesodermo durante la etapa del desarrollo fetal. Su origen es el resultado de la comunicación entre diversas vías y factores estimulantes del crecimiento como la vía Wnt/β-catenina, el factor de crecimiento transformador beta (TGF-β), el factor de crecimiento de fibroblastos (FGF) y diversas familias de factores de necrosis tumoral (TNF).

Sus primordios se inician al término del segundo mes de gestación (semana 8-9) con la presencia de grupos de células germinales primitivas en la capa basal del peridermo, estructura bilaminal que conforma la piel rudimentaria del feto (Figura 2.1 a). Dichos conglomerados condicionan la aparición de pequeñas protuberancias en la dermis ("placoda" o epitelio germinativo primitivo) que provocan el acúmulo subyacente de numerosas células mesenquimales y, por ende, la formación de la papila dérmica (Figura 2.1 b).

La invaginación de una columna de células epiteliales en sentido oblicuo hacia capas más profundas de la dermis se prolonga hasta envolver la papila y establece la estructura primitiva del futuro folículo piloso. Tres protuberancias emergerán de una de sus paredes laterales: el promontorio primitivo del tercio distal, la glándula sebácea del tercio medio y una glándula apócrina rudimentaria del tercio superior. De manera simultánea, en su porción posterior se formará el sitio de inserción del músculo erector del pelo (en el tercio distal, a la altura del promontorio) y los primordios de glándulas sebáceas accesorias (en el tercio superior) (Figura 2.1 c-g).

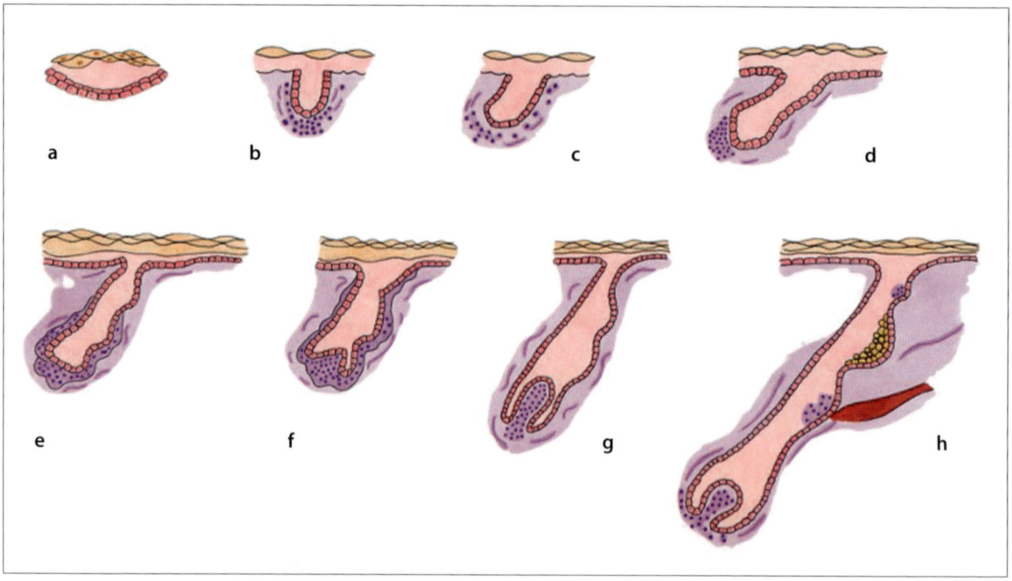

Figura 2.1 Embriología del folículo piloso. a Placoda (piel primitiva) con presencia de células epidérmicas que formarán los primordios foliculares. b Las células epidérmicas y mesenquimales inician la invasión hacia la dermis con la formación de una estructura columnar. c Se inclina la columna en sentido anteroposterior. d El extremo distal de la columna adquiere una forma trunca y empuja las células mesenquimales hacia la dermis. e La columna celular crece en sentido longitudinal y comienza a reclutar células de la futura papila. f El folículo primitivo con la presencia de un bulbo ancho que envuelve a la papila. g Folículo primitivo estructuralmente completo con la presencia del primordio de tres protuberancias en su cara lateral. h Folículo completamente formado que contiene estructuras como el promontorio, el músculo erector del pelo, la glándula sebácea y la glándula sudorípara (apócrina).

Una vez que estas estructuras son visibles, las células mesenquimales contiguas al folículo comienzan el desarrollo de una prolongación lineal dirigida hacia el promontorio y forman lo que será el músculo erector del pelo. Hasta el momento, las células madre melanocíticas derivadas de la cresta neural solo se encuentran confinadas en el promontorio. Por su parte, la matriz folicular primitiva comienza la replicación de numerosas células pobremente diferenciadas en la porción inferior del bulbo, con el objetivo de ensanchar la papila y favorecer el desarrollo de la vaina radicular interna (Figura 2.1 f).

Entre la semana 15 y 20 de gestación ocurre la primera diferenciación celular dentro de las células que rodean la papila dérmica (pertenecientes a la vaina radicular interna), ricas en gránulos de tricohialina y capaces de estimular el crecimiento lineal del tallo piloso. Una vez que el folículo primitivo adquiere su inclinación oblicua definitiva y sus tres protuberancias se encuentran formadas casi en su totalidad, comienza la diferenciación de las células de la corteza del pelo y la migración de células madre melanocíticas desde el promontorio hacia el bulbo para formar la unidad folicular pigmentaria (Figura 2.1 h).

Los primeros tallos pilosos, carentes de médula y pigmento, aparecen en la región de las cejas, el labio superior y el mentón. Posteriormente, emergerán en piel cabelluda y rostro. En la segunda mitad del quinto mes de gestación, su crecimiento adopta un sentido cefalocaudal y se hacen presentes en el resto del cuerpo como respuesta al crecimiento lineal del feto. Conforme la piel se va expandiendo, emergen nuevos tallos pilosos ente los folículos ya existentes, que se agrupan en fracciones de dos a cuatro pelos y conforman las unidades foliculares.

En la semana 22 de vida intrauterina se completa el desarrollo de la totalidad de los folículos pilosos en la superficie cutánea fetal, y cercano a la semana 24 dicha piel se encuentra cubierta de pelos terminales.

El número y la distribución de los folículos pilosos en la piel está genéticamente determinado, por lo que las unidades foliculares existentes al momento de nacer serán aquellas con las que el individuo contará toda su vida. No existe la posibilidad de la formación de nuevos folículos después del nacimiento. Su etapa de maduración comenzará al inicio del tercer trimestre del embarazo y culminará en las primeras semanas de vida posnatal.

Anatomía del folículo piloso

Al conjunto del folículo piloso con el tallo y sus estructuras anexas (glándula sebácea, glándula apócrina, músculo erector del pelo) se lo conoce como unidad pilosebácea. El folículo piloso puede dividirse anatómica y funcionalmente en dos segmentos, considerando el área conocida como franja de Adamson (donde termina la zona queratógena del pelo): un segmento superior y uno inferior.

El segmento superior es muy estable y no es afectado por el ciclo normal del folículo piloso; se divide en dos porciones: istmo e infundíbulo. El istmo se extiende desde el sitio de inserción del músculo erector del pelo hasta la glándula sebácea; y el infundíbulo, desde la glándula sebácea hasta donde emerge el pelo propiamente dicho a la superficie de la piel (Figura 2.2).

El segmento inferior involuciona activamente durante el proceso del ciclo del pelo. Tiene dos secciones: bulbo y tallo. El bulbo se extiende desde la base de la papila dérmica. En el interior del bulbo se encuentra la papila folicular y, en ella, células madre, melanocitos,

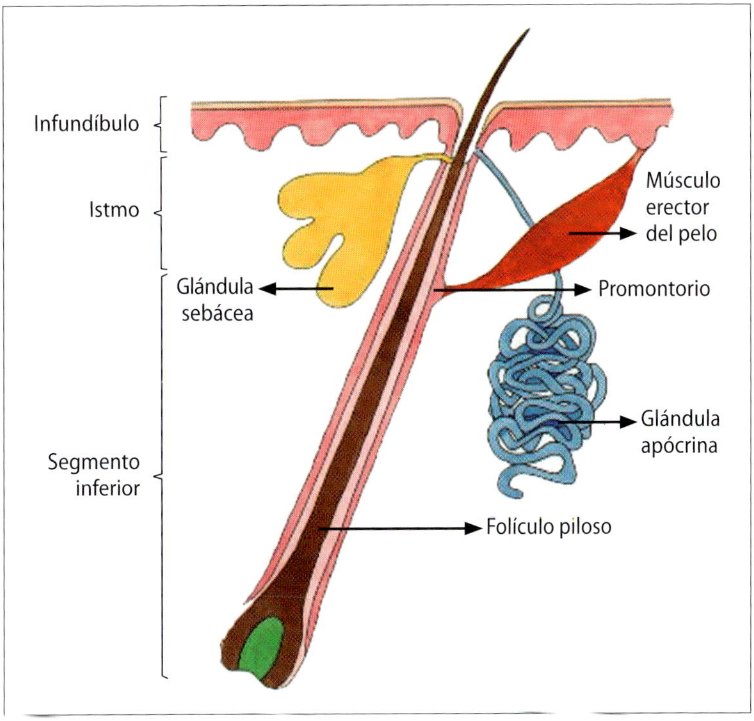

Figura 2.2 La unidad pilosebácea está compuesta por el folículo piloso, el músculo erector del pelo, la glándula sebácea, el promontorio y, en algunas ocasiones, una glándula apócrina

melanosomas y capilares arteriales y venosos que nutren el pelo. El tallo va desde la parte superior del segmento inferior, es decir, desde la inserción del músculo erector del pelo, hasta la cresta de Adamson, donde comienza el bulbo piloso (Figura 2.3).

Anatomía del tallo piloso

El pelo está compuesto por un grupo de queratinocitos bien diferenciados que se compactan en forma de una fibra con alta resistencia a la tracción (tallo piloso). El tallo piloso está compuesto por nueve capas organizadas de adentro hacia afuera de la siguiente manera (Figura 2.4):

- Médula: parte central e inconstante en el ser humano. Está formada por células poligonales con una apariencia de esponja que en el pelo de los mamíferos actúa como aislante térmico.
- Corteza: es la capa más gruesa y responsable de la fortaleza y el color del pelo al contener numerosos melanosomas. Está formada por filamentos de queratina dura que se organizan en microfibrillas entrelazadas altamente resistentes a la tracción y el desgaste. Las queratinas están inmersas en una matriz proteica que es conocida como "proteínas asociadas a la queratina" y compuestas por moléculas con altos contenidos de azufre, tirosina y glicina.
- Cutícula: constituye la parte más externa del tallo piloso y es responsable en buena parte de la resistencia al desgaste producido por agentes físicos y químicos presentes en el medioambiente. La cutícula está compuesta por escamas de corneocitos orientados hacia la epidermis en un sentido totalmente inverso a las células de la cutícula de la vaina radicular interna, que se traban unas con otras y mejoran la adherencia del tallo piloso.

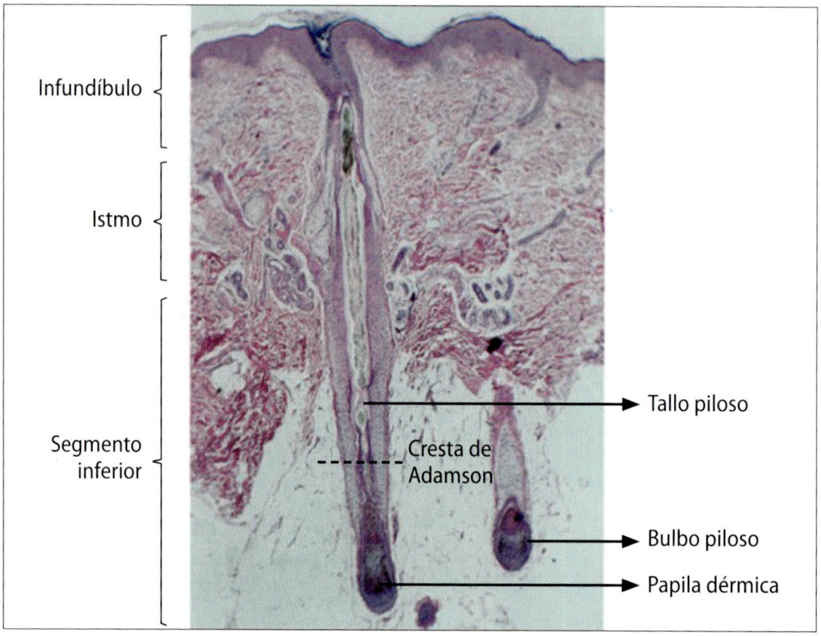

Figura 2.3 El folículo piloso se divide en dos segmentos: superior (conformado por el infundíbulo y el istmo) y el inferior (al que pertenecen el bulbo y la papila dérmica). Folículos pilosos terminales. Corte vertical (HE4x). La línea horizontal señala la cresta de Adamson, donde el tallo piloso y la vaina radicular pierden sus núcleos (HE4x). (Cortesía de la Dra. Clariza Infante).

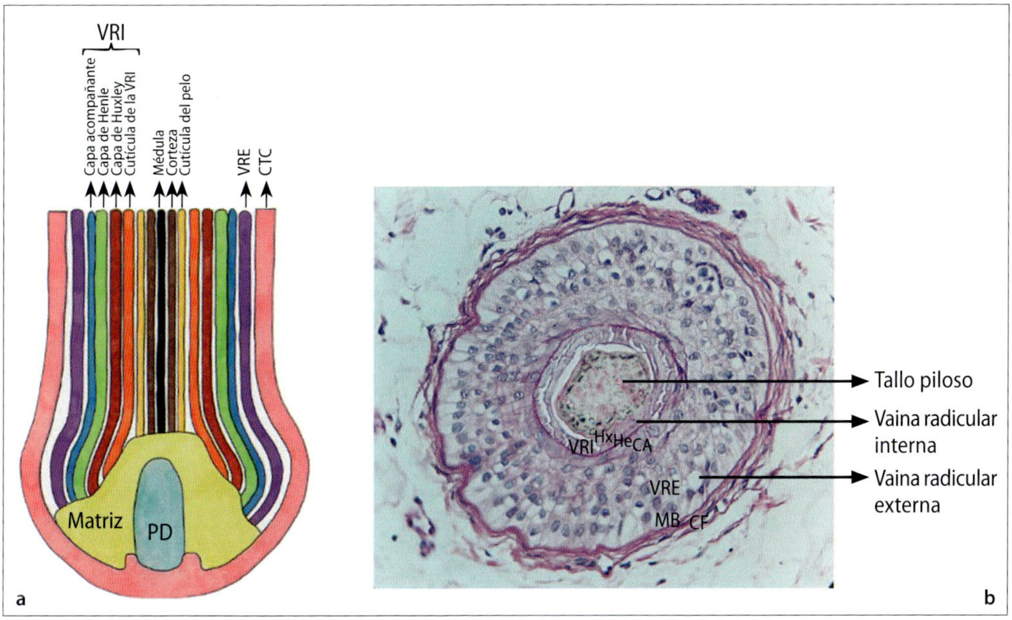

Figura 2.4 a Esquema de las capas del pelo. **b** Corte horizontal (HE4x) de tallo piloso terminal. Se observan las diferentes capas que lo componen: vaina radicular interna (VRI) con su capa de Huxley (Hx) y de Henle (He), capa acompañante (CA), vaina radicular externa (VRE), membrana basal (MB) y tejido conectivo perifolicular (CF). PD: papila dérmica; CTC: capa de tejido conjuntivo perifolicular. (Cortesía de la Dra. Lorena Islas y la Dra. Clariza Infante).

- Vaina radicular interna (VRI), con sus tres subcapas: la cutícula de la vaina radicular interna; la capa de Huxley, formada por tres capas de células cúbicas; y la capa de Henle, formada por una sola capa de células elongadas.
- Vaina radicular externa (VRE).
- Capa de tejido conjuntivo especializado perifolicular (CTC).

Los tallos pilosos terminales son grandes, gruesos, pigmentados y llegan hasta la grasa subcutánea; mientras que los pelos vellosos son cortos, delgados, con escaso pigmento y superficiales porque llegan hasta la dermis superficial o profunda (Figuras 2.5-2.7). El pelo lanugo, propio del feto, es un pelo muy fino, blando y sin pigmento que lo hacen casi imperceptible.

Ciclo folicular

El ciclo folicular es un proceso complejo ampliamente estudiado, en el que participan diversas vías moleculares de señalización para su regulación e inducción; aún existen incógnitas y se desconocen con exactitud los mecanismos que le permiten poseer la capacidad de autorregeneración.

El ciclo folicular consta de una fase de crecimiento llamada "anágena", seguida de una fase de involución denominada "catágena" y, finalmente, una fase de reposo que corresponde a la "telógena". Las características propias de cada una de las tres fases que lo componen se describen a continuación.

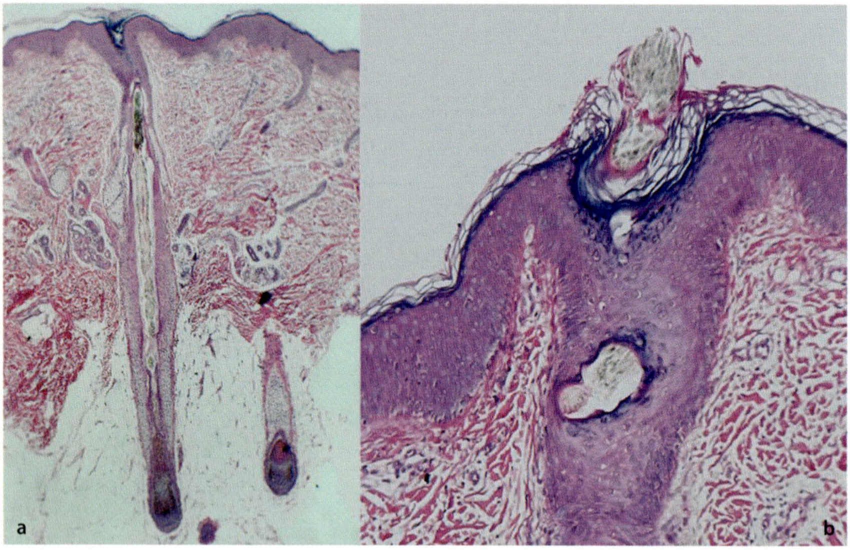

Figura 2.5 Corte vertical (HE4x). **a** Folículos pilosos terminales, grandes y pigmentados, que llegan hasta la grasa subcutánea. **b** Pelo velloso verdadero, corto y superficial, que llega hasta la dermis superficial o profunda. (Cortesía de la Dra. Clariza Infante).

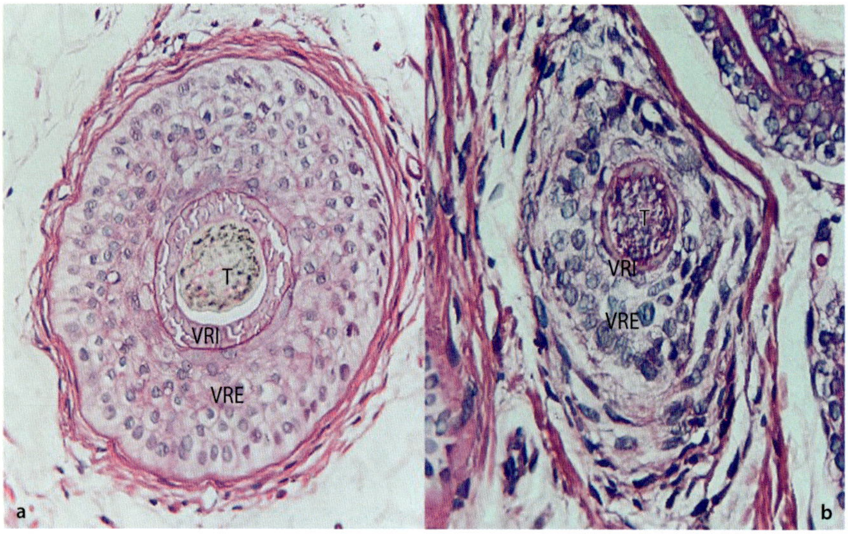

Figura 2.6 Corte horizontal (HE4x). **a** Folículo piloso terminal. El diámetro del tallo piloso (T) es mayor de 0,06 mm y que el espesor de la vaina radicular interna (VRI). **b** Pelos vellosos verdaderos en los que el diámetro (T) es menor de 0,03 mm y que el espesor de la VRI. VRE: vaina radicular externa. (Cortesía de la Dra. Clariza Infante).

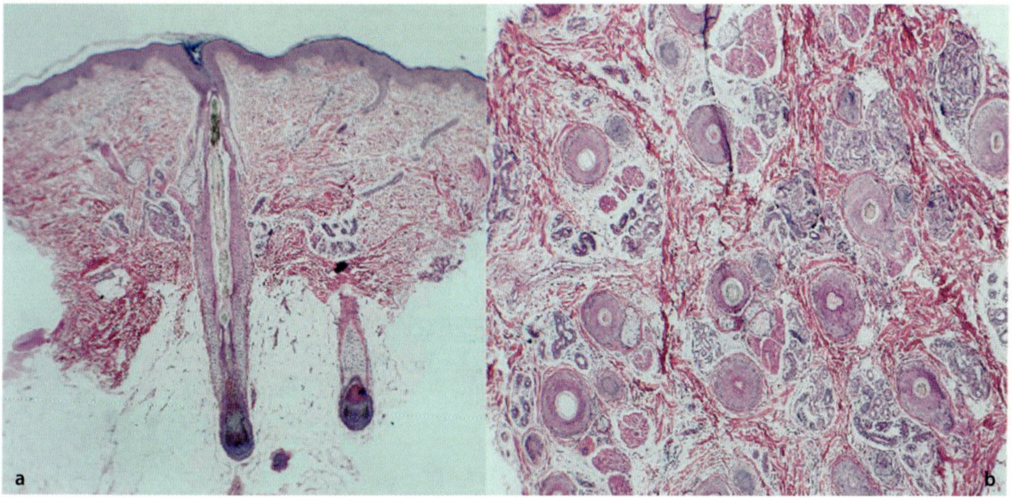

Figura 2.7 Corte horizontal (HE4x). a Presencia de 2 folículos pilosos terminales en anágeno que llegan hasta la grasa subcutánea. El bulbo adquiere forma de palo de golf. b Se observan 10 unidades foliculares conformadas por folículos pilosos terminales en anágeno que llegan hasta la grasa subcutánea. (Cortesía de la Dra. Clariza Infante).

Anágena

Es una fase de crecimiento lineal continuo que dura 2-6 años y en la cual se encuentra el 90% de los folículos pilosos de la piel cabelluda. En esta etapa, las células de la papila dérmica están separadas y las células de la matriz del pelo, localizadas en la base del bulbo, se hallan en proceso de replicación acelerada (mitosis), a través del cual se incrementan en número y tamaño. Posteriormente se desplazan hacia la región bulbar superior (zona queratógena) para finalizar su proceso de queratinización. Conforme las células migran en sentido ascendente, se alargan y se diferencian en las futuras estructuras del nuevo tallo piloso: médula, corteza, cutícula y células de la VRI. Las células de la VRE, ricas en agua, glucógeno y mucopolisacáridos, formarán una estructura gruesa en la parte superior del folículo que se continuará con las células del canal folicular.

Asimismo, es en esta fase cuando ocurre el fenómeno de melanogénesis, proceso a través del cual se estimula la producción de eumelanina (pigmento negro) o feomelanina (pigmento rojizo), regulado por la enzima tirosinasa. La formación del pigmento se lleva a cabo de manera especializada en la unidad folicular pigmentaria, estructura localizada por arriba y alrededor de la papila dérmica (durante el anágeno III y VI), la cual se encarga de generar y transferir melanosomas de manera activa hacia los queratinocitos de la matriz del pelo y de la VRI para otorgar color al nuevo pelo en formación.

El proceso de síntesis de melanina se detiene durante la transición de anágeno a catágeno a través de la regulación de enzimas a la baja y la apoptosis de los melanocitos del folículo piloso.

Es importante mencionar que las fases intermedias anágenas II-IV corresponden al inicio del proceso de formación de un nuevo tallo piloso (desde las células matriciales de un nuevo bulbo y papila dérmica), que ocurre de manera simultánea durante la migración de la papila dérmica del pelo previo hacia el promontorio como parte de su proceso de involución en la fase catágena. Cuando un tallo piloso llega a la fase anágena VI, se dice que ha completado su proceso de crecimiento (Figura 2.8).

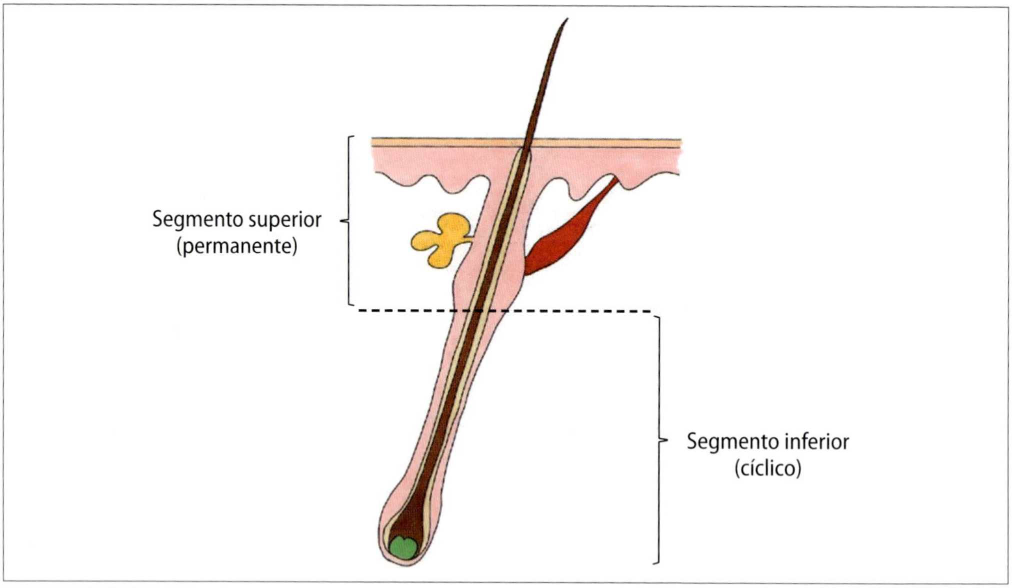

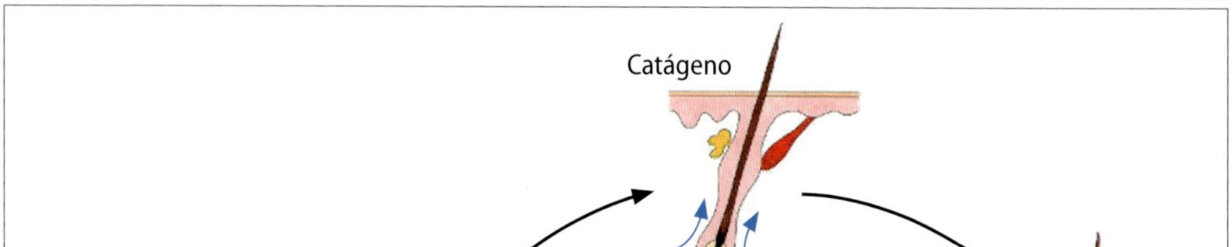

Figura 2.8 Ciclo pilar. Consta de una fase anágena (crecimiento), catágena (involución) y telógena (reposo). La fase exógena corresponde al momento en que el tallo piloso cae del folículo piloso. Las etapas anágenas II-V hacen referencia a los estadios que ocurren de manera simultánea en la papila dérmica y el bulbo como respuesta a las vías moleculares de regeneración de un nuevo pelo durante el proceso de involución y caída del tallo piloso previo (saliente). Un pelo en anágeno VI es un tallo piloso listo para continuar su ciclo de vida y pasar a la fase catágena. VRI: vaina radicular interna; VRE: vaina radicular externa; GS: glándula sebácea; MP: músculo erector del pelo; PD: papila dérmica.

Catágena

Es una fase de involución del tallo piloso que se inicia cuando la fase previa del crecimiento del pelo se detiene a través de fenómenos regulados de apoptosis. Tiene una duración de 2-3 semanas y en ella se encuentran el 1%-2% de los pelos (*v.* Figura 2.8).

Durante la fase catágena, la proliferación de células madre se detiene, las células de la papila dérmica se retraen y el diámetro del bulbo entra en un fenómeno de retroceso que reduce su tamaño hasta transformarlo en una hebra epitelial que migra las células de la papila dérmica hasta la altura del promontorio.

Los dos tercios inferiores del folículo piloso involucionan rápidamente por muerte celular de los queratinocitos de la matriz, de la VRI y de la VRE, desencadenado por dos mecanismos: la autofagia de las células foliculares con formación de estructuras vacuolares que contienen restos de organelos en su interior; y la proliferación de las células perifoliculares del tejido conectivo. Los restos de la destrucción del tallo piloso se reabsorben por macrófagos localizados cerca de la membrana basal folicular, capaces de fagocitar las fibras de colágeno degradadas y las células remanentes del bulbo.

A esta etapa del ciclo siempre la precede la detención o el cese de la melanogénesis, es decir, cuando los melanosomas en el bulbo retraen sus dendritas y finaliza su paso hacia la médula, la corteza y la cutícula del pelo.

Telógena

Es una fase de quiescencia que dura de 2-4 meses y en la cual se halla solo el 10% de los pelos de la cabeza, caracterizados por encontrarse a la mitad o un tercio de la longitud de aquellos que están en telógeno, rodeados por un canal folicular con características celulares similares a los de la epidermis y cubiertos solo por remanentes de la VRI (*v.* Figura 2.8).

En esta fase del ciclo del pelo, la papila dérmica se encuentra a la altura del promontorio y entra en período de reposo, lo que permite interacciones directas entre las células madre de dicha estructura y los queratinocitos de la papila dérmica. De esta manera, se estimula la producción de moléculas activadoras de células madre en el mismo promontorio, que requieren del acúmulo de una cantidad específica para desencadenar el inicio de una nueva fase anágena.

Aunque al día de hoy se conoce que la vía Wnt/β-catenina participa y se reactiva de manera fugaz y transitoria en el inicio de cada nuevo ciclo folicular, el resto de las vías moleculares de activación celular en el promontorio siguen siendo desconocidas.

Exógena

Se refiere al proceso terminal de eliminación del tallo piloso de la unidad folicular, secundario a la pérdida de las últimas fibras de anclaje de colágeno del pelo (proteólisis) con el folículo en telógeno. Se conoce poco acerca de esta fase de pérdida del pelo y existe la teoría de que existen una fase temprana y una fase tardía en este proceso activo de caída (*v.* Figura 2.8).

Kenógena

Estadio descrito a finales de la década de los años noventa para hacer referencia a la presencia de pequeñas proporciones de folículos vacíos que de manera breve y transitoria entran en un tiempo de "descanso real" por un defecto en la sustitución de pelos telógenos por anágenos. Dicha condición fue identificada principalmente en niños con estadios iniciales de alopecia temprana.

Fisiología del pelo

El ciclo folicular es un fenómeno de recambio autónomo, con capacidad de autorregulación y autoinducción espontánea, que se lleva a cabo en el segmento inferior del folículo. Es un proceso estrictamente coordinado por distintas vías de señalización molecular como la NF-κB y la Wnt/β-catenina, intensamente activas durante el desarrollo embrionario, hasta la formación de la totalidad de las unidades foliculares.

De manera inicial, durante el segundo trimestre de gestación el conjunto de pelos lanugos que recubren la piel del feto se encuentran en fase anágena e incrementan su grosor y longitud a la misma velocidad de crecimiento. Se dice que el pelo en la vida intrauterina crece de manera "sincrónica". Sin embargo, cercano al tercer trimestre de embarazo (semana 28), el ciclo de recambio folicular comienza su actividad al suscitarse el primer evento de catágeno y telógeno en los pelos terminales del feto.

Específicamente en la piel cabelluda, el fenómeno de recambio se inicia en la región frontal, para posteriormente diseminarse a la región bitemporal y parietal (semana 29). Los pelos de la región occipital se mantienen en anágeno y sin cambio alguno hasta el momento del nacimiento (Figura 2.9).

Después de un breve período de quiescencia, en las unidades foliculares vacías los pelos vuelven a crecer. Este ciclo de recambio ocurre dos o más veces en los tallos pilosos de la cabeza y el rostro, y de una a dos veces en los pelos del resto del cuerpo. A partir de las semanas 32-36 de gestación, es posible identificar los primeros pelos caídos en el líquido amniótico e incluso entre el vérnix caseoso que recubre algunos de los pliegues del feto.

Antes del nacimiento, los pelos que se cayeron en la región frontal, temporal y parietal vuelven a entrar en fase anágena (crecimiento) y así permanecen hasta las 6-8 semanas de vida

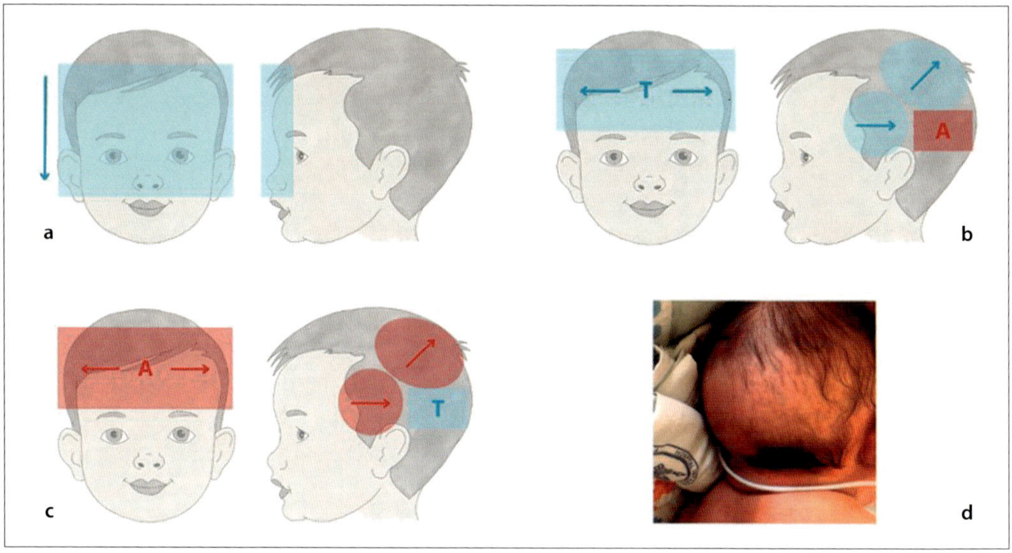

Figura 2.9 Fisiología del pelo. a Durante la vida intrauterina los tallos pilosos de la piel cabelluda crecen de manera sincrónica. Su diseminación y crecimiento se realiza en sentido cefalocaudal. b Al inicio del tercer trimestre ocurre el primer ciclo folicular en la región frontal, con posterior diseminación a la región temporoparietal. c La región occipital se mantiene en fase anágena hasta el nacimiento. d La manifestación clínica de ese ciclo folicular de desfase en la región occipital es la presencia de la alopecia neonatal transitoria en las primeras 12-16 semanas de vida extrauterina. T: telógena; A: anágena.

posnatal. Por su parte, los pelos de la región occipital entran en telógeno al momento de nacer y así permanecen hasta las 12 semanas de vida, es decir, desfasados al menos un ciclo folicular comparado con el resto de los pelos de la cabeza (*v.* Figura 2.9).

El pelo posnatal es de tipo velloso (fino, ligeramente pigmentado) en el rostro y las extremidades, y de tipo terminal (pelo grueso y oscuro) en la piel cabelluda, las cejas, las pestañas y la región genital.

Se dice que el pelo en la vida posnatal crece de manera "asincrónica" en distintas zonas de la piel cabelluda, siguiendo un patrón en mosaico. Debido a que el ciclo pilar es un proceso dinámico y se encuentra en constante recambio, 75-150 pelos se caen diariamente y son sustituidos de manera simultánea por nuevos tallos pilosos.

En condiciones ideales, el pelo terminal crece 1 cm por mes, con una tasa aproximada de crecimiento de 2,5 mm por semana. El grosor y la longitud de los tallos pilosos está definido genéticamente en cada individuo por el grosor y el diámetro de la matriz y el bulbo, así como la duración de su fase anágena.

En la población pediátrica el grosor del pelo aumenta en los primeros 4 años de vida, se engruesa ligeramente durante los siguientes 6 años y se mantiene sin modificaciones después de los 12 años. Debido a que el folículo piloso es muy sensible a numerosos factores de crecimiento, citocinas, neuropéptidos y hormonas, la densidad capilar disminuye con la edad. En los niños es de aproximadamente 1100 folículos/cm^2, luego desciende con el paso de los años hasta en un tercio de su totalidad y finalmente esta densidad baja cerca de los 300 folículos/cm^2 entre los 50-60 años.

Conceptos clave

- El folículo piloso es una estructura compleja derivada de la interacción del ectodermo y mesodermo, e inicia su formación entre la semana 8 y 9 de gestación.
- Las células madre del folículo piloso ectodérmico dan origen a estructuras epiteliales como el infundíbulo, el istmo, el promontorio, las glándulas sebáceas, las glándulas apócrinas, el bulbo y el tallo piloso, mientras que las células derivadas del mesodermo se convertirán en la papila dérmica y las vainas de tejido conectivo.
- El folículo piloso se divide estructuralmente en dos segmentos: el superior (porción permanente), constituido por el infundíbulo y el istmo; y el segmento inferior (porción cíclica), conformado por el bulbo y la papila dérmica.
- El ciclo folicular consta de una fase de crecimiento continuo (anágena), una segunda fase de regresión mediada por apoptosis o "involución" (catágena) y una tercera fase de quietud relativa o reposo (telógena).

Bibliografía de consulta

Camacho F, Montagna W. Physiology of the hair follicle. En: Camacho F, Tosti A (eds). Montagna´s Trichology: Diseases of pilosebaceous follicle. 3° ed. Toledo: Biblioteca Aula Médica, 2017; p. 39-64.

Montagna W, Camacho F. Embriology and anatomy of the hair follicles. Hair growth cicles. Development of human hair follicles. Anatomy of the sebaceous gland, apocrine gland, erector muscles. Vascularisation and inervation. En: Camacho F, Tosti A (eds). Montagna´s Trichology: Diseases of pilosebaceous follicle. 3° ed. Toledo: Biblioteca Aula Médica, 2017; p. 1-38.

Restrepo R. Anatomía microscópica del folículo piloso. Rev Asoc Colomb Dermatol Cir Dematol 2019; 18 (3): 123-38.

Schneider MR, Schmidt-Ullrich R, Paus R. The hair follicle as a dynamic miniorgan. Curr Biol 2009; 19 (3): R132-42.

Wang ECE, Higgins CA. Immune cell regulation of the hair cycle. Exp Dermatol 2020; 29 (3): 322-33.

3

El pelo desde el recién nacido hasta la adolescencia

Helena Vidaurri de la Cruz

En este capítulo abordaremos las características biológicas y la importancia social que tiene el pelo a lo largo de la infancia y adolescencia.

Tipos de pelo

En ausencia de enfermedad, el individuo nace con cejas, pestañas, pelo terminal en la piel cabelluda y lanugo en el resto de la piel, excepto las palmas, las plantas, los genitales externos y la porción semimucosa de los labios. El pelo dependiente de andrógenos se encuentra en la región frontoparietal de la piel cabelluda, la barba, la porción cutánea del labio superior, la región preauricular, el pecho, la espalda, las axilas, el dorso de los brazos y antebrazos, en el pubis y en las piernas. El pelo independiente de dicho efecto se localiza en las cejas y las pestañas.

En relación con su morfología, los tipos de pelo son:

- **Lanugo**: se desarrolla a partir de la semana 17 de la vida fetal y comienza a desprenderse a partir de la semana 33. En uno de cada tres niños nacidos de término aún se encuentra lanugo. Este es un pelo no medulado, sin pigmento, fino, suave y sedoso, mide 0,7-5,3 mm de largo y 14-21 µm de diámetro (Figura 3.1 a). Sus funciones incluyen anclar el *vernix caseosa* a la epidermis y promover el crecimiento del feto mediante la activación táctil de mecanorreceptores de la piel, relacionados con las fibras C desmielinizadas que estimulan el sistema parasimpático, el hipotálamo y la corteza de la ínsula. Esta interacción libera oxitocina y promueve el efecto incretina de algunas hormonas gástricas, lo que aumenta el crecimiento somático. El lanugo se reemplaza paulatinamente por vello. Sin embargo, ante desnutrición, anorexia o bulimia, puede sustituirse nuevamente el vello por lanugo como un mecanismo de preservación de la temperatura corporal.
- **Vello**: cubre toda la superficie de la piel, excepto las palmas, las plantas, los genitales externos y la porción semimucosa de los labios. El vello mide menos de 2 cm de largo y menos de 30 µm de diámetro; con frecuencia es despigmentado y se inserta 1 mm en la profundidad de la dermis (Figura 3.1 b-c). El músculo erector del vello que está anclado en la prominencia del folículo está angulado a 28,8°, lo que parece ser muy útil para permitir los estímulos sensoriales y contraerse ante cambios de temperatura o emociones intensas, y producir piloerección. En la piel cabelluda, el 6%-25% de los pelos son vellosos, pero se notan menos por la longitud del pelo terminal y la poca pigmentación del vello.
- **Pelo intermedio**: es aquel que progresa desde vello hasta pelo terminal, o involuciona de manera inversa. En la piel cabelluda, el pelo es intermedio entre los 3 y los 7 meses posnatales, y progresa a pelo terminal a los 2 años de edad (Figura 3.1 d-e). En cada ciclo, el pelo intermedio va haciéndose más grueso hasta alcanzar las características del pelo terminal. Ocasionalmente, este pelo puede regresar a vello y pasar nuevamente por la etapa intermedia, por ejemplo, en la alopecia androgenética o en la desnutrición.

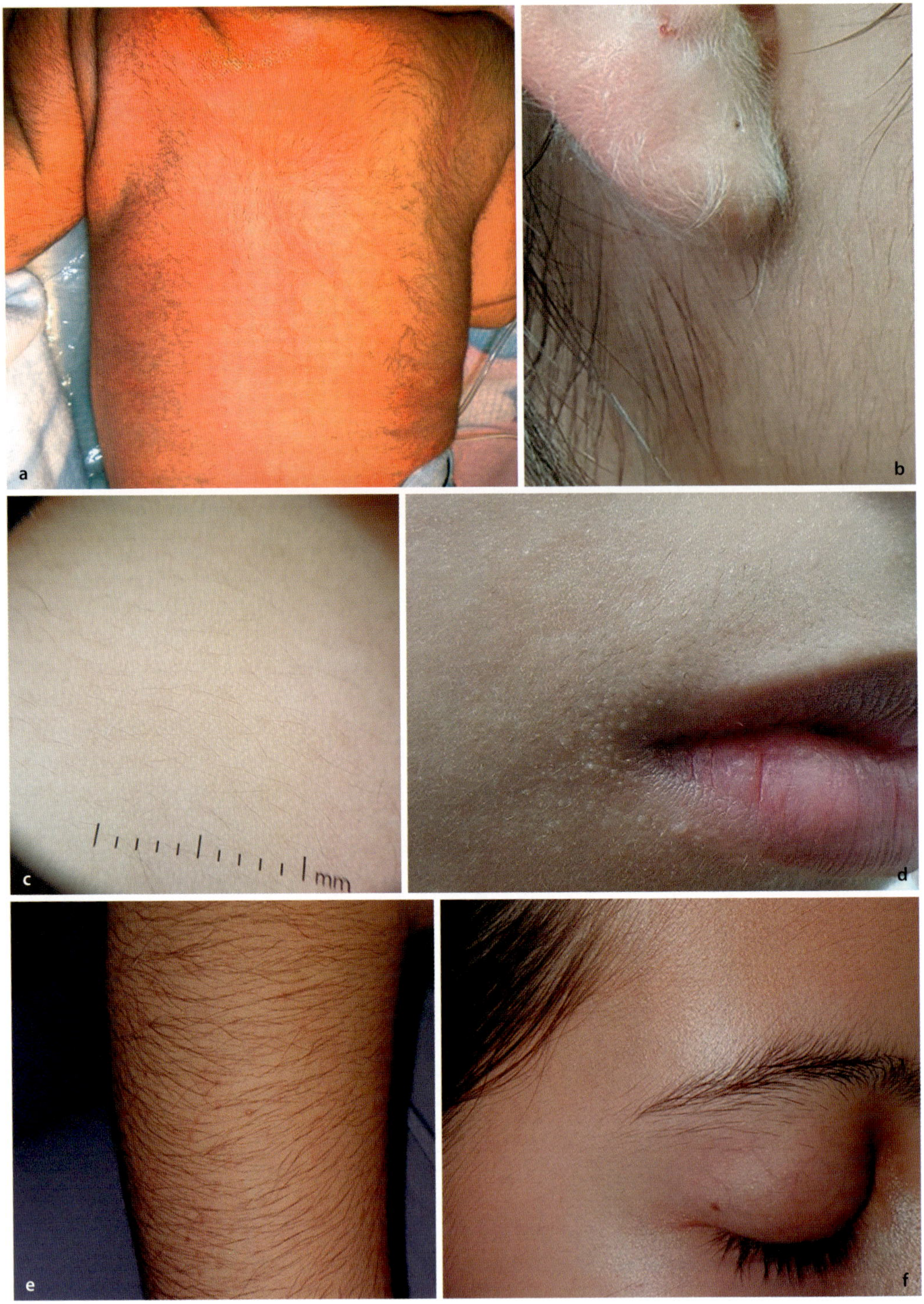

Figura 3.1 Tipos de pelo. a Lanugo en la espalda de un recién nacido de pretérmino. b Vello en el lóbulo auricular y pelo intermedio en la región preauricular de una adolescente. c Imagen tricoscópica del vello en el tronco de un preescolar. d Vello no pigmentado y pelo intermedio pigmentado en la porción cutánea del labio superior en un prepúber. e Pelo intermedio en el brazo de un niño con desnutrición. f Pelo terminal en la ceja, las pestañas y la piel cabelluda de una adolescente.

- **Pelo terminal:** se encuentra siempre en la piel cabelluda, las cejas y las pestañas. A partir del estímulo androgénico de la adrenarca y, posteriormente, de los andrógenos gonadales, el vello de las áreas sensibles se hace progresivamente más grueso hasta medir más de 60 mm de diámetro y crecer más de 2 cm de largo; además, se ancla a más de 3 mm de profundidad en la hipodermis (Figura 3.1 f).

El pelo de la piel cabelluda al nacimiento

Durante el desarrollo fetal hay dos períodos de crecimiento del cabello. El primero incluye el lanugo de las áreas frontal y parietal, donde el pelo entra en catágeno entre la semana 26 y 28 de gestación, se cae *in utero* entre la semana 32 y 36, y posteriormente se sustituye por vello que madurará hasta pelo terminal. Durante este período, el pelo del área occipital continúa en anágeno y se cae en un segundo período, entre la semana 8 y 12 posnatal, lo que se ha llamado alopecia transitoria del recién nacido.

En los recién nacidos de término, el pelo puede ser suficiente o insuficiente para cubrir la piel cabelluda. La mayor cobertura en algunos niños se explica por mayor longitud y diámetro del tallo piloso, y mayor densidad pilosa. En el estudio de Neri y cols., los niños con menor densidad pesaron, en promedio, 300 g menos al nacer que los que tuvieron mayor densidad pilosa, aunque ambos grupos tenían pesos normales para la edad gestacional. El remolino que determina la dirección de crecimiento del pelo en la piel cabelluda se distribuye como sigue: 56% a la izquierda de la línea media, 30% a la derecha y 14% sobre la línea media. Solo el 5% de las personas tiene dos remolinos. Algunas enfermedades genéticas se acompañan de un número mayor de remolinos (Figura 3.2).

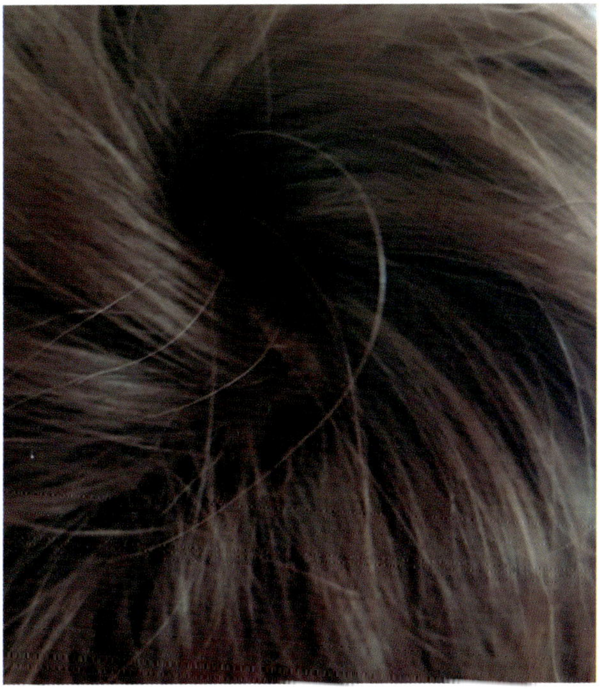

Figura 3.2 Remolino de pelo con crecimiento en dirección de las manecillas del reloj en un escolar.

Pérdida pilosa funcional transitoria del lactante

Recientemente se propuso cambiar la denominación "alopecia neonatal" por "pérdida pilosa funcional transitoria del lactante", que tiene dos formas de presentación:

- Tipo neonatal: en las primeras 4 semanas, con pérdida frontotemporal, puede representar una fase telógena tardía que no se completó *in utero* (Figura 3.3 a).
- Tipo clásico: entre la semana 8 y 12, con pérdida del pelo del área occipital. Ocurre en el 9%-12% de los recién nacidos, más frecuentemente en niños caucásicos (Figura 3.3 b).

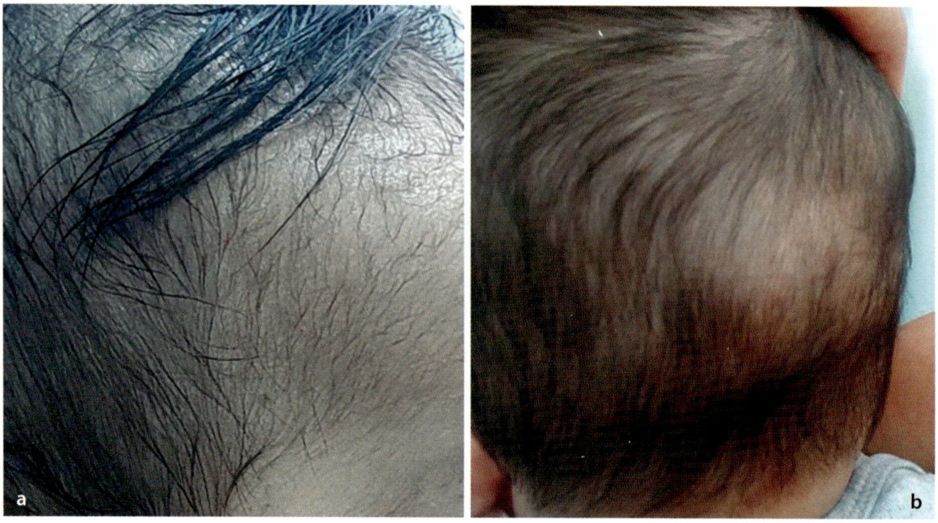

Figura 3.3 Pérdida pilosa funcional transitoria del lactante. **a** Tipo neonatal, frontotemporal. **b** Tipo clásica, occipital.

El pelo de la piel cabelluda desde la lactancia hasta la adolescencia

Entre el tercer y el séptimo mes de vida extrauterina, la cantidad de pelo medulado, primero intermedio y luego terminal, aumenta del 0% al 60% en la piel cabelluda y luego desciende al 23% a los 2 años.

El tricograma normal en el niño y prepúber muestra que la densidad del pelo de la piel cabelluda es de 192 ± 12,3 pelos/cm^2, sin diferencias estadísticamente significativas por sexo. En todas las áreas de la piel cabelluda, el 76%-83% de los pelos son de calibre medio, el 10%-15% son gruesos y el 4%-11% son delgados. Además, el 92%-95% de los pelos se encuentran en anágeno y el 5%-8% en telógeno.

En niños y niñas menores de 1 año, el pelo de la piel cabelluda crece 0,22 mm/día; en los de 3 años, 0,38 mm/día. En varones de 3-9 años, el pelo crece 0,34 mm/día; en mujeres de las mismas edades, 0,30 mm/día.

Efectos hormonales en el crecimiento del pelo

Andrógenos

La adrenarca es la maduración del eje androgénico suprarrenal; comienza antes de la pubertad central, con elevación de la dehidroepiandrosterona sulfatada (DHEA-S), y se extiende hasta la adolescencia tardía. Es independiente de la pubertad central, ocasionada por la liberación de gonadotrofinas.

Durante la adrenarca, la zona reticulada de la glándula suprarrenal inicia la producción de andrógenos (DHEA-S, DHEA y testosterona), que estimulan el folículo piloso de las áreas sensibles para que se diferencie hacia pelo terminal. La proporción de vello que progresa hacia pelo terminal depende de la predisposición étnica y genética, así como de la cantidad de andrógenos circulantes. La escala de Ferriman-Gallwey permite evaluar el efecto de los andrógenos en la transformación de vello a pelo terminal ante el hiperandrogenismo, con o sin hiperandrogenemia. Otros efectos androgénicos incluyen el estímulo a la glándula sebácea para producir más sebo, lo que se nota como comedones abiertos y cerrados, y a la glándula apócrina para que haya cambios en el olor corporal (Figura 3.4).

La pubarca es el inicio de la diferenciación del pelo de las áreas sensibles a andrógenos hacia pelo terminal; corresponde al estadio III de Tanner, de diferenciación de pelo púbico. En las niñas aparece en los labios mayores, luego en el pubis y las axilas; en los niños aparece en el pubis, la línea media infraumbilical y las axilas. Es un pelo más largo, oscuro y rizado que el vello de la misma área.

Los receptores para andrógenos se localizan en las células de la papila dérmica y en la vaina radicular externa (VRE) del pelo, no en el bulbo ni en la protuberancia. Se activan al unirse a ellos la testosterona y la dihidrotestosterona, lo que desencadena la liberación del factor de crecimiento similar a la insulina tipo 1. De manera contrastante, los folículos pilosos de la piel cabelluda frontoparietal se miniaturizan ante el estímulo de los andrógenos séricos, ya que la aromatasa y la 5-α-reductasa se localizan en la vaina radicular interna (VRI).

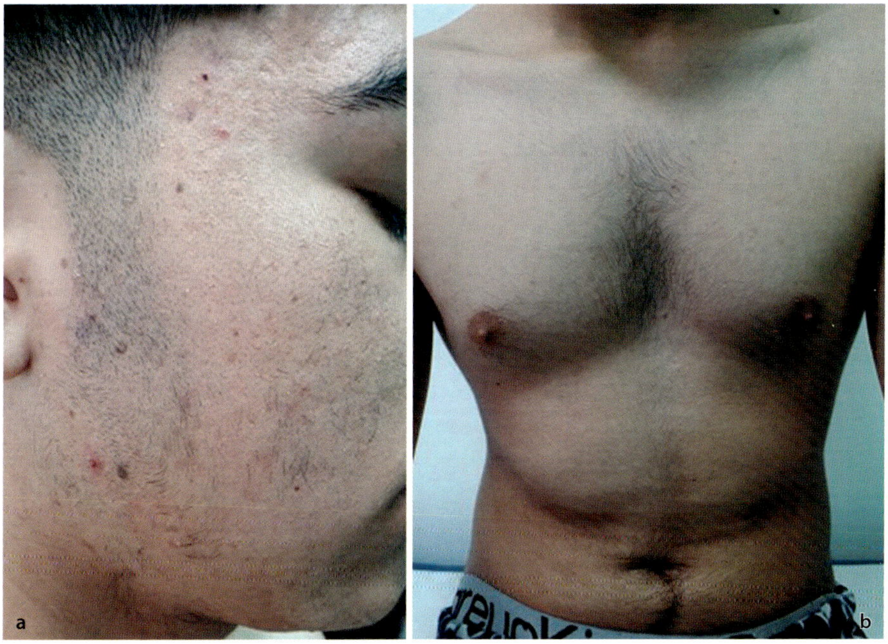

Figura 3.1 Efectos androgénicos en el pelo de un adolescente. a Región preauricular, de la mejilla y la mandíbula. Nótese el acné en la mejilla y región temporal. b En el pecho y abdomen

Estrógenos, progesterona y prolactina

En las adolescentes con niveles séricos y tisulares de andrógenos normales, el pelo de la piel cabelluda continúa en anágeno, ya que el estradiol y la progesterona contrarrestan el efecto de los andrógenos al inhibir la aromatasa y la 5-α-reductasa, respectivamente. Recientemente se descubrió que la prolactina induce la fase catágena del ciclo pilar e induce los queratinocitos del folículo piloso a la apoptosis, aumenta los niveles de testosterona libre y DHEA-S, inhibe la actividad de la 5-α-reductasa y disminuye los niveles de globulina fijadora de testosterona y estradiol. La suma de los efectos de la prolactina es hacia la disminución de la longitud del tallo piloso.

Hormonas tiroideas

Tanto la tiroxina como la triyodotironina prolongan la fase anágena, estimulan la matriz del pelo, la proliferación y pigmentación de los queratinocitos, y modulan la expresión de queratinas intracelulares. Además, las hormonas tiroideas fomentan la actividad mitocondrial de los queratinocitos, lo que permite que la síntesis de queratinas propias del pelo (proceso con altos requerimientos energéticos) continúe y se favorezca el crecimiento del pelo.

Cortisol

Esta hormona regula la respuesta metabólica al estrés. Los niveles capilares de cortisol reflejan los períodos de estrés crónico. Los niveles altos de cortisol sérico disminuyen la síntesis y fomentan la degradación de hialuronanos y proteoglicanos, lo que enlentece el crecimiento del pelo. En contraste, los niveles bajos de cortisol permiten la extensión longitudinal del tallo piloso.

Cambios en la distribución y las características del pelo en áreas específicas

Línea de implantación del pelo

La línea de implantación del pelo en niños y niñas, desde los 3-5 años y hasta antes de la pubertad, es cóncava. El punto más bajo de implantación del pelo en la línea media coincide con la arruga de contracción más alta del músculo frontal. El contorno lateral coincide con las prominencias de los músculos temporales. Durante la pubertad, el efecto de los andrógenos hace retroceder la línea de implantación entre la línea media y las prominencias temporales, lo que produce una línea cóncava a cada lado de la frente, que es diferente para cada sexo. La línea en V en la porción medial de la región frontal se llama "pico de viuda" y es más frecuente en las niñas que en los niños en el grupo de 6-10 años. Los picos de la región temporal son más frecuentes en las mujeres adolescentes que en los varones. Además, quienes utilizan estilos de peinado con tracción del pelo hacia el vértex pueden tener alopecia traccional, lo que modifica el contorno de la línea de implantación (Figura 3.5 a-c).

Después de la adolescencia, en los varones esta línea continúa retrocediendo hasta producir un contorno horizontal o convexo. En cambio, en las mujeres dicha línea se mantiene estable a lo largo del tiempo. Tanto los varones como las mujeres pueden tener alopecia mediada por andrógenos. Se han reportado casos desde los 13 años, sobre todo para los varones (Figura 3.5 d).

Pelo axilar

Durante la adolescencia, el pelo axilar se torna más grueso y rizado que el vello del brazo y la espalda. La densidad del pelo es de 2-47 pelos/cm^2, con un promedio de 30, y es mayor en el centro que en la periferia, sin diferencias por sexo. La velocidad de crecimiento pilar en esta área es de 0,31 mm en la periferia y de 0,33-0,42 mm en el centro. En la adultez, el pelo del centro de la axila crece entre 0,38-0,4 mm diarios (Figura 3.6 a).

Pelo púbico

El pelo púbico también se hace más grueso y ondulado que el vello del abdomen y los muslos. La velocidad de crecimiento es de 0,23-0,5 mm diarios y la densidad es de 7-32 pelos/cm^2 en ambos sexos. El grosor del pelo no disminuye conforme avanza la edad. A diferencia del pelo axilar, no crece más rápidamente con la adrenarca, pero sí con la producción de hormonas a partir de las gónadas (Figura 3.6 b).

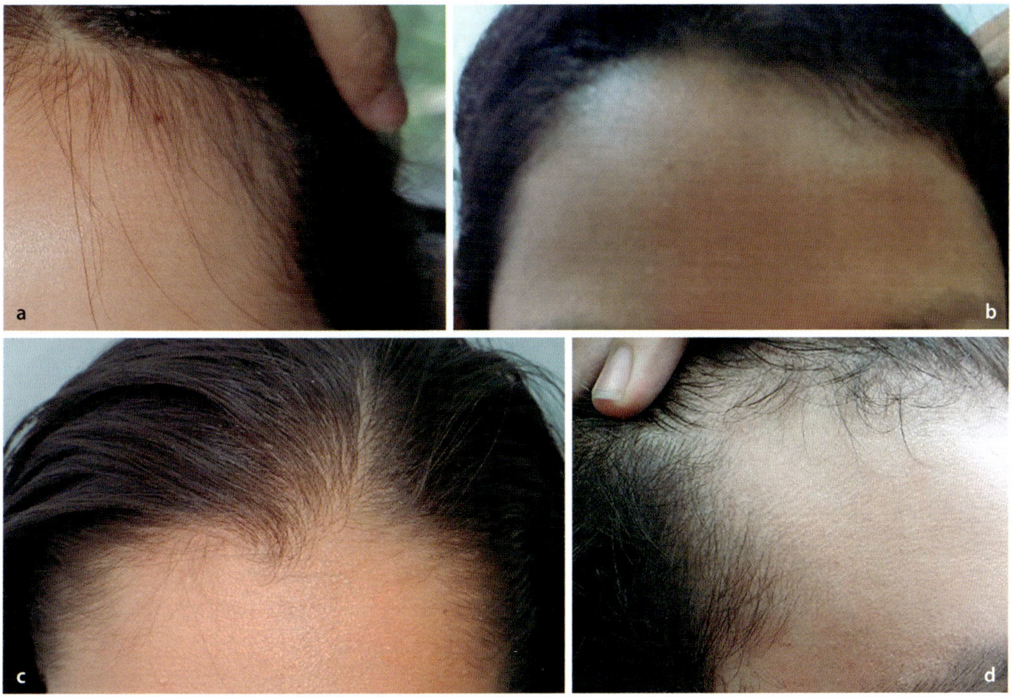

Figura 3.5 Línea de implantación del pelo. a Cóncava en un prepúber. b Cóncava en una adolescente. c "Pico de viuda" en una adolescente. d Alopecia androgenética en un adolescente.

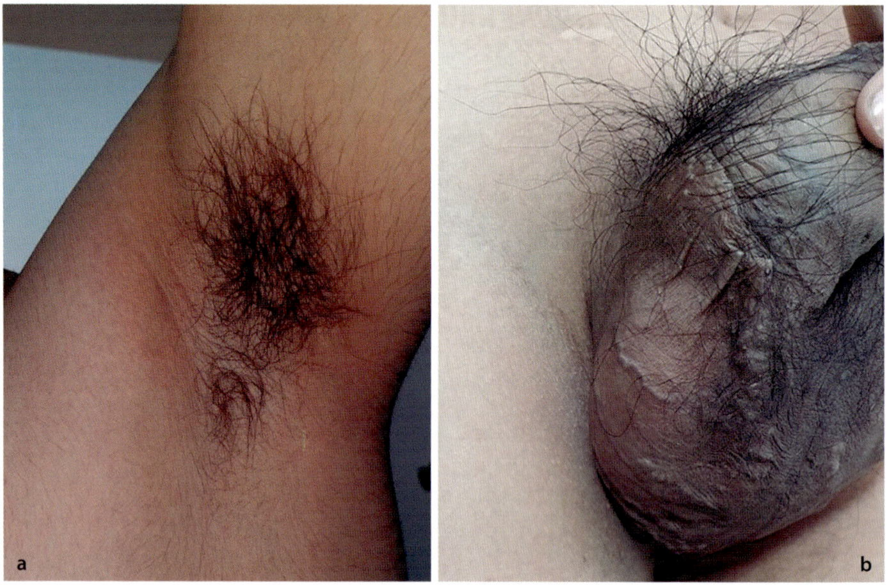

Figura 3.6 Efecto androgénico en el pelo. a Pelo axilar en un adolescente. b Pelo púbico en un adolescente.

Papel social del pelo

El pelo es un órgano de comunicación social. Como parte de la consulta de dermatología o dermatología pediátrica, es conveniente comunicar al paciente y a sus cuidadores sobre los diferentes estilos y prácticas de peinado que no ponen en riesgo la fibra capilar ni la piel cabelluda. Algunos estilos y prácticas pueden ser riesgosos; por ejemplo, se pueden producir quemaduras al colocar tenazas calientes cerca de la piel cabelluda, puede aparecer alopecia traccional e incluso hematomas subgaleales secundarios a peinados con tracción hacia distintos puntos de la piel cabelluda, que podrían confundirse con lesiones por maltrato infantil. También, puede surgir cierta fragilidad capilar por el uso de alaciadores o rizadores de manera repetida (Figura 3.7).

Al adoptar distintos estilos de peinado, los niños y adolescentes se exponen a productos cosméticos y de cuidado capilar que no tienen regulación estricta, y cuyos ingredientes pueden no estar listados en el empaque. En algunos estudios se señala que hasta el 70% de los menores de 12 años utilizan cosméticos para diversas áreas de la piel y el pelo. Algunos de estos productos pueden ser disruptores endócrinos y adelantar la edad de la menarca en las niñas. Es conveniente conocer los distintos productos de cuidado disponibles en el mercado y consultar sobre la conveniencia de su uso durante la consulta dermatológica.

Cada vez más niños y adolescentes se interesan por depilar el pelo de la porción cutánea del labio superior, de las axilas, los genitales y otros sitios. Corresponde a los profesionales de la salud explicar con detalle las características anatómicas y fisiológicas de las áreas involucradas. Así, se pueden ajustar las expectativas de los pacientes hacia la aceptación de las variantes corporales y evitar o manejar la frustración y la sensación de inadecuación que aparece cuando se compara el propio cuerpo con las imágenes de los medios que están modificadas con programas computacionales y que idealizan figuras, siluetas o apariencias irreales.

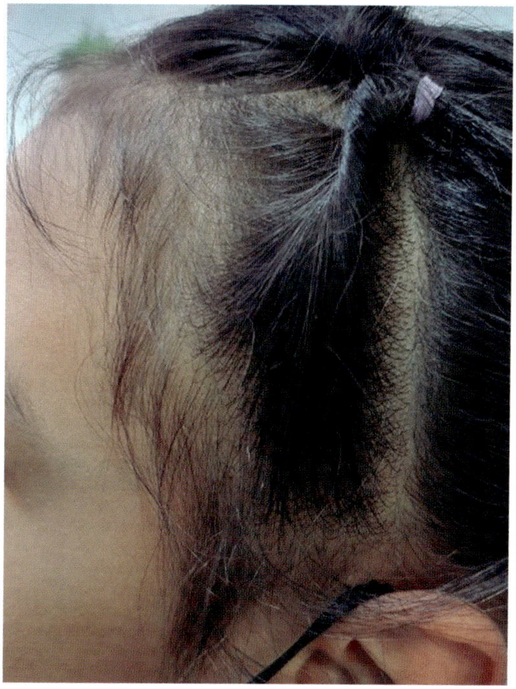

Figura 3.7 Alopecia traccional en una niña en edad escolar.

En algunos estudios en Estados Unidos se ha estimado que la edad a la que se inicia la remoción del vello púbico en las niñas es a los 13 años. La exposición de piel previamente cubierta por pelo modifica la sensibilidad y aumenta el riesgo de foliculitis, pelo encarnado e irritación con las prendas de vestir. En pacientes que presenten dismorfofobia se requiere un manejo conjunto con el área de salud mental. La asesoría del dermatólogo, dermatólogo pediatra o tricólogo también es útil para sugerir el método de depilación que más convenga al paciente, ya sea temporal o definitiva, para disminuir los riesgos de quemaduras térmicas o químicas, y de trastornos de la pigmentación.

Conclusiones

El conocimiento del proceso de maduración normal del pelo desde la infancia a la adolescencia permite aclarar las dudas de los pacientes menores de edad y sus cuidadores, sobre la cantidad, el crecimiento y la forma de manejar el pelo de las diferentes áreas corporales. Así, es posible diagnosticar todo aquello que diste de los procesos habituales de desarrollo y dar el tratamiento correcto.

Conceptos clave

- El pelo es un órgano plástico: su disposición, textura, color y densidad cambian a lo largo de la vida en respuesta a diferentes estímulos hormonales y nutricionales.
- Además, el pelo es un órgano de comunicación social y del estado de salud general de la persona.
- Durante la infancia y adolescencia, la evaluación clínica del pelo permite detectar trastornos nutricionales, del desarrollo sexual y del estado emocional del paciente.

Bibliografía de consulta

Buch JY, Criton S. Trichoscopic Findings in normal hair and scalp in children under 17 years. Int J Trichology 2019; 11 (5): 189-98.
Needle CD, Ramachandran V, Oza VS. Knotted lanugo in a newborn: Cultural practices revealed. Pediatr Dermatol 2024; 41 (1): 164-5.
Neri I, Piccolo V, Cocchi G, Starace M, Patrizi A, Dika E, Piraccini BM. Hair in newborns and infants: clinical and dermoscopic evaluation of 45 cases. Br J Dermatol 2013; 169 (4): 896-900.
Pecoraro V, Astore I, Barman J, Ignacio Araujo C. The normal trichogram in the child before the age of puberty. J Invest Dermatol 1964; 42: 427-30.
Scheier E, Guri A, Balla U. Subgaleal haematoma due to hair pulling: Review of the literature. Acta Paediatr 2019; 108 (12): 2170-4.

4

Métodos en tricología

Eduardo Corona Rodarte • Daniel Asz Sigall

La alopecia en niños abarca una amplia gama de condiciones, tanto congénitas como adquiridas, que tienen su origen en causas relacionadas con el tallo del pelo, los folículos pilosos e incluso ciertas entidades infecciosas. Una anomalía congénita del pelo puede presentarse como un hallazgo único en un niño sano o indicar la presencia de un síndrome multisistémico. La evaluación clínica en tricología pediátrica es crucial para identificar adecuadamente las direcciones de tratamiento y determinar la necesidad de realizar estudios complementarios.

El enfoque en tricología pediátrica se divide en dos etapas: una basada en el conocimiento clínico y otra en técnicas de investigación. Estas últimas pueden clasificarse en tres categorías: técnicas no invasivas (historia clínica, exploración física, fotografía y tricoscopia), técnicas semiinvasivas (tricograma) y técnicas invasivas (biopsia). Dado que los estudios invasivos en niños pueden representar un desafío, la historia clínica detallada y la tricoscopia son herramientas fundamentales en el diagnóstico.

Técnicas no invasivas

Anamnesis en tricología pediátrica

La anamnesis, similar a una consulta dermatológica estándar, debe ser exhaustiva para buscar pistas que orienten hacia un diagnóstico preciso. En el caso de los niños, es esencial obtener información sobre antecedentes familiares, obstétricos y perinatales. Además, es fundamental distinguir si la condición se presenta desde el nacimiento o aparece más tarde. También es importante investigar comorbilidades, cirugías, uso de medicamentos y suplementos alimenticios. Los trastornos genéticos pueden manifestarse al nacer o desarrollarse más tarde en la vida, por lo que es trascendente documentar adecuadamente estos detalles.

Es importante hacer cuestionamientos acerca de la dieta y el estado nutricional del paciente, así como la exposición a toxinas e incluso la presencia de mascotas en la casa. Es imperativo no olvidar que pocas patologías dermatológicas confieren la carga emocional como la pérdida de pelo. En la infancia, puede conllevar daños irreparables. Por lo anterior, el estado anímico debe ser investigado en cada consulta. Los puntos más relevantes sobre la anamnesis se presentan en la Tabla 4.1.

Exploración física

Durante el examen físico, aunque el enfoque principal es la evaluación de la piel cabelluda, también es importante documentar cualquier anormalidad en el desarrollo del niño. Se deben investigar hallazgos clínicos que puedan sugerir la presencia de un síndrome subyacente, como baja estatura, características dismórficas y problemas en la visión, audición y dentales. Asimismo, se deben identificar signos de masculinización o pubertad precoz, como el incremento de la masa muscular, cambios en la voz, aparición del vello púbico y alargamiento de los testículos.

Tabla 4.1 Puntos relevantes en la anamnesis

Inicio de la condición	La condición se presentó de manera congénita o adquirida.
Padecimiento actual	Tiempo de evolución, localización, síntomas y signos acompañantes.
Antecedentes heredofamiliares	Preguntar acerca de condiciones en la familia, así como antecedentes obstétricos y perinatales.
Antecedentes personales	Enfermedades coexistentes, desarrollo del niño, estado actual, medicamentos, cirugías y alergias.
Enfermedades dermatológicas	Investigar de manera dirigida padecimientos cutáneos, dentales y de las uñas.

En cuanto a la evaluación del pelo, se debe prestar atención al color, el patrón de distribución (en casos de alopecia) y la densidad capilar. Se pueden realizar diversas maniobras durante la palpación como el test del empujón (*pull test*) y el signo de Jacquet o del pellizcamiento, cada uno de los cuales proporciona información valiosa sobre la salud del pelo. Las principales pruebas durante la exploración se exponen en la Tabla 4.2; cabe destacar que estas tienen poco valor si el pelo se ha lavado antes de la exploración.

Fotografía

Las fotografías globales son herramientas esenciales para evaluar el pelo a lo largo del tiempo. La técnica de Canfield, que utiliza un dispositivo de posicionamiento estereotáxico para asegurar la consistencia en la magnificación e iluminación en cada visita médica, ha sido validada para este propósito. Si no se dispone de dispositivos avanzados, es importante tomar fotografías basales y seguir el progreso en visitas posteriores, utilizando siempre la misma iluminación y estandarizando los encuadres.

Tricoscopia

La tricoscopia, que implica el uso de un dermatoscopio o videodermatoscopio para examinar la piel cabelluda y los folículos pilosos, es una herramienta valiosa en el diagnóstico de condiciones relacionadas con el pelo. La evaluación tricoscópica debe comenzar en seco (sin líquido de inmersión) y se utiliza para condiciones que se acompañan de escama, así como para evaluar materiales extraños (tales como tintes, medicación tópica, productos, entre otros). Las soluciones alcoholadas, el gel o el agua son utilizados como líquidos de inmersión con el objetivo de reducir el brillo del estrato córneo al eliminar el aire de la interfaz y favorecer la penetrancia de luz hacia la piel. La tricoscopia con luz polarizada tiene la ventaja de contar

Tabla 4.2 Maniobras durante la inspección clínica

Signo de Jacquet	Se realiza un pellizcamiento en la piel cabelluda; cuando esta no tiene folículos (alopecia cicatricial) o estos se encuentran gravemente miniaturizados (alopecia areata crónica), se aprecia un pliegue en acordeón.
Test del empujón (*pull test*)	Consiste en tirar de un mechón de 50-60 pelos para valorar el anclaje de los folículos pilosos. Se considera positiva si posterior a la maniobra se obtienen más de 5 pelos. Cuando se emplean fórceps para extraer folículos con el propósito de realizar un tricograma, esta técnica se conoce como la maniobra de Sabouraud.
Signo de la tracción (*tug test*)	Se sujeta un mechón de pelo con dos dedos de una mano y se tira con la otra mano hacia el lado contrario; es utilizado para valorar la fragilidad del pelo.

con filtros cruzados que eliminan la luz reflejada del estrato córneo, lo que permite más luz en capas más profundas de la piel. Los principales patrones y estructuras morfológicas en tricoscopia se exponen en la Tabla 4.3 (Figuras 4.1 y 4.2).

Tabla 4.3 Principales estructuras morfológicas y patrones en tricoscopia

Estructura	Definición	Patologías en las que se encuentran
Puntos amarillos	Apertura folicular vacía con queratina en su interior (adolescentes; no se observan en niños)	Alopecia areata, alopecia androgenética, lupus eritematoso discoide
Puntos negros (pelo cadavérico)	Folículo piloso roto o rasurado al ras de la piel cabelluda	*Tinea capitis*, tricotilomanía, alopecia areata, alopecias por presión
Puntos rojos	Infiltrado inflamatorio perifolicular por vasodilatación	Lupus eritematoso discoide (fase reversible)
Puntos blancos	Estructuras circulares blanquecinas correspondientes a trayectos fibróticos	Alopecias cicatriciales
Tapones córneos	Tapones de queratina en el interior del orificio folicular	Lupus eritematoso discoide
Pelos en penacho	Unidades foliculares ≥ 6 tallos pilosos	Foliculitis decalvante
Pelos torsionados (*pili torti*)	Tallos pilosos retorcidos sobre su mismo eje	Displasias pilosas, alopecias cicatriciales
Pelos peládicos o en signo de exclamación	Tallo piloso con base estrecha y con punta gruesa	Alopecia areata, tricotilomanía
Pústulas perifoliculares	Colección de pus en el orificio folicular	Foliculitis, foliculitis decalvante, acné queloideo de la nuca, *tinea capitis*
Hiperqueratosis perifolicular	Escama concéntrica blanquecina que rodea la base de un tallo piloso	Alopecias cicatriciales
Escama interfolicular	Escama en la superficie de la piel cabelluda fácilmente desprendible	Dermatitis seborreica, psoriasis

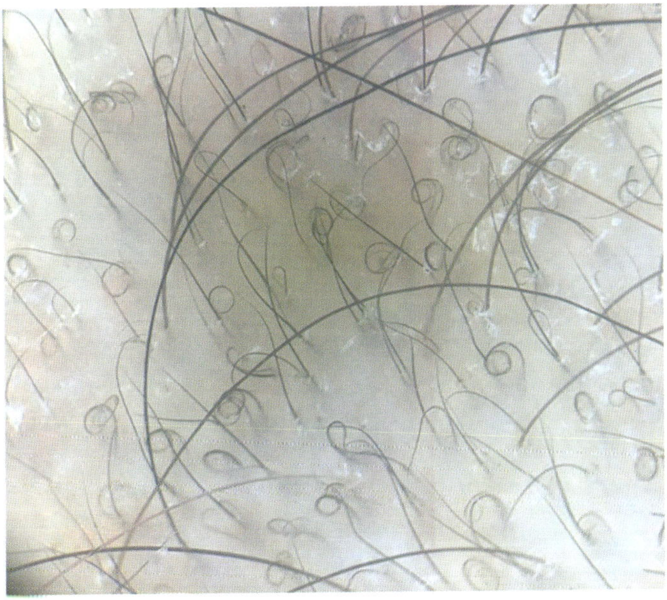

Figura 4.1 Dermatoscopia (40x). Alopecia areata difusa con múltiples pelos en cola de cochino.

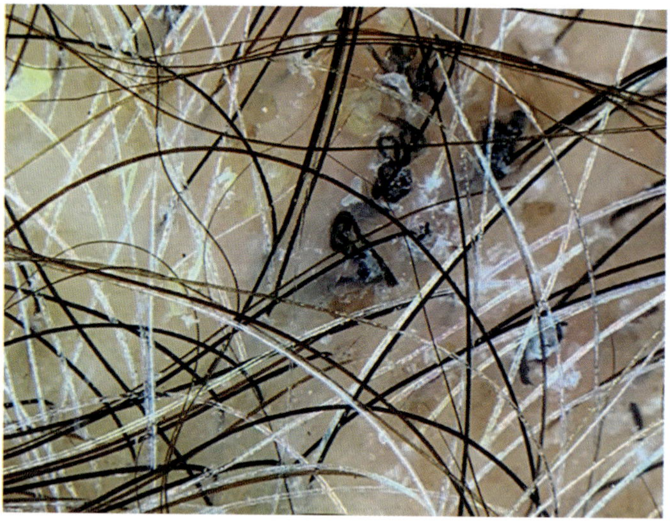

Figura 4.2 Dermatoscopia (40x). Tiña tricofítica de la cabeza, pelos en sacacorchos y escama inter y perifolicular.

Técnicas semiinvasivas

Tricograma

El tricograma puede ser un desafío en la población pediátrica y, por lo tanto, se realizará únicamente en determinadas situaciones. Para su correcta realización se requiere del estudio de 50-100 pelos obtenidos de la región temporoparietal, occipital y del vértex (alrededor de 25 pelos por región). Es importante evitar el traumatismo del pelo, por lo tanto, se debe arrancar de manera rápida y en dirección del crecimiento utilizando una pinza y cubriendo sus puntas con goma (Figura 4.3). Para esta prueba, idealmente el pelo no debe haber sido lavado en 4-7 días previos. Posterior a la toma de muestra, los pelos serán evaluados por microscopia y clasificados en anágeno, catágeno, telógeno, pelo anágeno displásico y pelo anágeno distrófico. Para realizar un tricograma representativo y menos invasivo, se toman 10 pelos y se observan con tricoscopio o microscopio óptico.

Técnicas invasivas

Biopsia

Debe considerarse en casos de alopecia cicatricial o duda diagnóstica. En el caso de biopsias para alopecia no cicatricial, se prefiere realizar cortes transversales u horizontales en lugar de cortes longitudinales o verticales. Esta técnica permite analizar una mayor cantidad de folículos pilosos en la muestra. La biopsia debe ser profunda, con el objetivo de visualizar correctamente el número de folículos de acuerdo con la etapa del ciclo del pelo.

En resumen, la evaluación clínica en tricología pediátrica es fundamental para diagnosticar y gestionar adecuadamente las afecciones del pelo en niños. Un enfoque exhaustivo que incluya la historia clínica detallada, el examen físico minucioso y el uso de técnicas de investigación adecuadas puede ayudar a proporcionar un cuidado óptimo a los pacientes pediátricos con alopecia y otras condiciones relacionadas con el pelo.

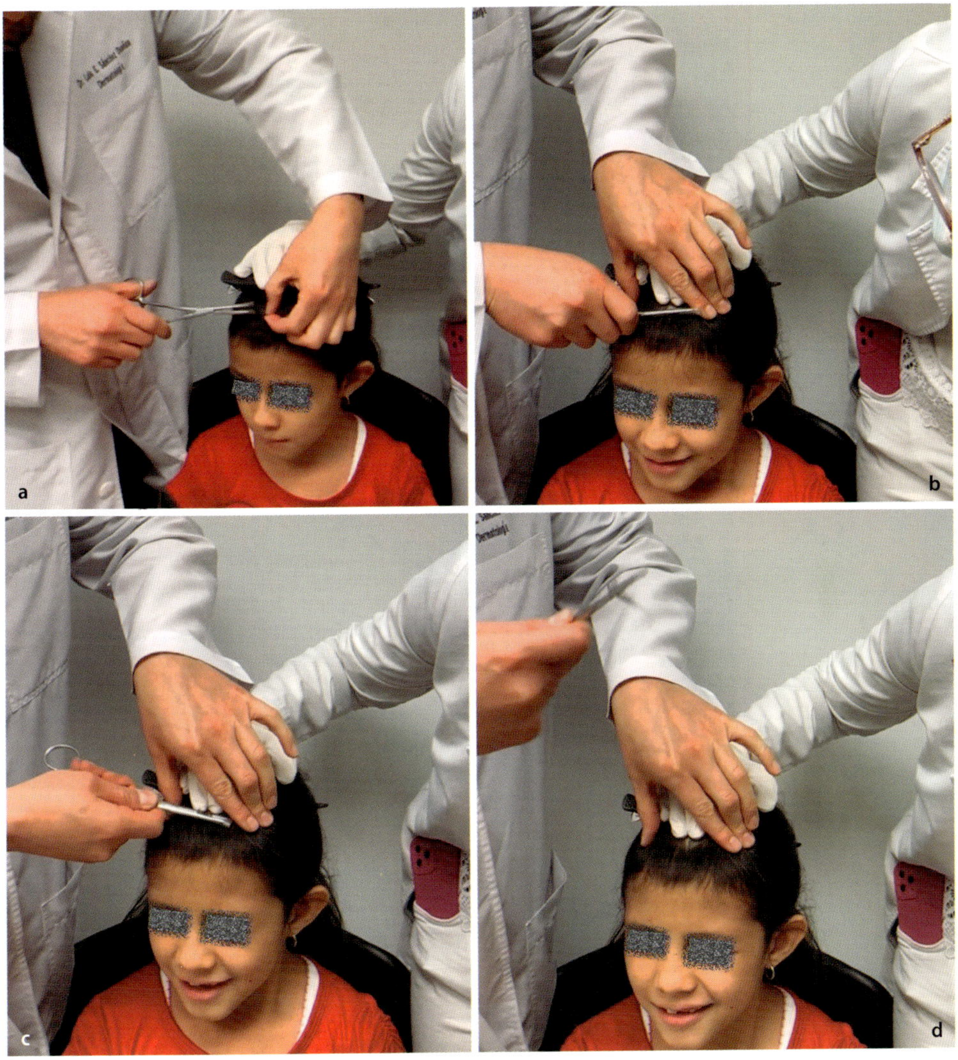

Figura 4.3 Técnica de toma de tricograma. a Posicionar al paciente cómodamente y seleccionar la zona de piel cabelluda para la toma de muestra. b Pinzar fijamente el mechón de 20-25 pelos de la región seleccionada. c Rotar la pinza 90º y hacer palanca con la mano contralateral. d Traccionar enérgicamente en un solo movimiento, pidiéndole al paciente que tosa. La maniobra de Valsalva favorece la tolerancia del procedimiento. (Cortesía del Dr. Luis E. Sánchez Dueñas y el Dr. Arturo López-Yáñez Blanco).

Conceptos clave

- La evaluación clínica exhaustiva es fundamental para identificar la causa subyacente de la alopecia pediátrica.
- El diagnóstico y tratamiento tempranos son cruciales para prevenir posibles complicaciones psicosociales en los niños afectados por alopecia y en sus padres.
- Reconocer diferentes patrones tricoscópicos es esencial para diagnosticar afecciones del pelo de manera precisa.

Bibliografía de consulta

Montagna W, Camacho-Martínez F, Tosti A. Montagna's Textbook of Trichology: Diseases of Pilosebaceous Follicle. Toledo: Aula Médica, 2017.

Tosti A, Piraccini BM. Disorders of the hair and nail: Diagnosis and treatment. Nueva York: McGraw Hill, 2024.

Vañó S, Jaén P. Manual práctico de triocología. 2° ed. Madrid: Cuquerella Medical Communications, 2023.

II

Trastornos inflamatorios e infecciosos

5

Psoriasis y dermatitis seborreica

5.1 Psoriasis

Martha Alicia Aceves Villalvazo • Ana Isabel Ceja Reyes

Actualmente se considera la psoriasis como una enfermedad inflamatoria crónica, sistémica e inmunomediada, de etiología multifactorial, que se caracteriza por el desarrollo de placas eritematosas infiltradas, escamosas, pruriginosas y frecuentemente dolorosas, en cualquier topografía de la piel, asociada a manifestaciones sistémicas como artritis psoriásica, síndrome metabólico, diabetes, enfermedad inflamatoria intestinal, enfermedad cardiovascular, entre otras.

Fisiopatología

El inicio de la lesión de la psoriasis se produce cuando estímulos antigénicos o autoantigénicos inducidos por la piel estresada activan las células presentadoras de antígenos (CPA). Esto da como resultado la producción de citocinas proinflamatorias como el IFN-α, TNF-α, IL-12, IL-20 e IL-23, e inicia la fase temprana de la enfermedad cutánea.

Las citocinas proinflamatorias liberadas por las CPA activadas promueven la inmunidad mediada por células T a través de la vía NF-κB y el transductor JAK-STAT. Además, la interacción del receptor de células T (RCT) con el antígeno presentador del complejo mayor de histocompatibilidad de las CPA activa la vía calcio-calcineurina-factor nuclear de las células T activadas (NFAT). Por lo tanto, estas señales dan como resultado la migración, diferenciación y activación de células T efectoras vírgenes.

En particular, la IL-23 estimula la polarización de CD4 + Th17, que libera IL-17A/F, IL-22 y TNF-α. Por otro lado, la IL-12 activa la diferenciación del subconjunto de Th de células CD4 +, lo que induce la síntesis de INF-γ, IL-2 y TNF-α.

Las citocinas inflamatorias secretadas por las células T, especialmente la IL-17A, atraen muchas más células inmunitarias como los neutrófilos, mejoran la angiogénesis, facilitan la hiperproliferación de los queratinocitos y promueven una mayor liberación de citocinas.

Epidemiología

La psoriasis puede ocurrir a cualquier edad; se considera una entidad relativamente común en la etapa infantil, con una incidencia en este grupo de edad (en el mundo occidental) de 33,6 : 100 000 habitantes. La edad de inicio de la enfermedad se estima en un 10% antes de los 10 años y en un 2% antes de los 2 años.

Se recopilaron diversos estudios realizados en población infantil y se concluyó que las localizaciones de inicio más frecuentes son las extremidades (54%), el tronco (44%) y la piel cabelluda (36%); cuando se inician en esta última topografía, las placas suelen localizarse en la línea de implantación del cabello y la zona occipital suele ser el primer sitio de afectación. De acuerdo con varios autores, esta localización constituye el primer sitio comprometido, con un rango de frecuencia del 33%-35%; hasta el 87% de los niños mencionan el compromiso de este sitio como antecedente durante la evolución de la enfermedad.

La afectación de la piel cabelluda se ha asociado con una enfermedad más grave en general, con mayor frecuencia de presentación de psoriasis inversa y koebnerización más común.

Clínica

En niños, se describe como el patrón de presentación más común la psoriasis de piel cabelluda en placas, la cual se localiza principalmente en la región posauricular y occipital. Las placas suelen ser eritematosas, con escamas plateadas y finas; también ha sido reportado como una presentación común la descamación fina, sin embargo, no se tienen bien identificados los subtipos con los que esta enfermedad se presenta en niños. Han sido identificados siete patrones clínicos de psoriasis de piel cabelluda en adultos:

- **Psoriasis en placas** (34,62%): presencia de placas bien definidas y eritematosas, con escamas gruesas; las escamas suelen ser de color blanco-plateado, y la línea de implantación del pelo puede estar parcialmente comprometida. Puede ser asintomática o causar prurito intenso.
- **Patrón de descamación fina** (22,44%): como su nombre lo dice, presenta descamación fina y amarillenta inter y perifolicular; puede acompañarse de prurito importante o tener escasos signos clínicos y antecedentes negativos de psoriasis cutánea.
- **Sebopsoriasis** (17,95%): se caracteriza por la presencia de un marcado eritema en piel cabelluda asociado a una acumulación densa de escamas de color amarillento-aceitoso.
- **Psoriasis en casco** (11,54%): es un patrón clínico poco frecuente; se caracteriza por la confluencia de múltiples placas o por la aparición simultánea de psoriasis en toda la piel cabelluda. Es frecuente que se presente con intenso prurito y dolor. Esta condición puede conducir a una mayor pérdida de cabello en fase telógena y un consiguiente adelgazamiento difuso del pelo proporcional al grado de inflamación.
- **Pitiriasis amiantácea** (10,26%): se trata de una enfermedad inflamatoria de la piel cabelluda que predomina en mujeres. Se caracteriza por la acumulación localizada de escamas amarillentas, gruesas y adherentes, con localización frecuente en la zona parietal supraauricular. Se lo considera un patrón inflamatorio reactivo a diversas patologías inflamatorias, entre las cuales es frecuente la psoriasis, pero puede ser secundario también a dermatitis seborreica, tiña y algunas infecciones piógenas superficiales, por lo que es decisivo para las implicaciones terapéuticas reconocer su etiología.
- **Alopecia psoriásica cicatricial** (2,57%): existen algunos casos de alopecia cicatricial debido a psoriasis de la piel cabelluda; su prevalencia se estima alrededor del 10%. Esta se presenta en pacientes con psoriasis de piel cabelluda de larga duración no tratada o que no responde a tratamiento, o puede ocurrir después de una sobreinfección estafilocócica. Clínicamente se presenta con una o más placas atróficas y brillantes.
- **Psoriasis pustulosa** (< 1%): es muy rara y se caracteriza por la presencia de pústulas estériles macroscópicamente visibles, asociadas a la presencia de eritema de la piel cabelluda.

De estos subtipos, se consideran entidades infradiagnosticadas los patrones en descamación fina y sebopsoriasis, que a menudo se diagnostican erróneamente como dermatitis seborreica. Además, puede resultar difícil el diagnóstico diferencial entre estas enfermedades, especialmente si el paciente no manifiesta placas psoriásicas típicas en otras partes del cuerpo.

La caída de pelo ha sido reportada como un síntoma acompañante de psoriasis en piel cabelluda; generalmente solo afecta el área psoriásica de piel cabelluda, pero también puede ocurrir efluvio telógeno generalizado.

La psoriasis de piel cabelluda ha sido asociada con una enfermedad general más grave en niños (*Psoriasis Area and Severity Index* [PASI] 7,1 ± 5,4 vs. 3,6 ± 2,6 sin psoriasis de piel cabelluda), independientemente de la extensión de las lesiones. También ha sido asociada a una presentación mayor de psoriasis inversa (40,6% vs. 20% sin psoriasis de piel cabelluda) y del fenómeno de Koebner (33,5% vs. 19%); este último mostró asociación dependiente del porcentaje del área de piel cabelluda afectada (50% vs. 25% de piel cabelluda afectada).

Métodos diagnósticos

El diagnóstico de psoriasis de piel cabelluda suele retrasarse debido a las características superpuestas con otros trastornos papuloescamosos de piel cabelluda; para su diagnóstico siempre debe realizarse una correlación clínica, triscocópica e histopatológica. La prueba de tracción se reporta como positiva hasta en el 70% de los pacientes adultos, lo que indica que la psoriasis es una causa de efluvio telógeno.

La **tricoscopia** es fundamental para realizar el diagnóstico en todas las formas de psoriasis, ya que nos ayudará a diferenciarla de otras entidades, monitorear la respuesta al tratamiento e influir en las decisiones de este último (potencia, duración y frecuencia de terapia). Un rascado suave de la piel cabelluda para retirar las escamas e identificar los capilares del espacio interfolicular permite detectar la presencia de vasos, principal signo tricoscópico. Dicha maniobra se conoce como tricoscopia dinámica, y con ella se observará la secuencia antes y después del desarrollo del signo de Auspitz.

Para un mejor uso de la tricoscopia es recomendable iniciarla en seco y, después de retirar las escamas, utilizar un líquido como interfaz para observar mejor la distribución y forma de los vasos (Figura 5.1.1). La estructura que con mayor frecuencia se observa en lesiones psoriásicas de piel cabelluda son los vasos serpinginosos, encontrados en el 100% de los casos mediante videodermoscopia y hasta en el 57,8% bajo un aumento de 10x. Le siguen vasos glomerulares, puntos y glóbulos rojos, todos estos distribuidos homogéneamente (Figura 5.1.2).

Al realizarse el rascado de la escama suelen observarse puntos rojos, vasos en horquilla simples, serpinginosos, vasos en coma y vasos en anillo de sello. En cuanto a la escama, se describe como perifolicular y blanquecina, y rara vez se presenta como escama amarillenta; su distribución suele ser difusa o irregular.

La hiperplasia epidérmica subsecuente a psoriasis causa proliferación e infiltración perifolicular y epidérmica, lo que hace que el tallo piloso proximal luzca escondido debajo de la epidermis engrosada; dicha apariencia se describe como pelos ocultos (*v.* Figura 5.1.1 y más adelante Figura 5.1.9).

Golinska y cols. realizaron una revisión sistematizada acerca de la tricoscopia de psoriasis de piel cabelluda y evaluaron 12 estudios (8 estudios originales y 4 reportes de caso) en un total de 218 pacientes. Los vasos más comunmente observados en la zona interfolicular fueron los vasos serpinginosos (57,8%), los vasos glomerulares (41,3%), los puntos y glóbulos rojos (36,7%), y la escama blanca perifolicular (50%). La escama amarilla rara vez fue reportada; la distribución de la escama se describe difusa o en placas. Otros hallazgos comunes fueron hemorragias puntiformes y áreas rojas desestructuradas (Figuras 5.1.3 y 5.1.4) (Tabla 5.1.1).

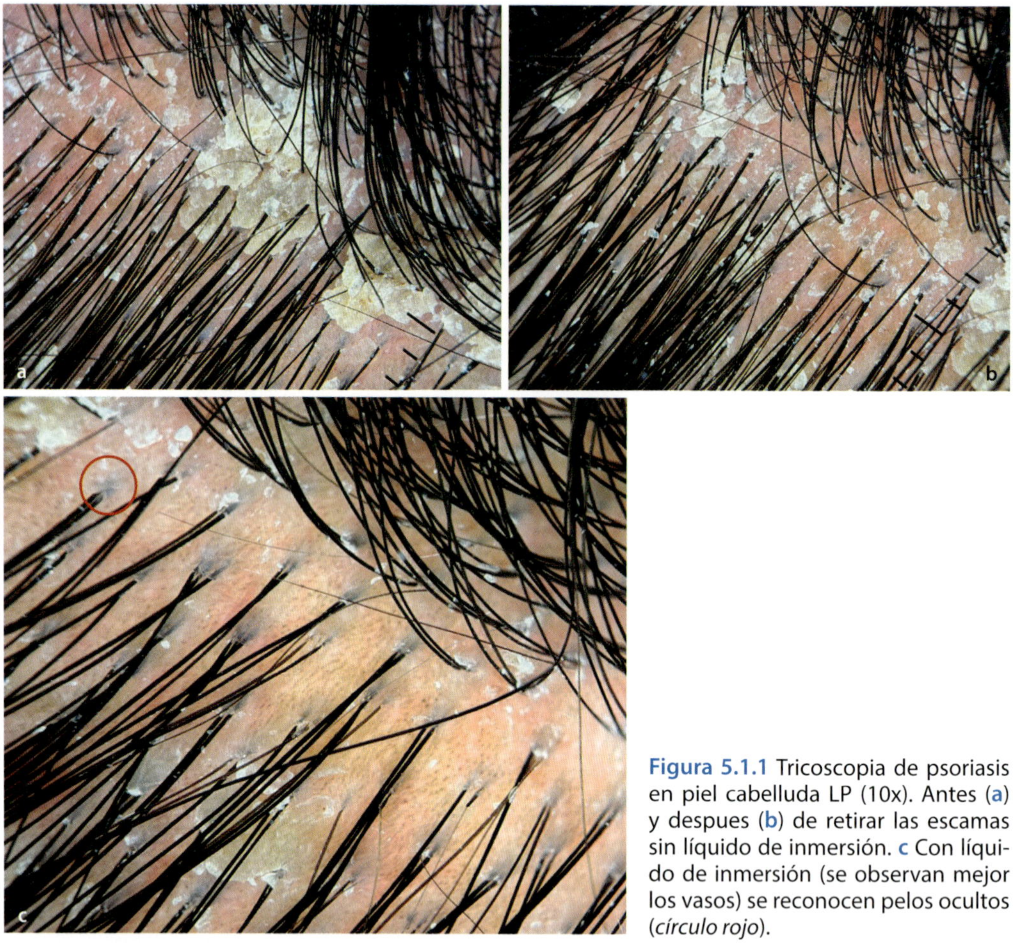

Figura 5.1.1 Tricoscopia de psoriasis en piel cabelluda LP (10x). Antes (**a**) y despues (**b**) de retirar las escamas sin líquido de inmersión. **c** Con líquido de inmersión (se observan mejor los vasos) se reconocen pelos ocultos (*círculo rojo*).

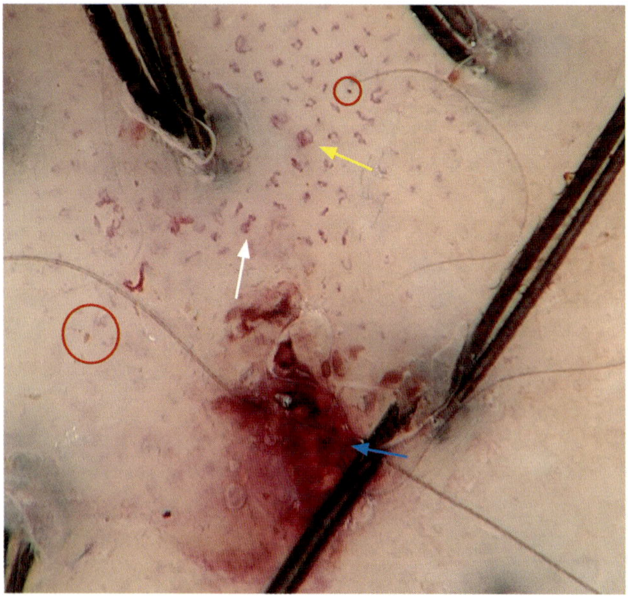

Figura 5.1.2 Videodermoscopia de psoriasis en piel cabelluda LP con líquido de inmersión. Se obsevan puntos (*círculos rojos*), vasos serpinginosos (*flecha blanca*), vasos glomerulares (*flecha amarilla*) y hemorragia puntiforme (*flecha azul*). (Cortesía del Dr. Luis E. Sánchez Dueñas).

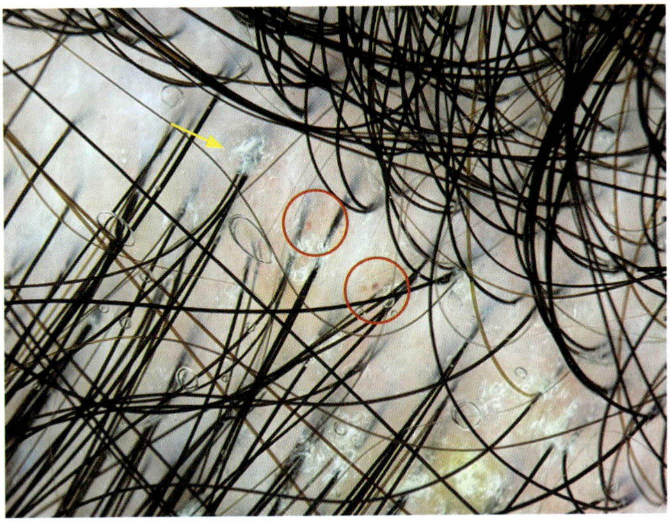

Figura 5.1.3 Tricoscopia de sebopsoriasis en piel cabelluda LP (10x) con líquido de inmersión. Se observan hemorragias puntiformes (*círculos rojos*) y escama perifolicular (*flecha amarilla*).

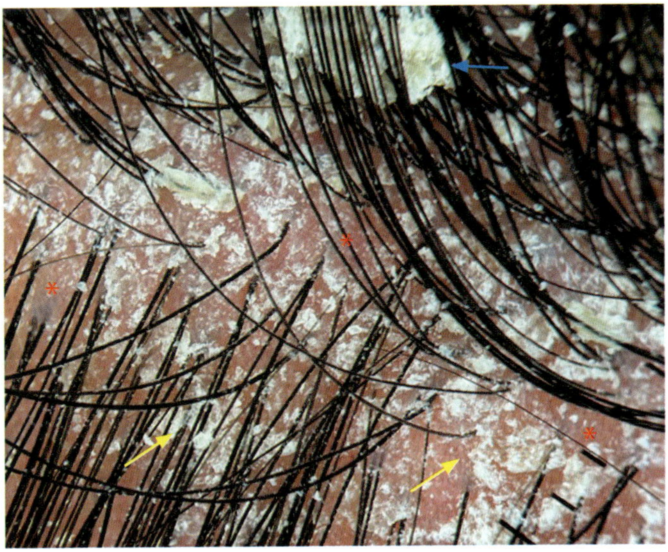

Figura 5.1.4 Tricoscopia de psoriasis en piel cabelluda LP (10x) sin líquido de inmersión. Se observan escamas difusas blanco plateadas (*flechas amarillas*), áreas rojas sin estructura generalizada (*) y escamas gruesas (*flecha azul).*

Asimismo, se ha descrito la correlación tricoscópica específica de los siete patrones clínicos previamente mencionados. A continuación, se detallan en orden de frecuencia:

- **Psoriasis en placas:** predominio de eritema, escamas blanco-plateadas y vasos retorcidos en asas rojas y puntos rojos (*v.* Figura 5.1.4).
- **Patrón de descamación fina:** escama de color blanco-plateado, líneas rojas simples y vasos en anillo de sello de color rojo.
- **Sebopsoriasis:** escamas grasosas amarillas o blancas, eritema con puntos rojos, glóbulos y asas rojas, retorcidas y tupidas a gran aumento (Figuras 5.1.5 y 5.1.6).
- **Psoriasis en casco:** con escamas de color blanco-plateado, eritema y patrón vascular polimórfico.

Tabla 5.1.1 Hallazgos tricoscópicos reportados de psoriasis, sensibilidad y especificidad

Psoriasis	Sensibilidad (%)	Especificidad (%)	VPP (%)	VPN (%)
Escama difusa (Figura 5.1.7)	12,4	100	100	83,8
Asas rojas simples (*v.* Figuras 5.1.4 y 5.1.6)	11,0	99,1	72,7	83,5
Puntos y glóbulos (Figuras 5.1.8 y 5.1.9)	36,7	96,1	67,2	87,3
Vasos glomerulares (*v.* Figura 5.1.2)	41,3	92,9	56,3	87,8
Vasos serpinginosos (*v.* Figura 5.1.2)	57,8	87,7	50,8	90,4
Escama blanca (*v.* Figuras 5.1.4 y 5.1.8)	50	82,6	38,8	88,3
Escama perifolicular (Figura 5.1.10 b)	50	53,6	19,2	83,0

VPP: valor predictivo positivo; VPN: valor predictivo negativo.
Tomado de: Golinska y cols. (2022).

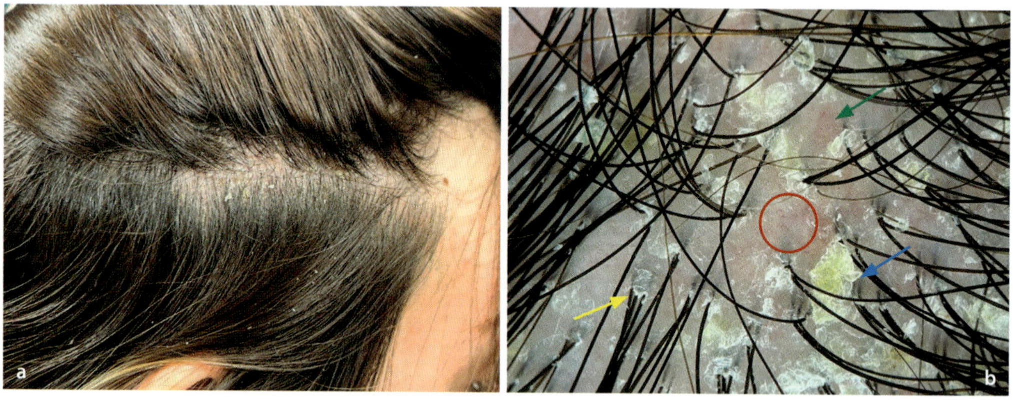

Figura 5.1.5 a Imagen clínica de sebopsoriasis en piel cabelluda con placas eritematosas y escamas blancas y amarillas difusas, oleosas. **b** Tricoscopia de sebopsoriasis LP (10x) sin líquido de inmersión. Se observan áreas rojas sin estructura (*flecha verde*), escamas perifoliculares blancas (*flecha amarilla*), escamas interfoliculares amarillas y difusas (*flecha azul*), y líneas rojas finas arborizantes (*círculo rojo*).

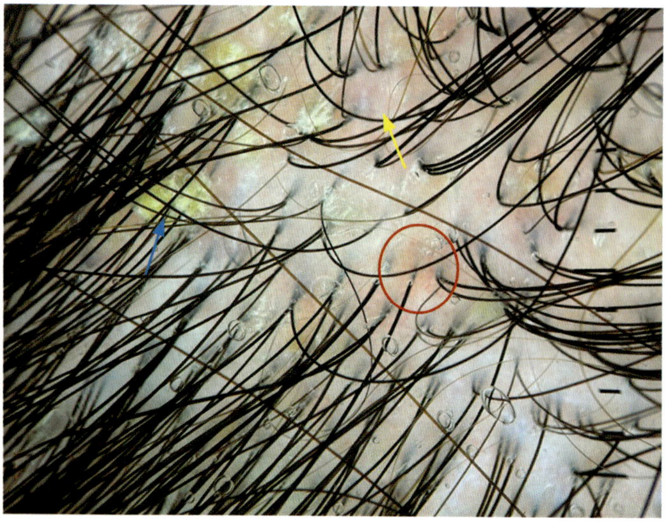

Figura 5.1.6 Tricoscopia de sebopsoriasis en piel cabelluda LP (10x) con líquido de inmersión. Se observan escamas amarillas (*flecha azul*), áreas rojas sin estructura (*flecha amarilla*) y pocos vasos puntiformes (*círculo rojo*).

- **Pitiriasis amiantácea:** escamas adherentes amarillentas, eritema y capilares simples en asas rojas (*v.* Figura 5.1.1 a).
- **Alopecia psoriásica cicatricial:** eritema asociado a escamas amarillentas, de color blanco-plateado, con capilares en asas rojas, retorcidas y tupidas. La tricoscopia realizada en las áreas pericicatriciales con pelo puede sugerir el diagnóstico.
- **Psoriasis pustulosa:** con lesiones pustulosas en forma de flor y capilares simples en asas rojas.

En cuanto a las escalas de gravedad, no existe ninguna adaptada para psoriasis de piel cabelluda en niños; se extrapola la utilidad de los índices PSSI (*Psoriasis Scalp Severity Index*) y VSCAPSI (*Videodermoscopy Scalp Psoriasis Severity Index*) en adultos, los cuales varían según el porcentaje del área de piel cabelluda involucrada. Por otro lado, se ha visto que estas escalas no tienen una adecuada correlación para los patrones de pitiriasis amiantácea, alopecia

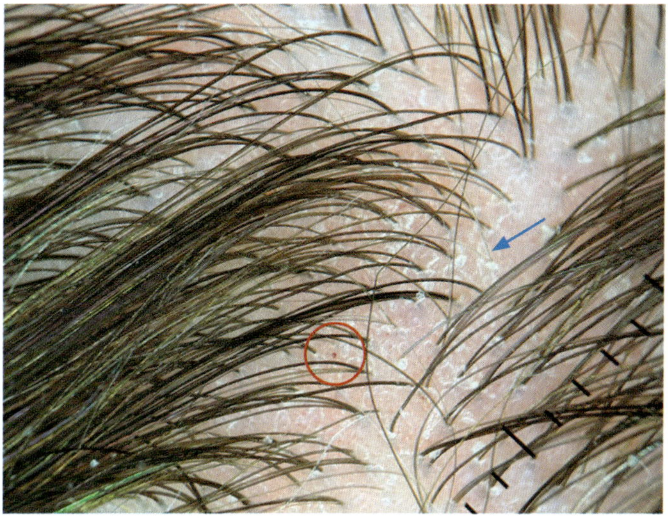

Figura 5.1.7 Tricoscopia de psoriasis en piel cabelluda LP (10x) sin líquido de inmersión. Se observan hemorragias puntiformes (*círculo rojo*) y escamas interfoliculares blancas y difusas (*flecha azul*).

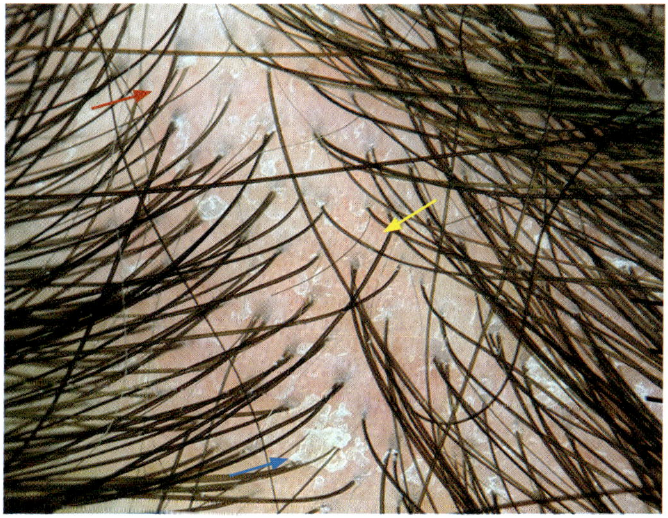

Figura 5.1.8 Tricoscopia de psoriasis en piel cabelluda LP (10x) sin líquido de inmersión. Se observan escamas blancas y difusas (*flecha azul*), vasos puntiformes (*flecha amarilla*) y áreas rojas sin estructura (*flecha roja*).

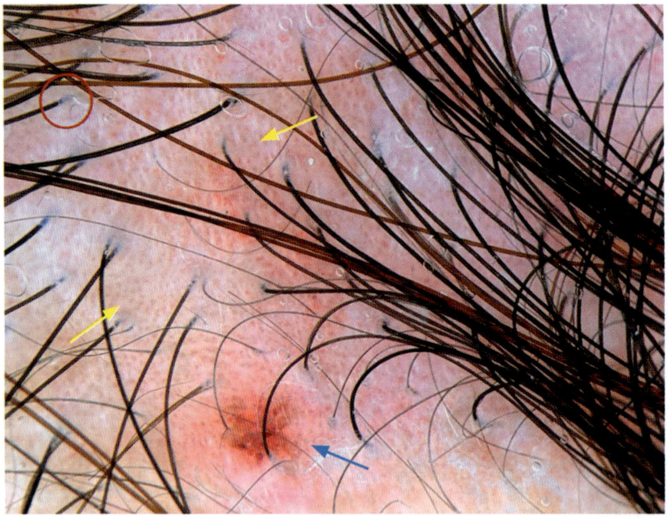

Figura 5.1.9 Tricoscopia de psoriasis piel cabelluda LP (10x) con líquido de inmersión. Se observan vasos puntiformes uniformes (*flechas amarillas*), pelos ocultos (*círculo rojo*) y hemorragias puntiformes (*flecha azul*).

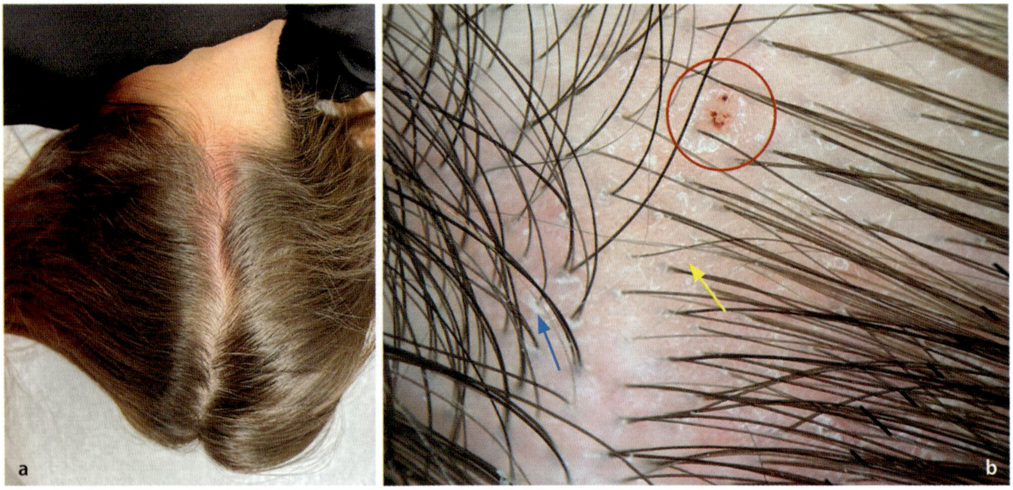

Figura 5.1.10 a Imagen clínica de psoriasis en piel cabelluda con placa eritematosa y escamas blancas. b Tricoscopia de psoriasis LP (10x) sin líquido de inmersión. Se observan hemorragias puntiformes (*círculo rojo*), escamas perifoliculares blancas (*flecha azul*) y escamas interfoliculares blancas y difusas (*flecha amarilla*).

psoriásica cicatricial y pustulosa, ya que en estos patrones el porcentaje de área de piel cabelluda involucrada puede ser limitada a un área pequeña.

Es muy importante mencionar que el compromiso de piel cabelluda puede provocar un malestar emocional importante y reducir la calidad de vida de los pacientes, por lo que puede aplicarse en este grupo de edad el estudio de la calidad de vida en dermatología pediátrica (cDLQI), el cual ha sido reportado con puntajes altos en pacientes adolescentes y jóvenes, quienes asocian el mayor malestar relacionado con la presencia de escama y prurito. Dentro de los principales diagnósticos diferenciales en niños tenemos la dermatitis seborreica, tiña de piel cabelluda y dermatitis atópica, que siempre debemos descartar.

Tratamiento

La línea de tratamiento para la psoriasis de piel cabelluda incluye terapia tópica, fotoquimioterapia y terapia sistémica. Las formulaciones y dosis se basan en la edad, la extensión y la gravedad de la enfermedad, la asequibilidad y la disponibilidad del agente terapéutico (Tabla 5.1.2).

Tabla 5.1.2 Tratamientos aprobados por la FDA y *off-label* para la psoriasis en niños

Terapia aprobada por la FDA	*Off-label*
Terapia tópica	
Calcipotriol > 4 años Calcipotriol/betametasona > 12 años Roflumilast > 12 años*	Clobetasol, desonida, fluocinolona, hidrocortisona Tacrolimus, pimecrolimus Tazaroteno Crisaborol Alquitrán de hulla Fototerapia UVB de banda estrecha
Terapia biológica	**Terapia sistémica no biológica**
Etanercept: ▪ Edad aprobada: > 4 años ▪ Dosis: 0,8 mg/kg/semana Ustekinumab: ▪ Edad aprobada: > 6 años ▪ Dosis inicial: 45 mg SC en semana 0 y 4 ▪ Mantenimiento: 45 mg SC cada 12 semanas Ixekizumab: ▪ Edad aprobada: > 6 años * ▪ Dosis > 50 kg: 160 mg en semana 0, seguido de 80 mg cada 4 semanas ▪ Dosis 25-50 kg: 80 mg en semana 0, seguido de 40 mg cada 4 semanas ▪ Dosis < 25 kg: 40 mg en semana 0, seguido de 20 mg cada 4 semanas Secukinumab: ▪ Edad aprobada: > 6 años ▪ Dosis < 50 kg: 75 mg SC cada 4 semanas ▪ Dosis: > 50 kg: 150-300 mg SC cada 4 semanas Adalimumab: ▪ Edad aprobada: > 4 años (solo por EMA) ▪ Dosis: 0,4-0,8 mg/kg en semanas alternas	Metotrexato: ▪ Dosis: 0,2-0,4 mg/kg/semana Ciclosporina: ▪ Dosis: 3-5 mg/kg Acitretina*

FDA: *Food and Drug Administration*; EMA: *European Medicines Agency*; SC: subcutáneo.
* No aprobado aún en México por COFEPRIS (2024).

Terapia tópica

Los agentes tópicos generalmente se recomiendan como tratamiento de primera línea en la enfermedad leve o localizada con un PASI < 10 o afectación de BSA (*Body Surface Area*) < 10%. En niños menores de 2 años de edad, los esteroides de baja potencia son seguros, mientras que los de moderada y alta potencia se reservan para niños de entre 2 y 12 años, y mayores de 12 años, respectivamente. Para utilizar la cantidad correcta, siempre es recomendable seguir la unidad digital. Deben preferirse las lociones para esta localización y pueden combinarse con otros agentes tópicos como los análogos de la vitamina D.

El calcipotriol, cuando se combina con betametasona, tiene mejor efecto que cualquiera de los agentes tópicos utilizados en monoterapia; es seguro cuando la dosis total no excede la dosis recomendada de 75 g/semana para niños mayores de 12 años y 50 g/semana para niños entre 6 y 12 años. La respuesta clínica se espera después de 2 semanas de tratamiento y se observa un efecto máximo entre las 6 y 8 semanas.

Pueden utilizarse como agentes coadyuvantes los queratolíticos que reducen la descamación y, por lo tanto, mejoran la absorción de otros fármacos. El ácido salicílico debe utilizarse con precaución; puede utilizarse en toda la piel cabelluda en niños mayores de 6 años. Sin embargo, en niños menores de 6 años, la concentración máxima debe ser del 0,5% y debe usarse en áreas pequeñas, por lo que no se recomienda su uso en este grupo de edad debido al riesgo potencial de salicilismo secundario a la absorción percutánea de salicilatos.

Fototerapia

Para los pacientes con una respuesta insuficiente al tratamiento tópico, la fototerapia UVB de banda estrecha (311 ± 2 nm) es una opción; actúa inhibiendo la síntesis del ADN y reduce la proliferación de queratinocitos y la apoptosis de las células T. El área de tratamiento y el número de tratamientos deben mantenerse al mínimo.

Terapias sistémicas

Se considera su uso si la enfermedad cubre el 10% o más de la superficie corporal, si el PASI es ≥ 10 o si el cDLQI es ≥ 10.

Metotrexato. Se administra en una dosis de 0,2-0,4 mg/kg/semana; es bien tolerado por los niños y es eficaz como dosis oral única semanal. La náusea y los vómitos son efectos secundarios comunes. En cuanto a sus contraindicaciones relativas se incluye la disfunción renal, la hepatitis, la cirrosis y las pruebas anormales de la función hepática, la enfermedad pulmonar significativa, las discrasias sanguíneas y las enfermedades infecciosas crónicas activas.

Ciclosporina. Se administra en un rango de sosis de 3-5 mg/kg y tiene una eficacia variable. La nefrotoxicidad, hipertensión y la inmunosupresión son los principales efectos secundarios y, por lo tanto, este fármaco se reserva solo para casos graves.

Terapia biológica

Actualmente se está utilizando cada vez con mayor frecuencia en pacientes pediátricos y se puede considerar si la respuesta a las terapias sistémicas existentes es insuficiente. Los niños con afectación de áreas dificiles de tratar de forma tópica (como piel cabelluda, cara, ingles, palmas, plantas y uñas), artritis psoriásica juvenil o contraindicación a los tratamientos orales son candidatos a terapia biológica.

Etanercept. Es un inhibidor de TNF-α aprobado por la *Food and Drug Administration* (FDA) para pacientes de 4 años en adelante (dosis de 0,8 mg/kg/semana). Ha demostrado ser eficaz para psoriasis de moderada a grave; además, los estudios respaldan mayor eficacia y seguridad en su uso a largo plazo en comparación con otros tratamientos sistémicos como el metotrexato y la ciclosporina.

Adalimumab. Es un inhibidor de TNF-α aprobado en Europa para pacientes de 4 años en adelante (dosis de 0,4-0,8 mg/kg en semanas alternas). Los estudios han demostrado que es más eficaz que el metotrexato y tiene un perfil de seguridad similar.

Ustekinumab. Antagonista de IL-12 e IL-23 aprobado por la FDA para pacientes de 12 años en adelante (dosis de 45 mg/mes durante 2 meses, seguido de una vez cada 12 semanas). El mecanismo de acción diferente de este fármaco proporciona un tratamiento alternativo a la falla del inhibidor de TNF, pero debe considerarse su inicio de acción lento. Además, es eficaz para artritis psoriásica.

Secukinumab. Inhibidor de IL-17 aprobado en Japón para niños de 6 años o más (niños < 50 kg: 75 mg cada 4 semanas; > 50 kg: 150-300 mg cada 4 semanas, vía subcutánea). En un estudio clínico de secukinumab en niños de 6 años o más, se alcanzaron PASI 75 y PASI 90 en el 80% y el 69%-71% de los casos, respectivamente.

La administración de cualquiera de los fármacos sistémicos anteriores en un niño siempre debe ser un trabajo en equipo entre el dermatólogo y el pediatra, junto con otros especialistas cuando sea necesario.

Conceptos clave

- La psoriasis de piel cabelluda es una de las primeras áreas del cuerpo afectadas, sin embargo, su diagnóstico puede retrasarse debido a características superpuestas con otros trastornos eritematoescamosos.
- Las principales estructuras tricoscópicas son: vasos puntiformes, vasos serpinginosos, vasos en anillo de sello, escama blanca gruesa, difusa o irregular y pelos ocultos.
- La presencia de psoriasis de piel cabelluda puede servir como marcador clínico no invasivo para predecir niños con riesgo de enfermedad más grave, quienes tal vez necesiten un tratamiento más intenso en una etapa más temprana de la enfermedad.

Bibliografía de consulta

Bronckers IMGJ, Maatkamp M, Kievit W, et al. The association of scalp psoriasis with overall psoriasis severity and koebnerization in children: cross-sectional findings from the Dutch Child-CAPTURE registry. Br J Dermatol 2019; 181 (5): 1099-101.

Bruni F, Alessandrini A, Starace M, Orlando G, Piraccini BM. Clinical and trichoscopic features in various forms of scalp psoriasis. J Eur Acad Dermatol Venereol 2021; 35 (9): 1830-7.

Golińska J, Sar-Pomian M, Rudnicka L. Diagnostic accuracy of trichoscopy in inflammatory scalp diseases: A systematic review. Dermatology 2022; 238 (3): 412-21.

Haliasos EC, Kerner M, Jaimes-Lopez N, Rudnicka L, Zalaudek I, Malvehy J, et al. Dermoscopy for the pediatric dermatologist part I: dermoscopy of pediatric infectious and inflammatory skin lesions and hair disorders. Pediatr Dermatol 2013; 30 (2): 163-71.

Hebert AA, Browning J, Kwong PC, Duarte A, Price HN, Siegfried E. Diagnosis and management of pediatric psoriasis: An overview for pediatricians. J Drugs Dermatol 2023; 22 (8): 742-53.

Stefanaki C, Lagogianni E, Kontochristopoulos G, Verra P, et al. Psoriasis in children: a retrospective analysis: Psoriasis in children. J Eur Acad Dermatol Venereol 2011; 25 (4): 417-21.

5.2 Dermatitis seborreica

Martha Alicia Aceves Villalvazo • Ana Gabriela Pérez Romero

La dermatitis seborreica (DS) es una dermatosis inflamatoria común, crónica y recidivante, de etiología multifactorial, con predilección por las áreas con mayor cantidad de glándulas sebáceas como la piel cabelluda, entre otras; se caracteriza por placas eritematoescamosas, con escamas blancas o amarillas de apariencia oleosa, y puede tener una variedad de presentaciones dependiendo del fenotipo, la edad y localización anatómica.

Fisiopatología

La patogenia de la DS es multifactorial y aún está poco definida. Hay tres factores clave que en general coinciden: la secreción lipídica por las glándulas sebáceas, la colonización por *Malassezia* spp. y una desregulación inmunológica que hace que el paciente esté predispuesto a DS.

La fisiopatología se divide en cinco etapas. Las primeras dos etapas comprenden la secreción de lípidos por las glándulas sebáceas sobre la superficie de la piel y la colonización subsecuente de las áreas cubiertas por lípidos por *Malassezia* spp. La tercera etapa involucra la secreción de lipasa por *Malassezia* y la consecuente hidrólisis de triglicéridos en ácidos grasos libres y peróxidos lipídicos, que promueven mayor crecimiento de *Malassezia* y una respuesta inflamatoria. Esto da como resultado que el sistema inmunológico genere una gran cantidad de citocinas que estimulan la proliferación y diferenciación del queratinocito (cuarta etapa), con la subsecuente ruptura de la barrera cutánea, lo que resulta en los síntomas de la DS. Muchas citocinas pueden estar jugando un rol, pero IL-17, IL-1α, IL-2 y el interferón γ tienen una fuerte asociación con la patogénesis de la DS.

La exposición a los estrógenos maternos en el período del recién nacido y el aumento de andrógenos en la pubertad afectan la producción sebácea, que contribuye al desarrollo de DS. Factores de riesgo adicionales incluyen estados de inmunosupresión. Aunque es probable que algunos desencadenantes ambientales (p. ej., las bajas temperaturas y la humedad en invierno) favorezcan su desarrollo, se han postulado otros factores como la colonización fúngica por *Malassezia* spp. (antes denominada *Pityrosporum ovale*) y la actividad de las glándulas sebáceas, así como también factores inmunosupresores, endocrinos, neurogénicos e iatrogénicos. En los niños, la aparición precoz común en el primer trimestre sugiere el papel de la actividad excesiva de las glándulas sebáceas por las hormonas maternas, junto con alteraciones del microbioma cutáneo, incluidos *Malassezia* spp., *Staphylococcus* spp., *Streptococcus* spp. y *Corynebacterium* spp. La naturaleza crónica de la DS y el hecho de que los síntomas en ambos (DS y psoriasis) pueden presentarse simultáneamente ocasiona una condición llamada sebopsoriasis.

Epidemiología

La prevalencia global se estima en un 5%, pero se calcula que es más del doble debido a la falta de reconocimiento o de criterios diagnósticos universales. Ocurre aproximadamente en el 10% de la población general y algunos estudios muestran que más del 70% de los lactantes menores de 3 meses presentan DS por lo menos una vez. Aunque la prevalencia más alta de DS es entre las 2 semanas y los 3 meses de edad, la distribución es trimodal y ocurre más comúnmente en infantes, después en la adolescencia y los adultos jóvenes, y luego en los adultos mayores de 50 años. Es más frecuente en hombres que en mujeres, y más común en invierno.

Clínica

Las lesiones son placas escamosas, eritematosas, de escamas amarillas y oleosas, y ocurren con mayor frecuencia en la piel cabelluda, la cara, la espalda, el pecho y las áreas intertriginosas. Suele ser asintomática o levemente pruriginosa. Particularmente en niños mayores y adolescentes, la anamnesis debe incluir preguntas para descartar inmunosupresión, como infecciones frecuentes y retraso en el crecimiento.

Los bebés con DS generalmente presentan escamas amarillas y oleosas con base eritematosa en la piel cabelluda y la frente, conocida como "costra láctea", pero también puede ocurrir en los pliegues nasolabiales, el área posauricular o los genitales, y otras áreas intertriginosas. Las lesiones de DS en los párpados pueden presentarse como blefaritis en niños mayores y adolescentes. Los adolescentes varones pueden desarrollar DS en el vello facial. En personas de piel oscura, la DS puede presentarse como placas hipocrómicas posinflamatorias.

La DS leve en la piel cabelluda se caracteriza por escamas secas distribuidas de anterior a posterior, sin signos de inflamación. La DS grave se caracteriza por escamas oleosas y amarillentas, y también por placas eritematosas con borde difuso. El tamaño de la placa varía de pequeño a grande; puede ser solitaria o múltiple, y también pueden confluir varias placas. Especialmente en la infancia, la manifestación más común son las escamas adherentes que pueden provocar alopecia, como la pitiriasis amiantácea. La manifestación clínica también varía en función de la edad del paciente. La biopsia de piel puede confirmar el diagnóstico en los casos atípicos o refractarios, pero los diagnósticos alternativos y el tratamiento correspondiente debe reconsiderarse antes de realizar la biopsia. La DS debe distinguirse de la *tinea capitis* y *tinea corporis*, la dermatitis atópica, la histiocitosis de células de Langerhans (en infantes) y la psoriasis (en niños mayores y adolescentes) (Figuras 5.2.1-5.2.10)

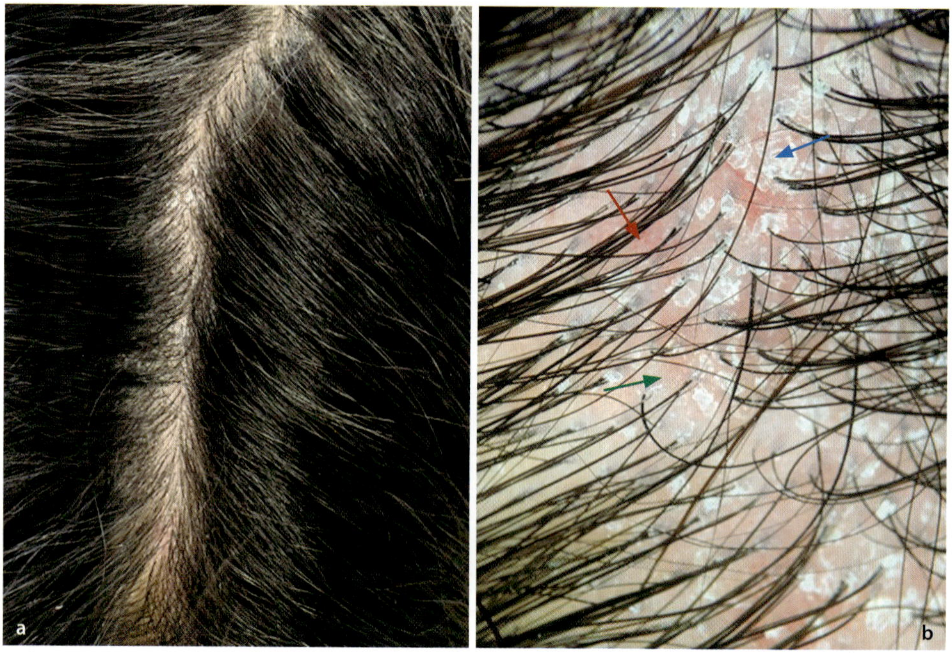

Figura 5.2.1 a Imagen clínica de dermatitis seborreica en piel cabelluda (eritema y descamación amarilla). **b** Tricoscopia LP sin líquido de inmersión. Se observa un área roja sin estructura (*flecha verde*), escamas blancas, difusas e interfoliculares (*flecha azul*), y vasos puntiformes escasos (*flecha roja*).

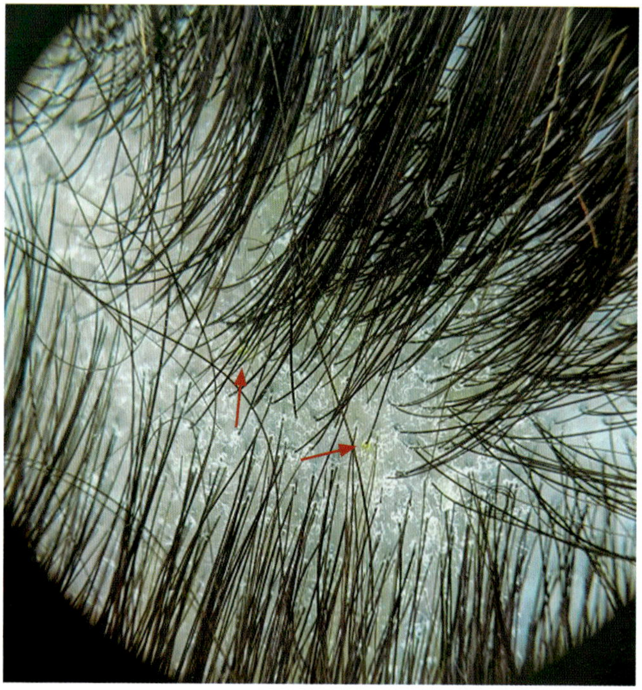

Figura 5.2.2 Tricoscopia LP de dermatitis seborreica en piel cabelluda sin líquido de inmersión. Se observan puntos amarillos (*flechas rojas*).

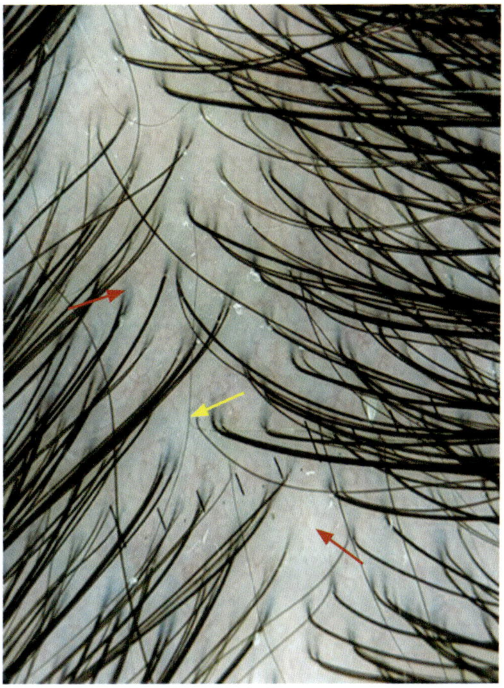

Figura 5.2.3 Tricoscopia LP de dermatitis seborreica en piel cabelluda con líquido de inmersión. Se observan líneas rojas, finas y arborizantes (vasos) (*flechas rojas*), y pelos delgados (*flecha amarilla*).

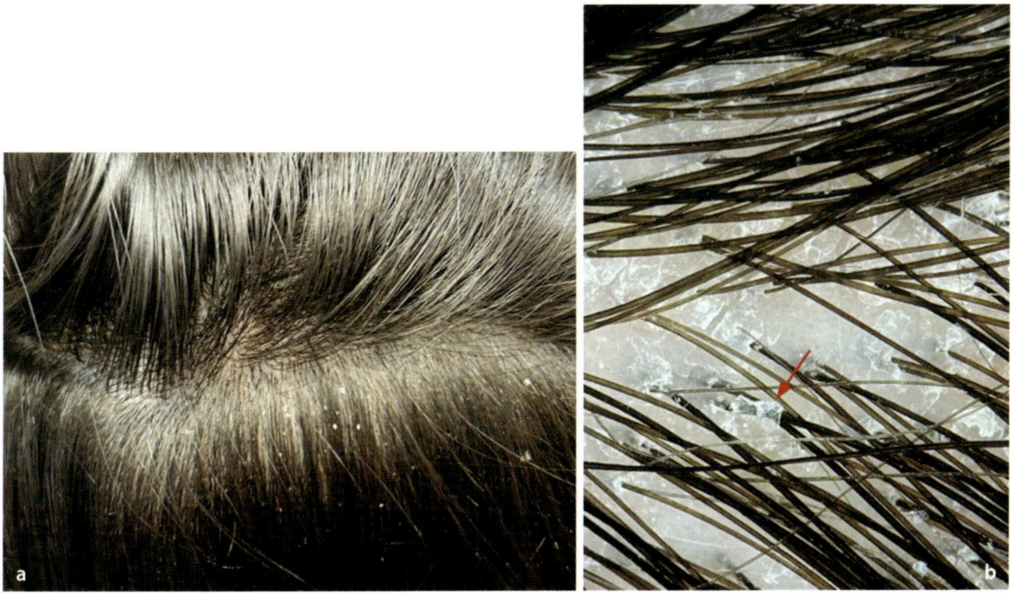

Figura 5.2.4 a Imagen clínica de dermatitis seborreica en piel cabelluda (descamación oleosa). **b** Tricoscopia LP sin líquido de inmersión. Se observan escamas blancas, oleosas e interfoliculares (*flecha roja*).

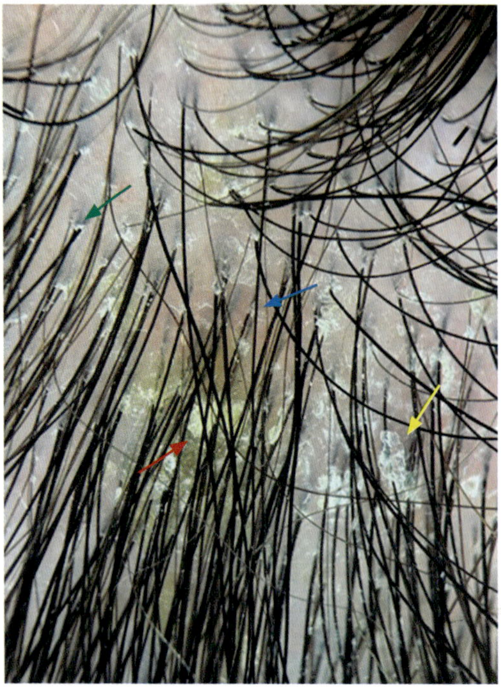

Figura 5.2.5 Tricoscopia LP de dermatitis seborreica en piel cabelluda sin líquido de inmersión. Se observan escamas perifoliculares (*flecha verde*), escamas amarillas (*flecha roja*), áreas rojas sin estructura (*flecha azul*) y escamas blancas (*flecha amarilla*).

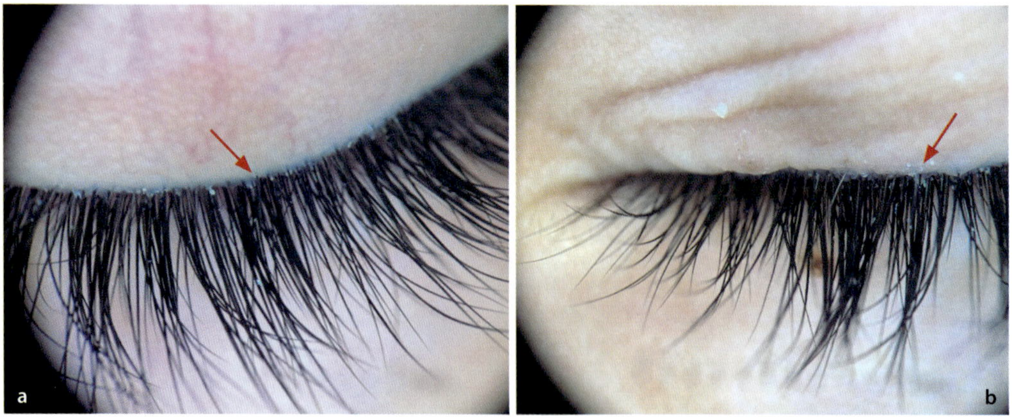

Figura 5.2.6 a-b Tricoscopia LP de blefaritis seborreica sin líquido de inmersión. Se observan escamas blancas perifoliculares (*flechas rojas*).

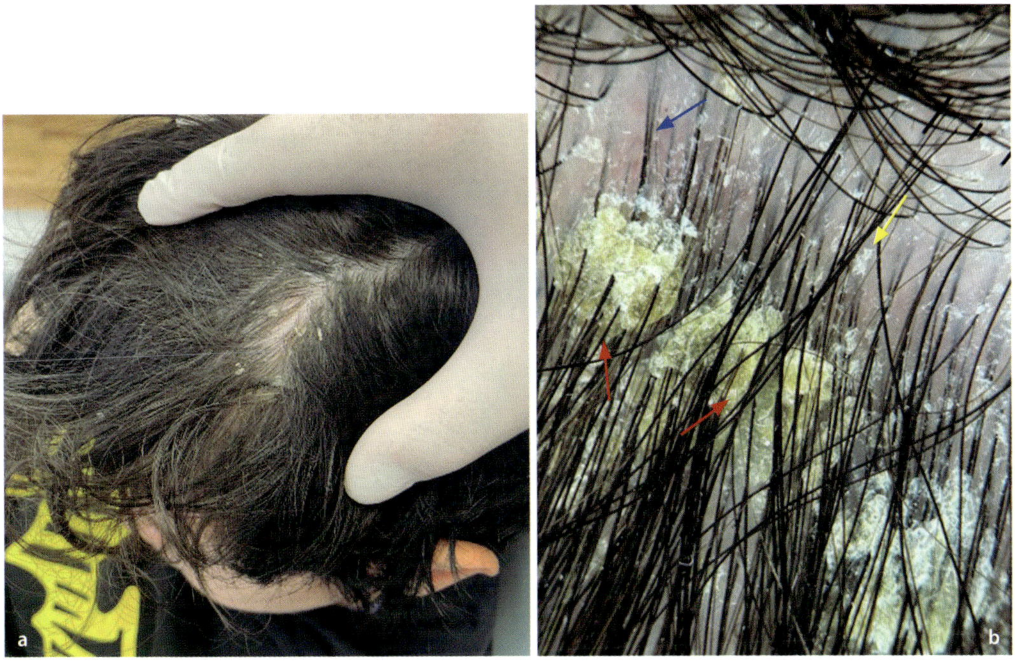

Figura 5.2.7 a Imagen clínica de dermatitis seborreica en piel cabelluda (eritema y escamas amarillas adherentes y gruesas). **b** Tricoscopia LP sin líquido de inmersión. Se observan escamas amarillas y adherentes (*flechas rojas*), áreas rojas sin estructura (*flecha azul*) y escamas blancas (*flecha amarilla*).

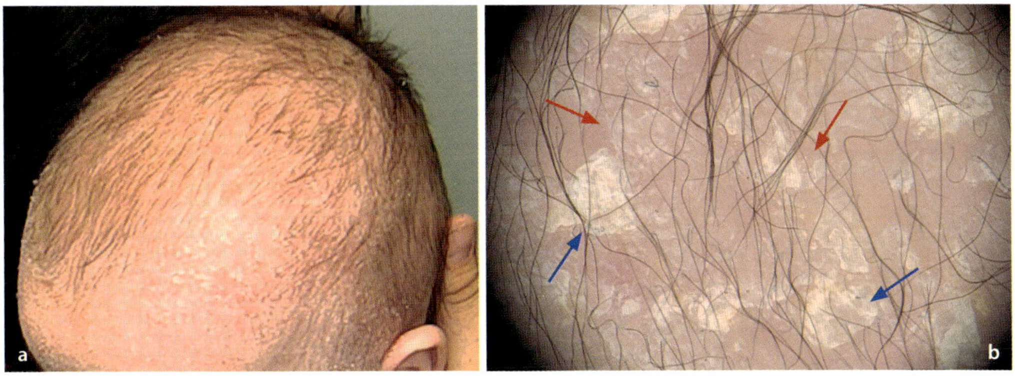

Figura 5.2.8 a Imagen clínica de dermatitis seborreica de tipo "costra láctea" en piel cabelluda (descamación y costras oleosas amarillas). **b** Tricoscopia LP sin líquido de inmersión. Se observan escamas amarillas, oleosas e interfoliculares difusas (*flechas rojas*), y escamas adherentes (*flechas azules*). (Cortesía del Dr. Arturo López-Yáñez Blanco).

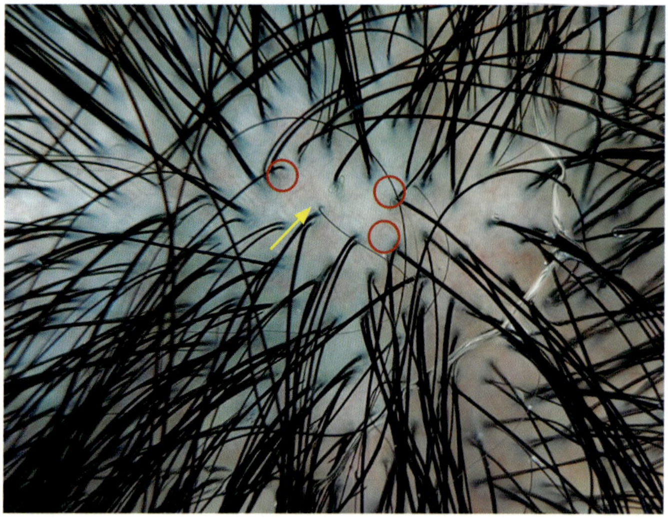

Figura 5.2.9 Dermatoscopia con líquido de inmersión. Se observan vasos en coma (*círculos rojos*) y líneas rojas, finas y arborizantes (vasos) (*flecha amarilla*).

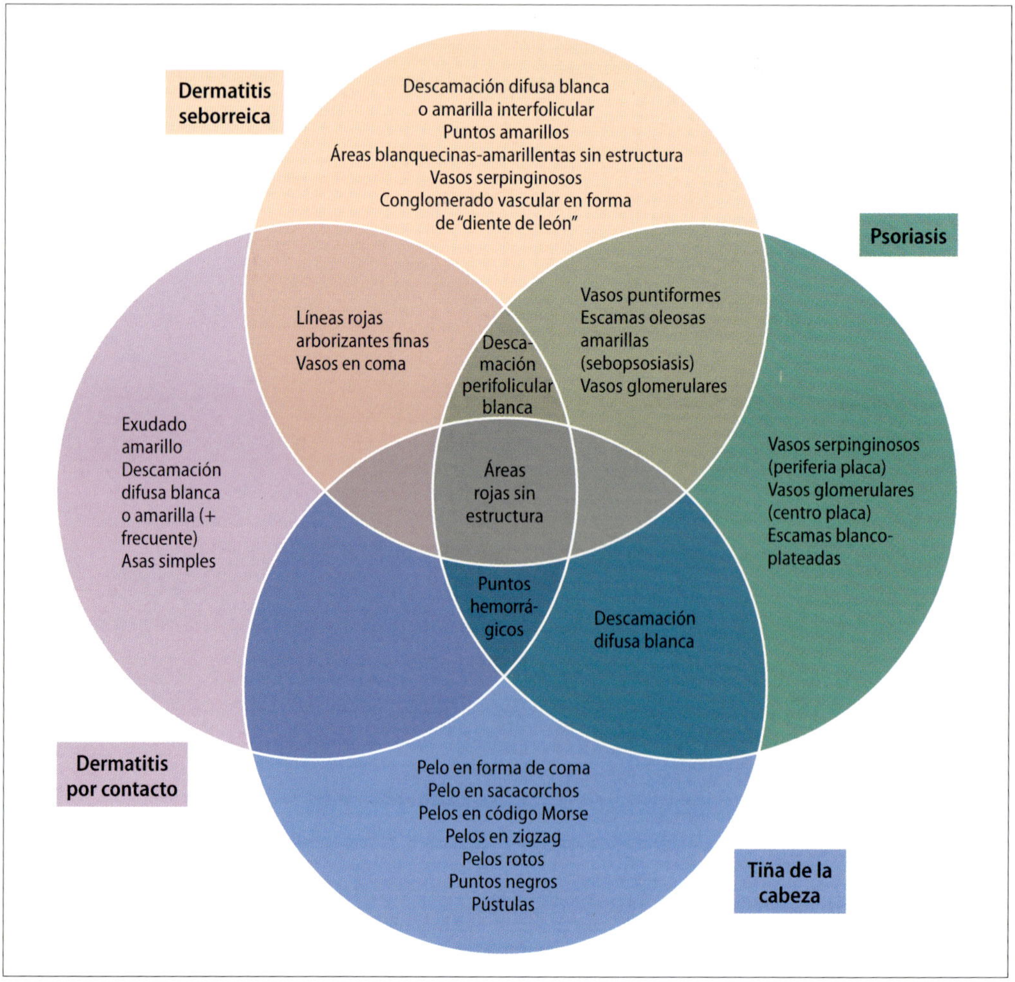

Figura 5.2.10 Hallazgos tricoscópicos de los diagnósticos diferenciales de la dermatitis seborreica.

Métodos diagnósticos

Por lo general, el diagnóstico de la DS es clínico y se realiza fácilmente basándose en los antecedentes y las características clínicas típicas. Sin embargo, en casos seleccionados, especialmente en las formas más graves o recurrentes, se recomiendan análisis de sangre para descartar la infección por el virus de inmunodeficiencia humana (VIH) y posibles deficiencias nutricionales, así como también se sugiere la dermatoscopia, útil para identificar otras dermatosis (p. ej., psoriasis o *tinea capitis*).

La tricoscopia es una de las herramientas no invasivas que pueden ayudar a diagnosticar la DS. Widaty y cols. describieron los hallazgos tricoscópicos en 35 hombres y 61 mujeres, con una media de edad de 30 años; 86 con diagnóstico de DS leve y 10 con DS moderada. Los hallazgos más frecuentes fueron la escama blanca perifolicular (93%), el tallo piloso grueso (72%), la escama blanca (69%), los vasos finos arborizantes (38%), el área amarilla (36%) y los puntos blancos (15%).

Golinska y cols. realizaron una revisión sistematizada (9 estudios originales) en un total de 365 pacientes con dermatitis seborreica de piel cabelluda. El patrón vascular más común fueron las líneas rojas arborizantes (49,6%), los vasos serpiginosos (32,9%), los vasos atípicos (26%) y glomerulares (18,6%), y la escama perifolicular (46%), con predominio del color blanco sobre el color amarillo/oleoso. Todos estos hallazgos tricoscópicos, su sensibilidad y especificidad, se detallan en la Tabla 5.2.1. En la siguiente Tabla 5.2.2 se comparan algunos de los estudios sobre tricoscopia de la dermatitis seborreica y sus diferentes hallazgos.

Tabla 5.2.1 Hallazgos tricoscópicos de la DS, sensibilidad y especificidad

Dermatitis seborreica	Sensibilidad (%)	Especificidad (%)	VPP (%)	VPN (%)
Áreas rojas sin estructura	54,5	97,6	90,9	83,2
Red de vasos atípicos	26	96,9	78,5	75,2
Puntos amarillos	13,2	96,2	60	71,9
Líneas rojas arborizantes	49,6	90,6	69,6	80,6
Vasos glomerulares	18,6	89,1	42,5	71,7
Escama blanca	43,8	85,7	56,9	77,9
Vasos serpiginosos	32,9	84,8	48,4	74,5
Escama perifolicular	46	52,5	29,5	69,2

VPP: valor predictivo positivo; VPN: valor predictivo negativo.
Tomado de: Golinska y cols. (2022).

Tabla 5.2.2 Diferentes hallazgos tricoscópicos encontrados en la dermatitis seborreica en diferentes artículos

	Golinska y cols. (2022) RS (n = 365) (%)	Widaty y cols. (2019) ED (n = 96; 31 a 70 años) (# de pacientes)	Ruíz Arriaga y cols. (2019) ED (n = 16; media 44,18 años) (%)	Kibar y cols. (2015) (n = 112; 5 a 80 años) (%)
Áreas rojas sin estructura (*v.* Figura 5.2.1)	54,5			46,4
Red de vasos atípicos	26	2		47,3
Puntos amarillos (*v.* Figura 5.2.2)	13,2		25	40
Líneas rojas, finas y arborizantes (*v.* Figura 5.2.3)	49,6	36	Vasos arborizantes 68,7	73,2
Vasos glomerulares	18.6	0	62,5	43,8
Escama blanca (*v.* Figuras 5.2.1 y 5.2.4)	43,8	66	Peripilar 18,75	
Vasos serpiginosos	32,9		6,25	54,5
Escama perifolicular (*v.* Figuras 5.2.5 y 5.2.6)	46	89		57,1 blanca
Escama amarilla (*v.* Figuras 5.2.7 y 5.2.8)		30		
Pelos gruesos		69		
Pelos delgados		51		
Vasos en coma (*v.* Figura 5.2.9)		9	6,25	8,9
Áreas amarillas		35		
Áreas rojas		18		
Patrón en panal		17		8
Escama adherente (*v.* Figuras 5.2.5 y 5.2.8)			12,5	
Escama blanca interfolicular (*v.* Figura 5.2.4)			31,25	
Escama oleosa interfolicular (*v.* Figuras 5.2.4 y 5.2.8)			37,5	
Patrón vascular en "flor de cerezo"			6,25	
Conglomerado vascular en "diente de león"			25	
Material oleoso intrafolicular			31,2	
Concreciones			12,25	
Puntos y glóbulos rojos				6,3
Pigmentación perifolicular				21,4
Unidad folicular multipelo				55,4
Vasos en anillo				17,9
Pelos ocultos				59,8

RS: revisión sistemática; ED: estudio descriptivo.

En caso de requerirlo, se puede confirmar el diagnóstico con una biopsia de piel cabelluda. Como hallazgos histopatológicos se puede observar infiltrado inflamatorio perivascular y perifolicular linfocítico, hiperplasia psoriasiforme y espongiosis. La paraqueratosis alrededor de las aperturas foliculares ("paraqueratosis en los hombros") puede estar presente también. En lesiones crónicas, puede encontrarse una marcada hiperplasia psoriasiforme y paraqueratosis con dilatación de las vénulas del plexo superficial (*v.* Figura 5.2.10).

Hacen falta más estudios tricoscópicos en DS enfocados solo en población pediátrica para investigar si hay diferencias con respecto a los adultos y definir los hallazgos tricoscópicos más frecuentes en niños.

Tratamiento

En edad pediátrica (desde el nacimiento hasta los 24 meses de edad), la evidencia científica apoya la efectividad y seguridad de los antifúngicos tópicos (p. ej., champú de ciclopirox al 1%, champú/crema de ketoconazol al 1% y champú de disulfuro de selenio al 2,5%) y antiinflamatorios (p. ej., hidrocortisona en crema/loción al 1%). Generalmente, los tratamientos para la costra láctea incluyen el uso de champús para bebés, enriquecidos con agentes emolientes (p. ej., glicerina, manteca de karité) y aceites vegetales (p. ej., aceite de oliva, aceite de almendras, aceite de borraja), seguido del retiro mecánico-gentil de las escamas. También, los productos combinados con antiinflamatorios no esteroideos (p. ej., ácido glicirretínico, bisabolol) y antifúngicos (p. ej., piroctona olamina al 1%, lactoferrina) pueden ser usados.

En niños mayores y adultos, las medidas físicas y los antifúngicos son terapias iniciales frecuentes. Además del ketoconazol y el disulfuro de selenio, también puede usarse con seguridad el ciclopirox en champú. La DS puede ser crónica, recidivante a esta edad, por lo que los medicamentos antiinflamatorios o queratolíticos se recomiendan en casos más graves. Los champús queratolíticos como el alquitrán de hulla y el piritionato de zinc son agentes con efecto descamativo que disminuyen la producción de grasa y también tienen propiedades antifúngicas. El champú de ácido salicílico, también disponible en loción, puede usarse en niños mayores, pero su seguridad y eficacia no se ha estudiado en niños menores de 6 años. Los corticoesteroides tienen un efecto antiinflamatorio y vienen en varias presentaciones como champús, ungüentos, cremas, lociones y espumas, pero deben usarse en casos más graves o refractarios al tratamiento. Los inhibidores de calcineurina disminuyen la inflamación y pueden usarse en niños mayores de 2 años. La DS comúnmente se controla a los 6 meses de edad, pero los tratamientos pueden acelerar la resolución y pueden ser necesarios en niños mayores y adolescentes para el control. La selección del tratamiento entonces depende de la edad, la gravedad y distribución de la DS, y la tolerancia a los efectos adversos (Algoritmo 5.2.1).

Algoritmo 5.2.1 Terapéutica de la dermatitis seborreica en niños

Dermatitis seborreica

Leve

< 2 años

Costra láctea:
- Champú para bebé con glicerina o manteca de karité
- Aceite de oliva o almendras
- Seguido de retiro mecánico gentil de escamas

Antifúngicos tópicos:
- Champú:
  - Ciclopirox 1%
  - Ketoconazol 1%
  - Disulfuro de selenio 2,5%
  - (2 veces/semana)

Antiinflamatorio:
- Hidrocortisona 1% crema/loción

2-6 años

Antifúngicos tópicos:
- Champú:
  - Ciclopirox 1%
  - Ketoconazol 1%
  - Disulfuro de selenio 2,5%
  - (2 veces/semana)
- Crema:
  - Ketoconazol 2%
  - (cada 12 horas por 4 semanas)

Queratolíticos:
- Champú:
  - Alquitrán de hulla (2 veces/semana)

Antiinflamatorio:
- Hidrocortisona 1% crema/loción

Inhibidores de calcineurina:
- Tacrolimus 0,03% crema
- Pimecrolimus 1% crema

6-12 años

Antifúngicos tópicos:
- Champú:
  - Ciclopirox 1%
  - Ketoconazol 1%
  - Disulfuro de selenio 2,5%
  - (2 veces/semana)
- Crema:
  - Ketoconazol 2%
  - Miconazol 2%
  - (cada 12 horas por 4 semanas)

Queratolíticos:
- Champú:
  - Alquitrán de hulla
  - Piritionato de zinc
  - Ácido salicílico
  - (2 veces/semana)

Antiinflamatorio:
- Hidrocortisona 1% crema/loción

Inhibidores de calcineurina:
- Tacrolimus 0.03% crema
- Pimecrolimus 1%

> 12 años

Antifúngicos tópicos:
- Champú:
  - Ciclopirox 1%
  - Ketoconazol 1%
  - Disulfuro de selenio 2,5%
  - (2 veces/semana)
- Crema:
  - Ketoconazol 2%
  - Miconazol 2%
  - (cada 12 horas por 4 semanas)

Queratolíticos:
- Champú:
  - Alquitrán de hulla
  - Piritionato de zinc
  - Ácido salicílico
  - (2 veces/semana)

Antiinflamatorio:
- Hidrocortisona 1% crema/loción

Inhibidores de calcineurina:
- Tacrolimus 0,1% crema
- Pimecrolimua 1%

Moderada/grave

< 6 años

- Investigar adherencia al tratamiento
- Pensar en otros diagnósticos
- Descartar inmunodeficiencias
- Descartar medicamentos que pueden exacerbar

Además de esto, se puede adicionar (→ tratamiento de > 12 años)

6-18 años

- Descartar medicamentos que pueden exacerbar
- Propionato de clobetasol 0,05% champú (2 veces/semana por 8 semanas)
- Valerato de betametasona crema (cada 24 horas por 4 semanas)
- Desonida 0,05% crema (cada 12 o 24 horas por 8 semanas)

> 18 años

- Propionato de clobetasol 0,05% champú (2 veces/semana por 8 semanas)
- Valerato de betametasona crema (cada 24 horas por 4 semanas)
- Desonida 0,05% crema (cada 12 o 24 horas por 8 semanas)
- Ketoconazol 200 mg/día por 4 semanas
- Terbinafina 250 mg/día por 4-6 semanas
- Itraconazol 100-200 mg un día a la semana por 2-3 meses
- Fototerapia UVB-NB 3 veces/semana máximo 8 semanas máximo
- Isotretinoina 0,1 mg/kg/dia cada 48 horas por 6 meses

Nota 1: realizar cuidados generales de prevención.
Nota 2: en caso de ser recalcitrante a antifúngicos y queratolíticos, los corticoesteroides se usan por ciclos cortos

Conceptos clave

- La dermatitis seborreica en piel cabelluda es la tricodermatosis más común de la infancia, que puede presentarse de diferentes formas clínicas como la costra láctea y la pitiriasis amiantácea.
- Los hallazgos tricoscópicos más comunes son las líneas rojas, finas y arborizantes (vasos), las escamas blancas perifoliculares, las escamas amarillas y las áreas rojas sin estructura.
- Su principal diagnóstico diferencial tricoscópico es la *tinea capitis* (en la infancia) y la psoriasis (en la adolescencia).

Bibliografía de consulta

Falusi OO. Seborrhea. Pediatr Rev 2019; 40 (2): 93-5.

Golińska J, Sar-Pomian M, Rudnicka L. Diagnostic accuracy of trichoscopy in inflammatory scalp diseases: A systematic review. Dermatology 2022; 238 (3): 412-21.

Jackson JM, Alexis A, Zirwas M, Taylor S. Unmet needs for patients with seborrheic dermatitis. J Am Acad Dermatol 2024; 90 (3): 597-604.

Waśkiel-Burnat A, Czuwara J, Blicharz L, Olszewska M, Rudnicka L. Differential diagnosis of red scalp: the importance of trichoscopy. Clin Exp Dermatol 2023; http://dx.doi.org/10.1093/ced/llad366.

Widaty S, Pusponegoro E, Rahmayunita G, Astriningrum R, et al. Applicability of trichoscopy in scalp seborrheic dermatitis. Int J Trichology 2019; 11 (2): 43.

6

Micosis

6.1 *Tinea capitis*

Diana Carolina Vega Sánchez • Roberto Arenas Guzmán

La *tinea capitis* (tiña de la cabeza) se considera una infección pediátrica por dermatofitos, con un ligero predominio en el sexo masculino y con mayor prevalencia entre los 3 y 7 años de edad. En adultos es excepcional y se observa sobre todo en mujeres que iniciaron la infección en la infancia, en menopaúsicas o pacientes inmunodeprimidos, casi siempre con una presentación atípica.

Es causada por hongos de los géneros *Microsporum* spp., *Nannizzia* spp. y *Trichophyton* spp. El principal agente causal difiere de acuerdo con las distintas zonas geográficas y los cambios estacionales debido al entorno, el cambio climático, las migraciones y los factores del huésped.

Datos históricos relevantes

Las micosis superficiales fueron descritas por los griegos y los romanos; los primeros las llamaron "herpes" por su forma circular, y los segundos, *tinea*, que significa "larva" o "polilla", por su aspecto en la localización cefálica; este término fue introducido por Félix Cassius en el siglo V. Alrededor del año 30 a. C. en Roma, Cornelius Celso hace la primera descripción del querión o tiña inflamatoria. En la Europa del siglo XIII, el conocimiento de esta enfermedad se pone de manifiesto en la obra de Esteban Murillo, "Santa Isabel de Hungría curando tiñosos", representación de quien dedicó gran parte de su vida a estos enfermos.

Entre 1807 y 1828 se presentaron en París 25 000 casos de *tinea capitis*. En ese tiempo se usaba como tratamiento la calota, un birrete preparado con resinas que se dejaba secar y luego se arrancaba de forma brusca; de esta manera, se desprendían las escútulas del favo, pero se producían grandes hemorragias. En el siglo XVII, un jesuita utilizó dicho procedimiento en México, en indígenas tarahumaras, y antes los encomendaba a Justo Mártir, el santo de las tiñas. Entre 1820 y 1830, los hermanos Mahon en París vendían medicinas secretas para el favo; en 1829, el más joven de ellos describió la "tiña tondante" y publicó un libro con nociones científicas: *Recherches sur la siége et la nature des teignes*.

Epidemiología

En Estados Unidos se reportó una prevalencia del 19,4% en la población escolar; otros autores han descrito una prevalencia del 0,23% en Barcelona, 2,5% en Londres y 13%-31,2% en Nigeria, y en México, hace cinco decadas, su frecuencia era del 40%-54%. Hoy en día esta proporción varía del 4% al 28%. Actualmente, se han notificado adultos portadores asintomáticos en las zonas urbanas.

En Latinoamérica, se han realizado diferentes estudios epidemiológicos en los que México, Guatemala, Chile, Colombia y Brasil han identificado como principales agentes causales las especies *M. canis* y *T. tonsurans*. Se ha descrito la emergencia de *M. audouinii, T. tonsurans* y *N. gypsea* en algunos países del Caribe y América del Sur.

Distribución geográfica

Los agentes causales tienen una distribución geográfica dinámica, producida por la migración de poblaciones. Las infecciones por *T. tonsurans* son más comunes en América Central, Estados Unidos, partes de Europa occidental, Reino Unido, Francia e India, mientras que las producidas por *M. canis* se observan principalmente en Sudamérica, el centro y sur de Europa, África occidental y Medio Oriente. Sin embargo, estos patrones se han visto modificados por los movimientos migratorios en Europa, Estados Unidos y Sudamérica. Se han reportado brotes de *T. rubrum, T. mentagrophytes, T. violaceum* y *T. soudanense*, que se asocian a migraciones desde el Mediterráneo, Europa del Este, África y Asia Central. En Montreal (Canadá), en los últimos 17 años se han incrementado las infecciones causadas por especies africanas como *M. audouinii, T. soudanense, T. violaceum* y *T. shoenleinii*.

Transmisión

La transmisión de dermatofitos antropofílicos puede ser directa (de persona a persona) o indirecta (a través de fómites, como utensilios para el cuidado del cabello o juguetes). La vía indirecta es la predominante, ya que los dermatofitos se transmiten principalmente a través de pelos infectados y fómites.

La *tinea capitis* ocurre por la invasión del tallo piloso por dermatofitos. Cuando las estructuras micóticas pasan de un huésped a otro, acontece la primera fase de invasión epidérmica o del tallo del pelo, que consiste en la adhesión entre las estructuras fúngicas (denominadas artroconidios) y los queratinocitos. La penetración del pelo implica la producción de una gran variedad de enzimas proteolíticas, que funcionan en ambientes ácidos, alcalinos o neutros. Entre ellas se destaca el papel de las queratinasas, que le permiten al hongo penetrar el tejido queratinizado; posteriormente, las hifas invaden el estrato córneo y la queratina, y luego se extienden hacia la periferia.

Una vez que se reconoce el microorganismo invasor, se desencadena una respuesta inmune innata para intentar controlar la infección. Como parte de esta respuesta se encuentra la expresión de péptidos antimicrobianos producidos naturalmente, incluidas las β-defensinas humanas (hBD), la catelicidina LL-37 y la dermicidina. Estos péptidos juegan un papel importante en la protección contra las infecciones de la piel, incluidos los dermatofitos. También, se ha descrito que la infección por *M. canis* desencadena una rápida secreción de IL-1β (vía activación del inflamosoma).

Otro mecanismo innato de defensas, importante en el cuero cabelludo, incluye la inhibición del crecimiento de dermatofitos por parte de los ácidos grasos saturados, como el ácido heptanoico y el ácido n-tridecanoico. y residuos de carbono. También están involucrados mecanismos de defensa relacionados principalmente con la activación de neutrófilos y macrófagos. Adicionalmente, la activación de las células T es un evento clave para limitar la infección, tanto el perfil Th1 como Th17. Todo esto con el fin de retrasar el desarrollo del microorganismo o de volver el ambiente desfavorable para este. La respuesta inflamatoria varía entre los individuos y tiende a ser mucho más grave en infecciones por especies zoofílicas.

Clínica

Existen dos formas de presentación clínica: seca e inflamatoria. La *tinea capitis* seca se manifiesta con descamación, pelos cortos de 2-3 mm (pelos tiñosos), gruesos, deformados y ocasionalmente cubiertos por una vaina blanquecina. Esta forma seca se subdivide en tricofítica y microspórica. La forma microspórica (Figura 6.1.1) se manifiesta en placas seudoalopécicas, redondeadas y de varios centímetros, que pueden ser únicas o múltiples, y con tendencia a confluir. El principal agente etiológico relacionado con esta forma clínica es *M. canis*, seguido de *M. gypseum* (*N. gypsea*) y *M. audouinii*. La variante tricofítica (Figura 6.1.2) se caracteriza por alopecia difusa, con placas pequeñas e irregulares intercaladas con pelos sanos; el pelo afectado se rompe en la superficie y se puede observar la abertura del folículo con una apariencia de puntos negros ("granos de pólvora"). El principal agente causal de esta variante es *T. tonsurans*, seguido de *T. mentagrophytes* y *T. rubrum*. En ambas variedades clínicas el prurito es mínimo.

El querión de Celso (Figura 6.1.3) es una tiña inflamatoria probablemente debida a una reacción de hipersensibilidad mediada por células T al dermatofito, causada sobre todo por *M. canis* y *T. mentagrophytes*. Su nombre deriva del latín "panal" y se manifiesta por un plastrón inflamatorio constituido por pústulas y abscesos múltiples. Hay adenopatía satélite,

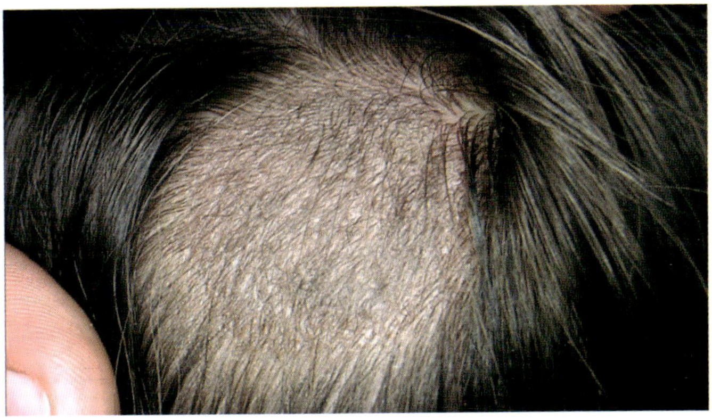

Figura 6.1.1 Tiña seca de la cabeza (microspórica).

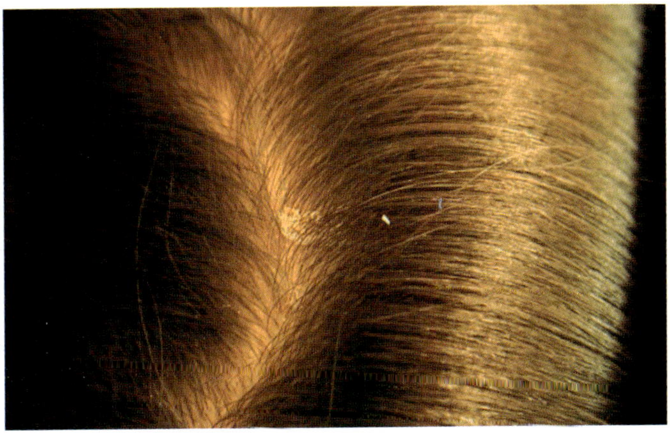

Figura 6.1.2 Tiña seca de la cabeza (tricofítica).

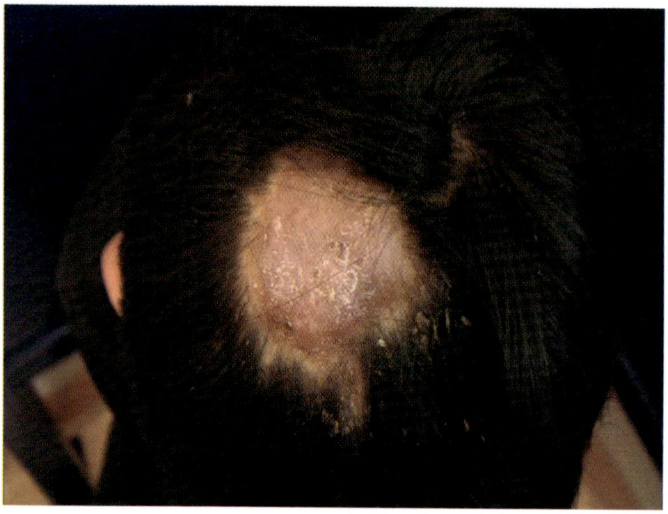

Figura 6.1.3 Tiña inflamatoria (querión de Celso).

dolor al presionar pero no fiebre, con frecuencia se resuelve dejando un área de alopecia cicatricial y es muy difícil encontrar pelos tiñosos. En raras ocasiones puede relacionarse con el síndrome de eritema nudoso o reacción de hipersensibilidad a distancia (reacción "ide"), o con ambos; esta última puede presentarse en forma de pápulas de aspecto liquenoide y escamas que se extienden desde la piel cabelluda hasta el tronco o las extremidades.

Métodos diagnósticos

El diagnóstico de *tinea capitis* es clínico. La presencia de alopecia, escamas, adenopatía auricular y cervical posterior son datos que sugieren una infección por dermatofitos; sin embargo, un estudio mundial reciente, en el que se analizaron las prácticas de diagnóstico dermatológicas para las infecciones fúngicas más comunes y sus resultados, mostró microscopia directa (92%), cultivo (69%), luz de Wood (41%), diagnóstico molecular (18%) e histopatología (13%). La visualización dermatoscópica del pelo (tricoscopia) se ha considerado tanto como diagnóstico de la presencia de *tinea capitis* como para la identificación de especies.

Dermatoscopia

El examen tricoscópico es un procedimiento valioso y no invasivo, fácil de realizar y útil para tomar una decisión adecuada sin demora. Se considera una herramienta eficaz para la evaluación, el diagnóstico y el seguimiento de los trastornos del cabello, entre ellos la *tinea capitis*, y se caracteriza por tener una mayor sensibilidad en el examen directo (94% vs. 49,1%) para el diagnóstico.

Los hallazgos tricoscópicos para la *tinea capitis* causada por *M. canis* (infección ectoendotrix, microspórica) muestra pelos en zigzag, pelos en código de barras o en código Morse, y vainas blancas alrededor del tallo piloso proximal, así como pelos en sacacorchos. En algunos casos de *tinea capitis* causada por *T. mentagrophytes* (ectotrix, microide) se encuentran pelos en zigzag y pelos en código de barras.

Los pelos en coma fueron descritos por primera vez en el año 2008, por Slowinska y cols., como signo tricoscópico específico de la *tinea capitis*. Estos son pelos cortos en forma de coma, homogéneos en pigmentación y grosor, y se forman debido a que los tallos pilosos se han desintegrado, agrietado y doblado a causa de la presencia de múltiples hifas dentro del tallo piloso. Su frecuencia varía entre el 13% y el 100%.

Los pelos en sacacorchos son pelos retorcidos y enrollados, con estructura de tirabuzón (Figura 6.1.4). Fueron descritos por primera vez por Hughes y cols., y se observan en la *tinea capitis* con parasitación endotrix causada principalmente por *T. soudanense*, *T. tonsurans* y *T. violaceum*. Además, se detectaron en infecciones fúngicas causadas por *T. verrucosum* y *M. audouinii*. La incidencia de pelos en sacacorchos osciló entre el 14% y el 100% (valor medio: 32%) de los pacientes con *tinea capitis*. Hughes declaró que el pelo en coma y en sacacorchos son los principales hallazgos tricoscópicos; señaló que el pelo en sacacorchos es una variante del pelo en coma en pacientes negros y que es un marcador de la *tinea capitis* endotrix.

Los pelos en forma de código Morse, también conocidos como pelos en código de barras (Figura 6.1.5), representan pelos con múltiples bandas blancas y finas a lo largo del tallo del pelo. El término fue introducido por Rudnicka y cols.; estos pelos se forman debido a la acumulación de esporas alrededor del tallo piloso, que causan una perforación transversal del tallo. Solo se han descrito en pacientes con infección fúngica de tipo ectoendotrix, con una incidencia entre el 12% y el 56% (valor medio: 22%).

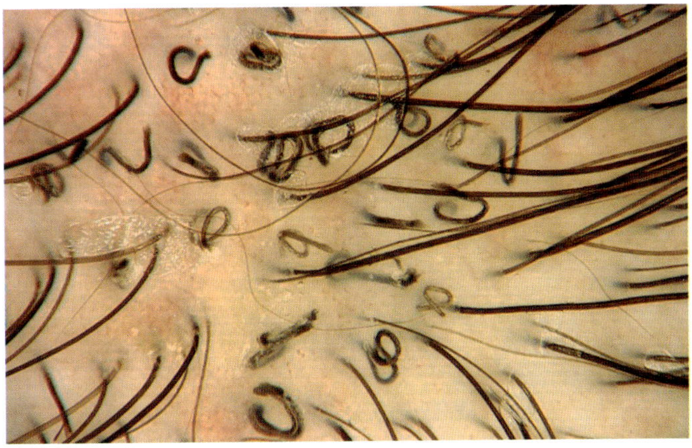

Figura 6.1.4 Pelos en sacacorchos o en tirabuzón.

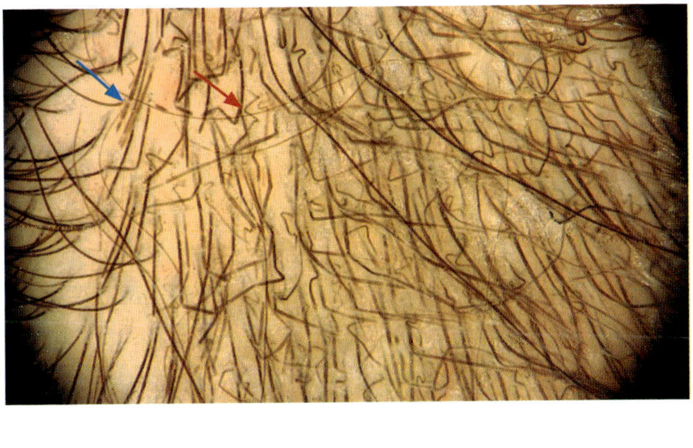

Figura 6.1.5 Pelos en código Morse (*flecha azul*) y pelos en zigzag (*flecha roja*).

Los pelos en zigzag (*v.* Figura 6.1.5), descritos por primera vez por Rudnicka y cols., son pelos doblados con múltiples ángulos agudos. Solo se han descrito en pacientes con infección fúngica de tipo ectoendotrix, entre el 5% y el 49% (valor medio: 21%). Este hallazgo tricosópico también puede observarse en pacientes con alopecia areata.

Los pelos doblados o curvados (Figura 6.1.6) se caracterizan por tener la curvatura con un grosor y una pigmentación homogéneos; a diferencia de los pelos en coma, no se observa acortamiento del tallo piloso. Son pocos los estudios que informan estos pelos doblados en la *tinea capitis*, y tienen una incidencia entre el 4% y el 71%. Solo se observan en pacientes con infección fúngica de tipo ectoendotrix.

Los pelos en bloque muy cortos poseen un extremo distal horizontal y transversal, mientras que los pelos en "i" (*i-hairs*) son pelos en bloque con un extremo distal oscuro y acentuado. Ambos términos fueron introducidos por Rudnicka y cols. Hay muy pocos estudios sobre los pelos en bloque y en *i-hairs* en la *tinea capitis*, con una tasa de incidencia del 4%-50%. Estos también se detectaron en pacientes con alopecia areata y tricotilomanía.

Otros hallazgos tricoscópicos que son muy comúnmente observados, aunque no característicos, incluyen pelos rotos, puntos negros y descamación peri e interfolicular (Figura 6.1.7).

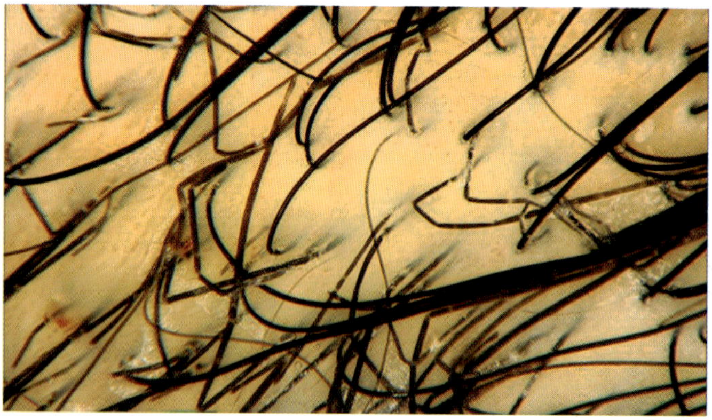

Figura 6.1.6 Pelos doblados o curvados.

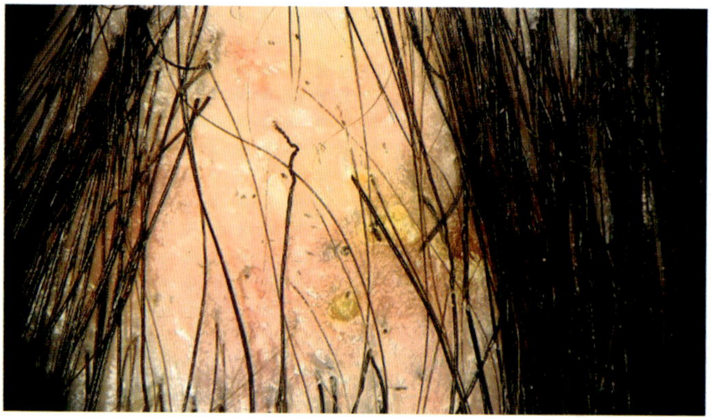

Figura 6.1.7 Pelos rotos, puntos negros y descamación perifolicular e interfolicular.

Histopatología

En la *tinea capitis* se detectan los pelos parasitados, con artrosporas redondeadas en los folículos o en el estrato córneo. En las modalidades inflamatorias predominan los infiltrados de polimorfonucleares; el querión es capaz de expresar varios patrones inflamatorios que incluyen: 1) perifoliculitis; 2) foliculitis supurativa; 3) foliculitis supurativa con dermatitis supurativa, foliculitis supurativa, dermatitis supurativa y granulomatosa; y 4) dermatitis granulomatosa supurativa con dermatitis fibrosante.

Micología

El examen directo se realiza con KOH + dimetilsulfóxido (DMSO) o negro de clorazol. En caso de contar con microscopio de fluorescencia, se puede hacer uso de blanco de calcoflúor. El cultivo micológico se realiza en un medio de cultivo para hongos agar Sabouraud o que contenga antibióticos (Mycosel®), con el fin de inhibir el crecimiento de mohos no dermatofitos. Los cultivos deben incubarse durante al menos 2 semanas y el crecimiento de las colonias es evidente en 1 a 6 semanas.

Aunque el examen micológico sigue siendo el método de referencia para el diagnóstico de la *tinea capitis*, los hallazgos tricoscópicos típicos pueden apoyar el diagnóstico y acelerar el tratamiento. El diagnóstico diferencial de la caída del cabello en los niños debe comprender sobre todo la *tinea capitis*, la tricotilomanía y la alopecia areata.

La lámpara de Wood puede ser una herramienta útil en la identificación de la *tinea capitis* debido a la posible diferenciación entre las especies de *Microsporum* y *Trichophyton*. Las especies de *Microsporum* producen pteridina, un metabolito fluorescente de color verde brillante, mientras que *Trichophyton* no lo hace. Sin embargo, la lámpara de Wood no siempre es definitiva para la clasificación diagnóstica, ya que *T. schoenleinii* no presenta fluorescencia y puede causar favo, una presentación muy inflamatoria de la *tinea capitis* que es muy rara. Además, si las especies de *Microsporum* son la etiología de un querión (un absceso causado por una infección fúngica), la lámpara de Wood puede no ser fluorescente, ya que la inflamación puede ocultar el hongo.

La reacción en cadena de la polimerasa (PCR) es una técnica sensible utilizada para la identificación de dermatofitos tanto a nivel de género como de especie. El uso de la MALDI-TOF-MS (*Matrix Assisted Laser Desorption/Ionization-Mass Spectrometry*) también se ha popularizado para la identificación de dermatofitos. Hasta ahora, no era posible diferenciar *Trichophyton* spp.; sin embargo, las bases de datos actualizadas permiten una mayor especificidad.

Tratamiento

Existen varias guías oficiales sobre el tratamiento de la *tinea capitis*. El uso de antifúngicos sistémicos es el tratamiento de primera línea, y el tópico se utiliza como coadyuvante para evitar la propagación de esporas fúngicas (Tabla 6.1.1). Desde su introducción en 1958, la griseofulvina se ha utilizado en el tratamiento de la *tinea capitis*.

Comprender el agente causal de la *tinea capitis* es crucial, ya que dependiendo de este será la respuesta al tratamiento. Los estudios han demostrado que la griseofulvina es más eficaz contra las especies de *Microsporum*, incluido *M. canis*, mientras que la terbinafina es más eficaz contra *T. tonsurans* y otras especies de *Trichophyton*. Aunque la causa de esta diferencia de eficacia no se ha estudiado directamente, una hipótesis indica que se debe al patrón de

Tabla 6.1.1 Dosis de antifúngicos sistémicos en niños y adultos

Antifúngicos sistémicos	Dosis en niños según kg de peso corporal	Dosis en adultos
Fluconazol	6 mg/kg/semana	150-450 mg/semana
Griseofulvina	15-20 mg/kg/día (micronizado) 10-15 mg/kg/día (ultramicronizado)	500 mg/día
Itraconazol	3-5 mg/kg/día	200 mg/día
Terbinafina	< 20 kg: 62,5 mg 20-40 kg: 125 mg	250 mg/día

crecimiento de las infecciones ectotrix frente a las infecciones por endotrix. Los organismos como *M. canis* y otras especies de *Microsporum* proliferan sobre todo fuera del tallo piloso. Por lo tanto, la griseofulvina (que se concentra en el sudor) puede alcanzar la superficie del pelo. El sudor es capaz de alcanzar la superficie del pelo y tratar eficazmente los organismos ectotrix. Por el contrario, la terbinafia es un agente lipofílico y es más eficaz en las infecciones endotrix (como el *Trichophyton*) que proliferan en el tallo piloso. En la actualidad, los comprimidos orales de terbinafina están aprobados por la *Food and Drug Administration* (FDA) para la *tinea capitis* en pacientes mayores de 4 años, y la griseofulvina en pacientes mayores de 2 años; sin embargo, ya no está disponible en varios países.

Otros nuevos antifúngicos usados en la práctica clínica para la *tinea capitis* son el itraconazol y fluconazol. Sin embargo, su uso no está aprobado por la FDA. Otro tratamiento alternativo a los antifúngicos sistémicos puede ser el uso de terapia fotodinámica sola o combinada con un adyuvante tópico.

Conceptos clave

- La *tinea capitis* afecta principalmente a niños y es una infección causada por dermatofitos de los géneros *Microsporum* spp., *Nannizzia* spp. y *Trichophyton* spp.
- Existen dos formas de presentación clínica: seca e inflamatoria. La tiña seca se subdivide en tricofítica y microspórica, y la tiña inflamatoria es también llamada "querión de Celso".
- Los hallazgos tricoscópicos son escamas peri e interfoliculares, pelos en coma, pelos en sacacorchos, puntos negros, pelos en zigzag y en código Morse.

Bibliografía de consulta

Aharaz A, Jemec GBE, Hay RJ, Saunte DML. Tinea capitis asymptomatic carriers: what is the evidence behind treatment? J Eur Acad Dermatol Venereol 2021; 35 (11): 2199-207.

Genedy RM, Sorour OA, Elokaz MAW. Trichoscopic signs of tinea capitis: a guide for selection of appropriate antifungal. Int J Dermatol 2021: 60 (4): 471-81.

Gupta AK, Friedlander SF, Simkovich AJ. Tinea capitis: An update. Pediatr Dermatol 2022; 39 (2): 167-72.

Rudnicka L, Olszewska M, Rakowska A, Slowinska M. Trichoscopy update 2011. J Dermatol Case Rep 2011: 12; 5 (4): 82-8.

Vargas-Navia N, Ayala- Monroy GA, Franco-Rúa C, et al. Tiña capitis en niños. Rev Chil Pediatr 2020; 91 (5): 773-83.

6.2 Piedras

Alexandro Bonifaz • Ana Elena Guerrero Ponce

Piedras es una infección micótica superficial causada por hongos levaduriformes del género *Trichosporon* spp., en especial *T. inkin, T. ovoides* y *T. cutaneum*. Se trata de una infección crónica y asintomática que afecta el tallo piloso en forma de concreciones o nódulos blancos, blandos, adheridos, predominantemente en la cabeza y, en menor medida, en las axilas y el pubis.

Fisiopatología

Agente

Es causada por hongos levaduriformes pertenecientes al género *Trichosporon* spp., al filo *Basidiomycota*, a la clase *Hymenomycetes* y al orden *Trichosporonales*, caracterizado por presentar blastoconidios y artroconidios. Es bien sabido que en la micología suele haber cambios de nombres de las especies conforme la tecnología permite hacer una mejor caracterización de ellas, y esta no es una excepción. Durante muchos años, este género estuvo compuesto por pocas especies que eran morfológica y bioquímicamente variables, siendo su representante principal el *T. beigelii*, sinónimo de *T. cutaneum*. Tras una exhaustiva revisión del género basada en caracterizaciones morfológicas, bioquímicas y moleculares, recientemente se identificaron seis especies patógenas para el ser humano: *T. ovoides, T. inkin, T. asteroides, T. cutaneum, T. asahii* y *T. mucoides*. En otro estudio publicado en el mismo periodo, se demostró que *T. ovoides* debería reemplazar a *T. beigelii* (considerada de identidad dudosa), ya que este nombre está en desuso, reportada por Beurmann y Gougerot a partir de muestras de piel y como parte de la microbiota.

Patogenia

El mecanismo exacto del desarrollo de esta micosis no está completamente comprendido; no obstante, se ha observado que el contacto de las esporas del hongo ocurre cerca del orificio folicular. De esta manera, la infección se manifiesta a medida que el cabello crece y los nódulos son visibles una vez que este alcanza cierta longitud. Las especies *T. ovoides* y *T. inkin* (antes *T. beigelii*) se desarrollan únicamente debajo de la cutícula y prosiguen alrededor de la vaina del pelo envolviéndola hasta dar lugar al característico nódulo o "piedra". Es importante destacar que nunca invaden la médula del folículo piloso ni afectan la piel cabelluda adyacente. Las esporas del hongo se adhieren a la cutícula del cabello mediante una sustancia aglutinante, posiblemente de origen polisacarídico, lo que conduce a la formación de concreciones fusiformes de consistencia blanda y color blanquecino durante la reproducción del hongo. La variedad de piedra blanca probablemente se transmite de un paciente a otro, y se ha sugerido que la forma genital se adquiere a través de relaciones sexuales.

Epidemiología

Distribución geográfica

Es una micosis de distribución mundial que se localiza principalmente en zonas tropicales y húmedas. En la actualidad, la mayoría de los casos se han documentado en Brasil, seguido de la India y México; sin embargo, vale la pena mencionar que hay algunos reportes de casos en regiones frías de Europa y Estados Unidos.

Fuente de infección

El género *Trichosporon* spp. ha sido identificado en muestras de suelo y vegetación procedentes de regiones tropicales, donde la precipitación pluvial es alta y frecuente durante la mayor parte del año. Algunas especies como *T. ovoides*, *T. cutaneum*, *T. inkin* y *T. asteroides* son comúnmente aisladas de la piel sana y forman parte de la microbiota cutánea habitual. Se postula que el mero contacto de las esporas del hongo con el cabello es suficiente para provocar la parasitación.

Edad y sexo

La edad influye poco para el desarrollo de la enfermedad, no obstante, los casos predominan en niños y adolescentes, probablemente por el tipo de convivencia en etapas escolares. En cuanto al género, se ha planteado que el predominio en mujeres se debe a que usan el pelo más largo y a la costumbre de amarrarlo húmedo, no a un factor hormonal u otro asociado.

Factores de predisposición

Algunos investigadores han postulado que las prácticas higiénicas deficientes y las modas de peluquería pueden contribuir a la incidencia de piedra blanca. Sin embargo, en estudios recientes se ha demostrado que estos factores no se consideran como predictores significativos. En cambio, sí se identificaron como factores predisponentes el tener pelo largo, seguido del pelo húmedo por un largo período de tiempo y el hábito de amarrar el pelo húmedo. Estas observaciones indican que el principal determinante en el desarrollo de esta infección es la exposición a una humedad elevada, en contraposición a la edad o las prácticas higiénicas.

Clínica

Es una enfermedad característicamente asintomática. Su localización habitual es en el pelo de la cabeza, especialmente si este es largo; de manera esporádica puede aparecer en las axilas y el pubis, aunque podría afectar el tallo piloso en cualquier topografía en donde exista un ambiente húmedo. Morfológicamente se observan concreciones nodulares de 1-3 mm de color blanquecino, separadas por pelo sano, lo que da un aspecto de "vaina". A la palpación son de consistencia blanda y de fácil desprendimiento. Cabe mencionar que de manera inicial pueden ser invisibles al ojo humano, incluso al ser examinados con luz de Wood, ya que no son fluorescentes; sin embargo, al palpar se logran percibir las concreciones (Figura 6.2.1).

Métodos diagnósticos

Dermatoscopia

La dermatoscopia es de gran utilidad, ya que con ella se observan las "vainas" o nodulaciones blancas; sin embargo, estas vainas no son confirmatorias, debido a que suelen confundirse con otras enfermedades como el moniletrix.

Examen directo

Al colocar los pelos afectados con hidróxido de potasio al 10%-20% (KOH), entre cubreobjetos y portaobjetos, se observan concreciones formadas por racimos de filamentos tabicados y densas zonas de artroconidios, ocasionalmente acompañadas de blastoconidios. Esta representación visual es particularmente distintiva y difiere notablemente de los pelos afectados por la tricomicosis axilar, que no presentan esporas sino masas o racimos de bacterias (Figura 6.2.2).

Cultivos

Tanto *T. ovoides* como *T. cutaneum* exhiben un rápido desarrollo (4-6 días) en un medio de agar Sabouraud a 28 °C. Sus colonias son similares en apariencia, levaduriformes, húmedas, limitadas y con un aspecto cerebriforme. La identificación de estas levaduras se realiza

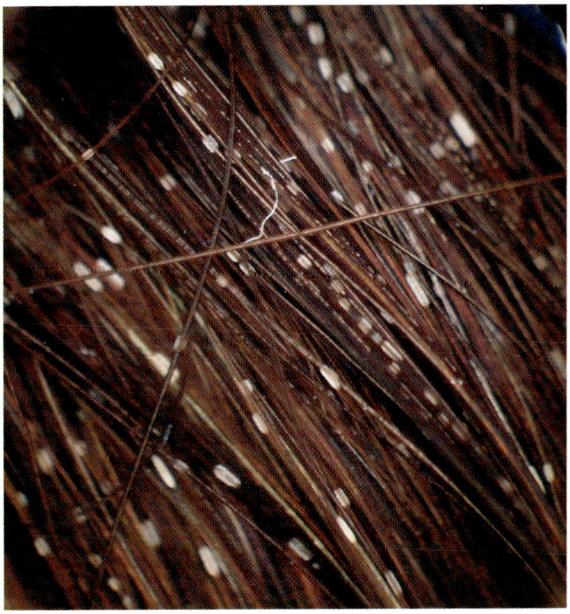

Figura 6.2.1 Piedra blanca con múltiples concreciones blanquecinas a la dermatoscopia.

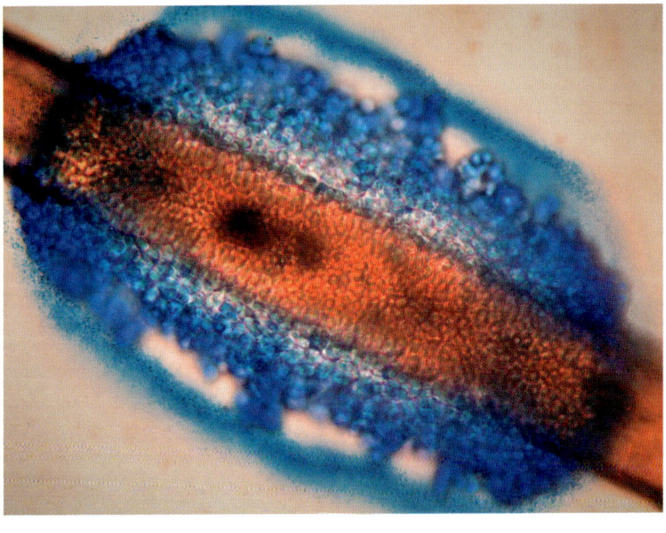

Figura 6.2.2 Examen directo del nódulo de piedra blanca con artro y blastoconidios (KOH + azul de algodón) (40x).

mediante pruebas bioquímicas, como los métodos estandarizados comerciales como el Api-yeast (32)® y Microscan®, así como mediante aspectos micromorfológicos. En la actualidad, se suelen identificar por métodos proteómicos (*Matrix Assisted Laser Desorption/Ionization-Mass Spectrometry* [MALDI-TOF-MS]) y biología molecular (reacción en cadena de la polimerasa [PCR]) (Figura 6.2.3).

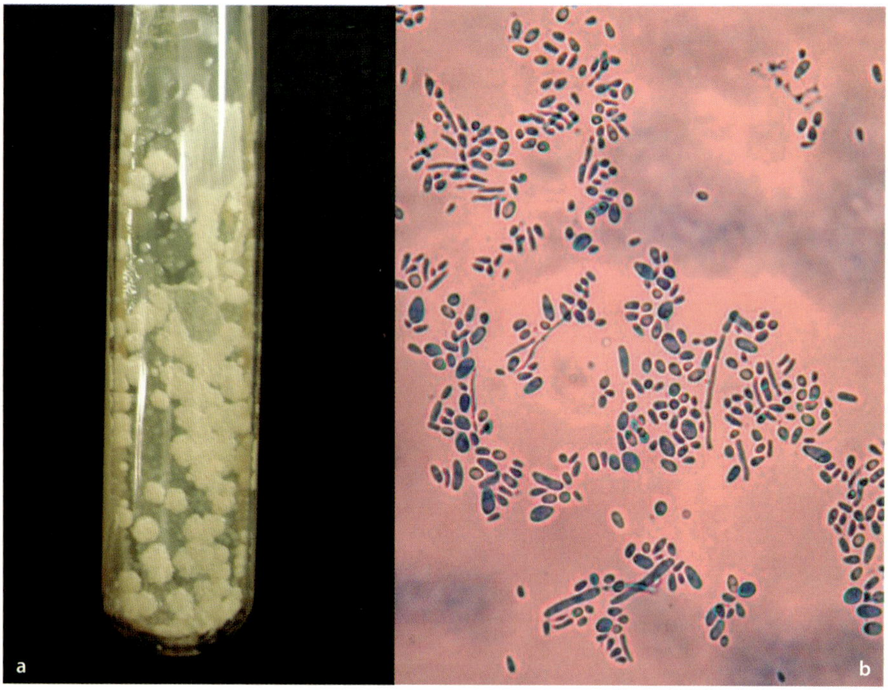

Figura 6.2.3 a Colonia blanca cremosa y glabra de *Trichosporon* spp. **b** Artro y blastoconidios.

Tratamiento

El tratamiento varía considerablemente, y aunque rasurarse o cortarse el pelo es la forma más efectiva de erradicar el hongo, a menudo se considera un método inaceptable debido a razones estéticas y culturales. Estudios muestran una preferencia por agentes tópicos, especialmente el champú de ketoconazol al 2% de uso diario, con una tasa de mejoría de hasta el 80%. Aunque otras opciones tópicas también pueden ser efectivas, se utilizan menos comúnmente y, por lo tanto, sus resultados están menos estudiados. Asimismo, el tratamiento oral con itraconazol a dosis de 100-200 mg/día vía oral por 15-30 días, en combinación con un agente tópico, ha resultado particularmente útil en casos recidivantes y extensos, o en pelo rizado y largo en donde la humedad se mantiene durante un período prolongado de tiempo.

Piedra negra

Es una entidad excepcional que se presenta en climas cálidos y húmedos, y que afecta particularmente a la población nativa que habita en las zonas tropicales. Es una entidad asintomática; afecta los tallos pilosos en forma de nódulos negros y duros, difíciles de observar pero detectables a la palpación. Es ocasionado por un hongo dematiáceo denominado *Piedraia hortaea*. Se puede presentar en ambos géneros y hay casos reportados en niños, aunque la mayoría son en adultos. La topografía y morfología son similares a la piedra blanca, solo que esta última está compuesta por nodulaciones negras. El diagnóstico se hace mediante un examen directo en el que se observan nodulaciones pilosas compuestas por ascosporas fusiformes, que es la fase sexuada del hongo, lo que indica que el pelo es su nicho natural. El tratamiento es similar a la piedra blanca, es decir, lo que más ayuda es el rasurado y el uso de antimicóticos tópicos como el ketoconazol al 2% (Figura 6.2.4).

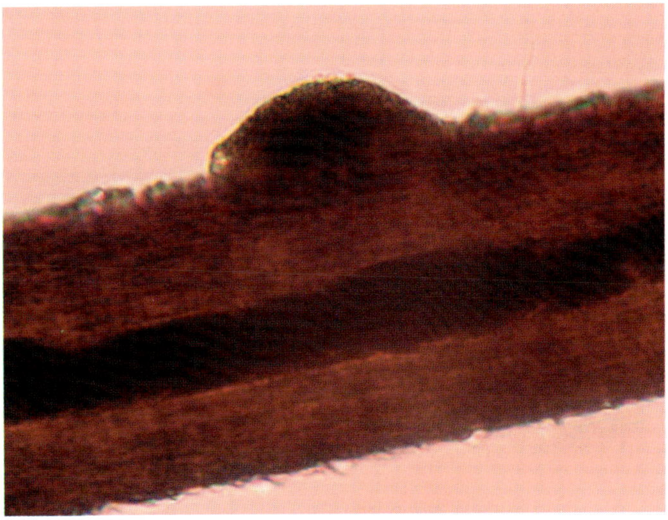

Figura 6.2.4 Nódulo inicial de piedra negra (examen directo KOH 10%).

Conceptos clave

- Piedras es una micosis superficial causada por hongos levaduriformes del género *Trichosporon* spp.
- Afecta el tallo piloso en forma de concreciones blanquecinas de piel cabelluda y suele ser asintomática.
- El tratamiento indicado es con imidazoles tópicos, y en casos extensos o recidivantes se debe hacer uso de triazoles vía oral.

Bibliografía de consulta

Bonifaz A. Piedras. En: Bonifaz A (ed). Micología Médica Básica. Ciudad de México: McGraw Hill, 2020; p. 215-27.

Guerrero-Ponce AE, Araiza J, Tirado-Sánchez A, Bonifaz A. White piedra: Review of 131 cases. Mycoses 2024; 67: 1-7.

Magalhães AR, Mondino SSB de, Silva M da, Nishikawa MM. Morphological and biochemical characterization of the aetiological agents of white piedra. Mem Inst Oswaldo Cruz 2008; 103 (8): 786-90.

6.3 Tricomicosis

Alexandro Bonifaz • María Luisa Montes de Oca-Loyola

La tricomicosis es una infección superficial y generalmente asintomática, que afecta los pelos de las axilas y, con menor frecuencia, el pelo púbico, escrotal o interglúteo. Es una entidad causada por una bacteria del género *Corynebacterium* spp., principalmente *C. flavescens*, la cual forma parte de la microbiota natural de la piel, por lo que el término de tricomicosis está erróneamente empleado. Clínicamente se manifiesta con nódulos o concreciones alrededor del pelo. Hasta el 95%-98% de estos nódulos son amarillos (flavos) y, en menor proporción, rojos o negros. La tricomicosis es característica de zonas húmedas y climas tropicales, y afecta principalmente a adolescentes y adultos jóvenes.

Fisiopatología

La infección es más frecuentemente causada por *Corynebacterium* spp, la cual forma parte de la microbiota habitual de la piel, de cuya especie la *C. flavescens* es la variedad más prevalente, ya que representa hasta más del 80% de los casos. Le siguen la variedad *C. rubra* y por último la *C. nigra*. Otros agentes involucrados son *C. propinquum* o *S. marcescens*. Se ha reportado un solo caso por *D. hominis*. La variedad *C. flavescens* es un actinomiceto aerobio, gram positivo, que incluye bacilos y formas difteroides.

La infección comienza cuando el agente etiológico encuentra el tallo piloso y la bacteria se adhiere firmemente a la cutícula del pelo. Esta adherencia se produce a través de una sustancia tipo cemento, la cual es insoluble al agua y a los principales solventes. La bacteria crea una biopelícula que la ayuda a evadir el sistema inmunológico. El microorganismo solo afecta la cutícula; no invade la corteza ni la médula del pelo. Los factores de riesgo más comunes son hiperhidrosis, higiene deficiente, incremento de la temperatura local, humedad y obesidad. Algunos autores coinciden en que no es suficiente la coexistencia de la bacteria y la hiperhidrosis para producir la enfermedad, sino que debe existir un balance entre cuatro factores: la velocidad de producción de secreción apócrina, la viscosidad, la velocidad en que el sudor se seca y la velocidad de crecimiento del pelo.

Epidemiología

La familia *Corynebacterium* forma parte de la microbiota habitual de la piel. Es más frecuente en climas húmedos y tropicales. Es excepcional en niños y afecta particularmente a adolescentes y adultos jóvenes entre los 20 y 50 años, lo que representa el 91% según nuestro estudio; esto se debe a una mayor secreción apócrina. Cuando afecta a niños, es más común que afecte la piel cabelluda y se asocia a hiperhidrosis. Es más prevalente en hombres, con una relación 9:1, y esto puede deberse a que las mujeres tienen el hábito del rasurado. Otras razones que explican la mayor prevalencia en el sexo masculino son las diferencias genéticas que incluyen producción hormonal, cantidad de sudoración, producción de sebo, pH, grosor de la piel y crecimiento del pelo, todos factores que influyen en la microbiota habitual de la piel. La topografía clínica principal es la axilar (90% de los casos), y le siguen otras localizaciones como axila + pubis (4%), pubis (1%), piel cabelluda (0,8%), axilas + cejas (0,3%) y más de una zona afectada (5%). Se ha reportado la transmisión de persona a persona, esto en relación con el hacinamiento, como pudiera presentarse en soldados, deportistas y en hombres que tienen sexo con otros hombres.

Clínica

Se manifiesta con vainas o concreciones alrededor del pelo, las cuales afectan principalmente las axilas (85%-90%) y, con menor frecuencia, los pelos de la piel cabelluda, la región púbica, el escroto y la región interglútea. Generalmente la raíz del pelo y la piel cabelluda están respetadas. Al inicio, las concreciones bacterianas se mantienen aisladas y son invisibles; solo son percibidas a la palpación del pelo. Conforme el cuadro se cronifica, las concreciones se extienden a través de todo el pelo hasta formar una vaina y el pelo se engruesa. Las concreciones usualmente son amarillas, hasta en el 95%-98% de los casos, pero también pueden ser rojas o negras. Por lo general, la tricomicosis es asintomática y es por ello que se trata de una entidad infradiagnosticada. Además, puede estar asociada a bromhidrosis, hiperhidrosis, cambio de color del pelo, cromhidrosis y prurito (Figura 6.3.1).

Algunos de los diagnósticos diferenciales son cromhidrosis, piedra blanca y negra, tricorrexis nodosa, pediculosis, moniletrix y engrosamiento del pelo secundario a productos como desodorantes y polvos.

La familia *Corynebacterium* es también responsable de la queratólisis punctata (que afecta las plantas) y del eritrasma (que afecta los pliegues axilares e inguinales). Cuando estas dos entidades coexisten con la tricomicosis, se denomina "tríada corinebacteriana".

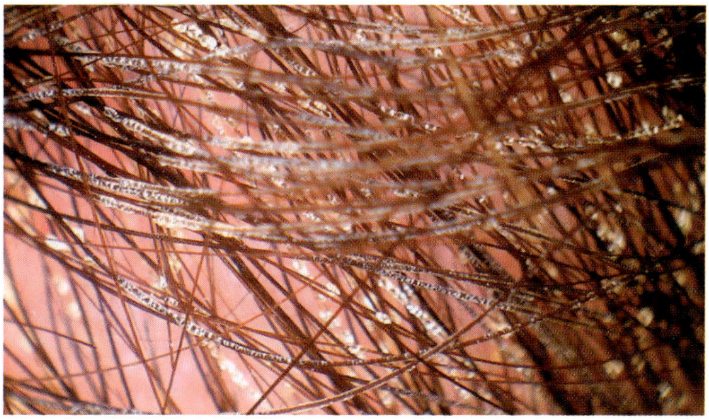

Figura 6.3.1 Tricomicosis de la cabeza en un infante. Dermatoscopia con concreciones "cristalinas".

Métodos diagnósticos

El diagnóstico debe ser clínico. Este puede ser bastante sencillo cuando hay afectación del pelo en la axila, pero cuando afecta el pelo en la piel cabelluda o en la región genital puede ser más complicado descartar otros diagnósticos diferenciales, por lo que para confirmar el diagnóstico nos podemos apoyar en el examen directo, la luz de Wood, la dermatoscopia, la tinción de Gram y el cultivo.

El examen directo se realiza con hidróxido de potasio (KOH) al 10% o solución de lugol, y con el microscopio se ven las concreciones o vainas características. Al presionar la preparación gentilmente, se pueden observar las estructuras con formas cocoides y difteroides que miden 0,5-1 µm, lo cual descarta la piedra blanca y negra. Con la microscopia electrónica de barrido se observan las concreciones bacterianas adheridas al tallo piloso, sin perforarlo (Figura 6.3.2).

Con la luz de Wood, la fluorescencia varía de acuerdo con el agente etiológico. La fluorescencia amarilla es la más frecuente, pero también puede ser roja o negra. En caso de que sea producida por *S. marcescens*, no hay fluorescencia. En la dermatoscopia con luz polarizada se pueden observar concreciones alrededor del pelo en forma de "piedras cristalinas arrosariadas".

Los cultivos que se usan son el agar BHI (*Brain Heart Infusion*), el extracto de levadura o la gelosa en sangre (5%), con una temperatura óptima de crecimiento de 37 °C, aunque también pueden crecer a temperatura ambiente. Por lo general hay un desarrollo a los 7 días. En caso de que el agente sea *C. flavescens*, se observan colonias pequeñas, rugosas y opacas, de aproximadamente 2 mm de tamaño y de color blanco-amarillento. Con el microscopio se observan formas cocoides y difteroides, gram positivas; son colonias pleomórficas, con bacilos en palizada, en forma de V (como palitos de tambor) (Figura 6.3.3).

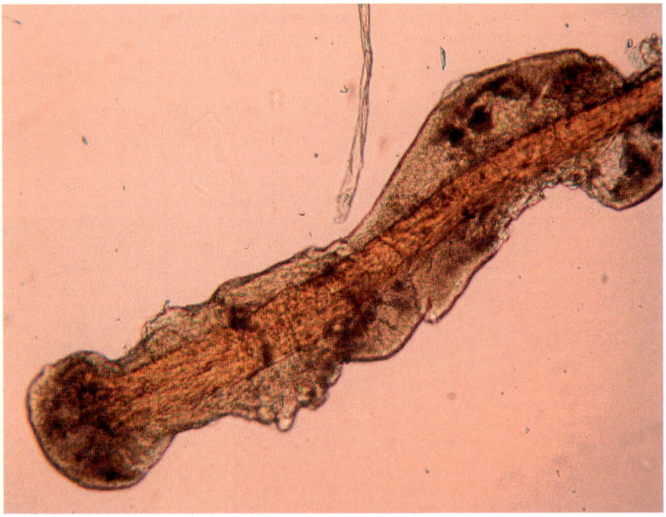

Figura 6.3.2 Examen directo de nódulos de tricomicosis, compuestos por masa bacteriana (KOH 10%) (40x).

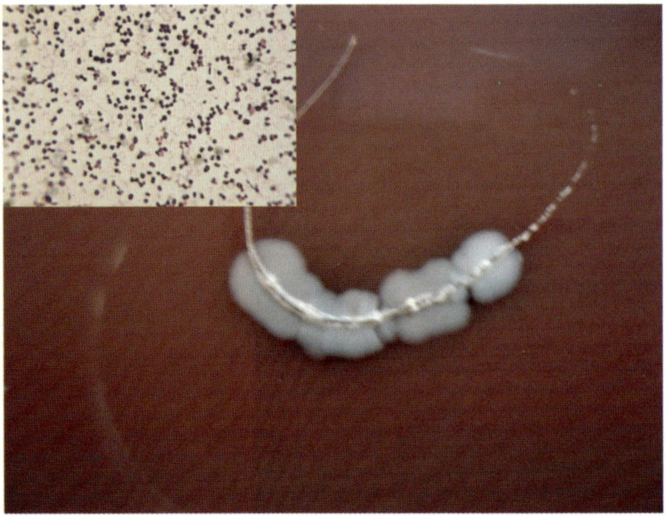

Figura 6.3.3 Colonia de *C. flavescens* que se desarrolla a partir de un pelo (medio de gelosa sangre). Arriba a la izquierda se muestra gram con formas corineformes.

Tratamiento

El mejor tratamiento es el rasurado y la aplicación tópica de ácido fusídico al 2%. El rasurado debe ser constante, por lo menos durante 2-3 semanas. Otros tratamientos tópicos descritos son el ácido salicílico, el sulfuro al 3% (en glicerina), el azufre al 3% (en glicerina), el hipoclorito de sodio al 2%, el peróxido de benzoílo al 5%, la naftalina, la clindamicina al 1% y la eritromicina. En algunos casos el tratamiento no es complicado, pero tiende a la recurrencia cuando solo se trata con rasurado, ya que al crecer nuevamente el pelo se vuelven a formar las concreciones porque persiste la infección. Para evitar recidivas se puede usar ácido fusídico al 2% (en crema) de manera semanal, o bien se puede usar cloruro de aluminio a diario.

Conceptos clave

- La tricomicosis es una pseudomicosis superficial causada por actinomicetos corineformes, predominantemente de la especie *C. flavescens* (anteriormente *C. tenuis*).
- Afecta el tallo piloso en forma de concreciones blanquecinas de pelos axilares, púbicos e interglúteos, y suele ser asintomática.
- El tratamiento indicado es el rasurado de la zona afectada y la combinación con antibióticos tópicos como ácido fusídico o solución de azufre.

Bibliografía de consulta

Bonifaz A, Ramírez-Ricarte I, Rodríguez-Leviz A, Hernández MA, Mena C, Valencia A. Trichomycosis (trichobacteriosis) capitis in an infant: Microbiological, dermoscopic and ultrastructural features. Rev Chil Pediatr 2017; 88: 258-62.

Bonifaz A. Tricomicosis. En: Bonifaz A (ed). Micología Médica Básica. 6° ed. Ciudad de México: McGraw Hill, 2020; p. 229-36.

Montes de Oca-Loyola ML, Lumbán Ramírez P, Gómez-Daza F, Bonifaz A. An Overview of Trichobacteriosis (Trichomycosis): An Underdiagnosed Disease. Cureus 2023; 15 (9): 45964.

7
Parasitosis

7.1 Pediculosis

Andrés Felipe Sánchez Rodríguez

La pediculosis es una ectoparasitosis causada por insectos del orden Anoplura, conocidos comúnmente como "piojos". Existen tres especies que parasitan el ser humano: *Pediculus capitis* (piojo de la cabeza), *Pediculus corporis* (piojo del cuerpo) y *Pthirus pubis* (ladilla). Todos ellos tienen el cuerpo aplanado y dividido en tres partes: la cabeza puntiaguda y estrecha, en donde se encuentra el aparato bucal especializado en succionar sangre; el tórax, que tiene tres pares de patas que terminan en gancho y están adaptadas para fijarse y trepar por el pelo (es importante aclarar que los piojos no tienen alas ni pueden saltar, por lo que el contagio debe realizarse por contacto directo); por último, la parte posterior o abdomen, en donde se encuentran seis pares de orificios con membranas diafragmáticas llamados espiráculos, que se comunican con el sistema respiratorio del insecto y pueden cerrarse a voluntad, lo que les permite flotar en el agua y sobrevivir hasta 36 horas en ella (Figura 7.1.1).

Es una parasitosis que ha acompañado a la humanidad y que ha evolucionado con ella a partir de un proceso de especiación.

Pediculus capitis

En su etapa adulta existen diferencias entre los sexos. La hembra es la de mayor tamaño (2,4-4 mm) y presenta en el extremo distal dos proyecciones llamadas gonópodos, con las cuales se sujeta al pelo al momento de depositar los huevecillos, mientras que el macho mide 2,3-3 mm. A partir de las 24 horas después de la cópula la hembra depositará entre 3-10 huevecillos (conocidos como liendres) al día durante el resto de su vida (entre 4-5 semanas), lo que da un total de 60-100 liendres. Las liendres son depositadas en cada pelo, cercanas a la piel cabelluda, son de color marrón claro, miden 0,8 mm de largo y están firmemente adheridas al pelo; en su extremo presentan un opérculo que facilita el intercambio de aire del embrión (Figura 7.1.2). Luego de 7 días nacerá una larva muy lábil, que deberá alimentarse de inmediato con sangre para sobrevivir; al cabo de 9 días y luego de atravesar por tres estadios larvales llegará a su etapa adulta. Para alimentarse los piojos poseen una estructura bucal denticulada (haustelo), con la cual raspan la superficie de la piel. Posterior a esto proyectan unos estiletes bucales con los que perforan la piel; uno de ellos secreta una saliva con propiedades anticoagulantes. Los piojos succionan alrededor de 1 mL de sangre al día y deben alimentarse diariamente.

Las lesiones cutáneas son provocadas por la reacción alérgica a la saliva del insecto, dependiendo de una sensibilización previa. Consisten en máculas eritematosas con pápulas o habones en el sitio de la picadura, intensamente pruriginosas, que se exacerban por la noche.

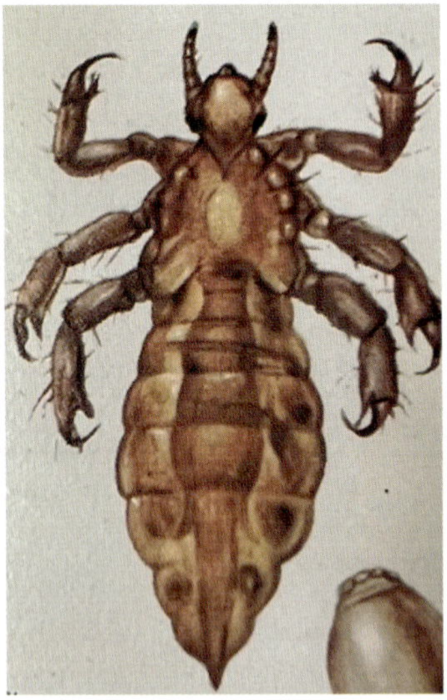

Figura 7.1.1 Piojo adulto.

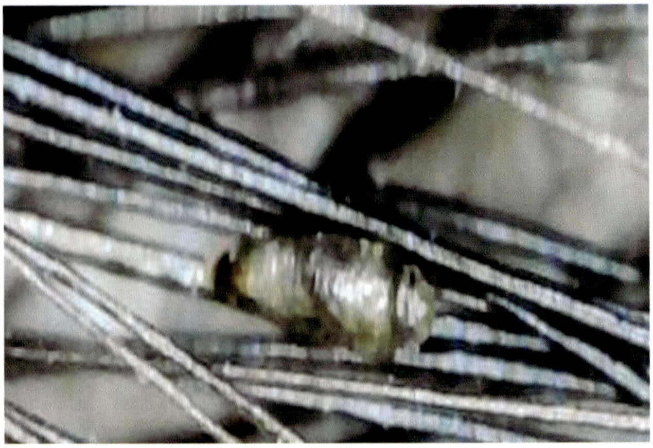

Figura 7.1.2 Liendre viva.

Pediculus corporis

Es poco común en niños y se observa con mayor frecuencia en vagabundos o en personas con mal aseo y falta de cambio de ropas. Este parásito habita en las prendas de vestir (pone sus huevecillos en la ropa) y solamente se desplaza al cuerpo del humano para alimentarse. En este caso, las lesiones se localizan principalmente en el tronco y el abdomen.

Pthirus pubis

Lo usual es que afecten el área púbica y perianal, pero ocasionalmente pueden observarse en la barba, las axilas o las pestañas (pediculosis palpebral o ciliaris, más frecuente en niños). En la mayoría de los casos se transmite por un contacto sexual, por lo que la infestación en niños prepúberes es rara.

En los casos de ciliaris es frecuente la presencia de prurito, eritema y edema de los párpados, mientras que en la localización púbica se observa con frecuencia un eritema violáceo (mancha cerúlea), debido a que este insecto come por un período más largo de tiempo y por eso su permanencia es más prolongada.

Clínica

El prurito es el síntoma más común; suele focalizarse en la piel cabelluda, con predominio de la zona occipital, aunque puede extenderse hacia el cuello y la espalda alta. Puede tardar entre 4-6 semanas en aparecer después de la primera infestación e incluso puede estar ausente. Posteriormente, si el rascado es intenso, pueden presentarse eccemas e impetiginización secundaria a las lesiones, con la formación de adenopatías retroauriculares y cervicales importantes.

La pediculosis es común en la infancia entre los 4 y los 11 años, sin predominio de sexos. Las liendres se observan principalmente en la nuca y las regiones temporales como unos nódulos blanquecinos firmemente adheridos al pelo (Figura 7.1.3); el rascado puede provocar excoriaciones e infecciones secundarias, con formación de costras, abscesos y adenopatía regional.

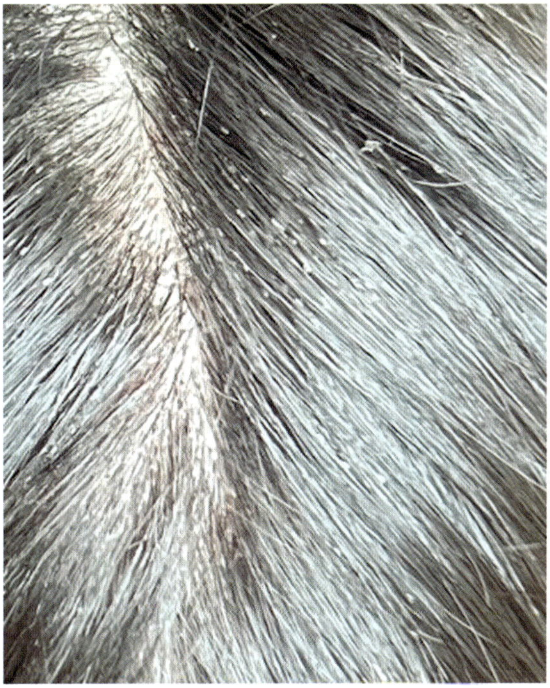

Figura 7.1.3 Infestación de liendres.

Diagnóstico

El diagnóstico de la pediculosis es básicamente clínico, con la fuerte sospecha que nos debe dar el característico prurito, y se confirma con el hallazgo de las liendres. Los piojos adultos son más difíciles de observar debido a que se mimetizan con el pelo. El diagnóstico diferencial incluye dermatitis seborreica, piedra blanca, picaduras de otros insectos, dermatitis atópica, urticaria y tiña de la ingle en el caso de *Pthirus pubis*.

Tratamiento

Debemos pensar en eliminar tanto los parásitos adultos como los huevecillos; se debe extraer manualmente la mayor cantidad de huevecillos y de adultos, esto realizado diariamente con un peine de dientes finos. En los casos de piojos del cuerpo será suficiente con eliminar las ropas infestadas y tratar únicamente las picaduras observadas.

La fórmula galénica de las presentaciones de los productos pediculicidas y ovicidas también es muy importante. Existen en lociones que se aplican sobre el cabello seco que luego se cubre con un gorro de plástico por lo menos durante 6-8 horas, para que el producto activo permanezca el tiempo adecuado en contacto con el parásito. En cuanto a los champús, primero se aplican de manera difusa en toda la piel cabelluda, haciendo hincapié en la nuca y el occipucio, después se aclaran con agua y se da un segundo lavado; hay que dejar la espuma por lo menos 10 minutos para lograr un mayor efecto. Las presentaciones en crema, al igual que los champús, requieren una permanencia de por lo menos 10 minutos antes de su aclarado con abundante agua.

La permetrina es una piretrina sintética que actúa sobre el sistema nervioso del parásito y provoca incoordinación, parálisis y muerte del insecto. Se trata de un producto estable, que tiene una acción más prolongada y una buena tolerancia cutánea, por lo que es posible su uso incluso en niños pequeños. La acción de las piretrinas puede potencializarse si se añade butóxido de piperonilo, el cual inhibe la capacidad del parásito para eliminar al piretroide. Con esto se alcanza un efecto ovicida del 70% y pediculicida del 97%, por lo que se recomienda repetir la aplicación a los 7 días.

Los organofosforados como el malatión al 0,05% no deben utilizarse en niños menores de 6 años, requiere un uso por 3 semanas y es común que provoquen irritación cutánea, por lo que es preferible evitar su uso.

El lindano (hexaclorogamabenceno) es un derivado del diclorodifeniltricloroetano (DDT), que es efectivo contra todas las fases del ciclo vital del piojo, pero posee una alta capacidad irritante (ocular, de mucosas y de piel), además del riesgo de neurotoxicidad que limita mucho su uso.

Entre los productos más nuevos se encuentra la dimeticona al 4%, con una eficacia pediculicida del 97% y ovicida del 70%, sin efectos secundarios en la población infantil. El abametapir es otra nueva opción de una sola aplicación, con gran capacidad ovicida y recientemente aprobado por la *Food and Drug Administration* (FDA).

El uso de ivermectina oral a dosis de 200 mcg/kg se recomienda en aquellos casos de resistencia del parásito y de infestaciones masivas; tiene una alta tasa de efectividad en estos casos y, tanto por su posología, accesibilidad y mecanismo de acción, debe considerarse como el medicamento de elección.

Otros medicamentos orales que se han utilizado son la trimetoprima con sulfametoxazol, que con su efecto bactericida actúa sobre la flora simbiótica del intestino del piojo, provoca una alteración en la absorción de la vitamina B y causa su muerte; y el albendazol, que también se ha reportado con cierta utilidad al inhibir la captura de glucosa del parásito.

Conceptos clave

- Es necesario tener presente las principales características de la pediculosis, para así poder realizar un diagnóstico preciso y oportuno.
- Es importante conocer las claves diagnósticas para la correcta identificación de las parasitosis del pelo.
- Es primordial conocer y utilizar los medicamentos precisos para las parasitosis del pelo.

Bibliografía de consulta

Jiahua L, Erdong W, Reisinger A. Comparison of diferent anti-Demodex Strategies: A Sistematic Review and Meta-Analysis. Dermatology 2023; 239: 12-31.

Sánchez-Rodríguez AF. Parasitosis cutáneas. En: Vidaurri De La Cruz H (coord). Las 20 Dermatosis más Frecuentes en Pediatría. Ciudad de México: Graphimedic, 2020; p. 161-92.

Woods AD, Porter CL, Feldman SR. Abametapir for the Treatment of Head Lice: A Drug Review. Annals of Pharmacotherapy 2022; 56 (3): 352-7.

7.2 Demodecidosis

Andrés Felipe Sánchez Rodríguez

La demodecidosis agrupa las enfermedades de la piel causadas por ácaros del género *Demodex* spp. y las especies *D. folliculorum* y *D. brevis*. Estos son organismos comensales que se encuentran en las unidades pilosebáceas de los seres humanos, particularmente en las áreas seborreicas como la cara, la espalda y la parte superior del tronco.

Fue descrita por Simon en 1842, quien lo definió como *Demodex folliculorum var hominis*; pertenece al filo *Artropoda*, clase *Aracnidae*. Desde entonces se han escrito más de mil artículos que lo han relacionado con varias enfermedades. El parásito tiene un ciclo de vida de aproximadamente 15 días, en los que pasa por las etapas de huevo, larva, protoninfa, deutoninfa y adulto.

Ciclo evolutivo

Los ácaros copulan en el folículo pilosebáceo; posterior a esto, la hembra se dirige hacia el interior de la glándula sebácea en donde deposita sus huevecillos y al cabo de 60 horas eclosiona una larva. Esta larva se alimenta continuamente y luego de 40 horas y una muda se transforma en protoninfa, la cual es arrastrada hacia el exterior por la secreción sebácea. Al cabo de 72 horas da origen a una deutoninfa; esta permanece en la superficie de la piel cerca de 12 horas y regresa al folículo. Luego de 60 horas muda nuevamente y se convierte en adulto, copula y se dirige al interior de la desembocadura del folículo, donde después de una vida de aproximadamente 120 horas muere.

El ácaro utiliza para alimentarse sus quelíceros en forma de estilete, que proyectan y puncionan las células del huésped; a través de ellos secreta enzimas provenientes de sus glándulas salivales e inicia la digestión de las células epiteliales, y continúa hasta llegar a la dermis en donde se activan los receptores tipo Toll (TLR). Los antígenos del ácaro quedan expuestos y de esta manera se origina una abrasión de la piel, se induce la hiperqueratosis y una respuesta de hipersensibilidad; si el ácaro penetra hasta la dermis, puede precipitar una reacción granulomatosa en la que es fagocitado por las células gigantes multinucleadas. También se ha comprobado que alberga en su superficie bacterias como *Wolbachia* spp. y *B. oleronius*; este último tiene proteínas antigénicas que activan las células mononucleares, lo que indicaría que el bacilo intervendría en el proceso de sensibilización del parásito.

El parásito se encuentra en prácticamente el 100% de la población adulta, siendo menor este porcentaje entre los jóvenes, por lo que su sola presencia no es sinónimo de enfermedad; solo una densidad > 5 *Demodex*/cm^2, aunada a manifestaciones clínicas, es una asociación causal (Figura 7.2.1).

Clínica

Diversas dermatosis se han relacionado con *Demodex*, entre las que se pueden contar blefaritis acárida o demodicoidea, pitiriasis *folliculorum*, rosácea y dermatitis perioral. De los factores predisponentes al desarrollo de la demodecidosis se han descrito higiene inadecuada, uso de cremas, maquillajes y esteroides tópicos, así como ciertos estados de inmunodepresión (mutaciones en el gen *STAT1*, infección por el virus de inmunodeficiencia humana [VIH], leucemia o estar en un régimen de quimioterapia).

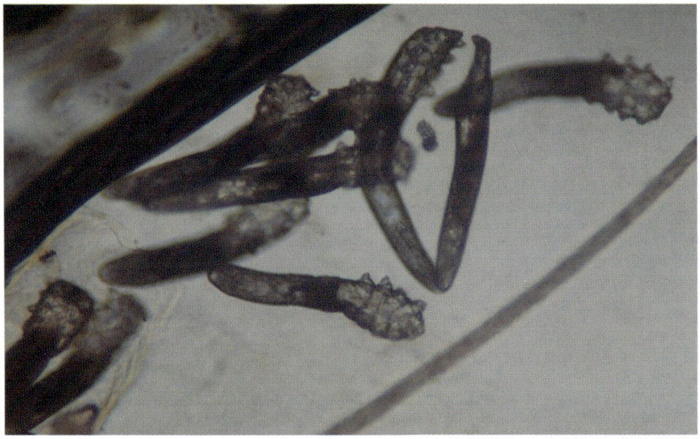

Figura 7.2.1 Grupo de ácaros del género *Demodex* spp. Nótese la presencia de más de cinco individuos, lo que indica enfermedad.

La demodecidosis puede clasificarse como primaria o secundaria, y de acuerdo con el tipo de lesión elemental que predomina se la puede llamar eritematoescamosa, papular, papulovesicular, papulopustular, mixta y quística. Presenta un ligero predominio en el sexo femenino, siendo más común entre los 20-50 años y muy poco frecuente en niños. Predomina en quienes se puede acompañar de algún trastorno inmunodepresor y la forma en placas es la más común; tiende a localizarse exclusivamente en la cara, la región centrofacial y las mejillas. La manifestación clínica más común es el eritema persistente y asimétrico, y el prurito que suele ser intenso, secundario a exposición solar o ambientes cálidos; también es posible observar pápulas y pústulas que pueden formar placas, algunas veces acompañadas de compromiso del párpado inferior (blefaritis).

El cuadro clínico de la pitiriasis *folliculorum* se caracteriza por eritema facial difuso y taponamiento folicular que le dan a la piel un aspecto escarchado, con una textura al tacto similar a un papel de lija, lo cual corresponde a los numerosos opistosomas de los ácaros que, al sobresalir de los orificios foliculares, dan la sensación de piel seca. Suele acompañarse de prurito y de exacerbación tras la exposición al sol, con un característico respeto de las zonas perioculares.

En la blefaritis acárica o demodicoidea se observa en los márgenes palpebrales la presencia de escamas de aspecto pitiriásico o tubular en las pestañas; el párpado inferior es el más afectado. Se observa también eritema con descarga de aspecto mucoide de las glándulas de Meibomio y puede haber distorsión de las pestañas o incluso estar ausentes. Se la ha asociado con el orzuelo interno crónico y con la meibomitis (Figura 7.2.2).

Diagnóstico

El diagnóstico debe basarse en tres criterios: la presentación clínica específica, la observación del parásito en las lesiones en una concentración > 5 organismos/cm^2 y en la respuesta terapéutica con fármacos acaricidas.

Tratamiento

El tratamiento se basa en el uso de medicamentos acaricidas, la información a los pacientes acerca de las medidas preventivas y de aseo de la cara, y el uso de tetraciclinas como

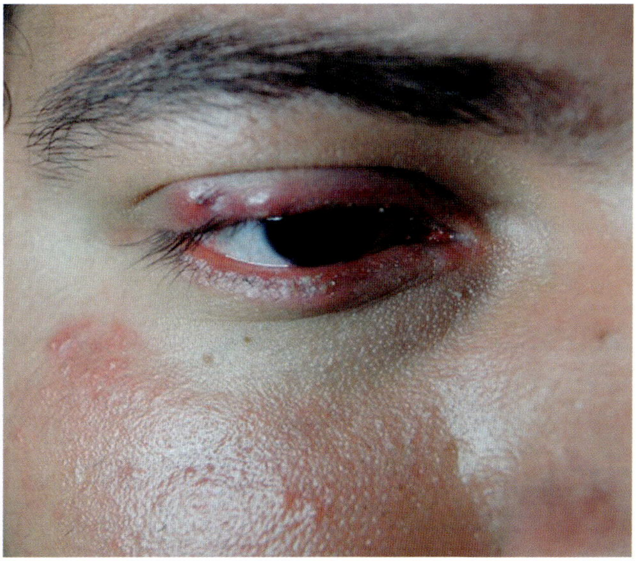

Figura 7.2.2 Blefaritis demodicoidea.

coadyuvantes para reforzar la respuesta inflamatoria exagerada. De los productos acaricidas existentes, el disulfuro de selenio ha demostrado por décadas un buen efecto acaricida y una buena tolerancia cuando se utiliza de manera tópica, solo o en combinación con formulaciones con azufre a concentraciones del 1%-3%. Los medicamentos tópicos como el benzoato de bencilo, lindano, crotamitón y malatión son mucho más irritantes, además de poseer un potencial riesgo de toxicidad, por lo que no se recomiendan en menores, en quienes es preferible la utilización de ivermectina oral a dosis de 200 mcg/kg, en 2 tomas con 10 días de separación. Una alternativa de reciente introducción es la ivermectina tópica, la cual puede resultar una buena opción.

Conceptos clave

- Es importante conocer e identificar las principales características clínicas de la demodecidosis para el correcto diagnóstico de esta parasitosis.
- Es necesario conocer el tratamiento adecuado de la demodecidosis y las medidas de prevención.

Bibliografía de consulta

Jiahua L, Erdong W, Reisinger A. Comparison of diferent anti-Demodex Strategies: A Sistematic Review and Meta-Analysis. Dermatology 2023; 239: 12-31.

Sánchez-Rodríguez AF. Parasitosis cutáneas. En: Vidaurri De La Cruz H (coord). Las 20 Dermatosis más Frecuentes en Pediatría. Ciudad de México: Graphimedic, 2020; p. 161-92.

Woods AD, Porter CL, Feldman SR. Abametapir for the Treatment of Head Lice: A Drug Review. Annals of Pharmacotherapy 2022; 56 (3): 352-7.

III

Alopecias no cicatriciales primarias

8

Alopecia androgenética en niños y adolescentes

Luis E. Sánchez Dueñas • Arturo López-Yáñez Blanco

La alopecia androgenética (AAG) es el tipo más frecuente de pérdida de pelo que se reporta después de la adolescencia. Se caracteriza por el reemplazo gradual de pelo terminal por pelo velloso, la disminución en el número de pelos por unidad folicular y el aumento de pelos en telógeno, con patrones bien definidos que difieren en hombres y mujeres. La AAG en la edad pediátrica (AAGped) es definida por las características clínicas y tricoscópicas de la AAG, que se manifiesta antes de los 18 años.

La AAG se refiere al adelgazamiento del pelo que ocurre después del inicio de la pubertad debido al estímulo de los andrógenos que conducen a la miniaturización progresiva del folículo piloso, que conduce a la transformación de pelo terminal en pelo velloso.

La AAG es el tipo de alopecia más común después de la adolescencia, poco descrita como causa de alopecia en niños, y es independientemente del sexo. Se caracteriza por la sustitución gradual de pelos terminales por pelos vellosos < 1 cm de longitud y el aumento de pelos en telógeno. Es consecuencia de factores hormonales y genéticos. Las causas secundarias de AAG deberán ser excluidas al evaluar a un paciente que la presente antes de la pubertad, ya que la pubertad precoz, el síndrome de ovario poliquístico y otras causas de hiperandrogenismo pueden asociarse con la pérdida de pelo de patrón androgénico.

Fisiopatología

La pubertad es la aparición de signos clínicos y bioquímicos que se acompaña de características sexuales secundarias por el estímulo hormonal y la función reproductiva. Estos cambios son desencadenados por la adrenarca, la cual ocurre dos a tres años antes de la adolescencia, aproximadamente a los 10 años (8 años en mujeres y 9 años en hombres), cuando la producción de esteroides suprarrenales (específicamente la dehidroepiandrosterona [DHEA] y dehidroepiandrosterona-sulfato [DHEA-S]) aumenta en ambos sexos. Es importante distinguir la verdadera pubertad de la pubertad precoz y adrenarca temprana, que se caracterizan por la producción del tejido mamario y la reactivación precoz de la hormona suprarrenal, respectivamente. Esto justificaría la aparición de AAG en un paciente que se considera aún un niño, según la edad, por lo que se deben descartar causas de hiperandrogenismo de la verdadera pubertad precoz. Ante el incremento de andrógenos, estos condicionan la miniaturización progresiva del folículo piloso con un acortamiento de la fase anágena y un mayor número de pelos en telógeno, por lo tanto, el pelo se vuelve progresivamente más corto con cada ciclo. Estos eventos, junto con la reducción del diámetro del pelo, son responsables de las manifestaciones clínicas.

El papel de los andrógenos es bien conocido: regulan el crecimiento del pelo de acuerdo con el sitio anatómico, estimulan el crecimiento en zonas como la barba, las regiones axilares y púbicas, pero ejercen un efecto opuesto en la piel cabelluda, sobre todo en la región frontal y los vértices. La testosterona, la DHEA y la androstenediona se metabolizan en el folículo piloso; dentro de las células, la testosterona se convierte localmente en la unidad pilosebácea, dihidrotestosterona (DHT), por la enzima 5-α-reductasa (tipo II). Esta última se une a los receptores de andrógenos que migran al núcleo, donde permiten la transcripción del gen objetivo con actividades biológicas. Cabe destacar que los adolescentes masculinos afectados por AAG tienen niveles normales de andrógenos circulantes; lo que varía es la producción local de estas hormonas, que conduce a un mayor efecto sistémico. Se han reportado varios polimorfismos genéticos que determinan la sensibilidad del folículo piloso a los andrógenos, y el antecedente de familiares de primer grado afectados con AAG se describe en el 72,1%-83% de los pacientes con AAGped; esta asociación se describe mayormente en pacientes femeninas hasta en el 87,5%.

Epidemiología

La AAGped es una enfermedad poco conocida, por lo que los datos epidemiológicos en este grupo etario son limitados; se describe una prevalencia del 10%-20%, menor en pacientes coreanos, y un predominio del sexo masculino en el 71% de los casos, con una edad comprendida entre los 6-17 años y una edad media de inicio a los 16,8 años. En el caso de las niñas se describe una edad media de inicio más baja, de 15,8 años. Los antecedentes familiares de AAG se asocian con una edad menor al inicio de la enfermedad.

Clínica

El pelo se pierde en patrones bien definidos que difieren en hombres y mujeres. Con el tiempo, el pelo muestra un adelgazamiento en el segmento coronal de la cabeza, el cual progresa a alopecia parcial o difusa. En las pacientes femeninas con AAGped se muestra un adelgazamiento difuso en la corona con preservación de la línea frontal, la cual no retrocede siguiendo el patrón en "árbol de Navidad", mientras que el sexo masculino tiende a presentar un patrón adulto masculino de AAG o un patrón femenino con adelgazamiento difuso de la corona, con diversos grados de adelgazamiento biparietal, sin la recesión bitemporal mostrada en los hombres adultos (Figura 8.1).

Se ha descrito asociación con algunas enfermedades dermatológicas en los pacientes con AAGped como el acné, la dermatitis seborreica, la dermatitis atópica, el hirsutismo y algunos trastornos endocrinológicos como la hiperplasia suprarrenal congénita, el síndrome de ovario poliquístico, la resistencia a la insulina (RI) y, menos frecuente, las neoplasias secretoras de andrógenos y la exposición exógena a andrógenos. De las enfermedades dermatológicas, el acné ha mostrado la mayor asociación en el 50% de los pacientes afectados por AAGped (Figura 8.2), seguido por la dermatitis seborreica en el 23,5%, lo cual se atribuye a que ambos padecimientos están relacionados con la producción elevada de testosterona en las áreas afectadas. En cuanto a los trastornos endocrinológicos, la mayor asociación se describe con RI en el 17,5% de los casos, seguido por obesidad en el 6% de los pacientes. Se ha descrito que la AAG puede llegar a agravarse por la enfermedad crónica, metabólica, endocrinológica y el estrés.

La gravedad de la enfermedad se evalúa utilizando la escala de clasificación de Halmiton-Norwood en los hombres y la escala de Ludwig en las mujeres. Sin embargo, hasta el 20% de los pacientes con AAGped no son categorizables por la escala de Hamilton-Norwood, ya que tienen un patrón femenino de presentación.

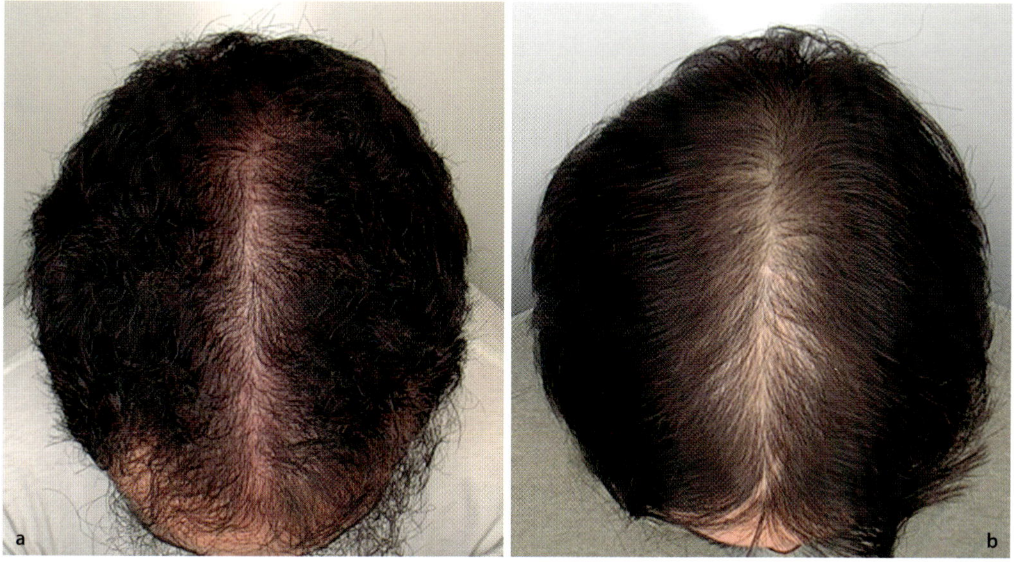

Figura 8.1 a Paciente masculino de 15 años con alopecia androgenética de patrón masculino (MAGA). **b** Paciente masculino de 16 años con alopecia androgenética masculina con patrón femenino (MAGA-F).

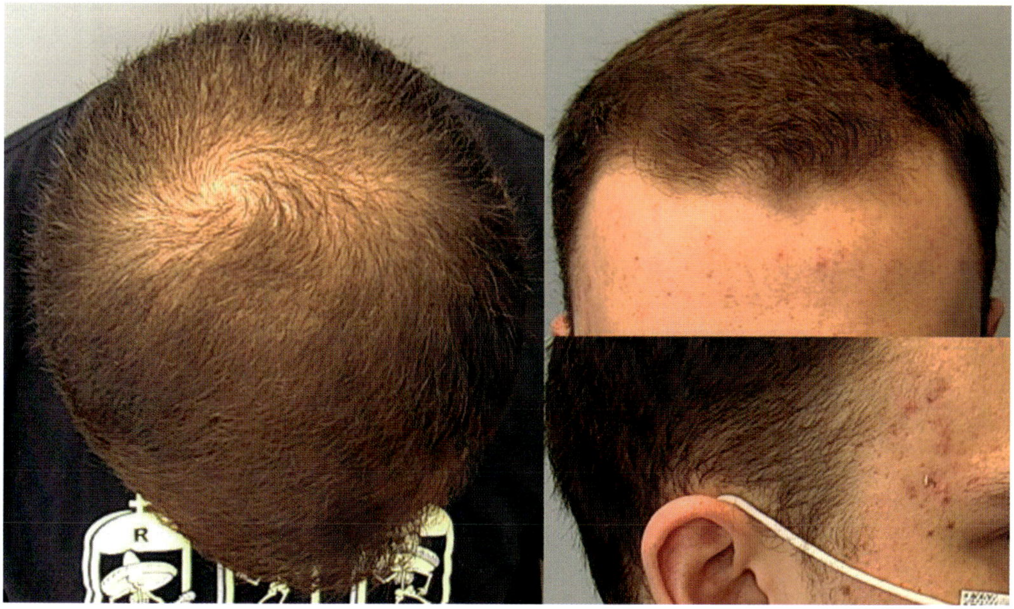

Figura 8.2 Paciente masculino de 16 años con alopecia androgenética masculina y acné polimorfo.

Métodos diagnósticos

El diagnóstico de AAGped se establece clínicamente en el contexto de un paciente en edad pediátrica que presenta pérdida de pelo siguiendo los patrones de distribución de la AAG y en el contexto de una historia familiar positiva. El examen clínico no se debe limitar solo a la piel cabelluda, ya que los andrógenos ejercen efectos en diferentes regiones del cuerpo, por lo que se deberá investigar la aparición de vello púbico, axilar y otras características sexuales secundarias. La puntuación modificada de Ferriman-Gallwey y las etapas de Tanner se pueden utilizar para la evaluación de hipertricosis y pubertad precoz, respectivamente.

Los hallazgos tricoscópicos que apoyan el diagnóstico son la variabilidad en el grosor del eje del pelo en más del 20% de los casos, los tallos pilosos únicos por unidad folicular, la miniaturización folicular, el aumento de la proporción de pelos vellosos, el pelo ondulado, la pigmentación perifolicular, los puntos amarillos y vasos delgados.

El diagnóstico es clínico pero se debe complementar con la tricoscopia, la cual aumenta la sensibilidad y especificidad en el diagnóstico. Los hallazgos tricoscópicos que se describen con mayor frecuencia en este grupo etario son la variabilidad del diámetro en el 100% de los casos, seguido por pelos vellosos en el 85%-91% y, con menor frecuencia, la pigmentación perifolicular en el 45% y los puntos amarillos en el 9%. Estos hallazgos son útiles para la estadificación de la enfermedad, como se identifica en las Figuras 8.3 y 8.4.

Con respecto a los estudios de laboratorio, estos deberán solicitarse durante la evaluación de pacientes del sexo femenino que además presenten otras manifestaciones que sugieran hiperandrogenismo, como sucede con el acné, el hirsutismo y la seborrea, y en el caso de pacientes del sexo masculino se debe descartar la pubertad precoz. Un estudio hormonal completo debe incluir hormona luteinizante (LH), hormona foliculoestimulante (FSH), DHEA, DHEA-S, testosterona libre y total, androstenediona, estradiol, 17-hidroxiprogesterona (17-OHP), prolactina, función tiroidea, cortisol y hormona adrenocorticotropina (ACTH). Además, algunas alteraciones metabólicas que se han identificado son la disminución de los

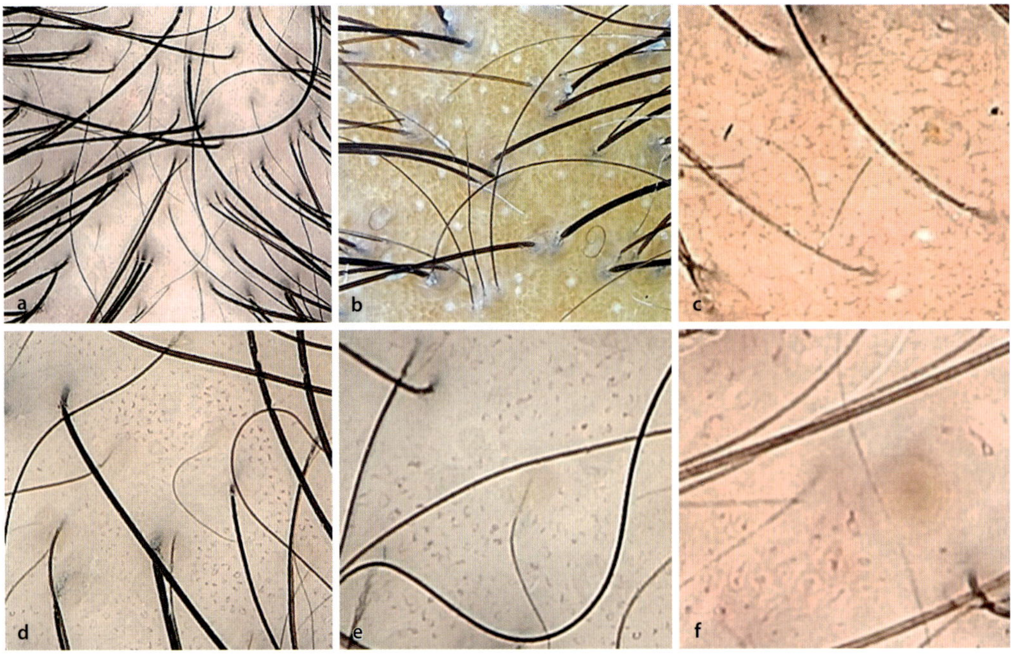

Figura 8.3 Hallazgos tricoscópicos de alopecia androgenética en niños y adolescentes. **a** Variabilidad de calibre. **b** Pelos vellosos. **c** Unidades foliculares individuales. **d** Pelos curvos. **e** Halo marrón peripilar o *peripilar sign*. **f** Puntos amarillos. Tricoscopia en 20x (**a-b**) y en 70x (**c-f**).

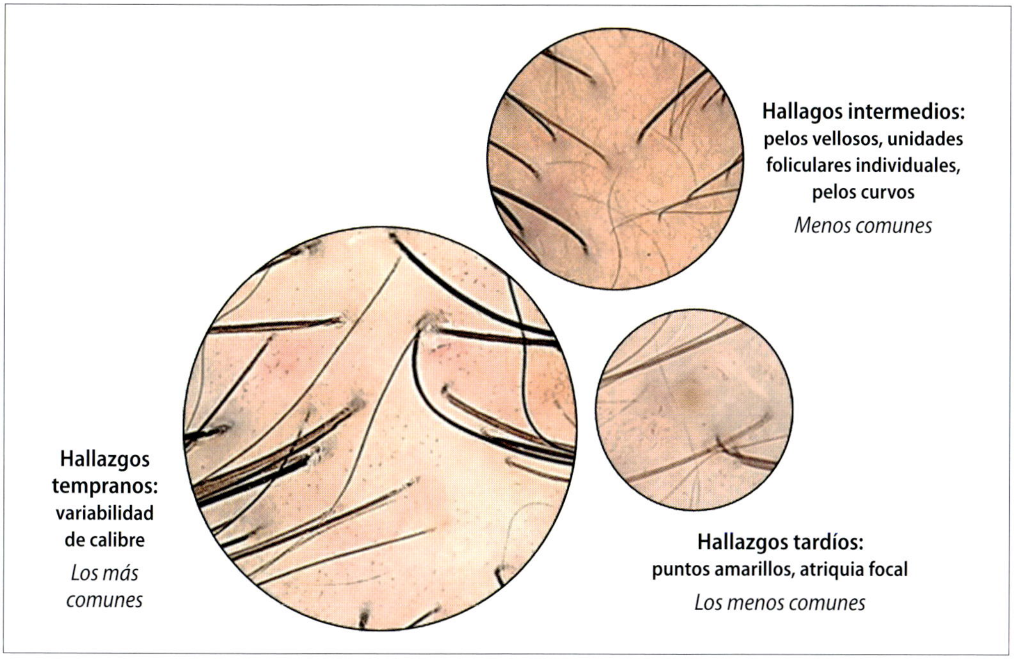

Figura 8.4 Cronicidad de la alopecia androgenética en niños y adolescentes de acuerdo con los hallazgos tricoscópicos y su frecuencia de presentación.

niveles de vitamina D y la elevación de insulina sérica. Por lo tanto, ante la sospecha clínica de AAGped acompañada de alguna de las alteraciones mencionadas, se justifica la búsqueda intencionada de otros trastornos asociados que pudieran contribuir a sus manifestaciones clínicas. El abordaje diagnóstico se muestra en el Algoritmo 8.1.

El estudio histopatológico no es necesario de primera opción cuando la clínica es suficiente, pero sí se debe realizar una biopsia con sacabocado de 4 mm, realizando cortes histopatológicos verticales y horizontales, donde se valore la proporción de pelo terminal/pelo velloso < 3 : 1 para establecer el diagnóstico.

Dentro de los diagnósticos diferenciales debemos considerar otras causas más frecuentes de pérdida de pelo en niños y adolescentes, como la alopecia areata difusa, el efluvio telógeno, la tricotilomanía, la hipotricosis simple y el síndrome de anágeno suelto.

Tratamiento

No existe ninguna terapia estándar aprobada para la población pediátrica, pero el minoxidil (un agente vasodilatador arterial) permite la apertura de los canales de potasio y prolonga la fase de crecimiento anágeno, de modo que los pelos finos, cortos y miniaturizados se vuelven más gruesos, largos y pigmentados. La administración en formulación tópica del 2%-5%, así como la formulación oral a dosis bajas (0,15-5 mg/día), ha demostrado una favorable respuesta con un adecuado perfil de seguridad (Figuras 8.5 y 8.6). Algunos de los efectos adversos que se reportan de manera más común son hipertricosis, hipotensión, náuseas y cefalea. Otro grupo de medicamentos como los inhibidores de la 5-α-reductasa (tópicos y orales), así como otros tratamientos antiandrógenos antagonistas de andrógenos, están contraindicados

Algoritmo 8.1 Abordaje diagnóstico de la alopecia androgenética en niños y adolescentes

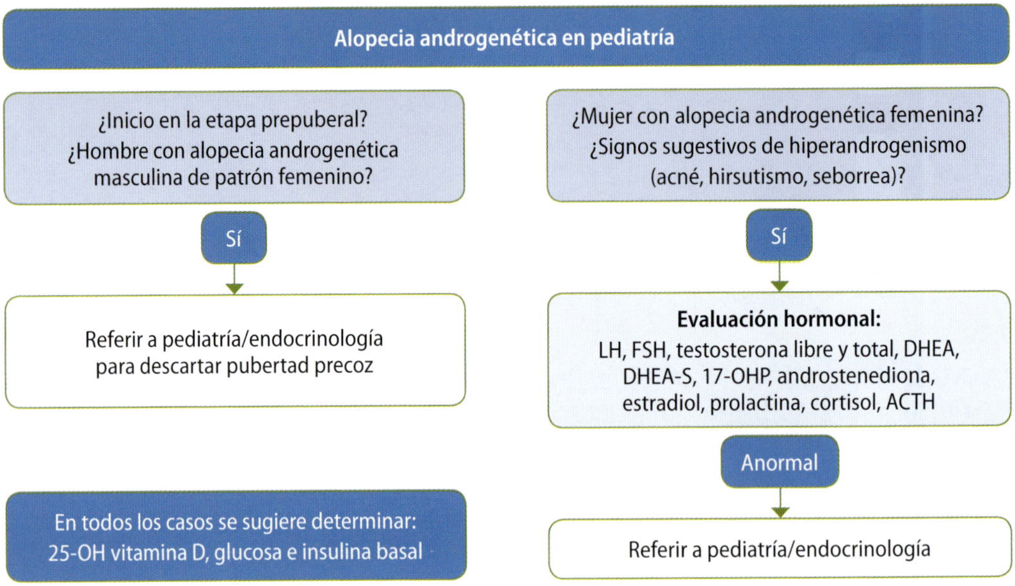

Adaptado de: Gomes TF, Soares RO. Pediatric androgenetic alopecia: an updated review. J Dtsch Dermatol Ges 2023; 21 (1): 19-25.

en adolescentes en edad fértil por los posibles efectos feminizantes en fetos masculinos. Entre estos medicamentos se encuentra la finasterida, aprobada en AAG en hombres mayores de 18 años. No obstante, ha sido útil en adolescentes en dosis de 1 mg/día, pero debe evitarse antes del desarrollo completo del vello terminal de la barba ya que previene su desarrollo. Los efectos adversos de la finasterida en adultos incluyen trastornos de la eyaculación, disminución de la libido, disfunción eréctil, agrandamiento de las mamas, mareos, reacciones alérgicas, aumento de enzimas hepáticas y eventos psicológicos. La formulación de finasterida tópica al 0,25% permite superar los efectos sistémicos secundarios de la finasterida oral, ya que alcanza concentraciones 100 veces menores; aunque no se han realizado estudios con este tipo de formulación, podría considerarse seguro en pacientes masculinos entre los 10 y 20 años. La espironolactona es un mineralocorticoide con efectos progestágenos y antiandrógenos, ya que disminuye la producción suprarrenal de testosterona y el bloqueo de los receptores de andrógenos. Se considera un tratamiento eficaz a una dosis inicial de 50 mg, con un aumento de hasta 100-200 mg/día durante al menos 6-12 meses; es una buena opción de tratamiento en adolescentes femeninas con alopecia androgenética en etapas tempranas y graves, como se muestra en la Figura 8.6. El efecto secundario más común es el mareo; los efectos adversos graves son la hipotensión, las reacciones urticariales y la hiperpotasemia, los cuales solo se registran en el 2% de los pacientes. El gel tópico de espironolactona al 1% también ha demostrado ser seguro y eficaz tanto en monoterapia como en combinación con minoxidil tópico al 5%. El Algoritmo 8.2 muestra el tratamiento para la AAG en adolescentes propuesto por los autores.

Se requieren más estudios que valoren la eficacia y seguridad de la terapia oral y en formulación tópica para pacientes pediátricos. En vista de que el desarrollo de AAG no es raro en

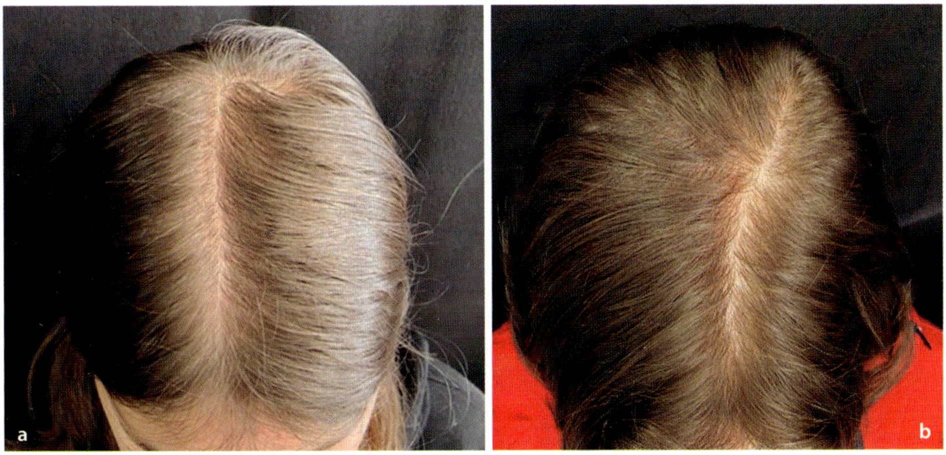

Figura 8.5 a Paciente femenina de 15 años con 3 años de evolución, con disminución de calibre y densidad de su pelo. En su abordaje se encuentran datos de hiperandrogenismo con DHEA-S elevada (30 µmol/L) e índice HOMA de 3. Se indica espironolactona oral 100 mg/12 horas. **b** Mejoría a los 3 meses de tratamiento. (Cortesía de la Dra. María Rubí Losoya Jaquez).

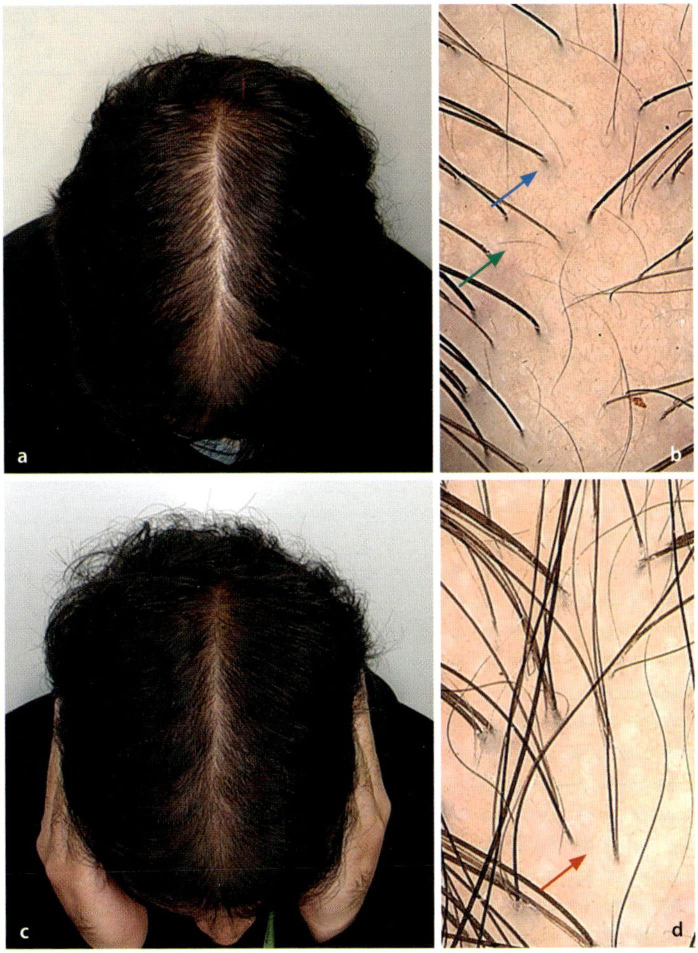

Figura 8.6 a Paciente masculino de 17 años con alopecia androgenética masculina de patrón femenino (MAGA-F) de inicio a los 13 años. Previamente había usado minoxidil tópico al 5% y oral 2,5 mg/día por 1 año, con mejoría parcial. **b** Imagen tricoscópica con notable variabilidad de calibre (*flecha azul*) y pelos vellosos (*flecha verde*). Se inicia tratamiento con finasterida oral de 1 mg/día. **c** Evolución a los 3 meses con finasterida oral 1 mg/día. **d** Nótese la mejoría en la variabilidad de calibre (*flecha roja*).

Algoritmo 8.2 Tratamiento para alopecia androgenética en adolescentes

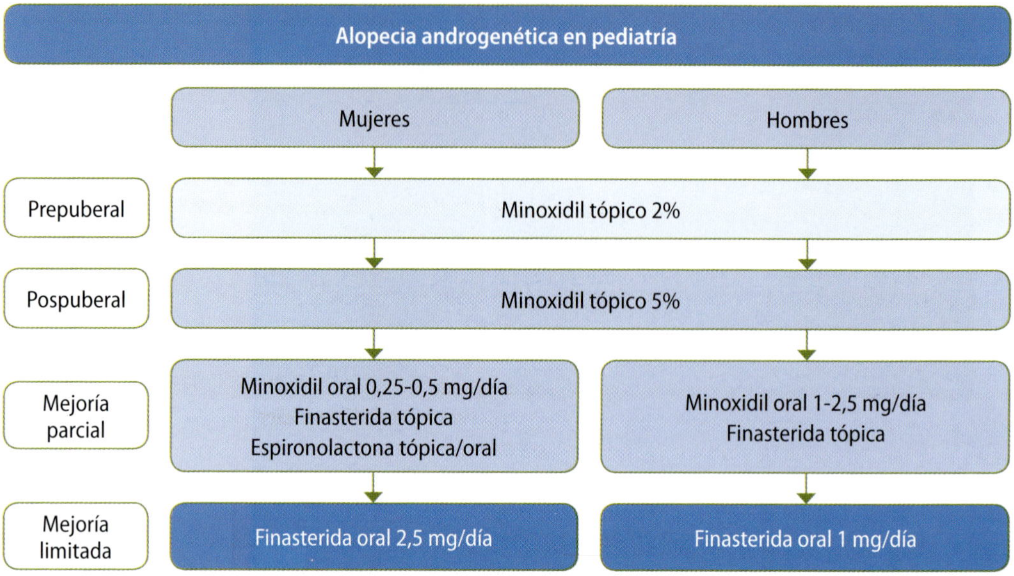

adolescentes o prepúberes, y debido al impacto negativo de esta condición tanto en los propios pacientes como en sus padres, los adolescentes con AAG justifican un abordaje terapéutico oportuno, así como una evaluación más exhaustiva.

Conceptos clave

- La alopecia androgenética es el tipo de alopecia más común después de la adolescencia.
- La alopecia androgenética en la edad pediátrica es consecuencia de causas genéticas y hormonales.
- Se debe buscar intencionadamente la asociación con otras enfermedades dermatológicas y endocrinológicas en población pediátrica.

Bibliografía de consulta

Gomes TF, Soares RO. Pediatric androgenetic alopecia: an updated review. J Dtsch Dermatol Ges 2023; 21 (1): 19-25.

Gonzalez ME, Cantatore-Francis J, Orlow SJ. Androgenetic alopecia in the paediatric population: a retrospective review of 57 patients. Br J Dermatol 2010; 163 (2): 378-85.

Griggs J, Burroway B, Tosti A. Pediatric androgenetic alopecia: A review. J Am Acad Dermatol 2021; 85 (5): 1267-73.

Losoya-Jaquez MR, Lopez Yañez-Blanco A, Armendariz-Barragan Y, et al. Androgenetic Alopecia in Children and Adolescents: From Trichoscopy to Therapy. Skin Appendage Disord 2024; 10 (2): 123-8.

Tosti A, Iorizzo M, Piraccini BM. Androgenetic alopecia in children: report of 20 cases. Br J Dermatol 2005; 152 (3): 556-9.

★ Acceda al eBook para consultar la lista completa de bibliografía.

9

Trastornos del ciclo del pelo

9.1 Efluvios

Juan Ferrando Barberá

Los efluvios se caracterizan por la pérdida temporal aguda y difusa del pelo. Se dividen en anágenos y telógenos, según si la causa induce su pérdida por afección de la fase anágena (p. ej., los tratamientos con citostáticos/quimioterapia) o de la fase telógena (p. ej., efluvio posparto y múltiples fármacos).

Efluvio anágeno

Es una pérdida muy aguda y difusa del pelo. Se puede llegar a perder prácticamente todo el pelo de la piel cabelluda. En los Capítulos 9.2 y 9.3 se tratarán otros tipos de efluvio anágeno como el pelo anágeno suelto y el pelo anágeno corto.

Causas

Además de los tratamientos con citostáticos, podemos considerar otros que se detallan en la Tabla 9.1.1. Asimismo, en la infancia también se pueden considerar las enfermedades metabólicas como acrodermatitis enteropática, homocistinuria, acidemia propiónica, *kwashiorkor* y diabetes mellitus o panhipopituitarismo.

Diagnóstico

En el efluvio anágeno, además de la intensa pérdida del pelo, la pilotracción es muy positiva e incluso la pérdida del pelo es espontánea (Figura 9.1.1); al principio es de raíces anágenas pero finalmente también se hallan raíces telógenas cuando las anágenas ya se desprendieron completamente en las primeras fases de la pérdida capilar. En la tricoscopia se observan múltiples raíces anágenas, de aspecto como una escoba abierta, y las vainas adheridas al tallo (Figura 9.1.2).

Tabla 9.1.1 Causas de efluvio anágeno

- Enfermedades endocrinológicas: hipopituitarismo, hipotiroidismo e hipertiroidismo, hipoparatiroidismo y seudohipoparatiroidismo, diabetes mellitus, síndrome de Cushing y síndrome adrenogenital.
- Estados carenciales: desnutrición, deficiencia de ácidos grasos esenciales, biotina, zinc, cobre, hierro y escorbuto.
- Acción de otros fármacos: interferón, triparanol e hipervitaminosis A.
- Radiaciones ionizantes: tratamientos con rayos X (en este caso, la alopecia suele estar localizada en el área de tratamiento).
- Drogas y tóxicos: talio, arsénico, bismuto, plomo, mercurio y cloropreno.
- Enfermedad neoplásica diseminada: leucemias, linfomas y neoplasias sólidas.
- Enfermedades sistémicas crónicas: insuficiencia renal crónica, lupus eritematoso y dermatomiositis.

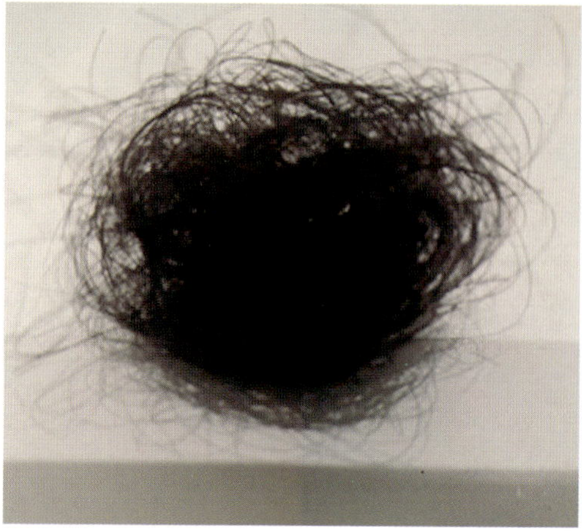

Figura 9.1.1 Pérdida diaria y espontánea del pelo en un caso de efluvio anágeno.

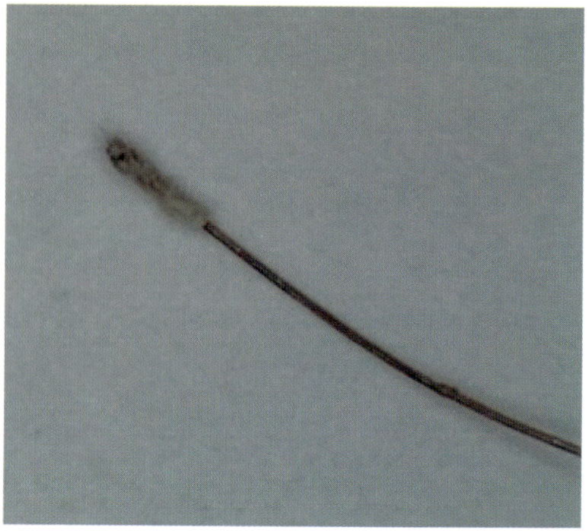

Figura 9.1.2 Raíz anágena con las vainas pegadas.

Tratamiento

Se sugiere utilizar minoxidil oral o tópico. Es fundamental averiguar la causa que ha producido el efluvio para determinar el tratamiento más adecuado. También se aconseja el uso de nutricosméticos por vía oral e incluso realizar algunas sesiones de plasma rico en plaquetas (PRP), también llamado "mesoterapia con factores de crecimiento del propio paciente".

Efluvio telógeno

En el efluvio telógeno (fase de recambio natural del pelo; habitualmente un 15% del pelo se halla en esta fase), el cuadro clínico no es tan agudo y tarda 2-3 meses en presentarse una vez que ha actuado la causa (lo que suele durar la fase de recambio del pelo) (Figura 9.1.3). Se trata de un cuadro autolimitado que se detiene en pocos meses, una vez finalizado el *stop* del ciclo folicular. Los pacientes pueden llegar a perder hasta 500 pelos al día, con una reducción de la llamada "cola de caballo" occipital.

Causas

El efluvio estacional suele tener lugar en verano-otoño (existe un segundo pico menos intenso en primavera). Es típico en la alopecia posparto (no aplica en este caso), tras dietas hipocalóricas intensas (adolescentes), anemia (déficit de hierro), déficit de vitamina D, vacunas (virus del papiloma humano [VPH]), anorexia mental, enfermedad tiroidea, tensión emocional o estrés físico (intervención quirúrgica, infección crónica, fiebre prolongada, covid, etc.).

Múltiples fármacos pueden inducir efluvio telógeno, aunque no siempre está claro y muchos de ellos no suelen ser medicación habitual en la infancia (p. ej., los fármacos antirretrovirales) (Tabla 9.1.2).

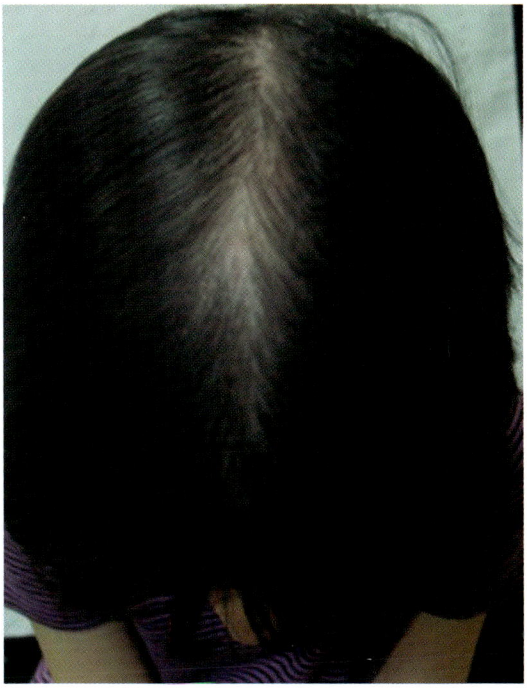

Figura 9.1.3 Pérdida difusa de cabello en un caso de efluvio telógeno.

Tabla 9.1.2 Causas medicamentosas de efluvio telógeno

▪ Acenocumarol ▪ Aciclovir ▪ Ácido acetilsalicílico ▪ Ácido aminosalicílico ▪ Ácido paraaminosalicílico ▪ Ácido valproico ▪ Alopurinol ▪ Aminofilina ▪ Amiodarona ▪ Amitriptilina ▪ Anfetaminas ▪ Antiinflamatorios no esteroideos ▪ Anovulatorios ▪ Atenolol ▪ Azatioprina ▪ β-bloqueantes ▪ Bismuto ▪ Captopril ▪ Ciclosporina	▪ Cimetidina ▪ Clofibrato ▪ Cloroquina ▪ Clorotiazida ▪ Diclofenaco ▪ Dicumarol ▪ Espironolactona ▪ Etambutol ▪ Etretinato ▪ Famotidina ▪ Fenitoína ▪ Fluconazol ▪ Foscarnet ▪ Gentamicina ▪ Haloperidol ▪ Heparina ▪ Hidroxiurea ▪ Interferón-α ▪ Interleucina-2 ▪ Isoniazida ▪ Isotretinoína ▪ Itraconazol ▪ Ketoconazol	▪ Ketoprofeno ▪ Levamisol ▪ Levodopa ▪ Levotiroxina ▪ Litio ▪ Loratadina ▪ Lovastatina ▪ Metildopa ▪ Nifedipina ▪ Nitrofurantoína ▪ Omeprazol ▪ Penicilamina ▪ Piroxicam ▪ Propranolol ▪ Ranitidina ▪ Sales de oro ▪ Salicilatos ▪ Tamoxifeno ▪ Tiazidas ▪ Tiotepa ▪ Verapamilo ▪ Vitamina A ▪ Warfarina

Diagnóstico

En el efluvio telógeno la pilotracción (maniobra de Sabouraud) es intensa, aunque no tanto como en el efluvio anágeno. La pérdida del pelo también puede ser espontánea y se reconoce bien mediante la tricoscopia (raíces retraídas en forma de "porra" o como una pequeña bolita, y sin vainas adheridas) (Figura 9.1.4).

Tratamiento

Se sugiere utilizar minoxidil oral o tópico. En estos casos es fundamental averiguar la causa que ha producido el efluvio para determinar el tratamiento adecuado. Se aconseja también el uso de nutricosméticos por vía oral. Si el paciente tarda en recuperarse, puede realizar alguna sesión de PRP. Ante un efluvio telógeno persistente habrá que descartar todas las posibles causas.

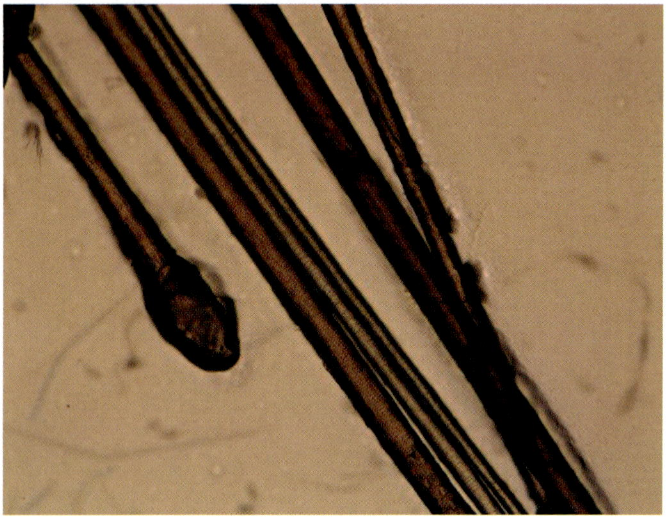

Figura 9.1.4 Raíz telógena en forma de porra y sin vainas.

Efluvio telógeno posnatal

Tradicionalmente, el efluvio telógeno posnatal se atribuía a la fricción del recién nacido contra la cuna; sin embargo, hoy en día se sabe que se trata de un hecho fisiológico consistente en la pérdida sincronizada de pelo en telógeno, que se inicia en la vida intrauterina. El desarrollo del pelo en el feto empieza sobre la semana 10; en torno a la semana 20 termina dicho proceso y aparece el pelo en anágeno, que cubre la totalidad de la piel cabelluda. Sobre la semana 27 tiene lugar la entrada en catágeno y telógeno del área frontal y parietal, mientras la zona occipital se mantiene en la fase anágena. Después del nacimiento se completa el efluvio iniciado intraútero con la pérdida sincronizada de todo el cabello occipital, ya bien visible sobre los 2-3 meses de vida. Se trata de una alopecia occipital localizada que recuerda la aureola de los ángeles; sin embargo, pueden existir formas extensas no localizadas.

Efluvio telógeno crónico

Se trata de un efluvio en fase telógena que dura más de 6 meses, pero recuperable siempre con el tratamiento adecuado. Se presenta en mujeres de mediana edad sin una causa conocida. Puede ser el inicio de una alopecia androgenética y no se presenta en la infancia.

> Todo tipo de efluvio mejora con minoxidil tópico (1%-2% en los niños) o bien oral a dosis bajas (1 mg/día), y nutricosméticos capilares orales a base de aminoácidos azufrados (cistina, metionina, taurina, cisteina), vitaminas del complejo B (ácido pantoténico, biotina, B_{12}) y oligoelementos (sobretodo hierro y zinc).

Conceptos clave

- Pensar en algún tipo de efluvio frente a una pérdida brusca y difusa de cabello. En el diagnóstico diferencial debe considerarse la alopecia areata aguda difusa.
- Ante esta circunstancia, realizar un estudio tricoscópico de las raíces para concretar si se trata de un efluvio anágeno o telógeno.
- Realizar un correcto estudio anamnésico para esclarecer posibles causas responsables del efluvio.

Bibliografía de consulta

Camacho FM, Tosti A. Tricología. Enfermedades del Folículo Pilosebáceo. 3° ed. Madrid: Grupo Aula Médica, 2013.

Ferrando J, Grimalt R. Pediatric Hair Disorders. An Atlas and Text. Boca Raton: CRC Press, 2017.

Garnacho Saucedo GM, Moreno Giménez JC. Alteraciones más frecuentes del pelo en pediatría. Pediatría Integral 2021; XXV (4): 184-93.

9.2 Síndrome de anágeno suelto

María Enriqueta Morales Barrera • Arturo López-Yáñez Blanco

Se considera un tipo de displasia pilosa de la infancia que tiene como característica el desprendimiento indoloro de pelos de la piel cabelluda a la mínima tracción, los cuales se encuentran en fase anágena. Se identifica como un tipo de alopecia difusa no cicatricial en niños (Tabla 9.2.1).

Tabla 9.2.1 Clasificación del síndrome de anágeno suelto (SAS)

SAS sin anormalidades asociadas	▪ Síndrome de anágeno suelto ▪ Cabellos normales con esporádicos cabellos en anágeno
SAS asociado a otros defectos del desarrollo	▪ Coloboma ocular ▪ Cabello lanoso, difuso y parcial ▪ Síndrome de Noonan (OMIM 607721) ▪ Cabello lanoso ▪ Neurofibromatosis tipo 1 (OMIM 162200) ▪ Colobomas y rasgos faciales dismórficos ▪ Síndrome uña-rótula (OMIM 161200) ▪ Displasia ectodérmica hipohidrótica (OMIM 129400) ▪ Síndrome tricorrinofalángico (OMIM 190350) ▪ Síndrome EEC (OMIM 129900) ▪ Otras displasias ectodérmicas (síndrome FG) ▪ Pacientes con sida

EEC: síndrome de ectrodactilia-displasia ectodérmica-hendidura; FG: síndrome de Opitz-Kaveggia.

Fisiopatología

La íntima adhesión que mantiene la vaina radicular externa con la interna permite que el tallo piloso se ancle firmemente al folículo, lo que hace posible completar su crecimiento. En el síndrome de anágeno suelto (SAS) se describe un defecto en la adhesión del tallo al folículo piloso y se han encontrado mutaciones en el gen que codifica la queratina K6HF; por eso, la teoría más aceptada es la de un anclaje defectuoso del pelo, secundario a una queratinización prematura de las vainas radiculares. El defecto entre ambas vainas determina tanto el cese prematuro de la fase anágena como el fácil desprendimiento del pelo. En los casos de asociación al síndrome de Noonan se ha descrito la mutación SHOC2. La mayoría de los casos con SAS son esporádicos, y los casos familiares suelen presentar una herencia autosómica dominante con expresividad variable.

Epidemiología

Afecta a niños de ambos sexos, en edades entre 2 a 9 años, es más frecuente en el sexo femenino y se ha determinado que en el varón es subdiagnosticado, ya que suelen usar el pelo corto. Se estima una incidencia de 2-2,5 casos por millón/anual.

Clínica

Regularmente los padres describen que desde los primeros años de vida el pelo es corto, se desprende fácilmente a la mínima tracción sin dolor y además no ha requerido el corte.

La presentación frecuente es en niñas en edad escolar con un pelo fino, delgado, seco, escaso, de color castaño claro, que no supera los 20 cm de longitud, y que suele llegar cerca de los hombros. La zona occipital es la topografía más afectada y se explica debido al roce repetido del área contra la almohada al dormir (Figura 9.2.1).

En la exploración la pilotracción suele ser positiva, pero un signo negativo no excluye el diagnóstico; se aprecia que el pelo es fino, aunque no presenta fragilidad ni ruptura. La presentación del SAS es heterogénea y existen tres fenotipos que muestran desprendimiento con facilidad desde la raíz con una pilotracción suave, sin dolor y sin fragilidad (Tabla 9.2.2).

El SAS en la adolescencia también cursa con el antecedente de pelo delgado, con poco crecimiento, fino y opaco, pero que fue creciendo hasta alcanzar un poco más de la medida de los hombros, con una densidad pilosa aceptable, no tan claro y con pilotracción indolora positiva, igualmente sin fragilidad ni ruptura. En el tricograma predominan en un 90% los pelos en anágeno, con bulbo distorsionado y cutícula enrollada o de aspecto corrugado.

El SAS en la etapa adulta es infrecuente y puede confundirse con un efluvio telógeno; con la posibilidad de que no hubiera sido evaluado correctamente en la niñez, el diagnóstico se realiza de forma retrospectiva. La mayoría de casos de SAS se encuentran de manera aislada y la relación más reportada es con el síndrome de Noonan.

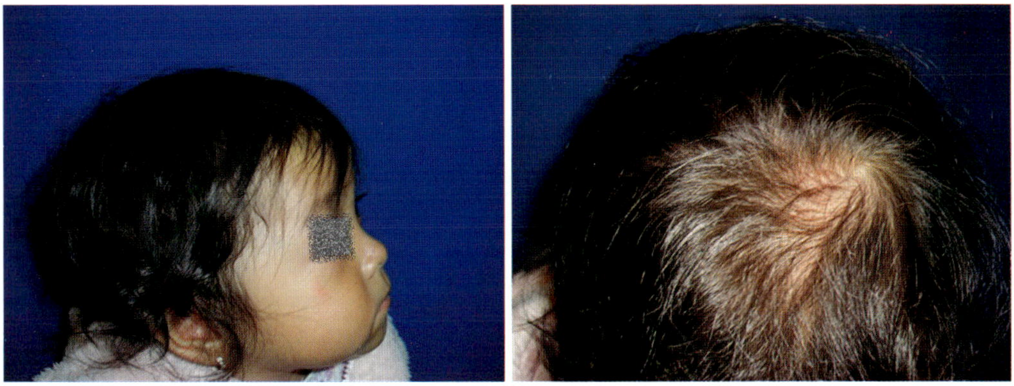

Figura 9.2.1 Niña con síndrome de pelo en anágeno suelto.

Tabla 9.2.2 Fenotipos del síndrome de anágeno suelto

Tipo A	Pacientes con cabello escaso y corto, algunos con ensortijamiento en parches, con pelos en anágeno fácilmente extraíbles de la piel cabelluda
Tipo B	Los pacientes solo muestran pelo de difícil manejo, rebelde al peinado, distribuido en parches o de forma difusa
Tipo C	Se distingue por una apariencia normal con caída excesiva

Método diagnóstico

El diagnóstico es clínico, suele realizarse entre los 2 y 9 años de edad, y aunque mayormente se reporta en pacientes de pelo claro, cada vez existen más casos en los que se evidencia que puede afectar a personas con pelo oscuro. Estudios de analítica sanguínea no son necesarios, ya que no aportan datos para el diagnóstico.

En la tricoscopia se reportan estructuras negras rectangulares (que pueden corresponder a los restos de la vaina) en la región temporal y puntos amarillos. En el tricograma se ven pelos en anágeno sin vaina en el 70% de los casos. Con la microscopia óptica se observan pelos en anágeno con bulbos distorsionados, vainas radiculares ausentes y una cutícula enrollada en la parte proximal al bulbo (Figura 9.2.2). Por microscopia electrónica de barrido se detecta la presencia de escamas en la cutícula proximal enrolladas hacia atrás, con una forma plana y lisa en su parte distal, que pueden formar surcos longitudinales (Figura 9.2.3). En el estudio histopatológico se reporta la ausencia de infiltrado inflamatorio de cualquier tipo, y en el corte transversal se evidencia la presencia de hendiduras entre la cutícula y la vaina, o entre la cutícula y la corteza del tallo piloso.

Tratamiento

El SAS es una entidad benigna y la mayoría de los casos mejoran espontáneamente al llegar a la edad adulta, por lo que lo principal en el tratamiento consiste en explicar el padecimiento a los padres y el paciente. Dentro de las medidas de cuidado del pelo se recomienda realizar el lavado, secado y peinado gentilmente para evitar su caída.

El uso de minoxidil tópico al 2% suele ser de utilidad y muy seguro, con buena respuesta en población pediátrica al acelerar la resolución de la caída del pelo. Aunque el mecanismo

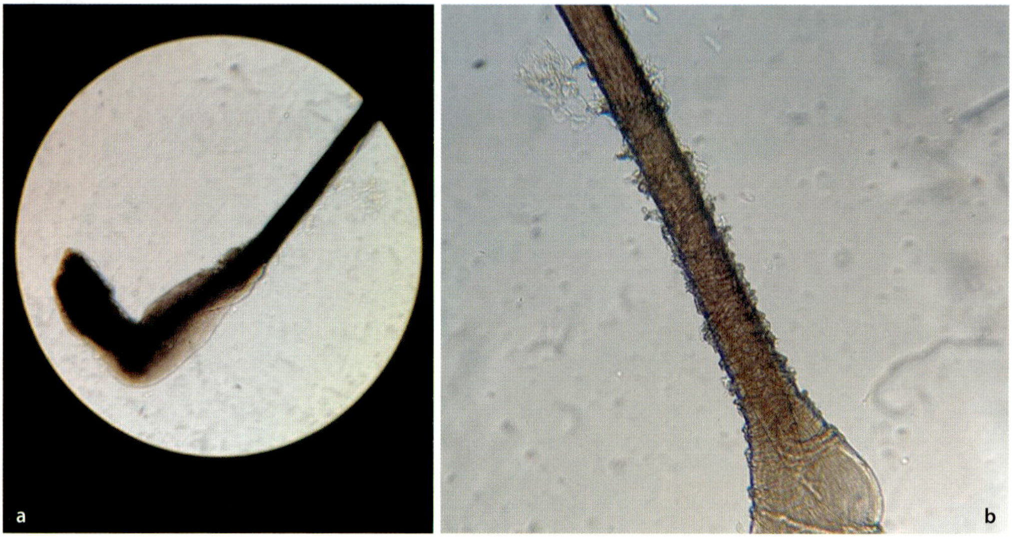

Figura 9.2.2 Microscopia óptica. a Pelo en anágeno con bulbo angulado y distorsionado, en forma de palo de golf. b Pelo en anágeno con cutícula enrollada. (Cortesía de la Dra. María del Carmen Padilla Desgarenes).

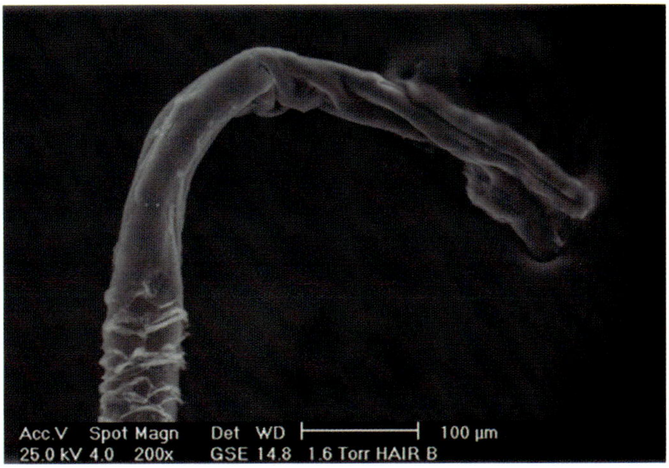

Figura 9.2.3 Microscopia electrónica de barrido. Pelo en anágeno con bulbo distorsionado, tallo torcido sobre su eje, acanalamiento longitudinal del tallo y cutícula enrollada. (Cortesía del Dr. José Jorge Chanona Pérez).

exacto de cómo funciona en el SAS no está claro, se considera un tratamiento de primera línea en pacientes gravemente afectados, principalmente cuando representa un impacto importante en la calidad de vida del niño y sus padres.

Conceptos clave

- Se trata de una alopecia difusa que se produce por un anclaje defectuoso del pelo.
- Se caracteriza por pelo de crecimiento lento, con fácil e indoloro desprendimiento a la pilotracción.
- El diagnóstico es clínico, apoyado en hallazgos característicos en la microscopia óptica y de barrido.

Bibliografía de consulta

Agusti-Mejias A, López-Davia J, García R, Febrer I, Alegre de Miquel V. Síndrome del cabello anágeno suelto. Utilidad diagnóstica del tricograma [Loose anagen hair syndrome. Diagnostic use of the trichogram]. An Pediatr (Barc) 2010; 73 (5): 293-5.

Morales-Barrera ME, Cardona-Hernández MA, Padilla-Desgarennes MC, et al. Síndrome de pelo en anágeno. ¿Una entidad infrecuente o subdiagnosticada? Serie de casos de la Clínica de Dermatología Pediátrica del Centro Dermatológico Pascua. Dermatol Rev Mex 2015; 59: 462-8.

Cantatore-Francis JL, Orlow SJ. Practical guidelines for evaluation of loose anagen hair syndrome. Arch Dermatol 2009; 145 (10): 1123-8.

★ Acceda al eBook para consultar la lista completa de bibliografía.

9.3 Síndrome de anágeno corto

María Enriqueta Morales Barrera • Arturo López-Yáñez Blanco

El síndrome de anágeno corto (SAC) fue primeramente mencionado por Whitmore en 1999, y se caracteriza por una fase anágena acortada, con predominio de pelos en telógeno e incapacidad de hacer crecer el pelo largo en la piel cabelluda.

Fisiopatología

El SAC se presenta debido a un acortamiento de pocos meses (4-13 meses en promedio) en la duración de la fase anágena que habitualmente dura 2-6 años, y posteriormente hay un aumento en la cantidad de pelos en telógeno. Por lo tanto, existe una alteración en la proporción anágeno:telógeno (A : T) que podría ser de 4 : 50, lo que demuestra una reducción de la tasa de crecimiento, por lo que se considera una alteración benigna del ciclo capilar.

Suele presentarse de forma esporádica, con penetrancia incompleta y expresividad variable, y existen casos familiares con una probable transmisión autosómica dominante. Recientemente, Cesarato y cols. publicaron una mutación en el gen WNT10A y sugirieron que las variantes monoalélicas del gen pueden dar lugar a SAC aislado, y que las variantes bialélicas tienden a dar lugar a diferentes fenotipos de displasia ectodérmica, siendo el SAC una característica clínica.

Epidemiología

Es una entidad poco frecuente y de incidencia desconocida; se presenta a los 2-4 años, y existen reportes en adultos de 38 años. Afecta a ambos sexos, con predominancia en el sexo femenino y personas caucásicas, aunque también se describe en hispanos y afroamericanos.

Clínica

En el SAC, la historia clínica indica que el pelo en la piel cabelluda no ha crecido y que, debido a su baja densidad, no ha requerido su corte. No presenta fragilidad ni tendencia a la caída o alopecia. El pelo suele ser fino, de características y estructura normales, y habitualmente no crece más allá de los 6 cm; presenta menor densidad en la línea de implantación temporoparietal y no crece por encima de los pabellones auriculares (Figura 9.3.1). Se han informado asociaciones con el síndrome tricodental, la microniquia y el patrón sincronizado de crecimiento del pelo en la piel cabelluda.

Métodos diagnósticos

El diagnóstico es clínico, con una historia de tener el pelo muy corto desde el nacimiento y que nunca ha necesitado un corte de pelo, sin el antecedente de caída que explique la menor densidad capilar. En la exploración física observamos un pelo muy corto y la pilotracción es negativa, pero en algunas ocasiones la pilotracción podrá ser positiva, ya que la reducción en la duración de la fase anágena causa sincronización del ciclo del pelo, con episodios recurrentes de efluvio telógeno. La longitud del pelo se ha reportado en series de hasta 10 cm de longitud, sin embargo, lo frecuente es que sea < 6 cm.

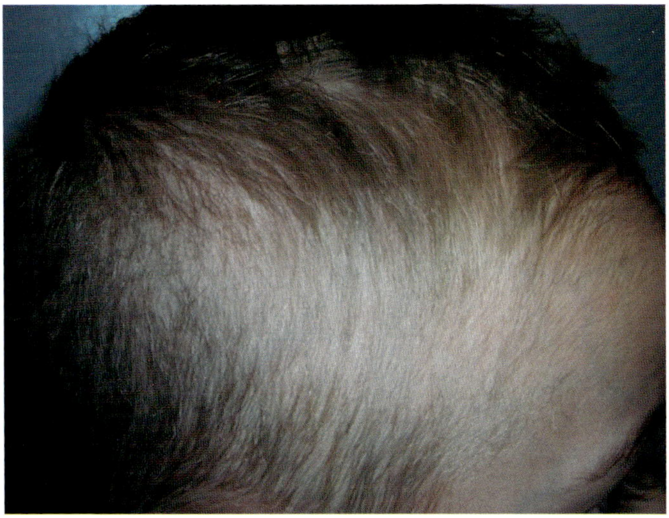

Figura 9.3.1 Niño con síndrome de anágeno corto.

Los estudios histopatológicos y de analítica sanguínea no son necesarios, a menos que consideremos algún otro diagnóstico diferencial. No se han reportado hallazgos tricoscópicos específicos más que la variabilidad en el calibre del diámetro de los tallos pilosos, ya que el pelo puede ser más fino pero estructuralmente no presenta alteraciones. El tricograma es el estudio que nos aporta mayor utilidad diagnóstica, ya que muestra una disminución de pelos en anágeno y un aumento de pelos en telógeno, con una disminución en la A : T = 2 : 1, la cual se explica por la tasa de crecimiento disminuida. Puede realizarse la prueba de la hoja en conjunto con el tricograma, donde observaremos pelos de diferentes longitudes con una punta cónica. Mediante la microscopia óptica y de barrido se observan pelos en telógeno sin alteraciones estrcuturales (Figura 9.3.2).

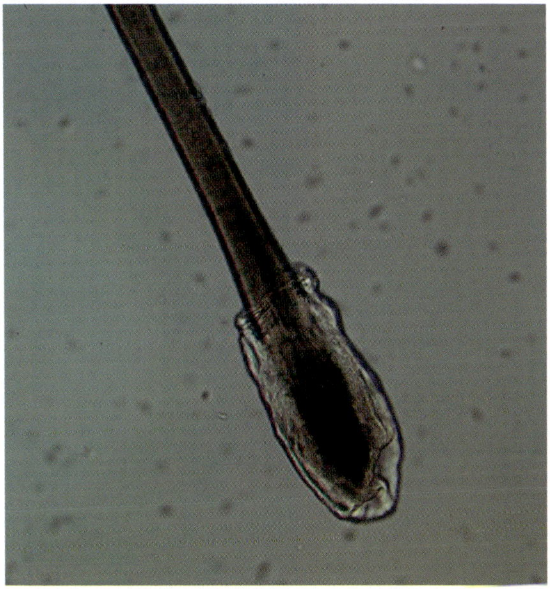

Figura 9.3.2 Microscopia óptica. Pelo en telógeno, estructuralmente sin alteraciones.

Dentro de los diagnósticos diferenciales ante un paciente con pérdida de pelo de forma difusa consideraremos la alopecia areata difusa o el efluvio telógeno. Ante una historia clínica de "crecerle poco el pelo" desde la infancia, el principal diagnóstico diferencial será el síndrome de anágeno suelto (SAS) (Tabla 9.3.1), y las patologías de origen congénito para considerar serán las que cursen con hipotricosis congénita, como las displasias ectodérmicas, la disqueratosis congénita y la hipotricosis de Marie Unna.

Tabla 9.3.1 Diagnóstico diferencial entre SAC y SAS

	Anágeno corto	Anágeno suelto
Fisiopatología	Fase anágena excesivamente corta	Anclaje defectuoso del pelo en fase anágena
Historia clínica	"El pelo no crece" "Nunca le han cortado el pelo"	"El pelo no crece" "Pérdida de pelo difusa" "Caída excesiva" "No ha necesitado ir a la peluquería"
Examen físico	Pelo muy corto (< 6 cm)	Pelo corto (< 20 cm)
Pilotracción	Negativa (rara vez positiva)	Positiva e indolora
Tricoscopia	Normal	Estructuras rectangulares Puntos amarillos *Dirty dots*
Tricograma	Pelos en telógeno (A:T = 2:1)	Pelos en anágeno en un 70%
Microscopia óptica	Pelos cortos en telógeno, con puntas cónicas	Pelo en anágeno con bulbos angulados y distorcionados Pelos en anágeno con cutícula en espiral Signo del "calcetín caído" o imagen en "palo de golf"
Microscopia electrónica de barrido	Tallos normales	Cutícula erizada Acanalamiento longitudinal del tallo Ausencia de vainas radiculares
Tratamiento	Explicar padecimiento Minoxidil tópico al 2%	Explicar padecimiento Peinado y aseo gentil Minoxidil tópico al 2%
Pronóstico	Mejora con los años, pero es poco probable que le crezca el pelo largo	Mejora con los años, pero puede persistir en la edad adulta

A:T: proporción anágeno:telógeno.

Tratamiento

Lo más importante es explicar y tranquilizar a los padres y al paciente sobre la naturaleza benigna de la enfermedad, y proporcionar expectativas realistas del crecimiento del pelo en el futuro.

No existe evidencia de un tratamiento efectivo hasta el momento, pero sí se hallan reportes del uso de minoxidil tópico al 2% con resultados controversiales, ya que se ha reportado mejoría en la densidad capilar pero existen casos en los que no mejora la longitud del pelo, por lo que no todos los pacientes podrían responder de la misma manera; solo se recomienda en casos en los que exista compromiso en la calidad de vida. En la población adulta existe información sobre el uso de ciclosporina A, cuyo efecto se explica en estudios animales que demuestran que puede inducir más folículos en anágeno al promover el crecimiendo de las células epiteliales del pelo, sin embargo, no existe un consenso sobre el tratamiento en pacientes pediátricos.

Conceptos clave

- Se trata de una alteración del ciclo del pelo debido a un acortamiento de la fase anágena.
- Es más frecuente en niñas, que clínicamente presentan pelo delgado y escaso, con una longitud de aproximadamente 6 cm de largo.
- El diagnóstico es clínico, apoyado en hallazgos en el tricograma, con aumento de pelos en fase telógena.

Bibliografía de consulta

Antaya RJ, Sideridou E, Olsen EA. Short anagen syndrome. J Am Acad Dermatol 2005; 53 (2 Suppl 1): S130-S134.

Oberlin KE, Maddy AJ, Martínez-Velasco MA, Vázquez-Herrera NE, et al. Short anagen syndrome: Case series and literature review. Pediatr Dermatol. 2018; 35 (3): 388-91.

Starace M, Gurioli C, Carpanese MA, et al. Short anagen syndrome: A case series and algorithm for diagnosis. Pediatr Dermatol 2021; 38 (5): 1157-61.

★ Acceda al eBook para consultar la lista completa de bibliografía.

10

Alopecia areata

Gloria M. Garnacho Saucedo • Pedro J. Gómez Arias • José Carlos Moreno Giménez

La alopecia areata (AA) es una alopecia autoinmune, idiopática y no cicatricial, mediada por linfocitos T. La evolución es impredecible y pasa típicamente por fases de pérdida aguda de pelo seguidas de recrecimiento espontáneo, aunque hay formas más graves que no se autolimitan, sino que progresan hasta formas universales. El pronóstico se define por la edad del paciente en el comienzo de la enfermedad, la duración, los signos ungueales acompañantes, la extensión de la pérdida del pelo y la presencia de dermatitis atópica. Con respecto al abordaje terapéutico, escasos tratamientos han sido correctamente evaluados en ensayos clínicos aleatorios, por lo cual es complicado establecer grados de recomendación clínica basados en niveles de evidencia, sobre todo en edad pediátrica.

Fisiopatología

El folículo piloso en fase anágena presenta un privilegio inmunológico, especialmente el área del bulbo y de la vaina radicular externa. Se considera que la presencia de una abundante capa de matriz extracelular, el secuestro de antígenos, la supresión de células NK (*natural killer*) y la baja expresión del antígeno leucocitario humano (HLA) de clase I contribuyen al mantenimiento de dicho estado de quiescencia inmunológica. Por mecanismos aún poco conocidos, como un traumatismo en el área, la infección por algunos virus, traumas físicos o psíquicos, o la administración previa de vacunas, se genera un aumento en la producción local de moléculas como el IFN-γ y la sustancia P, que alteran el equilibrio inmunológico y exponen autoantígenos del propio folículo a linfocitos T citotóxicos autorreactivos CD8+ NKG2D+. Asimismo, el aumento en la producción de IFN-γ incrementa a su vez la expresión de moléculas del complejo mayor de histocompatibilidad tipo I, de CXCL10 y de MICA, a través de la vía JAK-STAT, lo que favorece la respuesta autoinmune. La activación de otras células, como los mastocitos, las células NK (CD56+ y NKG2D+) o los linfocitos CD4+, y el descenso de marcadores regulatorios como TGF-β1, UGF-1 o α-MSH, contribuyen a dicha reacción autoinmune contra el folículo piloso en anágeno y desencadenan el desprendimiento del tallo piloso y la detención de su crecimiento. El perfil inflamatorio de las muestras de AA presenta mayor variabilidad a nivel molecular que otras entidades como la dermatitis atópica o la psoriasis. También se encuentran diferencias significativas entre formas extensas y leves. En las formas graves (definidas como aquellas en las que la enfermedad se extiende a más del 25% del cuero cabelludo) se observó mayor sobreexpresión de marcadores inflamatorios, mayor supresión en la expresión de queratinas, así como un mayor número de alteraciones moleculares en las muestras de piel no lesionales.

Epidemiología

La AA tiene una prevalencia global del 0,15%-1,7% en función de las series. En población menor de 20 años se estima que el porcentaje de afectación puede oscilar entre el 27% y el 60%. El riesgo de un niño para desarrollar AA es de un 1,5%-1,7%, y este riesgo asciende al 6% en caso de presentar padres afectos. En la infancia existen dos picos de incidencia, uno entre los 1-5 años y otro en la adolescencia.

Clínica

Aunque existen diversas variantes de esta patología, la manifestación clínica principal que presentan los pacientes con AA es la presencia de una o varias placas con ausencia completa de pelo en el cuero cabelludo (Figura 10.1), de aspecto redondeado, de extensión variable y

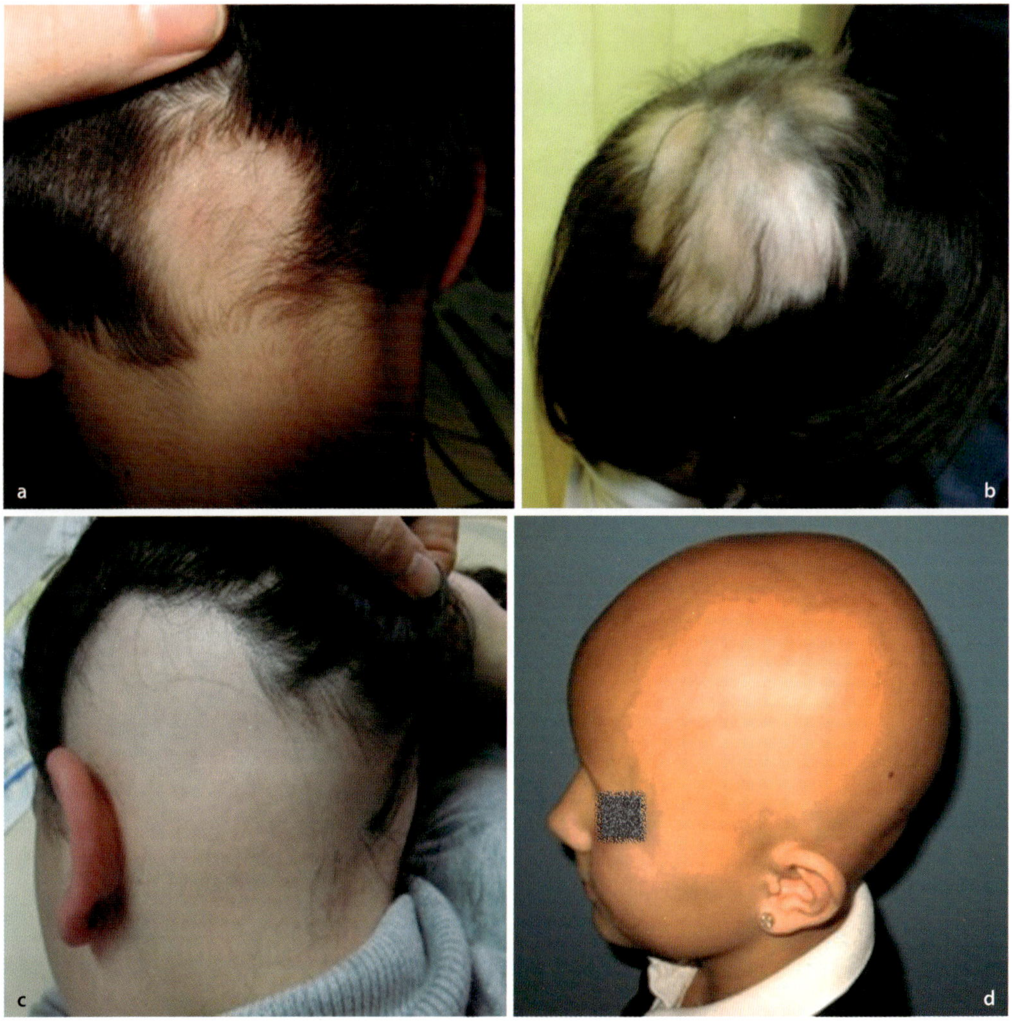

Figura 10.1 Variantes de alopecia areata. a Alopecia areata de placa única. b Alopecia areata de placa múltiple. c Patrón ofiásico. d Alopecia areata total/universal.

de aparición habitualmente súbita. Las áreas de actividad en la lesión pueden diferenciarse por la presencia de pelos en "signo de exclamación" que suelen medir de 2-4 mm de largo y pueden tener un tallo oscuro y una raíz despigmentada. La superficie de la placa es blanca y sin escamas, se puede pellizcar (signo del pliegue o de Jacquet positivo) y a simple vista se comprueban cabellos cortados en la periferia como puntos negros que corresponden a los "cabellos peládicos de Sabouraud o en signo de admiración". En el caso de que la alopecia afecte el cuero cabelludo de forma completa, se denomina AA total. Si esta se extiende al resto de la piel (barba, cejas, pestañas, vello corporal, axilar y pubiano), recibe el nombre de AA universal. La localización en el cuero cabelludo se observa en el 90% de los casos. Se denominan formas ofiásicas a aquellas que presentan un aspecto serpenteante, a modo de onda, y cubren un área extensa, habitualmente en la zona occipital. Otras formas clínicas incluyen la forma difusa o incógnita, o las AA exclusivas para el pelo pigmentado. Aunque la pérdida de pelos es asintomática, algunos pacientes se quejan de sensación de dolor, quemazón o prurito especialmente en el área en que se va a desarrollar la placa; esta sensación disestésica es conocida como "tricodinia" y se ha relacionado con la inflamación peribulbar. También podemos encontrar enrojecimiento e incluso descamación a modo de eccema (fase inflamatoria de AA).

Pese a que la clínica habitualmente se centra en el folículo piloso, la AA puede afectar otras áreas como las uñas (entre un 2% y un 44% de pacientes), siendo más frecuente en formas graves y durante en la infancia. La clínica ungueal más común es la presencia de piqueteado blanco (*nail pitting*) y la aparición de traquioniquia. Para la evaluación de la gravedad y extensión de la AA se emplea habitualmente la escala SALT (*Severity of Alopecia Tool*) (Figura 10.2), en la cual se divide el cuero cabelludo en cuatro cuadrantes: vértex (40%), lateral derecho (18%), lateral izquierdo (18%) y posterior (24%).

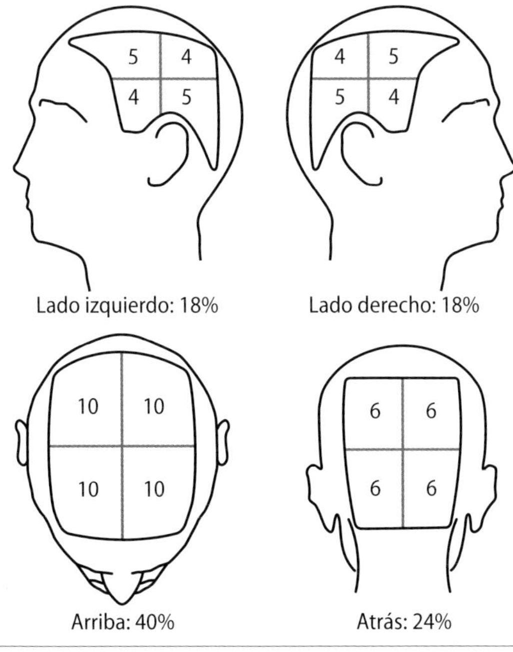

Escala SALT
- S0 = no pérdida de cabello
- S1 < 25%
- S2 25%-49%
- S3 50%-74%
- S4 75%-99%
- B0 = no afectación corporal
- B1 = afectación corporal parcheada

Figura 10.2 Escala SALT.

Diagnóstico

El diagnóstico es eminentemente clínico y mediante tricoscopia. Los hallazgos tricoscópicos más frecuentes en la AA, aunque no patognomónicos (se han descrito en otras entidades), son los siguientes:

- **Puntos amarillos:** en AA de larga duración. Se corresponden con infundíbulos foliculares dilatados y llenos de material queratinocítico y sebáceo.
- **Pelos peládicos o en signo de exclamación y puntos negros o cadavéricos:** los primeros tienen un mayor grosor en el extremo distal y suelen encontrarse en la periferia de las placas. Los segundos son similares a los comedones y son de las estructuras más específicas de la AA, aunque también los encontramos en las alopecias tóxicas por citostáticos y en la celulitis disecante.
- **Patrón en panal de abejas:** ha sido descrito en cualquier alopecia de larga evolución, por lo que puede ser considerado un marcador de enfermedad crónica.
- **Bucles vasculares interfoliculares:** en las formas más inflamatorias.

En los niños es importante el diagnóstico diferencial con la tricotilomanía y la *tinea capitis*. En la **tricotilomanía** la pérdida de cabello se produce por alguna de las siguientes maniobras: tirando, frontando (tricoteiromanía), cortando (tricotemnomanía), afeitando, succionando, mutilando con peines, cepillos u otros instrumentos, o bien aplicando sustancias depilatorias. Las placas van a tener un aspecto antinatural, pues son lineales o tienen bordes imprecisos, y pueden adoptar múltiples formas y tamaños. En el interior de las placas se observan pelos rotos de distintas longitudes que constituyen una alopecia característicamente incompleta. A veces la apariencia clínica no es de placas, sino que presenta un aspecto de alopecia difusa que dificulta mucho más el diagnóstico. Las zonas más afectadas son las regiones anteriores y el vértex. Cuando hay una sola área de alopecia esta suele afectar la región frontoparietal o frontotemporal, y cuando hay un importante trastorno psicoemocional se localiza en regiones más alejadas y visibles, incluso en las cejas.

La *tinea capitis* no suele plantear problemas, ya que habitualmente tienden a presentar inflamación con pústulas y abscesos, pero en ocasiones las formas antropofílicas con escasa inflamación pueden dar lugar a dudas.

La AA en una enfermedad autoinmune organoespecífica, aunque con frecuencia se asocia a otras patologías de tipo autoinmune como alteraciones tiroideas, vitiligo, dermatitis atópica, enfermedad celíaca, enfermedad inflamatoria intestinal o lupus eritematoso sistémico. La asociación de AA con dermatitis atópica (DA) es relativamente frecuente, sobre todo en la infancia, habiéndose descrito la presencia de antecedentes personales o familiares de DA en pacientes con AA. Por otra parte, la presencia de DA concomitante es un marcador de peor pronóstico para AA. También se ha descrito una mayor prevalencia de infección por *Helicobacter pylori*, anemia ferropénica, deficiencia de vitamina D y síndrome metabólico en pacientes con AA. Por otra parte, las comorbilidades de tipo psiquiátrico influyen en la AA y juegan un papel relevante en el desarrollo de la enfermedad y en la aparición de los brotes. Asimismo, la presencia de AA puede favorecer cuadros de depresión y ansiedad, ya que se han diagnosticado estas entidades en pacientes con AA y se ha evidenciado su repercusión negativa en el bienestar y la autoestima.

La sobreexpresión de algunos genes se ha relacionado con formas graves de AA. Asimismo, también se han encontrado valores elevados de IL-15 en suero, en formas de AA total frente a la AA en placas, siendo positiva la correlación entre los niveles séricos de IL-15 y el valor en la escala SALT. La presencia de eosinofilia en suero, de infiltrado eosinofílico alrededor del folículo piloso y niveles elevados de IgE sérica se correlacionan con la gravedad de la enfermedad. Algunos marcadores clínicos se han correlacionado con la mala evolución del cuadro, como la presencia de afectación ungueal, las formas clínicas ofiásica y universales, la historia familiar positiva para AA o los casos de larga evolución, entre otros.

Tratamiento

Según la reciente revisión americana sobre el tratamiento de la AA, en menores de 10 años solo se deben utilizar corticoides tópicos de potencia media en monoterapia o asociados a minoxidil 5% en solución, así como ciclos de contacto corto con antralina. Sin embargo, existen pacientes en este rango de edad con AA graves y recalcitrantes, y gran afectación psicológica y de su calidad de vida, por lo cual se deben establecer otros regímenes terapéuticos. A continuación, se listan las consideraciones, los objetivos terapéuticos y su cronología:

- Un porcentaje relativamente importante de pacientes en edad pediátrica va a presentar una repoblación espontánea o buena respuesta al tratamiento tópico de las placas alopécicas; el problema logra controlarse y se convierte en un fenómeno autolimitado y desencadenado por infecciones, situaciones de estrés físico o emocional. Sin embargo, en las formas clínicas más graves o con factores pronósticos negativos, la posibilidad de repoblación espontánea es menor y se suele optar por instaurar un tratamiento más a largo plazo.
- Debe establecerse un período mínimo de 12-24 semanas antes de realizar una valoración de los resultados y plantearnos un cambio terapéutico. No se debe abandonar un tratamiento antes de los 6 meses. Si a los 6 meses existe una mínima respuesta, se debe continuar durante un año.
- En los casos de AA extensa debe tratarse todo el cuero cabelludo, ya que en áreas no afectadas y aparentemente sanas se ha comprobado la existencia de infiltrado inflamatorio en la histopatología.
- Antes de iniciar cualquier terapia, debe informarse al paciente y a sus padres o tutores que no se trata de un tratamiento curativo ni preventivo, y que en la mayoría de las ocasiones la alopecia es una indicación fuera de ficha técnica. Es un tratamiento sintomático que intenta frenar la progresión de la alopecia (actividad) y repoblar el cabello perdido. En la infancia se habla de "una ventana de oportunidad inmunológica" que deberíamos aprovechar para evitar las formas más graves y recalcitrantes en los adultos.
- Parece que la politerapia es más efectiva que la monoterapia, aunque no existen estudios controlados que evalúen dicha afirmación.
- Es importante diseñar un esquema terapéutico escalonado que comience con aquellas medidas menos agresivas, aunque pueden existir factores personales e individuales de cada alopecia que justifiquen un abordaje inicial más intenso. Siempre se debe estar en comunicación y acuerdo con los pacientes y sus familiares, ya que cada escenario es diferente.

Tratamientos tópicos

Corticoides

Los más utilizados son los corticoides de potencia alta (como el propionato de clobetasol al 0,05%) asociados a minoxidil al 2%-5% en el momento que existe recrecimiento, para acelerar la repoblación. Se aplican una vez al día en ciclos de 6-8 semanas seguidas por un descanso posterior de 2-4 semanas, y se suele repetir el ciclo. Se prefiere la presentación en crema más que en espuma, ya que esta última, por su contenido en alcohol, suele ser irritante a largo plazo; habitualmente se asocia al lactato amónico al 12% para evitar los efectos secundarios cutáneos de los corticoides tópicos. Los efectos secundarios son muy tolerables, con posibilidad de aparición de atrofia cutánea que se resuelve habitualmente tras 6 semanas sin tratamiento y con productos con ácido hialurónico, glicerina y pantenol. Nivel de evidencia III y fuerza de recomendación C.

Mención aparte merece la utilización de corticoides intralesionales. El uso de acetónido de triamcinolona de forma intradérmica es un tratamiento muy extendido entre los dermatólogos y constituye la primera elección en la AA de menos de un 50% de extensión en adultos. No es un tratamiento adecuado en formas rápidamente progresivas o muy extensas. Se utiliza acetónido de triamcinolona de 40 mg/mL, se preparan dos jeringas de 1 mL a una concentración de 5 mg/mL y se realizan 20 inyecciones de 0,1 mL separadas de 1 cm cada 4-6 semanas, y se trata de evitar la zona frontoparietal por el teórico riesgo de producir, con los cristales *depot*, una trombosis de la arteria central de la retina. Sin embargo, en los niños se intenta evitar este tratamiento por el dolor que ocasiona y la falta de colaboración en edades muy precoces. Nivel de evidencia III y fuerza de recomendación B.

Minoxidil

Aunque no se conoce con exactitud su mecanismo de acción, parece que su acción antiinflamatoria, así como su papel en el ciclo folicular prolongando la fase anágena, son las bases que justifican la utilización de minoxidil en la AA. La concentración del 5% suele dar mejores resultados. Se han descrito dermatitis de contacto alérgicas e irritativas (más por los excipientes que por el propio minoxidil), hipertricosis facial localizada y síntomas sistémicos cardiovasculares leves (hipotensión y taquicardia reactiva), muy relacionados con la aplicación de elevados volúmenes. Nivel de evidencia IV y fuerza de recomendación C.

Antralina

Aunque su mecanismo de acción es desconocido, parece actuar como inmunomodulador debido a su interacción con diferentes citocinas. Se suelen emplear concentraciones que oscilan entre el 0,25% y el 1% durante toda la noche o durante 30 minutos, con incrementos progresivos hasta obtener una exposición de una hora. Actualmente es un tratamiento en desuso. Nivel de evidencia IV y fuerza de recomendación C.

Inmunoterapia tópica

Consiste en sensibilizar al paciente con un alérgeno de laboratorio que habitualmente no se encuentra en el ambiente. Una vez conseguido, se aplica la sustancia sobre el área alopécica, lo que ocasiona una reacción eccematosa por sensibilidad retardada y origina un infiltrado inflamatorio que va a ser capaz de desplazar el infiltrado linfocitario específico de la AA, y va a conseguir la aparición de cabello.

Es un tratamiento discutido en la infancia. Tiene una eficacia muy variable, del 9%-87%, ya que es muy operador-dependiente, claramente influenciado por la experiencia del dermatólogo. En general, el tratamiento es largo (6 meses-1 año) y debe instaurarse posteriormente a un tratamiento de mantenimiento para evitar las recidivas. Si no aparece respuesta tras 24 semanas de tratamiento, puede intentarse mejorar la respuesta con la aplicación de imiquimod tópico.

Puede utilizarse en politerapia con corticoides tópicos o sistémicos para controlar la respuesta inflamatoria excesiva, así como con antihistamínicos. Como efectos adversos (Tabla 10.1) se han descrito vesículas, ampollas, cuadro gripal, adenopatías, edema facial y en cuero

Tabla 10.1 Efectos adversos durante el tratamiento con difenciprona (DCP)

Efectos adversos	Porcentaje
Eritema	100%
Prurito	100%
Vesículas o ampollas	76%
Linfadenopatía	55%
Descamación	55%
Hiperpigmentación	45%
Urticaria	7%
Reacciones graves	7%
Vitiligo	3%

cabelludo, urticaria, discromías y erupciones (eritema multiforme). Los efectos adversos son más frecuentes en niños más pequeños. Es importante realizar el protocolo adecuado (Tabla 10.2), el cual detallamos a continuación:

1. Sensibilización con difenciprona al 2% (aplicar en zona cubierta, mantener 48 horas sin lavar y evitar la exposición solar). Se puede repetir la aplicación semanal hasta que aparezca reacción eccematosa en la zona.
2. Tras 1-2 semanas, cálculo de concentración mínima capaz de producir reacción eccematosa leve (en la espalda aplicar parches con diferentes diluciones, no lavar en 48 horas y evitar la exposición solar).
3. Lectura 48 horas-1 semana.
4. Aplicación semanal de la dosis elegida.
5. Objetivo cutáneo: reacción eccematosa cutánea mínima y bien tolerada por el paciente. Aparición de linfadenopatía cervical de características benignas y temporal (muy típica en la fase de sensibilización).
6. Aumento del número de aplicaciones y concentración con el paso del tiempo (inmunotolerancia).
7. Vigilancia estrecha de efectos adversos y tratamiento.

Nivel de evidencia II y fuerza de recomendación B.

La difenciprona (DCP) es el agente sensibilizante más empleado en la actualidad por ser el más estable. De todas formas, se degrada por la luz, por lo que las soluciones deben guardarse en zonas oscuras y se debe advertir a los pacientes que empleen sombrero, gorra o peluca tras la aplicación del producto si van a realizar cualquier actividad en la que la radiación

Tabla 10.2 Kit de sensibilización con difenciprona (DCP)

- 1 parche con DCP al 2%
- 1 tira de 4 parches con DCP al 1%, 0,5%, 01% y 0,05%
- 1 tira de 3 parches con DCP al 0,01%, 0,001% y 0,0001%
- D/DCP al % en acetona pura csp 50 mL (receta final)

D: dispensar; csp: cantidad suficiente para.

lumínica pueda incidir en la zona tratada. Además de la DFCP, se utiliza dibutil éster del ácido escuárico (DBEAE). El DBEAS es el alergeno ideal por su potencia sensibilizante, por no encontrarse en el medioambiente y no presentar reacciones cruzadas con otros agentes químicos; sin embargo, presenta el inconveniente de su poca estabilidad en acetona.

Análogos de las prostaglandinas

El latanoprost y el bimatoprost se utilizan en el tratamiento del glaucoma y su uso en la AA de cejas y pestañas se propuso tras apreciar un crecimiento de las pestañas en pacientes que lo empleaban para su problema ocular.

Inhibidores de la calcineurina

En general, no se reconoce ningún resultado beneficioso del empleo de tacrólimus al 0,1% en pacientes con AA.

Tratamientos sistémicos

Corticoides orales (pulsos/minipulsos)

Se han descrito diferentes drogas y pautas de corticoides sistémicos en AA; en general, de todas ellas la más utilizada y de elección es la dexametasona aplicada 2-3 días consecutivos a la semana (*weekend*) durante 12 semanas, con bajada de dosis posterior hasta suspender a las 24 semanas, asociado a minoxidil tópico/oral y corticoides tópicos para evitar recaídas. La dosis es menor que la que se ha utilizado en patologías respiratorias y oscila en los 0,1 mg/kg/día. En < 12 años oscila entre 2 y 4 mg, y en > 12 años fluctúa entre 4 y 6 mg.

Se prefiere la forma de administración en pulsos orales porque se ha demostrado que la eficacia es mayor en comparación con la administración oral diaria continuada, los efectos adversos son menores en comparación con la intramuscular y la oral diaria, y las recaídas son menores en comparación con la oral diaria. La dexametasona se ha utilizado de forma clásica junto con la prednisolona en las crisis asmáticas en adultos y en niños desde 1986 y 1990, respectivamente. La dexametasona es un esteroide de acción larga y vida media (36-52 horas vs. 18-24 horas de la prednisolona), con mayor potencia antiinflamatoria (25 vs. 4) y buena biodisponibilidad oral (85% vs. 70%). Presenta un apego terapéutico mayor (4% vs. 0,4%) y menor tasa de vómito (5% vs. 18%). Debido a este perfil, se prefiere la administración oral frente a la intramuscular por las complicaciones locales relacionadas con la inyección (inflamación local, dolor), o la forma intravenosa por el absentismo escolar.

Con respecto a los efectos adversos, podemos dividirlos en efectos a corto y largo plazo. A corto plazo, lo más frecuente es la alteracion en el comportamiento (hiperactividad, distrés emocional, irritabilidad, insomnio), dismenorrea, hinchazón (aunque la actividad mineralocorticoidea es casi inexistente si el tratamiento es prolongado), aumento del apetito y de la ingesta, y aparición de estrías (sobre todo en la adolescencia).

A largo plazo, se evidencia una disminución transitoria de la osteocalcina en plasma durante el tratamiento, con normalización espontánea al cabo del mes de cese. No se ha demostrado un efecto acumulativo en densidad mineral ósea en niños que recibieron 3-11 pulsos al año en comparación con aquellos no expuestos. No se observa afectación suprarrenal ni de la curva ponderoestatural. Es por ello que podemos afirmar que se trata de una medicación segura siempre que se utilice de forma adecuada.

Nivel de evidencia III y fuerza de recomendación C.

Metotrexato oral

Siempre en asociación a corticoides orales como ahorrador. Las dosis son altas, 20-25 mg semanales, durante un tiempo prolongado de 12-18 meses. En monoterapia las dosis deben ser aún más elevadas y durante más tiempo, y en general con menor tasa de respuesta y con mayor frecuencia de recidiva tras su suspensión. Actualmente está en desuso ante la nueva perspectiva farmacológica.

Ciclosporina

En monoterapia a dosis altas y asociada a corticoides orales. Es un tratamiento claramente limitado por los efectos adversos y no se recomienda utilizar durante más de un año, hecho que en una patología crónica como la AA restringe mucho su uso. Nivel de evidencia III y fuerza de recomendación D.

Inhibidores Janus kinasa (JAKi)

La vía de señalización intracelular *Janus Kinase/Signal Transducer and Activator of Transcription* (JAK/STAT) se activa por la unión de un ligando extracelular a diversos receptores transmembrana, lo que determina la fosforilación de moléculas intracelulares que inicia una cascada de señalización intracelular y la eventual regulación de la transcripción de numerosos genes. Las JAK son una familia de tirosincinasas que actúan intracelularmente como transductores de señal e incluyen las moléculas JAK1, JAK2, JAK3 y TYK2.

Las células T CD8+NKG2D+ producen IFN-γ, que se une a su receptor en la superficie de los folículos pilosos y activa la vía JAK1 y JAK2/STAT1. Esto promueve la producción de IL-15, que al unirse a su receptor en la superficie de las células T activa JAK1 y JAK3/STAT5, lo que genera la producción de IFN-γ y perpetúa la respuesta inflamatoria. Se ha visto sobreexpresión de JAK3 y, en menor medida, de JAK1 y JAK2 en biopsias cutáneas de pacientes con AA.

De forma concomitante hay una sobrerregulación de diferentes citocinas, incluidas IL-2, IL-7 e IL-21, que señalizan a través de JAK1 y JAK3, y promueven la activación y la supervivencia de las células T CD8+NKG2D+.

La tasa media de respondedores con JAKi es del 72,4%, con un tiempo medio hasta el crecimiento completo de 6,7 ± 2,2 meses. La vía oral fue más efectiva que la tópica, con una probabilidad de respuesta 4 veces superior. Los pacientes con enfermedad de más larga evolución presentan menor respuesta a los JAKi, y la AA recidiva a los 3 meses de abandonar el tratamiento, por lo que este debe mantenerse al menos un año y después buscar la dosis mínima que controle la enfermedad. Se ha observado que algunas áreas como las pestañas, las cejas, la barba y el vello corporal presentan un recrecimiento más rápido.

En niños mayores de 12 años están aprobados el ritlecitinib y el upadacitinib, este último para casos no solo de AA, sino también de dermatitis atópica grave. Sin embargo, existen numerosos casos publicados sobre la eficacia y seguridad del baricitinib en niños con AA, y se espera que en un futuro próximo sea incluido en la ficha técnica para niños mayores de 4 años. Se aconseja evitar su uso en pacientes con cáncer, herpes e infecciones de repetición, riesgo de trombosis, embarazo/lactancia o toma de otros inmunosupresores, aunque no son contraindicaciones absolutas.

Su seguridad es similar a los fármacos sistémicos clásicos utilizados hasta su aparición (corticoides, ciclosporina, metotrexato), siempre que se realicen los controles adecuados (Algoritmo 10.1). De todas formas, los pacientes pueden sufrir recaídas de la AA durante su tratamiento con JAKi y, por lo tanto, pueden ser necesarios otros tratamientos sistémicos como los corticoides (tanto orales como tópicos), así como la difenciprona.

Algoritmo 10.1 Protocolo de inicio y seguimiento en el manejo con JAKi (Hospital Universitario Reina Sofía)

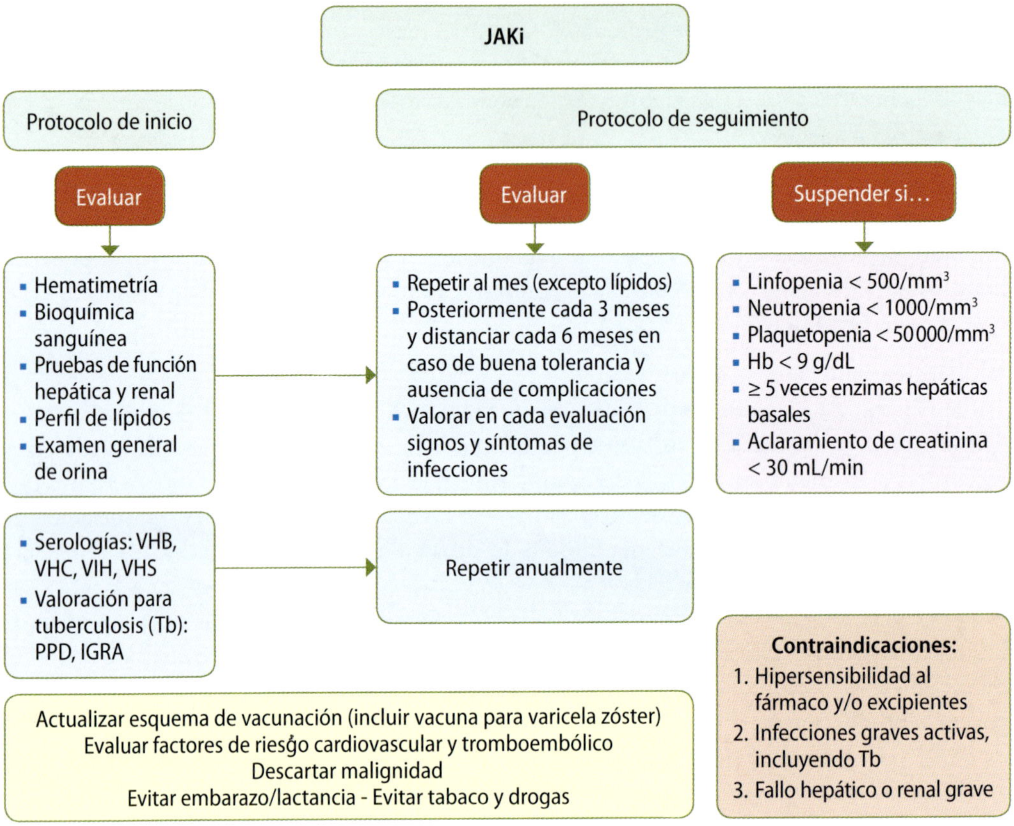

Biotina y zinc

Estos y otros suplementos deben utilizarse con cautela, ya que pueden presentar interacciones con otros fármacos e incluso ser factores de confusión en la interpretación de los resultados analíticos. Por supuesto, deben suplementarse en caso de ser deficitarios.

Plasma enriquecido en plaquetas

Se trata de una técnica que puede ser molesta para los niños y por eso debemos ser cautos en su utilización.

Vitamina D

Los pacientes con AA pueden presentar niveles bajos de vitamina D y esta relación es inversamente proporcional a la gravedad de la enfermedad, es decir, aquellos pacientes con formas de AA más graves pueden presentar los niveles más bajos de vitamina D. Es por ello que se aconseja determinar los niveles de vitamina D en niños con AA de larga evolución, grave y recalcitrante, para valorar el suplemento con vitamina D.

Minoxidil oral

En fase de recrecimiento puede dar velocidad a la obtención de resultados. Solemos utilizar dosis de 0,25-0,5 mg diarios, con posibilidad de aumento posterior de la dosis en función de la respuesta y la tolerancia.

Tratamientos físicos

Fototerapia

Diferentes revisiones retrospectivas han apreciado bajos índices de respuesta o sugieren que esta no es mejor que el curso natural de la enfermedad. Por sus efectos adversos y el número elevado de sesiones se prefiere no utilizar en población pediátrica.

Láser de excímeros

El láser de excímeros puede ser de ayuda en AA en placas, con 2 sesiones a la semana y hasta un máximo de 24 sesiones. Los únicos efectos secundarios descritos son eritema y leve hiperpigmentación, con buena tolerancia al tratamiento. Sin embargo, es un tratamiento que precisa gran número de sesiones y con un costo económico elevado.

Láser fraccionado ablativo y no ablativo (1560)

Se lo utiliza tanto como "*drug delivery*" como agresión controlada que estimula la reepitelización y el crecimiento folicular. Existen reportes de casos exitosos de pacientes adultos tratados con láser fraccionado ablativo, no ablativo y radiofrecuencia con microagujas. Sin embargo, en la infancia los datos son muy escasos.

Esquema de tratamiento

En una enfermedad como la AA resulta muy complicado establecer pautas homogéneas de tratamiento, ya que en general se prefiere optar por el mejor tratamiento de forma individualizada, en función de la gravedad de la afectación, la repercusión en la vida del paciente, la comorbilidad asociada y los tratamientos previos. En general, se prefiere un tratamiento escalonado y progresivo en cuanto a los riesgos (Algoritmo 10.2).

Algoritmo 10.2 Tratamiento de la alopecia areata en niños (Hospital Universitario Reina Sofía)

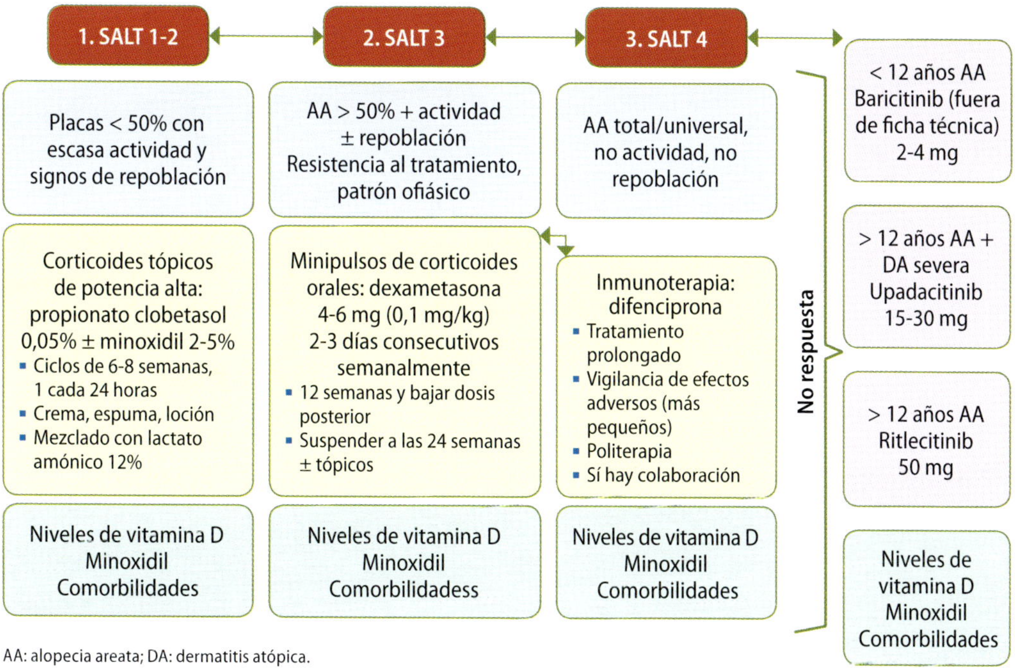

AA: alopecia areata; DA: dermatitis atópica.

Conceptos clave

- La alopecia areata (AA) es una alopecia autoinmune idiopática, mediada por linfocitos T y con un porcentaje de afectación entre el 27% y el 60% según las series en población menor de 20 años.
- La AA se asocia con frecuencia a otras patologías de tipo autoinmune como alteraciones tiroideas, vitiligo, dermatitis atópica, enfermedad celíaca, enfermedad inflamatoria intestinal o lupus eritematoso sistémico.
- La base del tratamiento de la AA son los corticoides tópicos y en minipulsos orales, la inmunoterapia y los nuevos inhibidores de JAK como baricitinib, upadacitinib y ritlecitinib. Además, es importante suplementar con vitamina D y minoxidil para dar velocidad a la obtención de resultados.

Bibliografía de consulta

Asfour L, Bokhari L, Bhoyrul B, Eisman S, Moussa A, Rees H, et al. Treatment of moderate-to-severe alopecia areata in pre-adolescent children with baricitinib. Br J Dermatol 2023; 189 (2): 248-50.

Barton VR, Toussi A, Awasthi S, Kiuru M. Treatment of pediatric alopecia areata: A systematic review. J Am Acad Dermatol 2022; 86 (6): 1318-34.

de Lusignan S, Alexander H, Broderick C, Dennis J, McGovern A, Feeney C, et al. Atopic dermatitis and risk of autoimmune conditions: Population-based cohort study. J Allergy Clin Immunol 2022; 150 (3): 709-13.

Starace M, Alessandrini AM, et al. Retrospective study correlating the clinical outcome of alopecia areata with specific prognostic factors. J Eur Acad Dermatol Venereol 2023; 37 (4): e499-e500.

Westerkam LL, McShane DB, Nieman EL, Morrell DS. Treatment Options for Alopecia Areata in Children and Adolescents. Paediatr Drugs 2024; 26 (3): 245-57.

11

Trastornos por arrancamiento

11.1 Tricosis compulsivas: tricotilomanía y otras

G. Lilian Contreras González • María Isabel García Rodríguez

La tricotilomanía es un trastorno obsesivo-compulsivo que se caracteriza por el arranque de cabello de forma repetitiva y por tiempo prolongado, más frecuentemente en áreas parietales y el vértex. Esto provoca áreas de alopecia no cicatricial; aunque predomina en la piel cabelluda, también hay casos en las pestañas, las cejas, el vello púbico y la barba, es decir, en cualquier área pilosa.

La tricotilomanía se encuentra incluida en la 5° edición del *Manual Diagnóstico y Estadístico de los Trastornos Mentales* (DSM-5). A menudo se inicia en la infancia, incluido el período de lactancia.

Etiología y fisiopatología

Se han informado altas tasas de tricotilomanía en familiares de primer grado de los pacientes afectados, así como altos índices de trastornos de ansiedad. Asimismo, se ha descrito el papel potencial de la proteína 3 asociada a SAP90/PSD-95 en la patogénesis, ya que se ha demostrado que la deleción del gen SAPAP3 de estas proteínas (componentes postsinápticos de las sinapsis excitadoras glutamatérgicas) se asocia a conductas similares de ansiedad. Algunos pacientes, además de manipular el pelo arrancado, pueden masticarlo o ingerirlo (tricofagia), con riesgo de producir tricobezoar (bola de pelo en la luz del tubo digestivo). Las conductas comórbidas pueden incluir trastorno de excoriación, onicofagia, trastornos alimentarios o incluso consumo de sustancias.

Epidemiología

Se ha observado una prevalencia del 1%-3% en la población general, con predominancia en adultos del sexo femenino; no existen estudios que muestren predominancia de sexo durante la infancia. La tricotilomanía en edad pediátrica se observa frecuentemente entre los 9-13 años de edad, aunque existen casos reportados en lactantes, en quienes suele acompañarse de tricofagia.

Clínica

El hallazgo más frecuente para el diagnóstico de tricotilomanía es observar pelos de características terminales, irregularmente rotos y con longitud variable, ubicados en áreas como parches irregulares de formas abigarradas, circundados de pelo con densidad normal. La zona afectada no presenta signos de inflamación ni áreas cicatriciales, y el paciente suele negar el hábito de arrancar el cabello.

Otros tipos de compulsiones asociadas al pelo o consideradas como variantes de tricotilomanía son la tricoteiromanía, la cual consiste en frotar de forma compulsiva la cabeza, cuyos hallazgos tricoscópicos incluyen fractura de los tallos del cabello, tricorrexis nudosa proximal y "pelos de escoba", que son tallos de cabellos rotos y divididos longitudinalmente en dos o tres partes. Como la tricoteiromanía suele asociarse a la sequedad de la piel y condiciones de picazón (p. ej., el liquen simple crónico), clínicamente podemos observar parches irregulares únicos o múltiples de alopecia con descamación, liquenificación y rotura del cabello.

La tricotemnomanía consiste en el hábito compulsivo de cortar o rasurar el pelo, que en ocasiones se lleva a cabo también en las cejas. El examen tricoscópico puede mostrar pelos cortos, rotos, no vellosos, que no presentan disminución de la densidad folicular, pelos con signos de exclamación, puntos amarillos o puntos negros.

La tricorrexomanía, también conocida como tricocriptomanía, consiste en cortar el cabello con las uñas en forma compulsiva. Por otro lado, la plica neuropática o polaca consiste en cabello que no es peinado y se apelotona y anuda, formando una masa informe, olorosa y compacta o pegajosa. En estas situaciones, la capa protectora del cabello (cutícula) se daña y el córtex del pelo queda expuesto, lo que provoca un gran número de cabellos complicadamente enmarañados; debido a que el córtex posee un grado de humedad y es más pegajoso que la capa externa, los cabellos se adhieren entre sí y a pelos no afectados. Esto se previene con un adecuado manejo del cabello e higiene. El tratamiento consiste en el corte del pelo afectado.

La tricodaganomanía es el hábito obsesivo de morder el cabello o mantenerlo en la boca, muy asociado a momentos de ansiedad, lo que provoca la caída del pelo que se alcanza a morder por estar en las zonas accesibles.

La tricofobia consiste en arrancar el cabello con la intención de desprender "algo" de las raíces. Por último, la manía telógena consiste en ataques obsesivo-compulsivos de cepillado tan intenso y frecuente que llega a producir ruptura o desprendimiento del pelo.

Métodos diagnósticos

El interrogatorio bien dirigido y la exploración física nos hacen sospechar el diagnóstico, sin embargo, el examen dermatoscópico del pelo (tricoscopia) es la herramienta no invasiva más útil, ya que nos permite el reconocimiento de estructuras no identificadas a simple vista. Definitivamente mejora la calidad de atención del paciente, ya que reduce la necesidad de toma de biopsia, lo que tiene una especial relevancia en niños.

Los hallazgos tricoscópicos revelan:

- Tallos del cabello anormales con puntas deshilachadas o pelo en escoba (Figura 11.1.1).
- Pelos en forma de gancho (Figura 11.1.2), que toman esa forma al encontrarse parcialmente enrollados ya que se contraen hacia el pelo fijo al cuero cabelludo después de que la zona distal ha sido desprendida, siendo este hallazgo altamente específico de tricotilomanía.
- Pelos en forma de llama, los cuales se observan hasta en un 25% de los casos; son cabellos semitransparentes con forma de cono ondulado, producido por el importante tirón mecánico.
- Pelos en forma de "V" y pelos en forma de "Y" (*v.* Figura 11.1.1), que justo se fragmentan en esta forma al ser traccionados (Figura 11.1.3).
- Puntos negros (*v.* Figura 11.1.2) e irregulares que corresponden a fragmentos de pelo cadaverizados, los cuales permanecen dentro de las aberturas foliculares.
- Pelos en forma de tulipán (*v.* Figura 11.1.1) producidos por la ruptura del tallo que se fractura en diagonal; se observan hasta en un 50% de los casos.

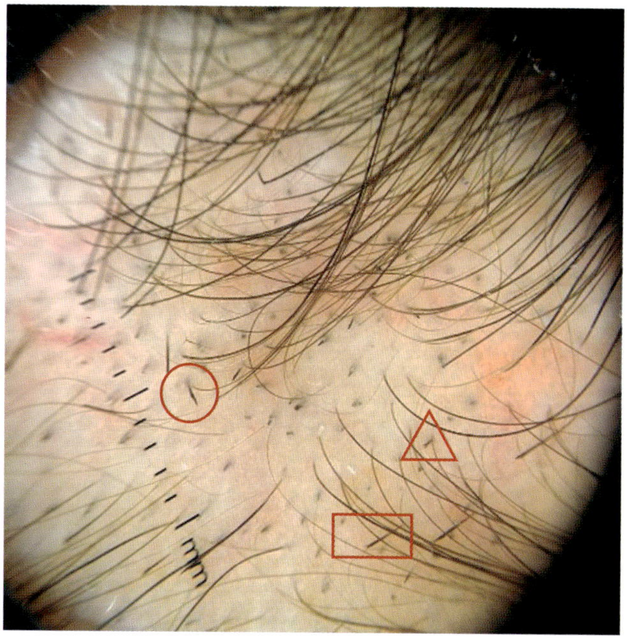

Figura 11.1.1 Signos de pelo en tulipán (*círculo*), pelo en escoba (*rectángulo*) y pelo en "Y" (*triángulo*).

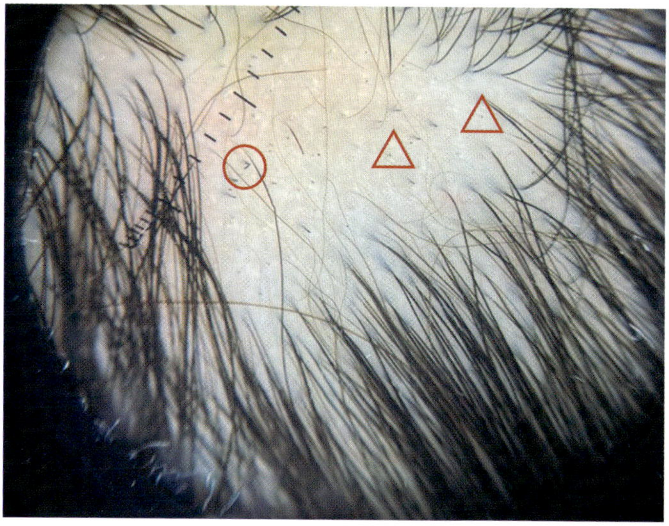

Figura 11.1.2 Signos de pelo en gancho (*círculo*) y puntos negros (*triángulos*).

Tratamiento

La tricotilomanía es una enfermedad psiquiátrica, crónica y con fluctuaciones en intensidad, que suele ser diagnosticada por los dermatólogos y requiere del tratamiento conjunto con el área de salud mental (Figuras 11.1.4-11.1.8).

La terapia cognitivo-conductual se debe considerar como tratamiento de primera línea en la edad pediátrica, ya que generalmente se obtienen beneficios significativos. En los niños de edad preescolar se considera como un trastorno de hábito que se espera que desaparezca con

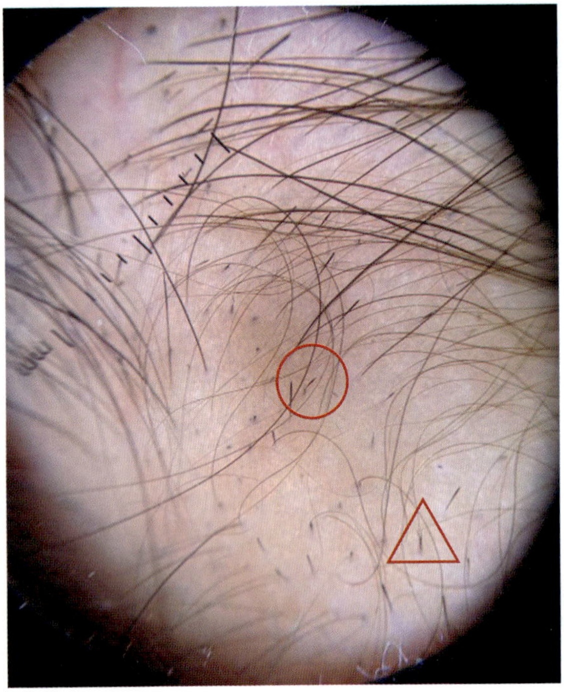

Figura 11.1.3 Signo de admiración (*círculo*) y pelo en "Y" (*triángulo*).

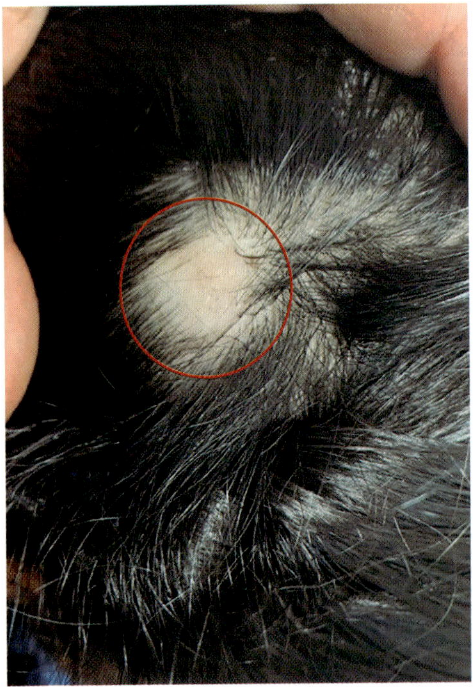

Figura 11.1.4 Placa de alopecia por tricotilomanía (*círculo*) con periferia de pelo sano terminal.

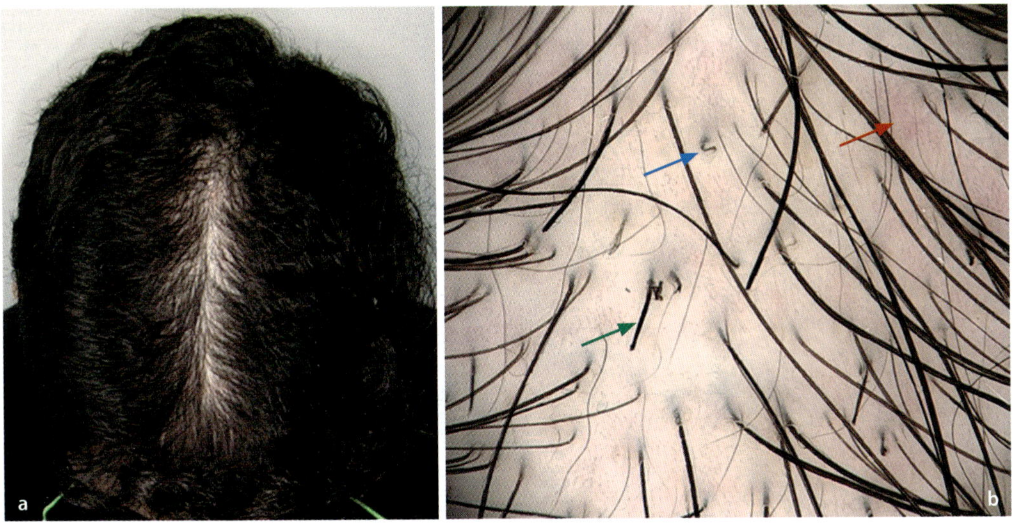

Figura 11.1.5 a Paciente masculino de 16 años con dermatitis seborreica y disminución de densidad en región sagital secundario a tricotilomania agregada. **b** Imagen tricoscópica 20x con líquido de inmersión. Nótese la presencia de pelos en flama (*flecha azul*), pelos cortados a diferentes niveles (*flecha verde*) y patrón vascular en "flor de cerezo" (*flecha roja*). (Cortesía del Dr. Luis E. Sánchez Dueñas).

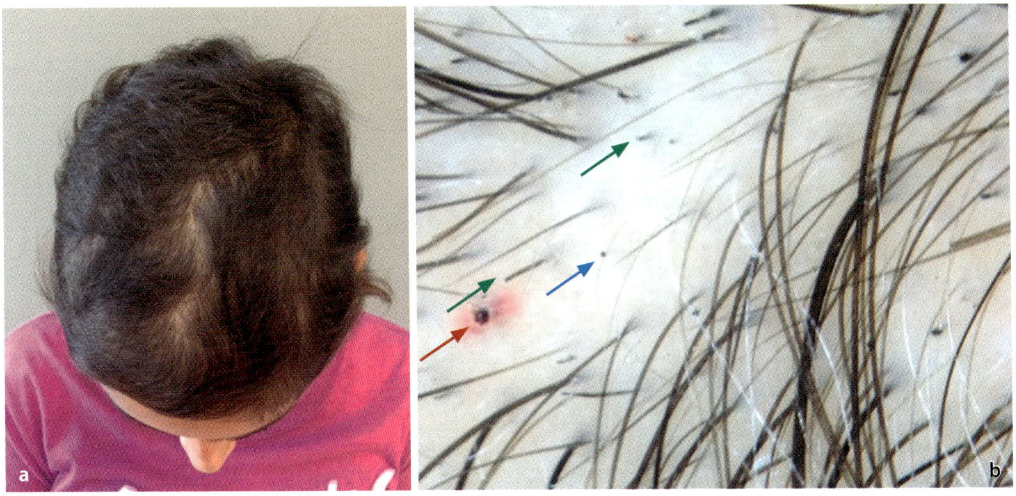

Figura 11.1.6 a Paciente femenina de 9 años con alopecia en parches de formas irregulares extendidos en la zona sagital. **b** Imagen tricoscópica 10x en seco. Nótese la presencia de puntos negros (*flecha azul*), pelos cortados a diferentes niveles (*flechas verdes*) y eritema perifolicular por traumatismo local (*flecha roja*). (Cortesía del Dr. Luis E. Sánchez Dueñas).

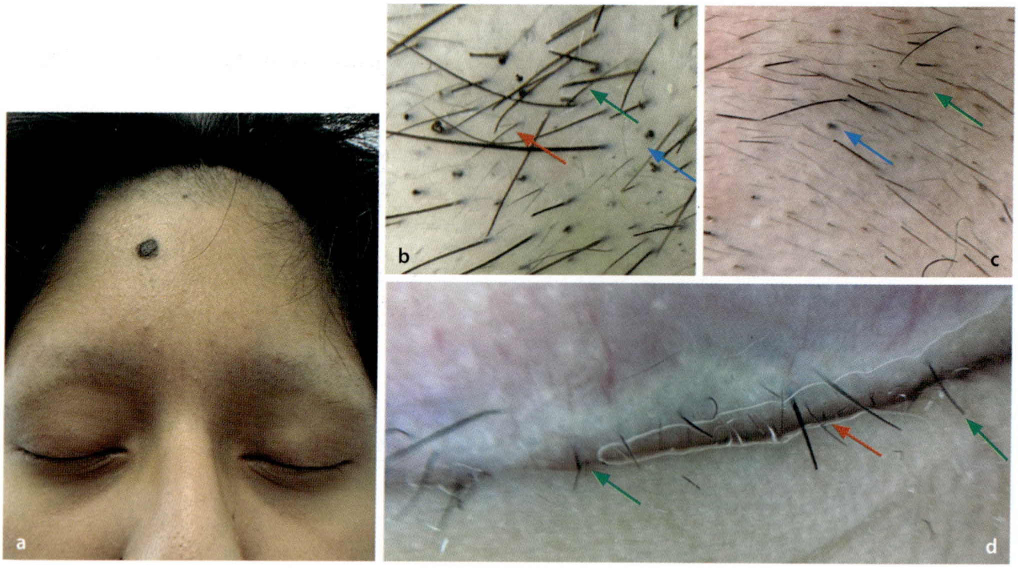

Figura 11.1.7 a Paciente femenina de 15 años con tricotilomania múltiple. Imágenes tricoscópicas 10x de piel cabelluda (b), cejas (c) y pestañas (d). Nótese la presencia de puntos negros (*flechas azules*), pelos cortados a diferentes niveles (*flechas verdes*) y pelos en recrecimiento (*flecha rojas*). (Cortesía del Dr. Luis E. Sánchez Dueñas).

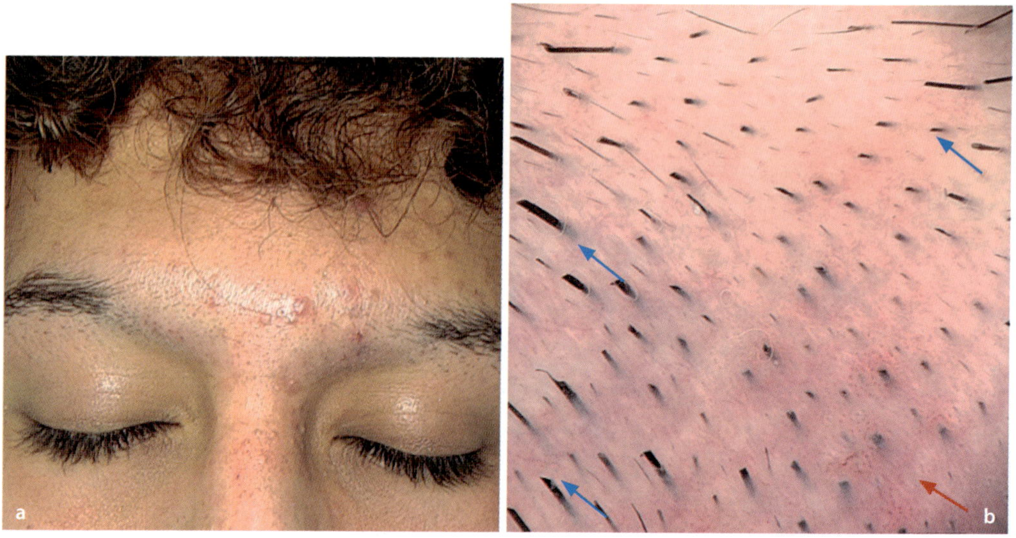

Figura 11.1.8 a Paciente masculino de 17 años con tricotemnomania de cejas. b Imagen tricoscópica 20x con pelos cortados (corte fino) a diferentes niveles (*flechas azules*), vasos puntiformes sobre áreas rojizas secundarias al trauma local con máquina de rasurado (*flecha roja*). (Cortesía del Dr. Luis E. Sánchez Dueñas).

el apoyo de los padres, mientras que en los adolescentes el enfoque conductual combinado con farmacoterapia ofrece más beneficios clínicos.

En la tricotilomanía en niños se considera el tratamiento farmacológico en los casos de condición psiquiátrica comórbida o síntomas obsesivo-compulsivos, falta de respuesta a la terapia cognitivo-conductual después de al menos un mes de tratamiento, pacientes con percepción deficiente que interfiera con la terapia cognitiva o en casos de deterioro conductual grave.

Se ha utilizado la sertralina y fluoxetina para el manejo de la ansiedad que lleva a la tricotilomanía. La clomipramina ha demostrado ser eficaz, pero en edad pediátrica no se considera un fármaco de primera línea.

La N-acetilcisteína como agente glutamatérgico (modulador de la acción del ácido glutámico útil como tratamiento en varias psicodermatosis) se considera eficaz, con evidencia sustancial en población pediátrica. La disminución de los niveles de glutamato, al ser el principal neurotransmisor excitador en el núcleo *accumbens*, explica la eficacia de este fármaco. Por otro lado, la olanzapina ha resultado ser otra opción de tratamiento, aunque se limita su uso en pacientes pediátricos ya que produce muchos efectos secundarios como disfunción metabólica y síntomas extrapiramidales.

La naltrexona, antagonista opioide muy estudiado para tricotilomanía, ha resultado eficaz en algunos casos. Por otro lado, el dronabinol es un agonista canabinoide que parece ofrecer beneficios al disminuir la citotoxicidad del glutamato en el cuerpo estriado, ya que a bajas dosis es bien tolerado y no presenta efectos nocivos sobre la cognición.

Finalmente, el trabajo en equipo entre las áreas de psiquiatría y dermatología, además de los servicios de apoyo y de los propios padres, son fundamentales en el éxito del tratamiento.

Conceptos clave

- Tener presente las tricosis compulsivas como la tricotilomanía y sus variantes (tricotemnomanía, tricorrexomanía, tricodaganomanía, entre otras) es imprescindible para poder diagnosticarlas.
- Identificar los hallazgos dermoscópicos de la tricotilomanía como principal tricosis compulsiva es determinante para identificar la patología. Dichos hallazgos son afortunadamente característicos y facilitan su diagnóstico.
- El abordaje para el tratamiento de las tricosis compulsivas deberá realizarse por las diversas especialidades para integrar un manejo adecuado.

Bibliografía de consulta

Elmas ÖF, Metin MS. Trichoscopic findings of trichotillomania: new observations. Postępy Dermatologii I Alergologii 2020; 37 (3): 340-5.

Martín JM, Montesinos E, Cordero P, González V, Ramón D. Trichoscopy features of trichotillomania. Pediatric Dermatology 2019; 36 (2): 265-7.

Melo DF, Lima CDS, Piraccini BM, Tosti A. Trichotillomania: What do we know so far? Skin Appendage Disorders 2021; 8 (1): 1-7.

Torales J, Diáz NR, Ventriglio A, Castaldelli-Maia JM, Barrios IDG, García O, et al. Hair-pulling disorder (Trichotillomania): Etiopathogenesis, diagnosis and treatment in a nutshell. Dermatologic Therapy 2020; 34 (1).

11.2 Alopecia traccional

G. Lilian Contreras González • María Isabel García Rodríguez

La alopecia traccional (AT) es la pérdida de pelo parcial o permanente por técnicas de peinado que ocasionan una excesiva tensión en el cabello. Se asocia con la cultura, la religión, la ocupación, las actividades recreativas y las modas en peinados.

Fisiopatología

En la AT se cae el pelo por su tracción frecuente, lo que ocasiona un daño mecánico en la raíz del cabello, así como en la papila dérmica que alberga las células madre para el nuevo pelo; dependiendo del daño será la pérdida permanente o temporal.

Se suman a la tracción los daños químicos con alisados, permanentes, calor de secadoras y planchas, procesos que producen el debilitamiento del tallo y ocasionan ruptura y fragilidad. Aunque los alisadores no son la causa principal de AT, sí influyen al combinarse con los peinados apretados, lo que aumenta las posibilidades de tener mayor alopecia en comparación con los pacientes que usan peinados traccionales y pelo al natural.

En estudios recientes se observó que un fenotipo de pelo específico se asocia con un mayor riesgo de desarrollar AT debido a la bioquímica y estructura de los diferentes tipos de patrones de pelo. La AT se presenta en todos los orígenes étnicos, con predominancia en aquellas personas que poseen rizos apretados y, con mayor frecuencia, en la raza negra. La AT puede ser difusa y es más frecuente en la piel cabelluda del área frontotemporal, aunque también se puede presentar en otras zonas del cuero cabelludo ocasionado por extensiones.

Epidemiología

La AT se presenta más en niñas que en niños y es más común en poblaciones afroamericanas y africanas. En estudios escolares en afroamericanos se evidenció AT en el 17,1% de las niñas y en el 0% de los niños, aunque con la edad este porcentaje fue aumentando hasta el 21,7% en niñas y el 21,5% en niños, ambos de 17 años (Figura 11.2.1).

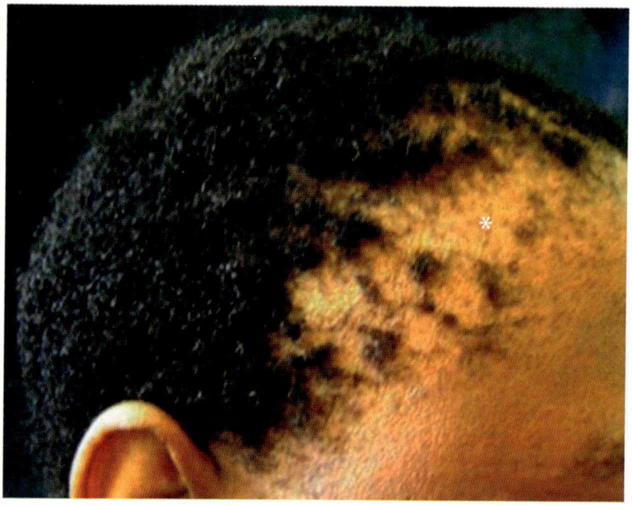

Figura 11.2.1 Alopecia crónica por tracción por trenzas y alisados (*). (Tomado de: Khumalo NP, Jessop S, Gumedze F, Ehrlich R. Peluquería y prevalencia de enfermedades del cuero cabelludo en adultos africanos. Br J Dermatol 2007; 157 [5]: 981-8).

Los peinados que más frecuentemente se reportaban en el estudio eran la cola de caballo (Figura 11.2.2), los planchados, las trenzas, las extensiones, los alisadores químicos (que reorganizan irreversiblemente los enlaces de hidrógeno/disulfuro con emulsiones de hidróxido de sodio, potasio, litio y guaninas, lo que compromete la tracción del pelo y ocasiona su rotura), las rastas (*dreadlocks*) o giros, los tejidos pegados y los tejidos cocidos.

Los peinados dependen de la edad y la cultura, y es una decisión de los padres el cómo se peinan los niños. Suelen usarse alisadores para prolongar los peinados y el trenzado, que puede durar de 2-4 semanas y hasta 8 semanas en algunos casos. Esto ocasiona que la alopecia sea aún mayor por la fractura y la tracción. En comparación con las coletas, estas son una alternativa en tiempo y duración, y provocan una caída menor y menos agresiva, ya que es más fácil espaciar su frecuencia y además pueden utilizarse más holgadas.

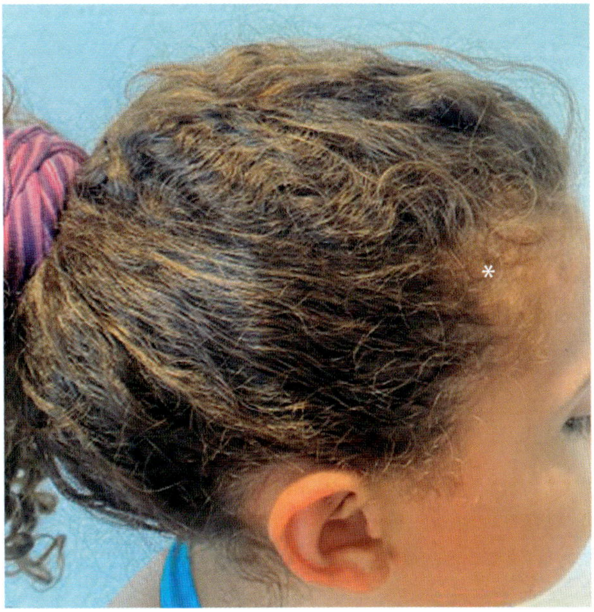

Figura 11.2.2 Alopecia traccional frontal en niña por peinado con cola de caballo (*).

Clínica

Es importante la historia clínica de los antecedentes de peinados, químicos, extensiones, plancha, gorros de natación u otros, cascos, turbantes, por períodos cortos o largos, ya que la presentación de AT puede ser abrupta y grave o seguir un curso más gradual (Tabla 11.2.1).

Las pautas para establecer el diagnóstico son el signo del margen, que describe la presencia de pelos retenidos a lo largo del borde frontal o temporal, y es un hallazgo que se observa tanto en la AT temprana como tardía; también existe una disminución en la densidad del cabello en áreas de máxima tensión, descamación, eritema perifolicular, cabellos rotos y formación de tiendas de campaña (*tenting*).

También se observa el signo de la franja, que corresponde a una zona inmediatamente anterior al área de la alopecia, con presencia de pelos terminales más cortos. El *tenting* describe la aparición de piel elevada perifolicular cuando se tira del cabello con fuerza y es un signo de una práctica dolorosa. Los signos de AT en etapa tardía se caracterizan por el abandono

Tabla 11.2.1 Resumen de peinados y técnicas asociados a la alopecia traccional*

Peinado	Técnica de peinado/notas
Coletas	El cabello se junta y se ata hacia atrás con una banda elástica (las bandas de seda pueden causar menos tensión), con el cabello tirado sin envolver. Se puede observar un mayor riesgo de AT en técnicas muy ajustadas y con cabello pesado y grueso, o con la adición de extensiones.
Moños/nudos	El cabello se tira y se retuerce/envuelve en una bola con una banda elástica. Se puede observar un mayor riesgo de AT en técnicas muy ajustadas y con cabello pesado y grueso, o con la adición de extensiones.
Turbante	En los niños sij, el cabello se ata en un nudo apretado y se envuelve una bufanda apretada alrededor de la cabeza. En las mujeres musulmanas turcas, el turbante de dos capas implica una primera capa colocada firmemente y luego una bufanda envuelta alrededor de la cabeza.
Trenzas	Secciones pequeñas o grandes de cabello que se entretejen con o sin extensión/tejido.
Trenzas de maíz	Sección pequeña o grande de cabello entrelazado que se adhiere al cuero cabelludo en patrones lineales.
Extensiones/tejidos	Pegado o cosido de cabello sintético o real. Las extensiones se pueden alisar, rizar y trenzar.
Giros	Cabello seccionado con torsión de mechones; se puede seguir torciendo dos mechones torcidos alrededor de otro. Los estilos más sueltos se logran más fácilmente sin comprometer el resultado estético.
Rastas (*dreadlocks*)	El cabello se secciona y cada sección se peina distalmente hacia el cuero cabelludo (rizado), se anuda y se asegura con bandas elásticas; luego, se retuerce o enrolla.
Relajante químico	Aplicación de un relajante químico (emulsiones de hidróxido de sodio, potasio, litio y guanina) que alisa el cabello de forma irreversible.
Relajante térmico/ prensado/peine caliente	Aplicación de calor para alisar el tallo del cabello con peines o placas metálicos calientes (planchas, rizadores); reversible con la exposición al agua.
Rizador en S/ rizador Jheri/ texturizador	Relajante suave de los rizos naturales; luego, el cabello se envuelve con pequeños rodillos y varillas. Típicamente asociado con peinados más sueltos que involucran una tensión/tracción mínima.
Permanente (usada indistintamente con otra terminología)	Tratamiento químico que da como resultado una onda o rizo permanente al cabello natural. Las permanentes alcalinas y ácidas hacen que el cabello liso sea rizado, en contraste con una permanente alisadora que usa productos químicos para relajar el cabello rizado y lograr un cabello liso o rizos más sueltos. La permanente se puede usar indistintamente con cabello químicamente relajado.
Pelucas	El cabello natural se peina plano contra el cuero cabelludo y luego se coloca una gorra de peluca que puede ser de nailon, algodón o satén, que se adhiere al cuero cabelludo. El nailon y el algodón tienen mayor riesgo que el satén de producir AT.

AT: alopecia traccional.
* Esta tabla no es exhaustiva y solo incluye algunos de los peinados y técnicas de peinado más comunes.

folicular y la cicatrización. No existe afectación de cejas, pestañas, uñas ni del vello corporal. El diagnóstico diferencial de AT está constituido por la alopecia triangular temporal, alopecia areata, tricotilomanía y *tinea capitis*.

Método diagnóstico

Se utiliza la tricoscopia, ya sea con el dermatoscopio manual o digital. La dermatoscopia nos puede ayudar a diferenciar las distintas causas de alopecia. Los cilindros de pelo blanco son un hallazgo constante en la AT (Figura 11.2.3). Estos moldes de pelos son cilindros móviles de color blanco grisáceo de 2-7 mm de largo que se envuelven alrededor del eje proximal del cabello que rodea las áreas bajo tensión, y representan las vainas radiculares internas y

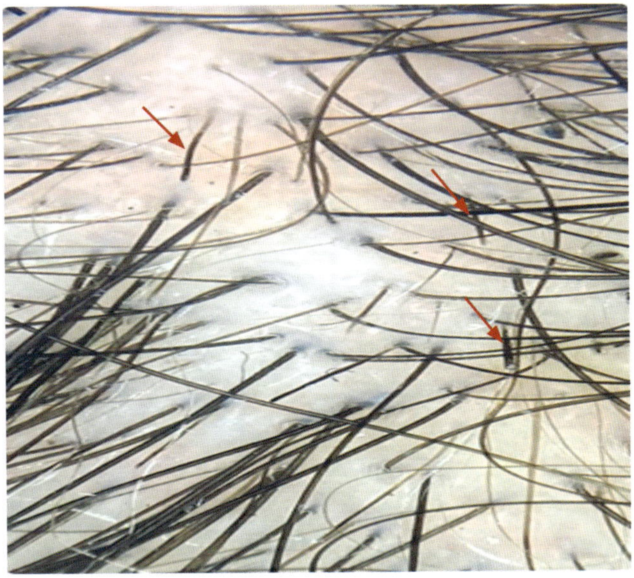

Figura 11.2.3 Pelo cortado por liga y pelos de distintos tamaños (*flechas*).

externas. Estos moldes no son específicos de la AT, también se presentan en la dermatitis seborreica, la psoriasis de cuero cabelludo y las liendres.

El signo de Flambeau es un signo reconocido con menos frecuencia y se describe como múltiples huellas lineales blancas sobre la piel cabelluda en la base del tallo del pelo terminal. Estas huellas lineales, con el tallo del pelo en un extremo, dieron la apariencia de una llama o antorcha encendida. Este signo es más frecuente en fenotipos más pigmentados. Otros hallazgos incluyen puntos blancos (*v.* Figura 11.2.3), que son la pérdida del folículo, la miniaturización del pelo y la disminución de su densidad (Figura 11.2.4 a).

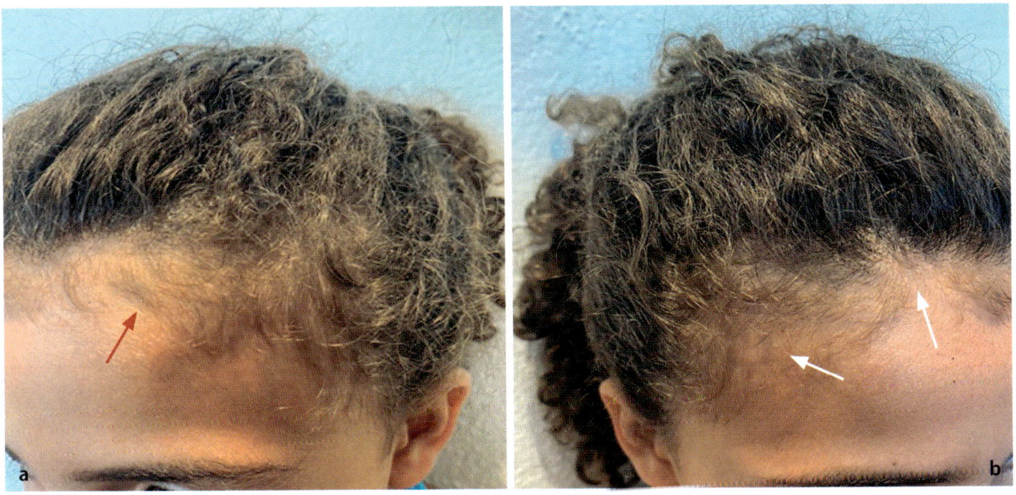

Figuras 11.2.4 Se observa la AT en la zona frontal y temporal (*flecha roja*) (a) y pelos vellosos por la tracción de la liga (*flechas blancas*) (b).

Tanto en la AT temprana como tardía vamos a ver una reducción en la densidad del cabello (Figura 11.2.4 b), pelos vellosos y folículos vacíos; sin embargo, en la AT temprana son más comunes los vellos, el eritema perifolicular, los pelos de distintos tamaños (Figura 11.2.5) y los puntos negros (Figuras 11.2.6 y 11.2.7). Es más común en la AT tardía la pérdida de la apertura folicular.

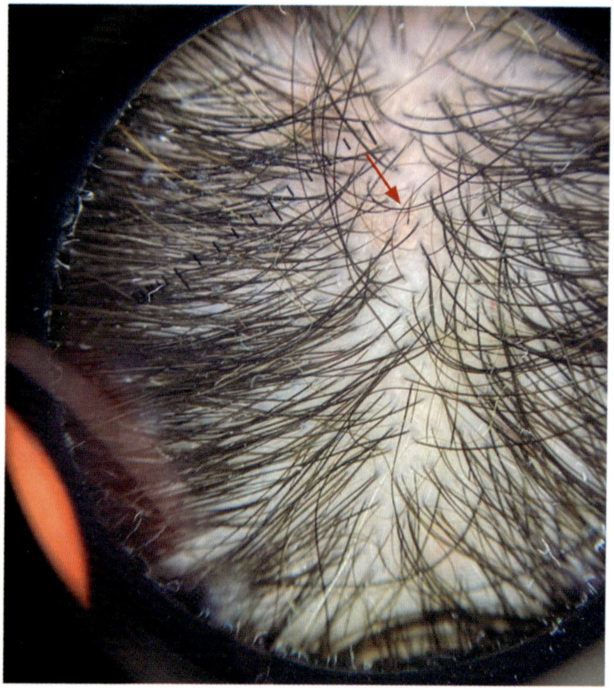

Figura 11.2.5 Se observan cabellos rotos de distintos tamaños (*flecha*).

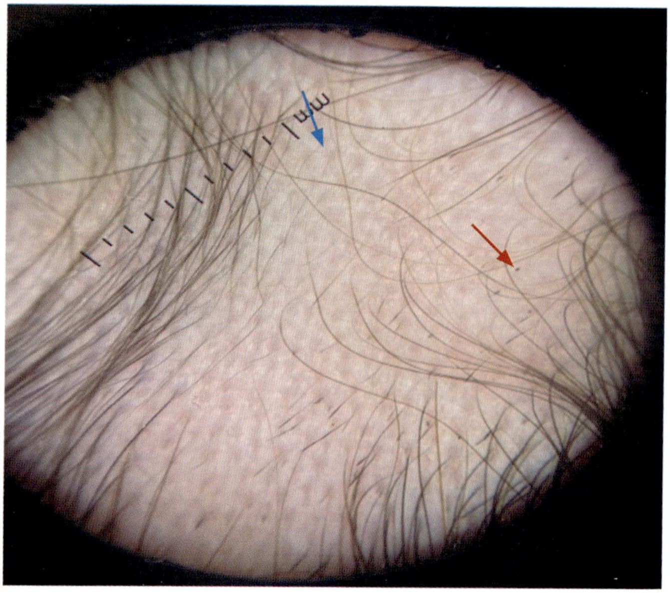

Figura 11.2.6 Pelos vellosos, miniaturización de pelos (*flecha azul*) y puntos negros en zona frontal por TA (*flecha roja*).

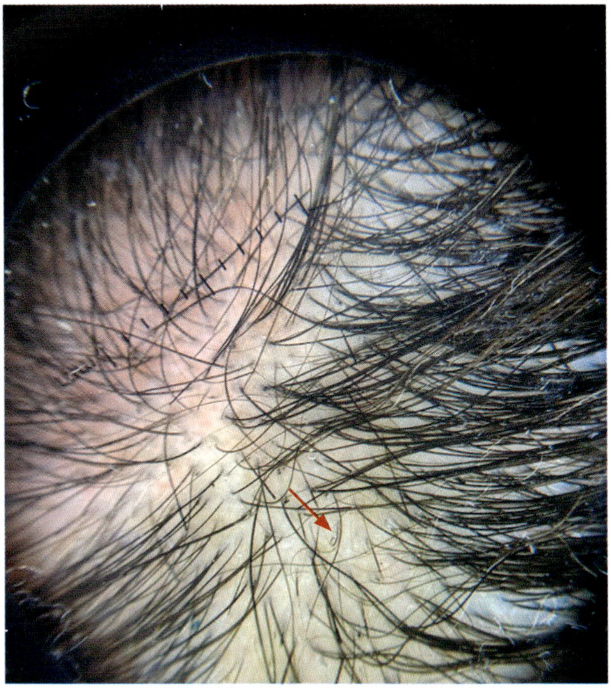

Figura 11.2.7 Se observan pelos circulares (*flecha*).

La biopsia de piel no se requiere en la AT, ya que es un diagnóstico clínico; solo en casos difíciles puede ser necesaria. En las primeras etapas de AT encontraremos una disminución de la densidad del cabello terminal, cabello velloso preservado, inflamación perifolicular leve o nula y glándulas sebáceas preservadas. En etapas posteriores se presenta fibrosis, disminución de la densidad del cabello terminal, pérdida folicular y glándulas sebáceas preservadas. Es importante mencionar que la preservación de las glándulas sebáceas a pesar de la fibrosis distingue la AT.

Tratamiento

El tratamiento más importante es la detección y prevención sobre todo en la niñez, ya que puede ser reversible. Se debe dar asesoría acerca de los peinados que presentan los pacientes, y es importante advertir signos de alarma como el dolor persistente (que dura más de 24 horas), las cefaleas, el malestar y el prurito, que tienen un mayor riesgo de desarrollar AT. Ante la presencia de dolor persistente en el peinado, este debe retirarse y no volver a hacerse.

Otros signos clínicos por el exceso de tensión son la presencia de formación de *tenting* (la piel se levanta con el pelo como una tienda de campaña), foliculitis, descamación, eritema perifolicular y yesos capilares; al identificar estos síntomas se podrán cambiar los peinados por otros que no ocasionen AT.

Los tratamientos de AT en niños consisten en abordar la inflamación y fomentar el crecimiento del pelo. Lo principal, es cambiar los hábitos del manejo del pelo con los peinados, turbantes, gorros, etc., que estén provocando la caída.

El uso de esteroides tópicos o triancinolona intralesional depende de la inflamación y de la gravedad de la foliculitis. El uso de antibióticos tópicos, como la mupirocina o clindamicina, es aconsejado casos leves; pero si la foliculitis es grave se pueden utilizar antibióticos orales, listados a continuación:

- Clindamicina oral de 20-40 mg/kg/día en 3-4 dosis, máximo 1,8 g/día por 10 semanas.
- Rifampicina 300 mg cada 12 horas vía oral por 10 semanas.
- Tetraciclinas, oxacilina y ácido fusídico en niños > 12 años.
- Isotretinoína 0,5 mg/kg/día vía oral por 7 meses, valorando la edad y severidad del paciente.

Para fomentar el crecimiento se aconseja:

- Minoxidil tópico al 5% 1-2 veces/día, en zonas con pérdida de pelo, valorando respuesta.
- Minoxidil oral de 0,01mg/kg/día, es decir, para un peso de 25 kg se darían 0,25 mg/día y > 40 kg una dosis de 0,4 mg/día, valorando severidad y el tiempo de respuesta del paciente.

Conceptos clave

- Utilizar peinados, gorros, turbantes, extensiones, coletas, etc., provoca una gran tracción en el cuero cabelludo del paciente, lo que ocasiona alopecia traccional.
- Las alopecias traccionales también tienen que ver con los grupos religiosos, étnicos, tradiciones y modas, por lo cual es más frecuente en ciertas poblaciones.
- Es importante identificar en la exploración clínica y la tricoscopia esta afección para así poder corregir la causa, valorar el daño e iniciar el tratamiento pertinente.

Bibliografía de consulta

Afifi L, Oparaugo NC, Hogeling M. Review of traction alopecia in the pediatric patient: Diagnosis, prevention, and management. Pediatric Dermatology 2021; 38 (S2): 42-8.

Domper LF, Redondo MB, Galván SV. Trichoscopy: An Update. Actas Dermo-sifiliográficas/Actas Dermo-sifiliográFicas 2023; 114 (4): T327-33.

Khumalo NP, Jessop S, Gumedze F, Ehrlich R. Hairdressing is associated with scalp disease in African schoolchildren. British Journal Of Dermatology/British Journal Of Dermatology, Supplement 2007; 157 (1): 106-10.

Pérez-Elizondo AD, Achenbach RE. Alopecia por tracción: identificación de un motivo de consulta en dermatología. Rev Argent Dermatol 2016; 97 (2): 5-8

Vañó S, Jaén P. Manual Práctico de Tricología #TricoHRC. 2º ed. Madrid: Autor-Editor, 2023.

IV

Alopecias cicatriciales primarias

12
Alopecias linfocíticas

12.1 Lupus eritematoso discoide

María del Mar Sáez de Ocariz • Luz Orozco Covarrubias

El lupus eritematoso es una enfermedad compleja con manifestaciones clínicas diversas y un curso variable. El lupus eritematoso cutáneo (LEC) se clasifica en agudo, subagudo, crónico e intermitente. Por su parte, el lupus eritematoso discoide (LED) es el subtipo más común de LEC crónico. En esta variedad, las lesiones cutáneas predominan en la cara, la piel cabelluda y los pabellones auriculares. Cuando el LED se presenta en la piel cabelluda puede dar lugar a una alopecia cicatricial linfocítica. El LED se limita principalmente a la piel; sin embargo, en algunos casos, puede progresar a lupus eritematoso sistémico (LES).

Fisiopatología

El LEC crónico es una enfermedad autoinmune y multifactorial, con una interacción compleja entre factores genéticos y ambientales. Algunos de los factores ambientales incluyen la radiación ultravioleta, los medicamentos, los pesticidas, el tabaco y posiblemente los virus.

Ciertas variaciones epigenéticas, como la desregulación de la expresión genética mediante la metilación del ácido desoxirribonucleico (ADN) o modificaciones en las histonas (causadas por estos factores ambientales), pueden "disparar" la activación de la inmunidad innata y adaptativa. Los genes que participan en la apoptosis, la migración de leucocitos, la vía del interferón (IFN) tipo 1, la cascada del complemento y la producción de anticuerpos son los más frecuentemente afectados.

En el LEC crónico, la apoptosis de los queratinocitos ha mostrado una fuerte correlación con la actividad de la enfermedad. El papel de los queratinocitos en el inicio y desarrollo de las lesiones del LEC involucra la regulación al alza de la producción del IFN tipo I y III. El IFN producido es capaz de activar la respuesta inmune tanto innata como adaptativa, con un papel central en la patogénesis. A diferencia del LES, el papel de los diversos autoanticuerpos y los factores hormonales no es tan claro en el LEC.

Epidemiología

El LED es muy raro en la población pediátrica y excepcional en los lactantes. Menos del 3% de los pacientes con LED desarrollan la enfermedad antes de los 10 años de edad. Aunque existen estudios que sugieren que en el LED en pacientes pediátricos no parece haber predominio de sexo, en un estudio multicéntrico de cohorte retrospectiva, que incluyó 438 pacientes, hubo un predominio del sexo femenino con una relación mujer-hombre de 2,6 : 1.

Afecta a personas de todas las razas y etnias, pero se ha observado una mayor incidencia y gravedad en personas de ascendencia africana, asiática y amerindia en comparación con personas de ascendencia europea. Cuando se diagnostica en adolescentes, se estima que la evolución de LED a LES es mayor que en los adultos, cercana al 26%.

Clínica

El LED aparece principalmente en zonas fotoexpuestas de la cabeza y el cuello. Puede ser localizado (80% de los casos) con lesiones en la cara, pabellones auriculares y piel cabelluda; o diseminado (20%) con lesiones por encima y debajo del cuello, con compromiso de las caras extensoras de antebrazos y manos. El LED diseminado, en especial si compromete el tronco, se asocia con un mayor riesgo de progresión a LES. Se presenta en forma de brotes, en especial en las épocas del año con mayor radiación solar. En cada brote pueden aparecer nuevas lesiones o reactivarse lesiones previas.

La manifestación inicial del LED es una placa anular, eritematosa y bien definida, de tamaño variable y con escamas foliculares adherentes que al removerse duelen y pueden sangrar, y descubren proyecciones queratósicas del tamaño del orificio folicular que dan lugar al signo del clavo de tapicero (Figura 12.1.1). Las lesiones se expanden con inflamación activa e hiperpigmentación hacia la periferia, y dejan atrofia central deprimida, cicatrización, telangiectasias e hipopigmentación, incluso de tipo vitiligoide.

La alopecia cicatricial es una característica clínica del LED en la piel cabelluda. En las fases tempranas la lesión típica se caracteriza por placas eritematoescamosas, infiltradas,

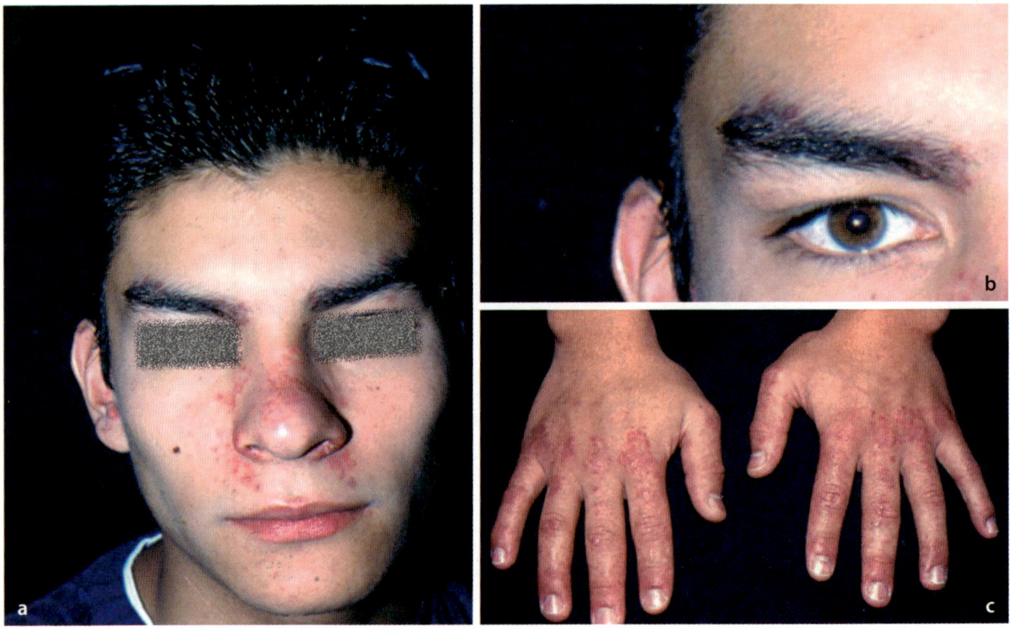

Figura 12.1.1 Adolescente con LED diseminado, con lesiones en la cara y en las extremidades superiores. a Se observa afección en cejas, nariz y pabellones auriculares con placas eritematoescamosas. b Acercamiento de las lesiones en las cejas. c Placas discoides en las manos.

bien circunscritas, con hiperqueratosis folicular adherente y algunos tapones de queratina (Figura 12.1.2 a). Posteriormente, las lesiones progresan hacia una placa blanco-marfil, escleroatrófica, lisa y deprimida. Esta alopecia cicatricial puede ser una manifestación única del LED o bien asociarse con lesiones de LED en otras localizaciones.

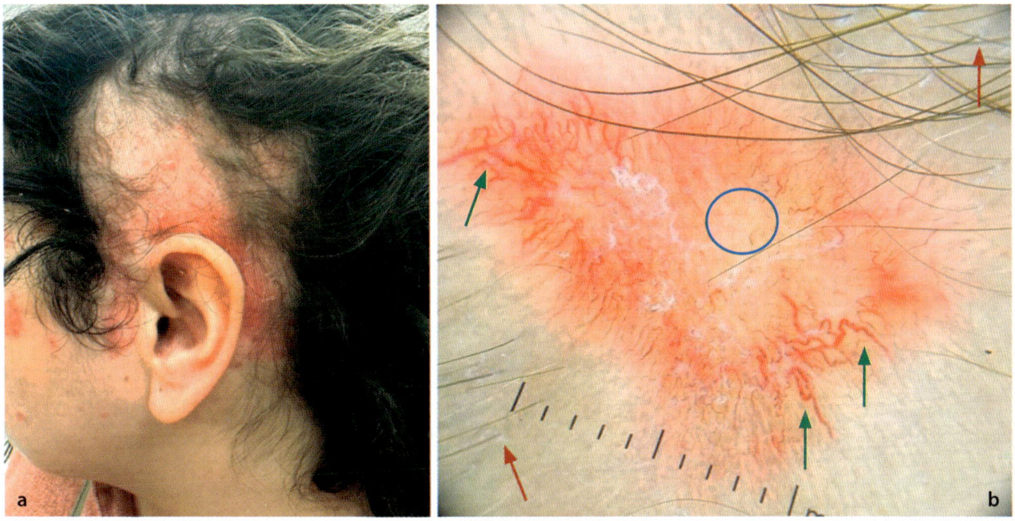

Figura 12.1.2 a Iconografía macroscópica de lupus discoide. **b** Hallazgos tricoscópicos de lupus discoide: ausencia de orificios foliculares, tapones córneos o puntos amarillos gigantes (*círculo azul*), hiperqueratosis perifolicular (*flechas rojas*) y patrones vasculares aberrantes: capilares gigantes, vasos arboriformes gruesos y telangiectasias finas (*flechas verdes*).

Métodos diagnósticos

Al evaluar un paciente con LED se debe realizar una historia clínica dirigida y un examen físico minucioso para detectar signos de posible enfermedad sistémica. El diagnóstico de LED es clínico, aunque en ocasiones puede requerir una biopsia para confirmar la sospecha.

Los hallazgos dermatoscópicos del LED en la piel cabelluda incluyen tapones foliculares queratósicos, ausencia de áreas blancas sin estructura, ausencia de orificios foliculares, descamación perifolicular y patrón vascular arborizante grueso (Figura 12.1.2 b); su prevalencia es más frecuente en pacientes con LED en la piel cabelluda que en otras localizaciones. En la Figura 12.1.3 se pueden observar las características dermatoscópicas de las diversas alopecias cicatriciales linfocíticas en las que está incluido el LED de la piel cabelluda.

En la histopatología los hallazgos principales son una dermatitis de interfaz, caracterizada por la agresión de los linfocitos a la unión dermoepidérmica, y la presencia de infiltrado inflamatorio linfocítico perivascular y perianexial (Figura 12.1.4). Como consecuencia, se agrega vacuolización de la capa basal y necrosis de queratinocitos en las capas inferiores de la epidermis, seguida por el engrosamiento de la membrana basal. Además se pueden encontrar depósitos de mucina en la dermis, de intensidad variable. En las lesiones completamente desarrolladas de LED, la hiperqueratosis, los tapones foliculares y la atrofia epidérmica son

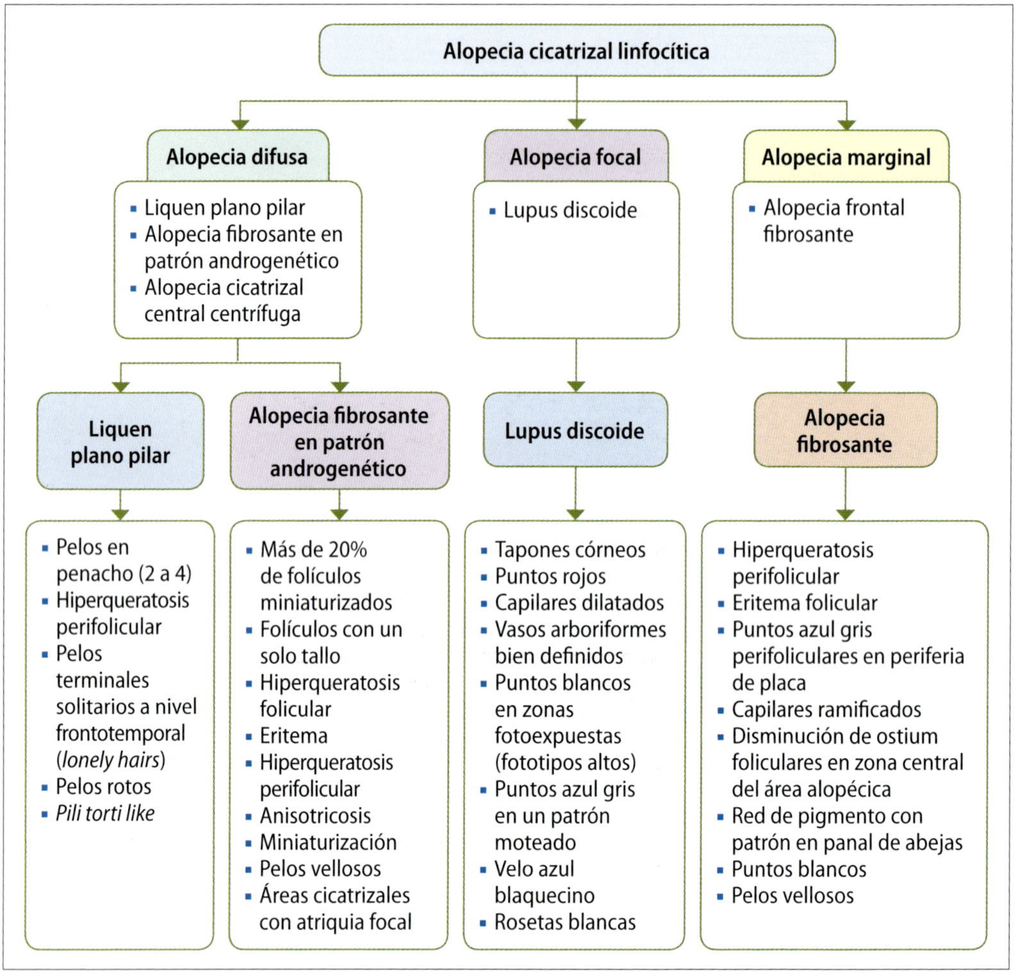

Figura 12.1.3 Hallazgos tricoscópicos de las alopecias cicatriciales linfocíticas.

muy evidentes. En la fase tardía y cicatricial se puede observar incontinencia del pigmento, vasodilatación, fibrosis dérmica y pérdida de los anexos. El engrosamiento de la membrana basal puede hacerse evidente con la tinción de ácido periódico de Schiff (PAS) (Figura 12.1.5), mientras que para la detección de mucina se pueden usar tinciones como hierro coloidal y azul alciano.

La inmunofluorescencia directa (IFD) de la piel lesional puede ser útil para establecer el diagnóstico de LEC cuando la histología de rutina es equívoca. En las lesiones activas de LED, la IFD de la piel lesional es positiva en la mayoría de los casos. El hallazgo más característico es el depósito de anticuerpos en la unión dermoepidérmica y alrededor de los folículos. Los depósitos son típicamente granulares y se componen de IgG o IgM.

La prueba de la banda lúpica se usa para detectar los depósitos de inmunoglobulinas y como complemento a lo largo de la unión dermoepidérmica en los pacientes con lupus eritematoso. Esta prueba permite distinguir el LES del LEC crónico, ya que en la variedad sistémica la

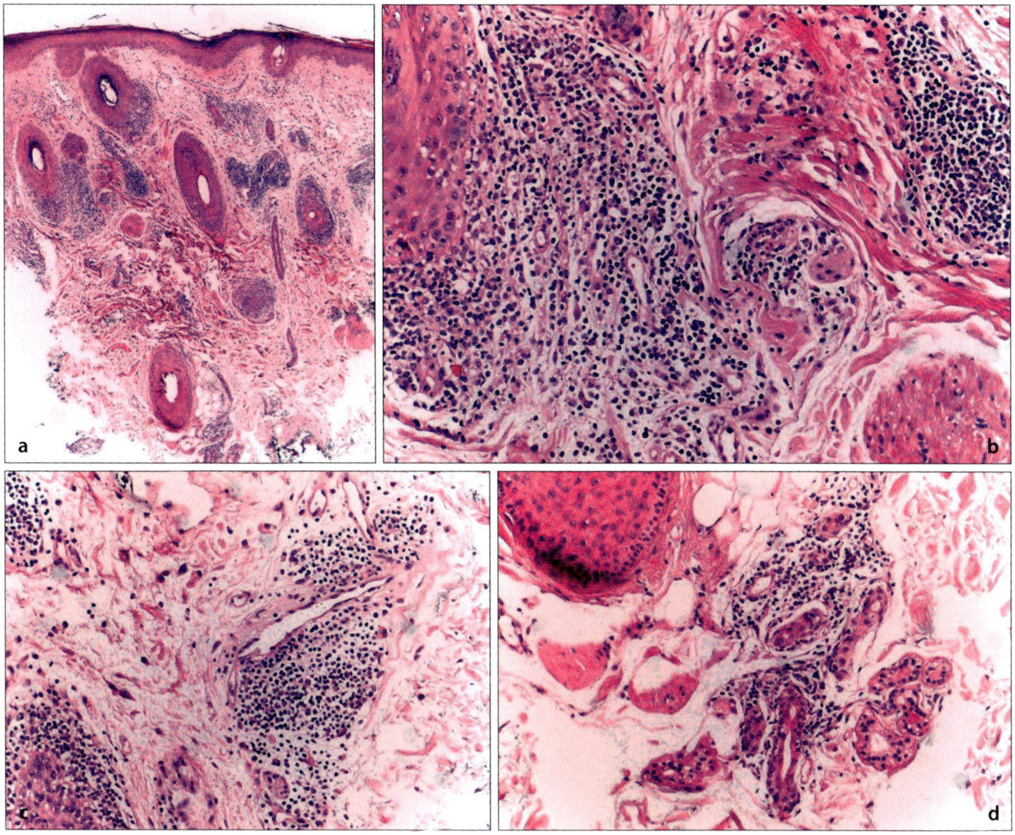

Figura 12.1.4 a Panorámica de histología de LED en la piel cabelluda, donde es evidente el infiltrado inflamatorio predominantemente perianexial. **b** Acercamiento del infiltrado inflamatorio linfocítico alrededor del folículo piloso. **c** Acercamiento del infiltrado inflamatorio perivascular. **d** Acercamiento del infiltrado inflamatorio periglandular. (Cortesía de la Dra. Sonia Toussaint Caire).

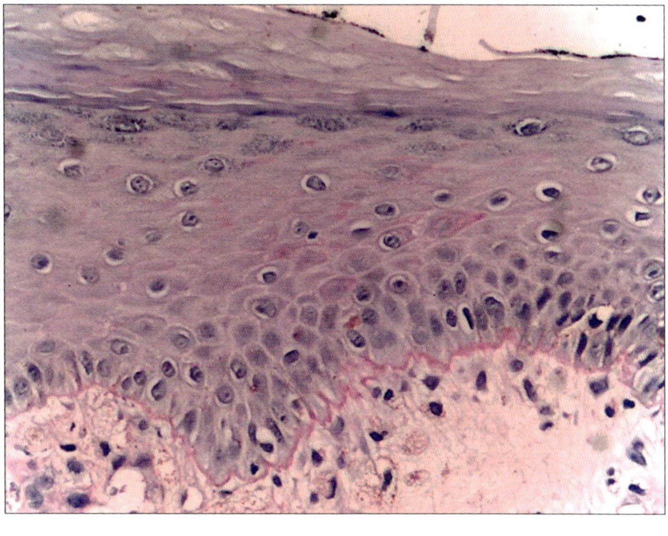

Figura 12.1.5 Con tinción de PAS se observa el engrosamiento de la membrana basal y la presencia de un queratinocito necrótico. (Cortesía de la Dra. Sonia Toussaint Caire).

banda lúpica es positiva en la piel afectada y no afectada, mientras que en la variedad cutánea solo la piel afectada es positiva. Las lesiones de LED ideales para la búsqueda de la banda lúpica son las localizadas en la cabeza y el cuello, y que han estado presentes por algunos meses. El diagnóstico diferencial del LED en la piel cabelluda incluye el liquen plano pilar, la *tinea capitis* y la alopecia cicatricial central centrífuga.

Tratamiento

En todos los casos se deben implementar medidas generales de fotoprotección (uso de ropa protectora y sombrero) y el uso de fotoprotectores. Se debe alentar el cese del tabaquismo en los adolescentes que fumen, ya que el tabaco puede interferir con la efectividad de los antipalúdicos y agravar el cuadro. Además, la suplementación con vitamina D en pacientes con insuficiencia o deficiencia podría ser benéfica para el control de la enfermedad. El uso de camuflaje cosmético y pelucas puede disimular las cicatrices y la alopecia, y mejorar la calidad de vida de los pacientes.

El tratamiento de primera línea incluye la fotoprotección en conjunto con esteroides tópicos o intralesionales, e inhibidores de calcineurina tópicos. Las lesiones de LED que no responden al tratamiento tópico o son muy diseminadas son candidatas al tratamiento sistémico.

Las exacerbaciones agudas de LED se deben tratar con esteroides tópicos ultrapotentes o de alta potencia. La mejoría se observa generalmente a las 2 semanas de tratamiento y este se puede suspender cuando el eritema y la escama desaparecen. Si la lesión es refractaria al tratamiento con esteroides tópicos potentes, se pueden utilizar de forma intralesional cada 3-4 semanas. Si no hay mejoría después de 2-3 inyecciones de esteroide intralesional, se debe utilizar algún tratamiento alternativo.

Los inhibidores tópicos de calcineurina se pueden utilizar como un sustituto de corticosteroides en casos que requieran tratamiento prolongado o con mayor riesgo de efectos secundarios. Los retinoides tópicos también se han usado con éxito en algunas series de casos.

Los antipalúdicos tienen un efecto inmunomodulador y se consideran la primera línea de tratamiento sistémico para el LED. Generalmente se utiliza hidroxicloroquina (preferida a la cloroquina por tener menores efectos adversos) con o sin quinacrina, que se añade si no hay mejoría solo con hidroxicloroquina.

Otras modalidades de tratamiento incluyen agentes inmunosupresores como metotrexato, micofenolato de mofetilo, azatioprina, inmunoglobulina intravenosa, ciclofosfamida o ciclosporina, pero se consideran de segunda línea cuando el LED ha sido refractario a otros tratamientos (Tabla 12.1.1).

Conceptos clave

- El lupus eritematoso discoide (LED) es la forma más común de lupus eritematoso cutáneo (LEC) crónico, pero su presentación es muy rara en los pacientes pediátricos.
- Cuando el LED se presenta en la piel cabelluda puede dar lugar a una alopecia cicatricial linfocítica.
- La fotoprotección y la eliminación del hábito tabáquico son fundamentales en el tratamiento del LED.

Tabla 12.1.1 Tratamiento del lupus eritematoso discoide (LED)

	Fármaco	Dosis	Duración
Tratamiento del brote y reagudizaciones			
3 lesiones o menos	Esteroide tópico ultrapotente +/- Acetónido de triamcinolona intralesional	1-2 veces/semana 10-12 mg/mL cada 4-8 semanas	Si no hay respuesta, añadir tratamiento sistémico
4 lesiones o más	Primera línea: hidroxicloroquina	4-6 mg/kg/día cada 12-24 horas	Mantener por 3-6 meses y evaluar disminuir a la dosis mínima efectiva
	Segunda línea: añadir quinacrina	Sin dosis pediátrica establecida para LED 0,5-0,8 mg/kg/día	6 meses y evaluar
	Tercera línea: inmunosupresores (metotrexato, micofenolato de mofetilo, azatioprina)	En caso de utilizarse, revisar la dosis pediátrica	
	Cuarta línea: dapsona, retinoides sistémicos, talidomida	En caso de utilizarse, revisar la dosis pediátrica	
Existe un reporte pediátrico con pulsos de metilprednisolona con resolución del LED en la piel cabelluda, sin progresión a alopecia cicatricial			
Tratamiento de mantenimiento			
2 brotes o menos al año	Tacrólimus al 0,1%	Cada 24 horas	Por tiempo indefinido
3 brotes o más al año	Mantener tratamiento sistémico	Ajustar a la dosis mínima efectiva e intensificar en épocas de mayor radiación solar	1-2 años
En todos los casos, utilizar medidas físicas de fotoprotección y no fumar			

Bibliografía de consulta

Ezeh N, Ardalan K, Buhr KA, Nguyen C, Al Ahmed O, Ardoin SP, et al. Cross-sectional characteristics of pediatric-onset discoid lupus erythematosus: Results of a multicenter, retrospective cohort study. J Am Acad Dermatol 2022; 87 (3): 559-66.

Fabbri P, Amato L, Chiarini C, Moretti S, Massi D. Scarring alopecia in discoid lupus erythematosus: a clinical, histopathologic and immunopathologic study. Lupus 2004; 13 (6): 455-62.

Miettunen PM, Bruecks A, Remington T. Dramatic response of scarring scalp discoid lupus erythematosus (DLE) to intravenous methylprednisolone, oral corticosteroids, and hydroxychloroquine in a 5-year-old child. Pediatr Dermatol 2009; 26 (3): 338-41.

Miot HA, Bartoli Miot LD, Haddad GR. Association between discoid lupus erythematosus and cigarette smoking. Dermatology 2005; 211 (2): 118-22.

Ürün YG, Ürün M, Danişman MŞ. Dermoscopic characteristics of cutaneous lupus erythematosus according to subtype, lesion location, lesion duration, and CLASI score. Dermatol Pract Concept 2024; 14 (1): e2024040.

12.2 Liquen plano pilar

María del Mar Sáez de Ocariz • Nora Ximena Ugalde Trejo

El liquen plano pilar (LPP) es una alopecia cicatricial linfocítica primaria rara, que se presenta como una alopecia permanente, irregular, difusa o en parches, con predominio de afección en el vértex o la región parietal, aunque también pueden verse afectadas otras áreas de la piel cabelluda. Se asocia con síntomas como tricodinia o piel cabelluda sensible. Se considera una variante del liquen plano pero sus características demográficas, predilección por sexo, evolución natural y opciones terapéuticas son muy diferentes.

Fisiopatología

La inmunidad celular parece jugar un papel predominante para desencadenar la expresión clínica del LPP. Se ha propuesto que la unión de agentes endógenos o exógenos (fármacos, virus o sustancias sensibilizantes) a los queratinocitos y el epitelio folicular podría iniciar una reacción inflamatoria mediada por células T. Después de este desencadenante inicial, los queratinocitos y las células de los folículos pilosos pueden actuar como traductores de señales, con la producción de citocinas y factores quimiotácticos para el inicio y mantenimiento de la inflamación.

Se ha demostrado que las células madre del promontorio folicular (CMPF), de la vaina del pelo y del infundíbulo folicular son la diana patogénica. Estas células madre del promontorio folicular están ubicadas en un nicho que es inmunológicamente privilegiado, lo que les confiere cierta protección inmunitaria. Ante la respuesta citotóxica autoinmune mediada por células T dirigida contra autoantígenos en el promontorio folicular, se produce una inflamación foliculocéntrica que desencadena la destrucción del folículo piloso, con la consecuente cicatrización progresiva y pérdida de las CMPF, y la caída irreversible del cabello.

Además, se ha propuesto como parte de la fisiopatología la interferencia en la comunicación entre el mesénquima del folículo piloso y el epitelio, así como alteraciones funcionales propias de la glándula sebácea. Por otro lado, con frecuencia se encuentran queratinocitos apoptóticos en los folículos, que se han relacionado con la sobrerregulación de p53 y Fas-Fas ligando.

Epidemiología

El LPP afecta principalmente a las mujeres entre los 40 y 70 años, y predomina en la raza blanca. El LPP es extremadamente raro en los niños y se ha reportado en el 11,7% de todos los casos pediátricos de liquen plano (mediante la revisión de series de casos de liquen plano con afección en la piel cabelluda); sin embargo, los estudios no reportan las características demográficas, los hallazgos clínicos o la respuesta al tratamiento de estos pacientes. A diferencia de los adultos, el LPP en los pacientes pediátricos parece predominar en el sexo masculino (7 : 10 casos) y en pacientes con etnicidad caucásica e hindú.

Clínica

En términos generales, se observan placas de alopecia con eritema folicular y descamación asociados. Las lesiones en la piel cabelluda pueden ser únicas o múltiples, focales o difusas, y ocurrir en cualquier localización. Los folículos pilosos alrededor de los márgenes de las placas alopécicas muestran eritema y escama perifolicular, en contraste con el lupus eritematoso discoide, donde los tapones foliculares se observan en el centro de la placa activa. Los síntomas de prurito, dolor, sensación urente y sensibilidad de la piel cabelluda pueden ser graves.

En los pacientes pediátricos se observan placas alopécicas con eritema y descamación perifolicular. Las placas se localizan en la región parietal u occipital de la piel cabelluda, tienen un crecimiento centrífugo y dejan áreas cicatriciales donde se pierden los orificios foliculares (Figura 12.2.1). En general, no se observan lesiones de liquen plano fuera de la piel cabelluda.

El síntoma clínico más frecuente en los pacientes pediátricos con LPP es el prurito, seguido por dolor y sensación urente. El prurito puede presentarse hasta en el 60% de los casos. Sin embargo, las placas alopécicas pueden ser asintomáticas y dificultar su diagnóstico diferencial con alopecia areata.

El LPP se caracteriza por tener una evolución lentamente progresiva y un curso recidivante, pero pueden existir casos fulminantes. El estadio final se caracteriza por la cicatrización residual por pérdida de los orificios foliculares.

En los adultos se han identificado tres variantes principales: el LPP de patrón clásico, la alopecia frontal fibrosante y el síndrome de Graham Little-Piccardi-Lassueur. Sin embargo, dado que el número de niños con LPP es muy escaso, esta distinción no se ha realizado para la población pediátrica. De cualquier modo, de manera resumida, se describirán estas variantes.

El LPP de patrón clásico afecta por igual a hombres y mujeres, con prevalencia entre los 50-60 años de edad. Se manifiesta inicialmente con eritema perifolicular pruriginoso seguido de pápulas purpúricas queratósicas distribuidas por toda la piel cabelluda, que se resuelven produciendo cicatrices atróficas eritematosas que confluyen formando placas alopécicas de distintos tamaños y formas. Su evolución es crónica; hay una pérdida extensa y rápida de cabello que puede progresar hasta afectar toda la piel cabelluda. La ulceración como complicación es excepcional.

Otras variantes de LPP descritas son:

- LPP difuso: se caracteriza por la pérdida de densidad capilar difusa en ausencia de placas definidas, acompañadas de eritema generalizado.
- LPP en placa única: consiste en una placa alopécica única de límites precisos, cuya localización más frecuente es la región del vértex.

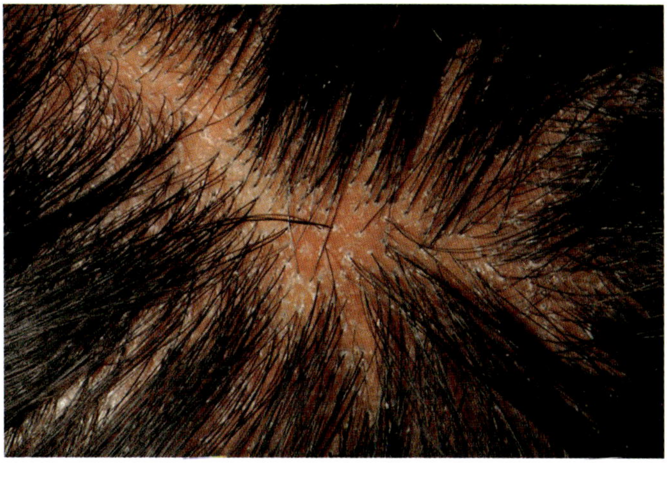

Figura 12.2.1 Iconografía macroscópica de LPP. Se observa la descamación perifolicular. El eritema no es tan evidente por el color de la piel del paciente. (Cortesía de la Dra. Megha Tollefson).

- LPP bitemporal: se caracteriza por una pérdida difusa de la densidad capilar en ambas regiones temporales, acompañadas de eritema difuso y sintomatología asociada como prurito o sensación urente.
- LPP posquirúrgico: se caracteriza por la pérdida de densidad capilar limitada al sitio quirúrgico, acompañada de prurito o sensación urente.

La alopecia frontal fibrosante es una forma de alopecia cicatricial que afecta fundamentalmente la línea de implantación del cabello y las cejas. Suele ocurrir en mujeres posmenopaúsicas, aunque también puede afectar a hombres y mujeres premenopaúsicas. Se caracteriza por la recesión simétrica y bilateral de la línea de implantación frontotemporal del cabello, y en ocasiones llega a extenderse a la región retroauricular sin que sea necesaria la continuidad entre esta región y la banda de alopecia frontal. La piel de la zona alopécica presenta cambios cicatriciales irreversibles en su superficie; se destaca una piel lisa, con pérdida de los orificios foliculares y una palidez uniforme, que contrasta con las regiones adyacentes en las que se observa la pigmentación propia del daño actínico crónico acorde a la edad del paciente. En la zona de transición entre ambas se puede apreciar eritema inter o perifolicular e hiperqueratosis folicular.

El síndrome de Graham Little-Piccardi-Lassueur fue descrito por primera vez en 1923 por los dermatólogos franceses Lassueur y Graham Little, y posteriormente estudiado en 1924 por el dermatólogo belga Piccardi. Es una condición poco común y su etiología exacta aún no se comprende por completo. Se caracteriza por: 1) alopecia cicatricial multifocal en la piel cabelluda; 2) alopecia no cicatricial en las axilas y el pubis; y 3) erupción liquenoide folicular en el tronco y los muslos. La edad media de presentación es de 30 a 70 años.

Métodos diagnósticos

El diagnóstico de LPP es clínico, tricoscópico e histopatológico. Dentro del examen clínico es relevante identificar la duración y progresión de la pérdida de cabello, cualquier factor desencadenante conocido y síntomas asociados a la patología capilar.

El estudio tricoscópico puede proporcionar información adicional que complementa el examen clínico y ayuda en el diagnóstico diferencial del LPP con otras alopecias (Tabla 12.2.1). Los hallazgos tricoscópicos que indican actividad inflamatoria son: hiperqueratosis perifolicular, eritema folicular y eritema difuso (áreas rojo lechosas y telangiectasias interfoliculares), punteado azul grisáceo y gránulos marrones (Figura 12.2.2). En el estadio final se observan pequeñas áreas blanquecinas de formas irregulares, sin orificios foliculares, denominadas puntos blancos fibróticos. Además, la tricoscopia es una herramienta útil para monitorear la progresión de la enfermedad, la respuesta al tratamiento a lo largo del tiempo y las entidades asociadas.

La biopsia está indicada en caso de duda diagnóstica para descartar otros diagnósticos diferenciales. Es muy importante realizar la biopsia en sitios de inflamación activa que se pueden determinar mediante la tricoscopia.

Los hallazgos histopatológicos del LPP varían con su progresión. En las etapas tempranas se observan tapones foliculares prominentes e infiltrado linfocítico en banda, que oscurece la interfaz entre el epitelio folicular y la dermis, fundamentalmente localizado alrededor del infundíbulo y el itsmo folicular, así como la ausencia de glándulas sebáceas. En la unión epitelioestromal puede haber vacuolas prominentes y disqueratosis con queratinocitos basales y necrosis individual (cuerpos citoides) (Figura 12.2.3). Conforme la enfermedad progresa, los

Tabla 12.2.1 Hallazgos tricoscópicos de los diagnósticos diferenciales del liquen plano pilar (LPP)

	Dermatitis seborreica	Lupus eritematoso discoide	Seudopelada de Brocq	Alopecia areata	Queratosis folicular espinulosa decalvante
Hallazgo diferencial clave	▪ Eritema más difuso ▪ La hiperqueratosis perifolicular puede generar confusión	▪ Pigmentación gris azulada interfolicular ▪ Telangiectasias arborizantes	▪ Placas alopécicas del color de la piel sin eritema o hiperqueratosis	▪ Puntos amarillos ▪ Signo de exclamación ▪ Pelos distróficos	▪ Pelos escasos ▪ Pápulas queratósicas prominentes
Diferencias tricoscópicas	▪ Hiperqueratosis perifolicular ▪ Descamación interfolicular amarillenta ▪ Telangiectasias interfoliculares	▪ Ausencia de orificios foliculares ▪ Puntos amarillos (tapones córneos) ▪ Hiperqueratosis perifolicular ▪ Patrón vascular tortuoso y dilatado (capilares gigantes, vasos arboriformes gruesos y telangiectasias finas) ▪ Puntos azul gris en un patrón moteado ▪ Velo azul blanquecino ▪ Rosetas blancas ▪ Puntos rojos (buen pronóstico)	▪ Placas alopécicas de bordes irregulares (patrón en "huellas en la nieve") ▪ Puntos blancos ▪ Pigmentación en panal ▪ Descamación perifolicular ▪ Ausencia de orificios foliculares	▪ Puntos amarillos Puntos negros ▪ Pelos en signo de exclamación ▪ Pelos vellosos cortos	▪ Ausencia de orificios foliculares ▪ Hiperqueratosis perifolicular ▪ Pelos en penacho ▪ Pelos escasos ▪ Pápulas queratósicas ▪ Pústulas foliculares

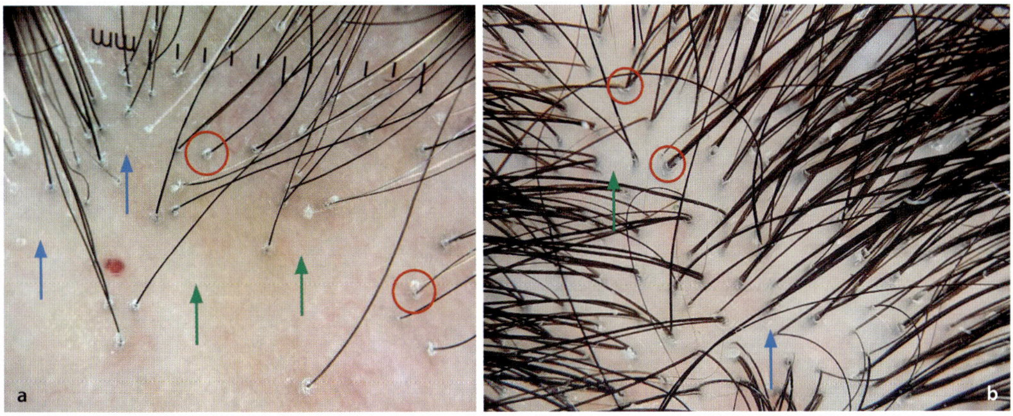

Figura 12.2.2 Tricoscopia de LPP en adulto. a Ausencia de aperturas foliculares (*flechas verdes*), hiperqueratosis y eritema perifolicular (*círculos rojos*), y puntos blancos (*flechas azules*). b Hallazgos tricoscópicos de LPP y dermatitis seborreica en adolescente: ausencia de aperturas foliculares (*flecha verde*), hiperqueratosis y eritema perifolicular (*círculos rojos*), y puntos blancos (*flecha azul*).

folículos son reemplazados por columnas de colágena esclerótica o cicatrices foliculares, y se pueden perder los cambios liquenoides. En este punto, el LPP puede ser más difícil de distinguir de otras alopecias cicatriciales.

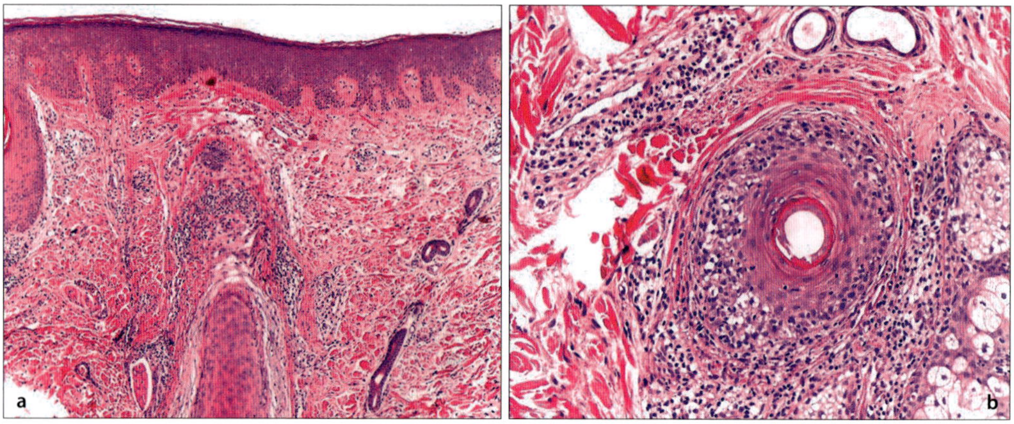

Figura 12.2.3 a Biopsia longitudinal. b Biopsia transversal. Se observa la vacuolización de la unión epitelioestromal y el infiltrado liquenoide que oscurece la interfaz entre el epitelio folicular y la dermis. (Cortesía de la Dra. Sonia Toussaint Caire).

Las cicatrices foliculares se pueden resaltar con tinciones para tejido elástico. En la inmunofluorescencia directa se pueden observar depósitos globulares, usualmente de IgM, adyacentes al epitelio folicular.

El diagnóstico diferencial del LPP incluye las alopecias cicatriciales y no cicatriciales dado que, en fases avanzadas, este puede ser indistinguible de otras alopecias cicatriciales en fase tardía. Las alopecias no cicatriciales pueden diferenciarse de las cicatriciales al observar la presencia de los orificios foliculares.

En los pacientes pediátricos, dos diagnósticos diferenciales que se deben considerar por su frecuencia son la alopecia areata y la queratosis folicular espinulosa decalvante (QFED). El LPP puede confundirse con la alopecia areata por la apariencia clínica sutil y la falta de otros datos mucocutáneos de liquen plano, sobre todo en los casos que no presentan prurito. La QFED es una patología genética rara con inicio en la niñez, caracterizada por pápulas foliculares queratósicas que progresan a alopecia cicatricial de piel cabelluda, cejas y pestañas. La dermatoscopia es similar al LPP, aunque exhibe pústulas foliculares.

Tratamiento

El tratamiento del LPP está dirigido a reducir la pérdida de pelo, controlar los síntomas y detener el proceso de cicatrización. Sin embargo, la repoblación total es poco factible ya que la eliminación completa de la inflamación es poco probable.

Debido a la escasez de casos de LPP en pacientes pediátricos, no hay un protocolo definido para el tratamiento. No existe un tratamiento efectivo para todos los casos, por lo que este debe ser individualizado.

La primera línea de tratamiento consiste en esteroides tópicos ultrapotentes o intralesionales. Otros tratamientos incluyen prednisona oral, ciclosporina, micofenolato de mofetilo, hidroxicloroquina, retinoides, talidomida, tetraciclinas y griseofulvina (Tabla 12.2.2).

Una reciente revisión sistemática y metaanálisis en red que incluyó siete ensayos clínicos y 251 pacientes con LPP (de los cuales solamente uno fue un paciente pediátrico) concluyó en la propuesta de un abordaje triple combinado de clobetasol tópico, hidroxicloroquina y

Tabla 12.2.2 Opciones de tratamiento farmacológico para liquen plano pilar (LPP)

Fármaco	Vía de administración, dosis y tiempo	Información terapéutica
Corticosteroides	**Tópicos**: ▪ Propionato de clobetasol en crema, gel, loción o espuma ▪ Dipropionato de betametasona al 0,05% cada 12 horas ▪ Valorar eficacia en 2-3 semanas ▪ En niños < 10 años se puede usar mometasona o fluticasona **Sistémicos:** ▪ Con base en prednisona al 0,5-1 mg/kg/día ▪ La eficacia debe evaluarse en 2-6 semanas **Intralesionales**: ▪ Acetónido de triamcinolona 0,3 mL/cm^2 de área afectada, con un máximo total de 1-2 mL por sesión. ▪ Adolescentes: infiltraciones de triamcinolona al 20% (8 mg/mL) ▪ Las dosis pueden variar según la evaluación individual del médico y la respuesta del niño al tratamiento ▪ Las infiltraciones intradérmicas deben estar separadas entre sí por 1 cm aproximadamente, con aplicaciones cada 4-6 semanas	▪ Los corticosteroides tópicos e intralesionales proporcionan un tratamiento potencialmente eficaz en la LPP, con una respuesta parcial o completa. Ayudan a reducir la inflamación y los síntomas asociados, incluidos el escozor y el prurito. ▪ Realizar un masaje suave posterior a la infiltración para disminuir el riesgo de atrofia cutánea. Evaluar el riesgo-beneficio en la infiltración frontoparietal, debido al riesgo reportado de producción de cristales y trombosis de la arteria central de la retina.
Inhibidores de calcineurina	▪ Tacrolimus al 0,1% en ungüento cada 12 horas ▪ Su eficacia debe valorarse en 2-3 semanas	▪ El tacrolimus ayuda a inducir la fase anágena temprana del ciclo capilar, así como la disminución de prurito, escozor e inflamación.
Ciclosporina A	▪ 4-5 mg/kg/día durante 4-6 meses	▪ La ciclosporina A potencia el crecimiento del cabello a través de vías dependientes de la caspasa al retrasar la transición de la fase anágena a catágena en el ciclo de crecimiento del folículo piloso. ▪ Las propiedades procrecimiento del pelo de la ciclosporina A se deben en parte al bloqueo de la translocación nuclear del FIA.
Talidomida	▪ 50-150 mg/día ▪ Dosis máxima de 300 mg; el tratamiento prolongado de 1-3 años está indicado en LPP recidivante o para prevenir recurrencias	▪ Potente supresor de la IL-2 y de la respuesta inmune mediada por células T cooperadoras.
Tetraciclinas	▪ La doxiciclina en > 8 años se administra de 100-200 mg/día dividido en 2 dosis	▪ Útil para brotes inflamatorios leves. Se recomienda mantener la toma 2-3 meses y evaluar la respuesta. ▪ En niños < 8 años su administración puede ocasionar manchas permanentes de las piezas dentales, hipoplasia del esmalte, así como retardo del desarrollo esquelético y el crecimiento óseo; el riesgo es mayor en niños < 4 años y en aquellos que reciben dosis altas de tetraciclinas.
Griseofulvina	Lactantes: ▪ 5-25 mg/kg/día en 1-2 tomas Niños > 2 años y adolescentes: ▪ 10-20 mg/kg/día dividido en 1-2 tomas	▪ Propiedades antiinflamatorias y algunos efectos vasodilatadores directos.

▶

▶ **Tabla 12.2.2** Opciones de tratamiento farmacológico para liquen plano pilar (LPP)

Fármaco	Vía de administración, dosis y tiempo	Información terapéutica
Minoxidil	**Sistémico**: ▪ < 40 kg: iniciar a 0,01 mg/kg/día hasta 0,02 mg/kg/día ▪ > 40 kg: iniciar a 0,25-0,5 mg en niñas y 0,5-2,5 mg en niños ▪ (Puede formularse en jarabe) **Tópico**: ▪ Minoxidil al 2% (loción), 1-2 veces/día ▪ (Puede alcanzar concentraciones plasmáticas elevadas especialmente en niños, por lo que se prefiere loción o espuma al 2% en lugar de 5%)	▪ Se ha observado que el minoxidil mejora la densidad capilar del área tratada, pero no altera el curso de la enfermedad. ▪ Aún no se conoce con exactitud el mecanismo de acción del fármaco. Los posibles mecanismos implican vasodilatación arterial, mejora de la síntesis de ADN de los folículos pilosos, efectos agonistas en los canales de potasio sensibles al ATP y el aumento de la fase anágena. ▪ La hipertricosis inducida por el minoxidil oral es el efecto secundario más frecuente (80%). Es visible a las 3-6 semanas de inicio del tratamiento y desaparece entre el primer y el sexto mes luego de finalizado. Otros efectos adversos: alteraciones en el electrocardiograma, taquicardia, fotosensibilidad y exantema cutáneo. ▪ El uso concomitante con ciclosporina produce un aumento de la toxicidad (incrementa el riesgo de hipertricosis). ▪ El minoxidil tópico no está aprobado por la FDA en pacientes < 18 años y no existen directrices para su uso pediátrico.

FIA: factor inductor de la apoptosis; FDA: *Food and Drug Administration*.

N-acetilcisteína como el más efectivo. Considerando las pobres respuestas observadas con pioglitazona, micofenolato de mofetilo y ciclosporina, se debe contemplar su uso únicamente en pacientes que no han respondido a terapéuticas más eficaces. Sin embargo, se tendrán que realizar estudios prospectivos para confirmar si estas propuestas son las mejores.

Finalmente, existen algunos reportes y series de casos (en adultos) de eficacia de los inhibidores de JAK, fundamentalmente el tofacitinib, con mejoría significativa del LPP, lo que sugiere su potencial como tratamiento alternativo.

La evaluación de la evolución y la respuesta al tratamiento se puede realizar mediante el índice de actividad del LPP. Debido a la gran variabilidad en la respuesta terapéutica en niños, se recomienda la aplicación de este sistema de puntuación con la finalidad de determinar de manera objetiva la respuesta terapéutica según cada caso y permitir la comparación de la respuesta antes y después del tratamiento, o bien entre diferentes tratamientos. Este sistema de puntuación asigna valores a marcadores subjetivos y objetivos de la enfermedad: síntomas (prurito, dolor, sensación urente) y signos (eritema, eritema perifolicular, escama perifolicular), una medida de la actividad (*"pull test"* en anágeno) y progresión de la enfermedad (Figura 12.2.4).

Conceptos clave

- El liquen plano pilar (LPP) es una alopecia cicatricial linfocítica primaria que se presenta como una alopecia permanente, irregular, difusa o en parches, con predominio de afección en el vértex o la región parietal.
- A diferencia de los adultos, el LPP en los pacientes pediátricos parece predominar en el sexo masculino (7/10 casos) y en pacientes con etnicidad caucásica e hindú.
- El síntoma clínico más frecuente en los pacientes pediátricos con LPP es el prurito, seguido por dolor y sensación urente. El prurito puede presentarse hasta en el 60% de los casos.

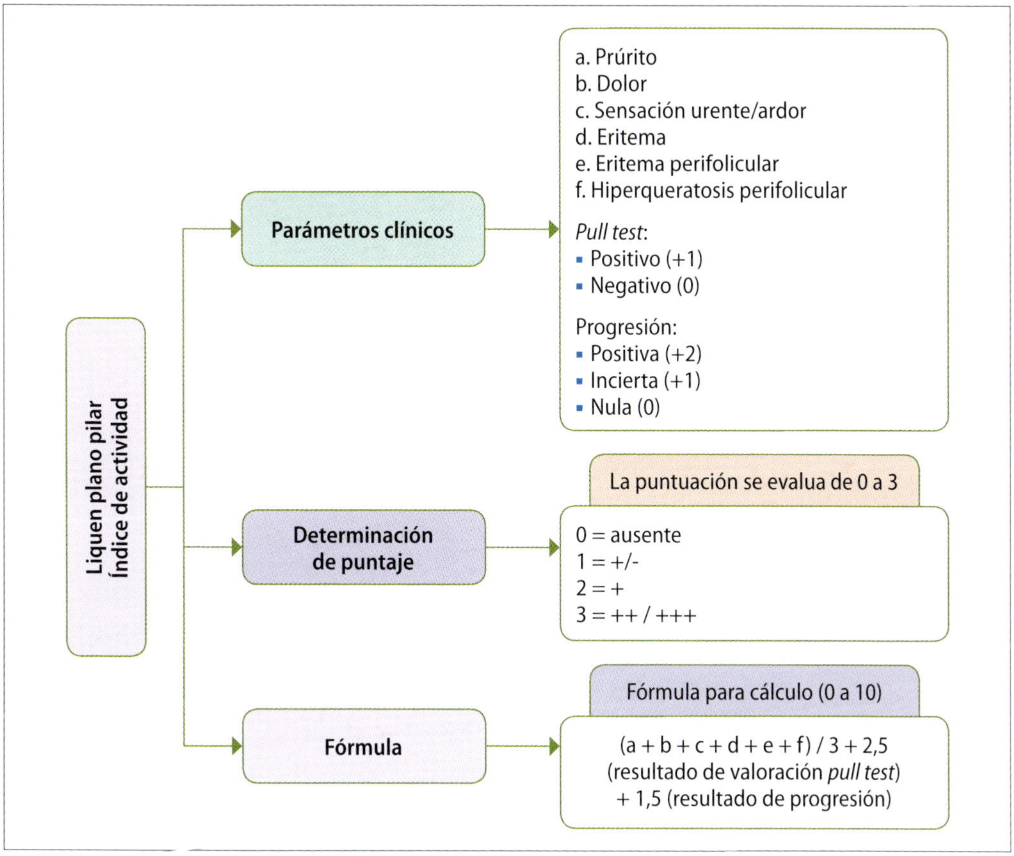

Figura 12.2.4 Índice de actividad del LPP.

Bibliografía de consulta

Christensen KN, Lehman JS, Tollefson MM. Pediatric lichen planopilaris: Clinicopathologic study of four new cases and a review of the literature. Pediatr Dermatol 2015; 32 (5): 621-7.

Fechine COC, Valente NYS, Romiti R. Lichen planopilaris and frontal fibrosing alopecia: review and update of diagnostic and therapeutic features. An Bras Dermatol 2022; 97 (3): 348-57.

Góes HFO, Dias MFRG, Salles SAN, Lima CDS, Vieira MDS, Pantaleão L. Lichen planopilaris developed during childhood. An Bras Dermatol 2017; 92 (4): 543-5.

Husein-ElAhmed H, Husein-ElAhmed S. A systematic review and bayesian network meta-analysis of medical therapies for lichen planopilaris. Dermatology 2024; 240 (1): 103-10.

Maheswari UG, Chaitra V, Mohan SS. Keratosis follicularis spinulosa decalvans: a rare cause of scarring alopecia in two young Indian girls. Int J Trichology 2013; 5 (1): 29-31.

Svigos K, Yin L, Fried L, Lo Sicco K, Shapiro J. A practical approach to the diagnosis and management of classic lichen planopilaris. Am J Clin Dermatol 2021; 22 (5): 681-92.

13
Alopecias neutrofílicas

13.1 Foliculitis decalvante

David Saceda Corralo • Ana Melián Olivera • Ruth del Cristo Cova Martín
Diego Buendía Castaño • Ángela Hermosa Gelbard

La foliculitis decalvante es el tipo más frecuente de alopecia cicatricial neutrofílica. Esta enfermedad se caracteriza por la aparición de pelos en penacho (con 6 o más tallos pilosos), pústulas perifoliculares y descamación grosera. Sin tratamiento aparecen placas de alopecia cicatricial que se extienden y provocan picor y dolor a los pacientes que la sufren.

Fisiopatología

El origen de la foliculitis decalvante no está bien establecido. Se sospecha que la flora bacteriana del cuero cabelludo podría desencadenar una respuesta inflamatoria en pacientes predispuestos. De todos los agentes microbianos, el *S. aureus* es el principal sospechoso. Se ha detectado su presencia mediante cultivo de exudado de lesiones primarias no tratadas. La secreción de sustancias citotóxicas en el folículo piloso atrae a los neutrófilos e inicia la reacción inflamatoria. El paciente es incapaz de eliminar la bacteria y progresivamente se produce fibrosis y cicatriz.

Recientemente, se han descrito alteraciones inmunológicas en los pacientes que sufren foliculitis decalvante. Todas ellas relacionadas con una menor capacidad de eliminar agentes microbianos. También se han descrito alteraciones de la barrera cutánea en estos pacientes, lo que favorecería la interacción entre la flora del cuero cabelludo y el sistema inmune innato cutáneo.

Epidemiología

La foliculitis decalvante es la alopecia cicatricial primaria de origen neutrofílico más frecuente. Además, se trata de la tercera causa de alopecia cicatricial primaria. De forma aproximada, se calcula que supone el 10% de las visitas en la consulta dermatológica dentro del grupo de alopecias cicatriciales. Aparece de forma predominante en varones jóvenes, con una media de edad de 35 años. Puede aparecer en la pubertad, pero los casos infantiles son muy anecdóticos y difíciles de ver en la práctica clínica diaria.

Esta enfermedad también puede presentarse en mujeres, con menor incidencia, y no tiene una predilección por razas, aunque algunos autores defienden que su presencia es mayor en pacientes afroamericanos.

Clínica

La forma clínica más frecuente es una placa única de alopecia cicatricial redondeada u ovalada, localizada en el vértex (Figura 13.1.1). Con menos frecuencia pueden presentarse placas de alopecia multifocal en el cuero cabelludo. El área occipital y temporal puede verse afectada de forma difusa y solaparse con otras alopecias, como el acné queloideo de la nuca. Muy raramente se ven afectadas otras áreas pilosas como la barba, el pubis o las extremidades.

Estas placas de alopecia pueden asociarse en la periferia con pelos en penacho, pústulas y costras amarillentas. Los pelos en penacho consisten en la agrupación de varios tallos pilosos en un solo orificio folicular. Estos penachos pueden ser finos (4-5 tallos agrupados) o más gruesos (más de 10 tallos) (Figura 13.1.2). Se pueden observar en la exploración física y dan el aspecto de "pelo de muñeca" al paciente que tiene esta alteración.

Las pústulas suelen estar centradas en folículos y pueden estar acompañadas de un exudado purulento que al secarse deja costras amarillentas. A veces pueden aparecer pequeñas heridas o erosiones con sangrado acompañante (Figuras 13.1.3 y 13.1.4). Todos estos signos suelen asociarse a brotes inflamatorios de la enfermedad (Tabla 13.1.1).

Antes del debut de la foliculitis decalvante es frecuente que el paciente sufra un cuadro clínico similar a una dermatitis seborreica del cuero cabelludo recalcitrante a los tratamientos

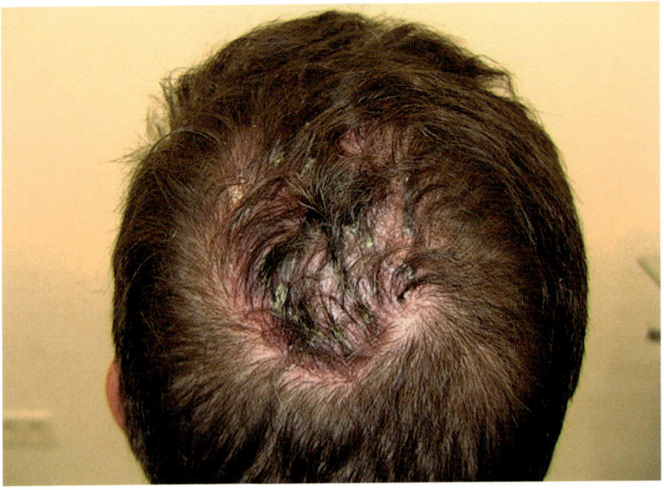

Figura 13.1.1 Foliculitis decalvante en adolescente. Eritema difuso en vértex con costras amarillentas y pelos en penacho.

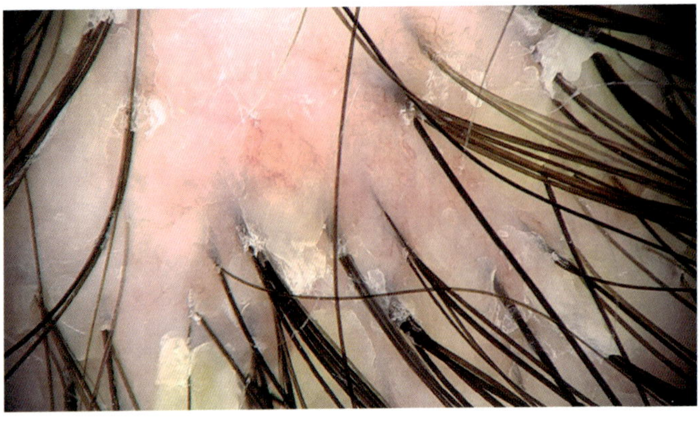

Figura 13.1.2 Tricoscopia de foliculitis decalvante. Unidades foliculares con varios tallos pilosos, sugerentes de pelos en penacho. Se observa descamación amarillenta de aspecto graso.

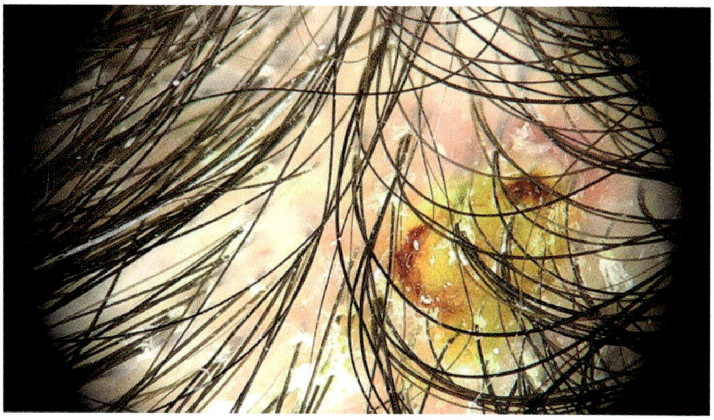

Figura 13.1.3 Tricoscopia de foliculitis decalvante. Costras amarillentas como consecuencia del exudado purulento. El tinte rojizo es un índice de hemorragia folicular acompañante.

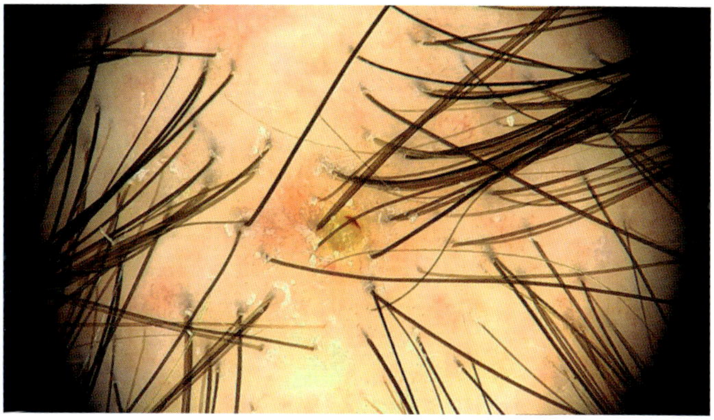

Figura 13.1.4 Tricoscopia de foliculitis decalvante. Pústula perifolicular aislada. Se observan áreas con pérdida de orificios foliculares en forma de parches cicatriciales.

Tabla 13.1.1 Signos clínicos en la foliculitis según su actividad inflamatoria

Brote inflamatorio	Alopecia en remisión
▪ Pústulas centradas en folículos ▪ Eritema difuso ▪ Tacto elástico y sobreelevado ▪ Dolor a la exploración ▪ Sangrado espontáneo o al mínimo roce ▪ Almohada manchada por la noche	▪ Descamación blanquecina ▪ Piel pálida o rosada ▪ Piel lisa y atrófica ▪ Ausencia de síntomas o picor leve ▪ Piel seca y sin daño superficial

más comunes. Suele destacarse un cuero cabelludo rojo, con descamación difusa y signos tricoscópicos sugerentes de liquen plano pilar, aunque no concluyentes. Este tipo de pacientes deben tener un seguimiento periódico y valorar una biopsia de zonas sospechosas. Puede ser la situación más frecuente de la foliculitis decalvante en la adolescencia.

Los brotes inflamatorios de la enfermedad se asocian a prurito localizado y dolor, incluso tricodinia. Estos síntomas impactan negativamente en la calidad de vida del paciente que sufre la alopecia, incluso de forma más intensa que la propia pérdida del cabello.

Recientemente se ha descrito una presentación clínica propia de estadios avanzados que se caracteriza por compartir características del liquen plano pilar, con signos clínicos poco inflamatorios. Se ha denominado foliculitis decalvante crónica linfocítica o espectro fenotípico de foliculitis decalvante-liquen plano pilar (*Folliculitis Decalvans and Lichen Planopilaris*

Phenotypic Spectrum [FDLPPPS]). Se suele diagnosticar en pacientes con pelos en penacho y tricoscopia sugestiva de liquen plano pilar (alopecia cicatricial con hiperqueratosis y eritema perifolicular), que puede referir antecedentes de brotes inflamatorios pustulosos o diagnóstico previo de foliculitis decalvante (Figuras 13.1.5 y 13.1.6).

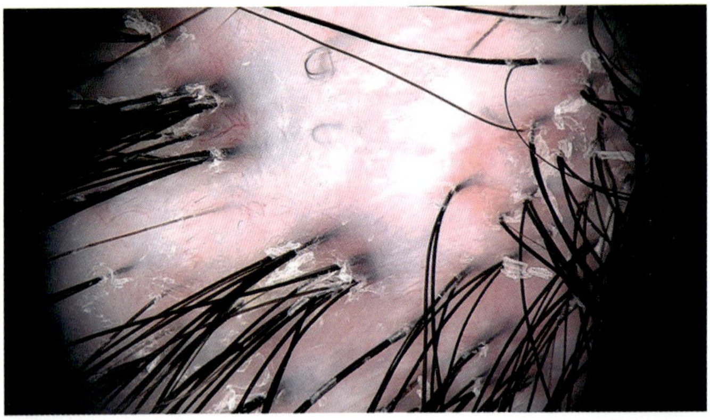

Figura 13.1.5 Tricoscopia de foliculitis decalvante en fase liquenoide crónica. Los pelos en penacho persisten, pero la descamación es blanca, similar al liquen plano pilar. En el centro de la placa cicatricial se observan pelos encarnados.

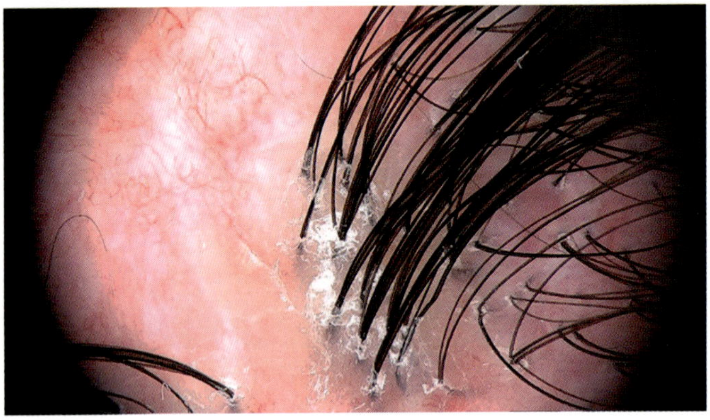

Figura 13.1.6 Tricoscopia de foliculitis decalvante en fase liquenoide crónica. En las fases de remisión la piel del cuero cabelludo muestra vasos arboriformes finos, que reflejan atrofia cutánea.

Métodos diagnósticos

Tricoscopia

La exploración mediante tricoscopia es esencial para el diagnóstico y manejo clínico de la enfermedad. Permite la detección de brotes inflamatorios de forma precoz gracias a la escala de actividad tricoscópica específica para la enfermedad (Tabla 13.1.2). La detección de un grado de inflamación de entre 2 y 3 no sugiere el inicio de tratamiento sistémico por vía oral. Además, permite el diagnóstico diferencial con fases tardías y en remisión de la enfermedad, es decir, con la FDLPPPS (Tabla 13.1.3).

Cultivo microbiano

Está recomendado recoger una muestra de exudado local o pústula en pacientes no tratados para comprobar la colonización por *S. aureus*. Algunos autores defienden esto mismo en las fosas nasales de forma sistemática en los pacientes tratados para descolonizar este reservorio.

Tabla 13.1.2 Escala tricoscópica de actividad inflamatoria en la foliculitis decalvante*

Característica tricoscópica	Puntos
Pústulas perifoliculares	+2
Descamación amarillenta tubular perifolicular	+1
Costras amarillas	+1
Eritema perifolicular (> 50% de las UF observadas)	+1
Hemorragia perifolicular	+1
Vasos arboriformes finos	-1
Total	
En remisión	0
Brote inflamatorio leve	1
Brote inflamatorio moderado	2
Brote inflamatorio grave	3

UF: unidad folicular.
* La escala se divide en signos amarillentos (pústulas, descamación y costras) y signos rojizos (eritema, hemorragia y vasos). El único signo favorable es la presencia de vasos arboriformes finos, que se asocian a atrofia y remisión de la enfermedad.

Tabla 13.1.3 Signos en tricoscopia de foliculitis decalvante y FDLPPPS

Foliculitis decalvante	FPLPPPS
▪ Pústulas perifoliculares ▪ Hiperqueratosis amarillenta ▪ Costras amarillas ▪ Asas capilares dilatadas perifoliculares	▪ Eritema perifolicular tenue ▪ Hiperqueratosis blanca ▪ Descamación blanquecina interfolicular fina ▪ Vasos arboriformes finos interfoliculares

Biopsia

La combinación de clínica y tricoscopia es suficiente para confirmar el diagnóstico en la mayoría de casos. La biopsia se reserva para dudas diagnósticas con otras alopecias o en el contexto de investigación clínica. El punto de realización de la biopsia debe ser un folículo en penacho con signos neutrofílicos (pústula o hiperqueratosis amarillenta). La histopatología nos mostrará un infiltrado inflamatorio mixto perifolicular, con predominio de neutrófilos, localizado en el segmento superior del folículo piloso. Los casos más avanzados asociarán células plasmáticas, fibrosis dérmica y estelas foliculares.

Tratamiento

Los principales objetivos del tratamiento son, por orden de prioridad, aliviar los síntomas asociados al proceso inflamatorio, ayudar a la cicatrización de heridas crónicas en el cuero cabelludo y frenar la progresión de la alopecia. El tratamiento de elección depende de la intensidad del brote inflamatorio, de la frecuencia de los brotes y las características del paciente.

En la fase de brote inflamatorio agudo el tratamiento médico ideal es aquel que induce una remisión de la inflamación rápida y persistente a largo plazo. La mayor parte de las veces se utilizan para este fin antibióticos por vía oral (Tabla 13.1.4). En la fase de remisión se utilizan

Tabla 13.1.4 Principales tratamientos médicos recomendados en la fase inflamatoria de la foliculitis decalvante*

Fármaco	Eficacia	Período de remisión	Contraindicaciones	Comentarios
Doxiciclina 100-200 mg/día	++/+++	3-6 meses	Alergia a tetraciclinas Porfiria Pigmentación dental y alteración del esqueleto en < 8 años	Ingerir con agua y trascurrir al menos una hora antes de acostarse Fotosensibilidad
Azitromicina 500 mg/día	++/+++	Indeterminado	Alergia a macrólidos	Usar en pautas intermitentes (p. ej., 1 semana al mes durante 3 meses)
Clindamicina 300 mg/12 h durante 3 meses	++/+++	9-12 meses	Alergia a lincosamidas Meningitis	Colitis seudomembranosa
Rifampicina 300 mg/12 h durante 3 meses (asociada a clindamicina en el mismo esquema)	+++/+++	12 meses	Alergia a rifamicinas Hepatopatía Porfiria Categoría X (malformaciones graves)	Múltiples interacciones farmacológicas Evitar ingesta de alcohol Fotosensibilidad Anticoncepción Depresión Limitaciones de uso en algunos países
Dexametasona 0,1 mg/kg/día, 2-3 días seguidos a la semana durante 3-4 meses	++/+++	Indeterminado	Control de diabetes Osteoporosis Excitabilidad Úlcera péptica	Recaída al descender la dosis o suspender

* El grado de eficacia y el período de remisión está basado en publicaciones científicas y la experiencia de los autores.

tratamientos que alarguen ese período de quiescencia todo lo que se pueda (Tabla 13.1.5) (Algoritmo 13.1.1).

Recientemente se defiende el uso de tratamientos biológicos e inhibidores de JAK para la foliculitis decalvante. El uso de adalimumab a dosis similares a las pautadas en la hidrosadenitis supurativa podría inducir remisión en ciertos pacientes y alargar esa respuesta en el tiempo. El baricitinib podría ser un tratamiento interesante al cumplir el mismo objetivo. La experiencia con cualquiera de estas opciones es limitada y se necesitan nuevos estudios que confirmen estos hallazgos.

El trasplante capilar es una opción controvertida. El tejido cicatricial no es el entorno ideal para hacer una cirugía, en la que la supervivencia del injerto será menor que en un tejido sano. Por otro lado, la enfermedad puede destruir los injertos a medio plazo con el consecuente empeoramiento. La cirugía capilar queda reservada para casos muy seleccionados y con pocas expectativas de éxito.

El uso de prótesis está recomendado cuando la alopecia es un motivo de preocupación. Las protésis fijas o adhesivas no deben llevarse durante períodos prolongados (más de 2-4 semanas) en pacientes con enfermedad activa. La oclusión puede favorecer el sobrecrecimiento bacteriado y producir brotes inflamatorios.

El pronóstico de la enfermedad depende de la intensidad de la inflamación, el número de brotes al año y de la respuesta al tratamiento que se paute. Un factor negativo es el diagnóstico por debajo de los 25 años de edad, el cual se ha asociado a formas más extensas de la enfermedad (probablemente porque tienen mayor tiempo de evolución, simplemente). El diagnóstico precoz es una pieza clave en el manejo clínico de nuestros pacientes.

Tabla 13.1.5 Principales tratamientos médicos recomendados en la fase de remisión de la foliculitis decalvante

Fármaco	Eficacia	Contraindicaciones	Comentarios
Isotretinoína 10-20 mg/día	+/+++	Categoría X (malformaciones graves)	Xerosis Eficacia variable
Dapsona 5% en gel 3 veces a la semana	++/+++		Reduce la frecuencia de brotes inflamatorios y puede inducir el paso a FDLPPPS
Corticoide tópico 2-3 veces a la semana	+/+++	Atrofia cutánea Infección cutánea superficial	Preferiblemente de potencia alta (propionato de clobetasol) Puede asociarse un antibiótico tópico (ácido fusídico, mupirocina, gentamicina)
Infiltración de corticoide cada 2-4 meses	+++/+++	Atrofia cutánea Fobia a inyecciones o mala tolerancia	Más usado: triamcinolona acetónido 8-12 mg/mL Puede usarse también en fase inflamatoria
Ciclosporina oral 4-4,5 mg/kg/día	Indeterminada	Hipertensión arterial Insuficiencia renal Alteraciones en hemograma, etc.	Opción a valorar en fase liquenoide de la enfermedad
Adalimumab 160 mg en primera dosis y 80 mg cada 15 días	Indeterminada	Tuberculosis activa Inmunodeficiencias	Se desconoce su eficacia en fase de remisión Posible opción también en fases inflamatorias
Baricitinib 2-4 mg/día	Indeterminada	Tuberculosis activa Inmunodeficiencias Otras relacionadas con inhibidores de JAK	Se desconoce su eficacia en fase de remisión Posible opción también en fases inflamatorias

Algoritmo 13.1.1 Propuesta terapéutica en foliculitis decalvante

	Leve/moderado	**Grave**
Brote inflamatorio	Infiltración de corticoide cada 1-3 meses	Infiltración de corticoide cada 1-3 meses
	Doxiciclina 100 mg/día durante 3 meses	Clindamicina 300 mg cada 12 horas durante 3 meses (+ rifampicina en la misma pauta)
		Corticoide + antibiótico tópico diario
Mantenimiento	Infiltración de corticoide cada 3 meses	Infiltración de corticoide cada 3 meses
	Corticoide + antibiótico tópico 2-3 veces/semana	Corticoide + antibiótico tópico 2-3 veces/semana
	Dapsona 5% tópica 3 veces/semana	Dapsona 5% tópica 3 veces/semana

Conceptos clave

- La foliculitis decalvante es una alopecia cicatricial de origen autoinmune, con mayor incidencia en varones de 35 años. Su aparición en edades pediátricas es excepcional, pero puede debutar en la pubertad.
- El diagnóstico se basa en la clínica y tricoscopia. La presencia de pelos en penacho, pústulas centradas en folículos y áreas de cuero cabelludo cicatrizadas son los datos más característicos.
- El tratamiento se basa en el uso de antibióticos en las fases inflamatorias de la enferdad, junto con infiltraciones locales de corticoides. La fase de remisión puede alargarse con tratamiento tópico o infiltraciones locales.

Bibliografía de consulta

Imhof RL, Cantwell HM, Proffer SL, Tolkachjov SN, Torgerson RR, Tollefson MM. The spectrum of pediatric scarring alopecia: A retrospective review of 27 patients seen at Mayo Clinic. Pediatr Dermatol 2021; 38 (3): 580-4.

Melián-Olivera A, Burgos-Blasco P, Selda-Enríquez G, et al. Topical dapsone for folliculitis decalvans: A retrospective cohort study. J Am Acad Dermatol 2022; 87 (1): 150-1.

Melián-Olivera A, Moreno-Arrones Ó, Burgos-Blasco P, Hermosa-Gelbard Á, et al. Clinical Characterization and Treatment Response of Folliculitis Decalvans Lichen Planopilaris Phenotypic Spectrum: A Unicentre Retrospective Series of 31 Patients. Acta Derm Venereol 2024; 104: adv12373.

Miguel-Gómez L, Rodrigues-Barata AR, Molina-Ruiz A, et al. Folliculitis Decalvans: Effectiveness of Therapies and Prognostic Factors In A Multicenter Series of 60 Patients With Long-Term Follow-Up. J Am Acad Dermatol 2018; 79 (5): 878-83.

Ramos PM, Melo DF, Lemes LR, Alcantara G, Miot HA, Lyra MR, Vargas TJS. Folliculitis decalvans and lichen planopilaris phenotypic spectrum: case report of two paediatric cases. J Eur Acad Dermatol Venereol 2021; 35 (10): e674-e676.

★ Acceda al eBook para consultar la lista completa de bibliografía.

13.2 Celulitis disecante

Daniel Fernandes Melo • Flavia Oliveira Xavier de Brito

La celulitis disecante (CD), también llamada perifoliculitis *capitis abscedens et suffodiens*, es una alopecia cicatricial primaria neutrofílica crónica. La enfermedad afecta predominantemente el vértex y las regiones occipitales de hombres jóvenes de ascendencia africana, y se manifiesta clínicamente con nódulos, abscesos, fístulas y alopecia cicatricial. Es una enfermedad de etiopatogenia incierta, con probable influencia de factores genéticos y ambientales. La CD es poco común en mujeres y se sabe poco sobre esta afección en la infancia.

Etiopatogenia

La etiopatogenia de la CD aún no se comprende completamente. Se sabe que la enfermedad ocurre por un defecto en la queratinización folicular, ya que la hiperqueratinización y la dilatación folicular conducen a la ruptura de los folículos y, en consecuencia, a una respuesta inflamatoria desregulada. La CD puede estar influenciada por aspectos genéticos, ya que existen reportes de casos familiares, y los factores traumáticos, como el hábito de afeitarse, pueden actuar como desencadenantes ambientales. La mayor prevalencia de CD en personas de piel negra plantea la hipótesis de la influencia del pelo rizado en esta condición. La asociación epidemiológica con el uso de esteroides anabólicos ha sido descrita previamente.

El acné conglobata, el quiste pilonidal, la hidradenitis y la CD tienen en común la característica obstrucción folicular. Llamamos tétrada de oclusión folicular a la aparición de las cuatro entidades anteriores en el mismo paciente. Hay quienes consideran que la CD y la hidradenitis son espectros de una misma enfermedad.

Clínica

La CD afecta sobre todo a hombres de 18 a 40 años, de ascendencia africana, con lesiones que comienzan en el vértex y la región occipital. En la fase inicial aparecen lesiones papulopustulares que evolucionan con la formación de áreas de alopecia no cicatricial. En esta etapa, clínicamente y mediante tricoscopia, la CD puede simular la alopecia areata. Luego, hay un empeoramiento de la inflamación con la formación de múltiples nódulos dolorosos y abscesos interconectados que pueden o no fistulizarse. Si la CD no se trata correctamente y se controla el proceso inflamatorio, se formará una alopecia cicatricial. Puede producirse linfadenopatía cervical y occipital, así como dolor y picazón. El cuadro clínico puede variar en extensión, desde una pequeña placa única hasta formas fulminantes. La historia natural de la enfermedad consta de episodios de recaída y remisión. En las primeras etapas, la alopecia es reversible, sin embargo, tiende a progresar hacia una alopecia permanente (Figuras 13.2.1 y 13.2.2).

Cuando ocurre en mujeres, las personas de piel clara y cabello caucásico pueden verse afectadas, además de que existe una mayor incidencia de hidradenitis supurativa que en hombres (41% vs. 12%). Los estudios sobre casos pediátricos de CD son muy escasos. Se sabe que esta condición puede causar un gran impacto psicosocial en los niños y que su diagnóstico puede ser desafiante, ya que otras alopecias pueden presentarse de manera similar. En algunos casos tardíos, la CD puede presentarse con surcos y circunvoluciones que pueden confundirse con el *cutis verticis gyrata* (CVG). Ambas enfermedades también se han descrito

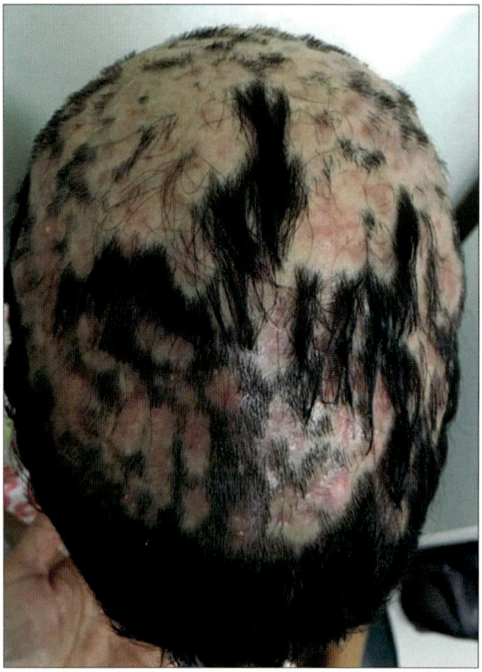

Figura 13.2.1 Adolescente femenina con nódulos y abscesos en vértex asociados a alopecia.

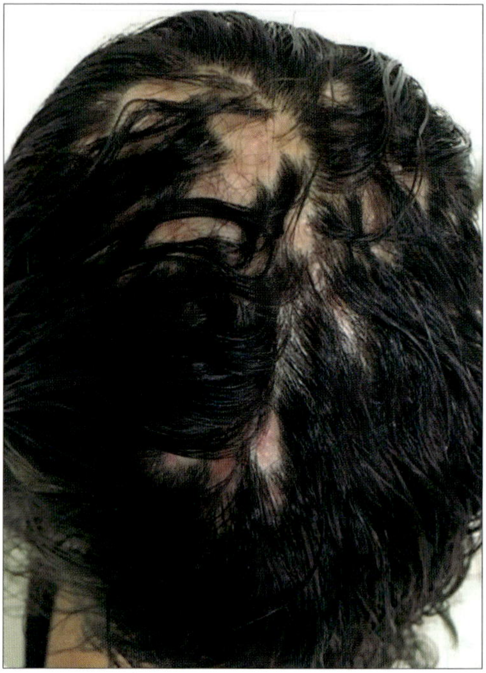

Figura 13.2.2 Crecimiento parcial del cabello tras iniciar isotretinoína oral.

concomitantemente: en algunos casos, los surcos y las circunvoluciones se hacen evidentes solo en la evaluación dinámica del cuero cabelludo, que adquiere una apariencia hiperlaxa.

Métodos diagnósticos

Tricoscopia

La tricoscopia es una herramienta no invasiva de gran valor que permite el diagnóstico precoz de la CD y puede prevenir el curso evolutivo desfigurante de las lesiones cicatriciales.

En las etapas iniciales, las lesiones son menos inflamatorias y pueden simular la tricoscopia de otras alopecias en placas no cicatriciales, como la alopecia areata. Los pelos pueden romperse en la apertura del orificio folicular y dan lugar a puntos negros y pelos fracturados de diferentes longitudes. Los pelos con signos de exclamación y los pelos circulares ya se han descrito en las primeras etapas de la CD.

Otra característica tricoscópica de la CD es el punto amarillo, que corresponde a la acumulación de sebo y queratina en el infundíbulo folicular. Ocurre por la incapacidad del folículo piloso de reiniciar la fase anágena, por lo que queda sin pelo pero lleno de sebo y queratina. Especialmente en CD, suelen ser grandes, de color amarillo pardusco y con doble borde. Pueden contener o no pelos distróficos en su interior. Estos son los puntos amarillos llamados "3D" o "burbujas de jabón". Este es el hallazgo tricoscópico más específico de la CD. En períodos de remisión de la enfermedad, se puede observar la eliminación del vello corto mediante tricoscopia (Figuras 13.2.3 y 13.2.4).

Cuando no se identifica ni se trata, la CD progresa a la fase inflamatoria, con formación de nódulos y abscesos. La tricoscopia, en esta etapa, muestra eritema y descamación interfolicular

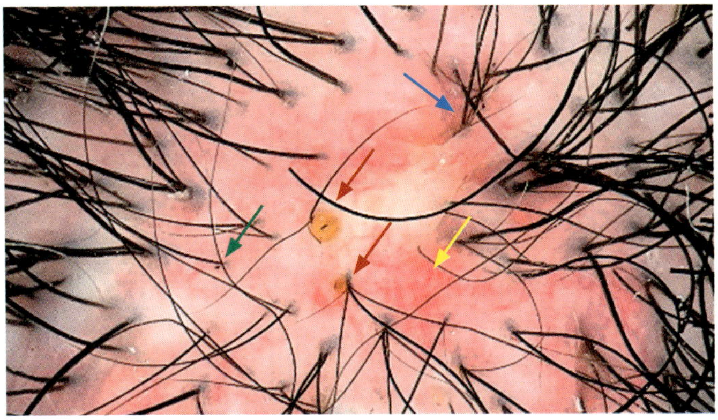

Figura 13.2.3 Tricoscopia (10x). Presencia de puntos amarillos "3D" o "burbujas de jabón" con pelo distrófico en su interior (*flechas rojas*), formación de fisuras cutáneas con pelos emergentes (*flecha azul*), punto negro (*flecha verde*) y eritema (*flecha amarilla*). (Cortesía del Dr. João Paulo Yamagata).

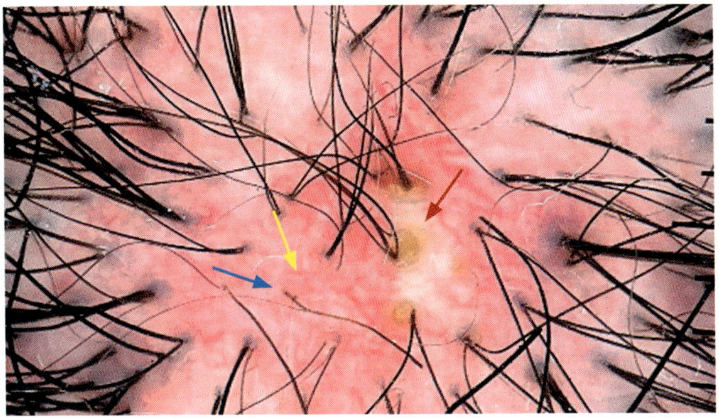

Figura 13.2.4 Tricoscopia (10x). Presencia de puntos amarillos "3D" o "burbujas de jabón" (*flecha roja*), pelo fracturado (*flecha azul*) y eritema (*flecha amarilla*). (Cortesía del Dr. João Paulo Yamagata).

y perifolicular. También se han descrito pústulas y zonas amarillas sin estructura, como lagos de pus alrededor de los folículos, así como aperturas foliculares agrandadas y de color marrón oscuro, parecidas a comedones. Las formas avanzadas de CD ya revelan politriquia, formación de fisuras cutáneas con pelos emergentes, pérdida de aperturas foliculares, puntos y zonas blancas amorfas, correspondientes a fibrosis, típicas de la fase tardía de la enfermedad.

La tricoscopia puede ser particularmente útil en el manejo de casos pediátricos para evitar procedimientos diagnósticos invasivos en los niños.

Cultivo

Si es posible realizar una punción con aspiración de una lesión exudativa, se debe enviar el material para cultivo con antibiograma. En general, no hay crecimiento de bacterias ni hongos. Sin embargo, se ha reportado el crecimiento de *Pseudomonas, Prevotella, Peptostreptococcus, P. acnes, S. aureus, S. epidermidis*, entre otros.

En jóvenes y niños, se sugiere un examen micológico directo adicional con hidróxido de potasio (KOH) para excluir el diagnóstico de *tinea capitis*.

Histopatología

El diagnóstico de CD se puede realizar mediante un examen clínico y tricoscopia. Sin embargo, en algunos casos puede ser necesario realizar un examen histopatológico.

A pesar de clasificarse como una alopecia cicatricial primaria predominantemente neutrofílica, también se pueden encontrar células gigantes de cuerpo extraño, linfocitos y células plasmáticas. En su fase de absceso se observa la formación de un absceso neutrofílico en las porciones más profundas hasta la región ístmica del cabello. La agresión repetida al folículo piloso genera una dilatación del infundíbulo similar al acné, que se manifiesta histopatológicamente a través de tapones corneales y la presencia de neutrófilos. En la fase cicatricial final se produce la formación de tejido de granulación, destrucción de las glándulas sebáceas y fibrosis dérmica extensa (Figuras 13.2.5 y 13.2.6).

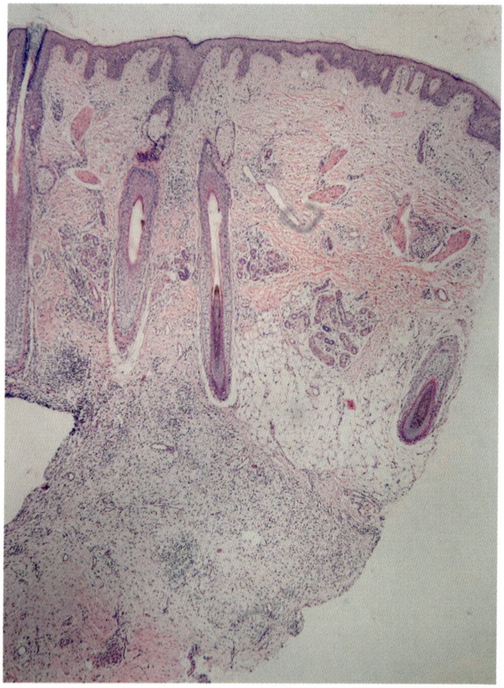

Figura 13.2.5 Se observa edema e inflamación mixta en la interfaz de la dermis reticular y el tejido celular subcutáneo (HE40x). (Cortesía del Dr. Daniel Obadía).

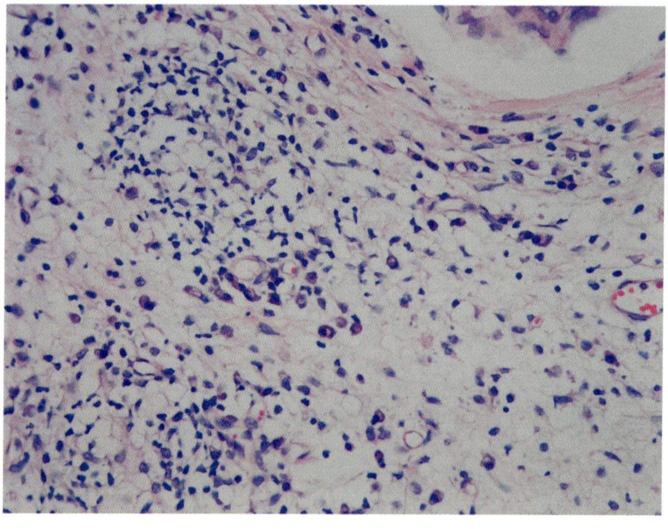

Figura 13.2.6 Detalle de células plasmáticas, linfocitos y algunos neutrófilos en la dermis/hipodermis superior (HE400x). (Cortesía del Dr. Daniel Obadía).

Diagnóstico diferencial

El diagnóstico diferencial de la CD son otras alopecias cicatriciales como: foliculitis decalvante, acné queloideo de la nuca (*keloidalis nuchae*), lupus, alopecia cicatricial centrífuga central y seudopelada de Brocq. Además, el diagnóstico diferencial incluye quistes del cuero cabelludo, dermatosis pustulosa erosiva, micosis fungoide foliculotrópica, CVG, metástasis cutánea en el cuero cabelludo, acné necrótico y micobacteriosis.

Especialmente en la infancia, cabe destacar como diagnósticos diferenciales la *tinea capitis*, la alopecia areata y los nódulos alopécicos asépticos del cuero cabelludo. Estos últimos afectan a hombres jóvenes, sin embargo, suelen ser de origen asiático o caucásico, y no suelen provocar alopecia cicatricial.

La *tinea capitis* es una enfermedad común en la infancia y puede tener diferentes presentaciones clínicas, incluidas formas inflamatorias y no inflamatorias. Se describen casos de *tinea capitis* tipo CD tanto en niños como en adultos y se manifiestan clínicamente como placas eritematosas exudativas interconectadas y nódulos debajo de áreas de alopecia. Las lesiones suelen tener poca descamación. Esta forma, aunque poco común, debe reconocerse para evitar tratamientos inadecuados como la CD. El examen histopatológico suele mostrar un infiltrado inflamatorio mixto en la dermis y no siempre se identifican hongos, ni siquiera mediante tinciones especiales. La presencia de material exudativo también puede confundirse con una infección bacteriana, pero los cultivos para bacterias son negativos. Es importante realizar un examen micológico directo y un cultivo para hongos si se sospecha CD en personas jóvenes. Los hallazgos tricoscópicos característicos son: pelos en coma, pelos en tirabuzón, pelos en código Morse y pelos en zigzag. El diagnóstico correcto y el tratamiento de esta afección reduce el riesgo de transmisión, previene la sobreinfección bacteriana, la linfadenitis, la *tinea corporis* y la formación de alopecia permanente en la región.

Tratamiento

El tratamiento de la CD puede ser un desafío debido a su naturaleza refractaria, y su implementación temprana puede evitar las cicatrices de la enfermedad.

La isotretinoína es el tratamiento más eficaz para la CD. Estudios recientes demuestran su seguridad incluso durante períodos prolongados. Su mecanismo de acción en la CD no está completamente dilucidado y probablemente esté relacionado con la reducción de la producción de sebo, la normalización de la queratinización folicular y su efecto antiinflamatorio. Algunos autores sugieren una dosis de 1 mg/kg/día durante al menos 6 meses. Más recientemente, el uso de isotretinoína en dosis bajas (0,25-0,5 mg/kg/día) ha pasado a representar una buena opción terapéutica debido al menor riesgo de efectos adversos y el menor costo, especialmente cuando está precedido o asociado a antibióticos o corticoides sistémicos. Es posible que eventualmente se necesite tomar ciclos cortos de isotretinoína en dosis bajas durante 1-2 meses si los síntomas o la inflamación regresan. Hodgkiss-Harlow y cols. demuestran que los pacientes pediátricos toleran la isotretinoína oral de manera similar a los adolescentes y adultos.

El uso de antibióticos sistémicos puede ser eficaz en las etapas inflamatorias iniciales de la CD, así como en períodos de crisis recurrentes. El mecanismo de acción de los antibióticos en esta afección se desconoce, sin embargo, probablemente se deba a su papel antiinflamatorio y quimiotaxis antineutrófilos. Ya se han descrito varios regímenes de terapia antibiótica y se han considerado opciones: tetraciclinas (doxiciclina y limeciclina), sulfametoxazol y trimetoprima, dapsona, azitromicina, cefalexina, ciprofloxacino con clindamicina o rifampicina con clindamicina. El uso de rifampicina suele reservarse para la lepra y la tuberculosis, en países donde estas enfermedades son endémicas.

Los corticosteroides sistémicos a dosis antiinflamatorias se pueden utilizar principalmente en la fase abscedante, en combinación con otros medicamentos. Esta opción debe considerarse un puente hasta que se instituyan medicamentos a largo plazo. Puede ser útil la prednisona oral en dosis de 0,5-1 mg/kg/día, seguida de una reducción gradual.

Los estudios sobre tratamientos tópicos son limitados. Existen reportes del uso de antibióticos tópicos, isotretinoína combinada con clindamicina y gel de diclofenaco sódico al 1%. El uso de corticoides intralesionales es raramente descrito, aunque son de uso común en la práctica clínica.

Los medicamentos biológicos en la CD pueden inhibir marcadores inflamatorios como el factor de necrosis tumoral alfa (TNF-α) y la interleucina (IL-12 y 23), asociados con la oclusión folicular. En pacientes con superposición de CD e hidradenitis de moderada a grave, o en aquellos con resistencia a las terapias convencionales, se debe considerar esta opción terapéutica. Los biológicos más estudiados para la CD son los fármacos anti-TNF-α como adalimumab e infliximab. Otros biológicos estudiados para el tratamiento de la CD incluyen secukinumab, guselkumab, risankizumab y tildrakizumab.

Existen informes controvertidos sobre el uso de sulfato de zinc oral en la CD. Por su efecto antiinflamatorio, teóricamente inhibiría la vía inflamatoria mediada por TNF-α y modularía la activación de los queratinocitos.

La radioterapia en los casos de CD ha caído en desuso por el riesgo de favorecer el desarrollo de lesiones neoplásicas en las zonas irradiadas y, por tanto, debe indicarse con moderación, sobre todo en la infancia.

La terapia fotodinámica con ácido aminolevulínico inhibe la secreción folicular, reduce la hiperqueratinización, promueve la ablación tisular y combate el biofilm bacteriano. Existen reportes de su uso en CD pediátrica, aunque se necesita más evidencia para su indicación.

Los tratamientos con láser pueden destruir los folículos pilosos de forma selectiva o no selectiva, y contribuyen al control de la oclusión folicular que se produce en la CD. Se describen las siguientes opciones de láser: láser de rubí (694 nm), láser de diodo (800 nm), Nd: YAG de pulso largo (1064 nm), Er: YAG y láser de alejandrita (755 nm). El láser de CO_2 ablativo se puede reservar para casos en los que fallan los láseres no ablativos.

La escisión quirúrgica puede ser necesaria en casos refractarios al tratamiento médico. En los reportes disponibles no se observa recurrencia y hay mejoría en la CD en la mayoría de los pacientes tratados quirúrgicamente.

En los casos de CD en personas jóvenes se debe considerar el tratamiento de primera línea, la isotretinoína, dependiendo de la edad del paciente y de las pruebas laboratoriales. Se debe asesorar a las pacientes jóvenes sobre la anticoncepción. El uso de antibióticos y corticosteroides orales también son opciones viables.

Conclusiones

El pronóstico de la CD dependerá del tratamiento temprano y del seguimiento regular del paciente. Los casos diagnosticados tardíamente tienden a formar alopecia cicatricial. Por otro lado, el diagnóstico y tratamiento precoz suele permitir la repoblación capilar parcial o completa. Es fundamental reconocer rápidamente los casos pediátricos y diferenciarlos de otras entidades infantiles comunes.

Finalmente, al ser una enfermedad crónica y estigmatizante, hay que abordarla no solo desde el punto de vista médico, sino también desde el aspecto psicosocial.

Conceptos clave

- La celulitis disecante (CD) es una alopecia cicatricial primaria neutrofílica crónica de etiopatogenia incierta, con probable influencia de factores genéticos y ambientales.
- En la fase inicial aparecen lesiones papulopustulares que evolucionan con la formación de áreas de alopecia no cicatricial. En esta etapa, la CD puede simular la alopecia areata.
- La tricoscopia puede ser particularmente útil en el manejo de casos pediátricos para evitar procedimientos diagnósticos invasivos.

Bibliografía de consulta

Badaoui A, Reygagne P, Cavelier-Balloy B, Pinquier L, Deschamps L, Crickx B, Descamps V. Dissecting cellulitis of the scalp: a retrospective study of 51 patients and review of literature. Br J Dermatol 2016; 174 (2): 421-3.

Masson R, Jeong CY, Ma E, Crew AB, Fragoso NM, Shi VY, Hsiao JL. Treatments for Dissecting Cellulitis of the Scalp: A Systematic Review and Treatment Algorithm. Dermatol Ther (Heidelb) 2023; 13 (11): 2487-526.

Melo DF, Braga MTM, Dias MFRG, Rezende HD. Celulite Dissecante. En: Dias MFRG, Rezende HD, Mateus A (eds). Dermatologia das alopecias e estudo dos cabelos. 1° ed. San Pablo: Editora Clannad, 2021; p. 71-8.

Melo DF, Lemes LR, Alves AL, Frattini SC, Obadia DL, Tortelly VD. Low-dose oral isotretinoin in a young female with dissecting cellulitis. Pediatr Dermatol 2021; 38 (6): 1573-4.

Melo DF, Slaibi EB, Siqueira TMFM, Tortelly VD. Trichoscopy findings in dissecting cellulitis. An Bras Dermatol 2019; 94 (5): 608-11.

★ Acceda al eBook para consultar la lista completa de bibliografía.

13.3 Acné queloideo de la nuca

Luis E. Sánchez Dueñas • Joel Alejandro Ramírez Sánchez

El acné queloideo de la nuca (AQN), también llamado foliculitis queloidea de la nuca, es una forma crónica de foliculitis cicatricial progresiva que culmina en el desarrollo de lesiones fibróticas. Presenta pápulas y pústulas foliculares en etapas iniciales, que pueden progresar a placas de tipo queloide en etapas tardías. Afecta el área occipital de la piel cabelluda, principalmente la nuca, y la cara posterior del cuello. Se presenta con mayor frecuencia en pacientes masculinos pospúberes de ascendencia africana. Está clasificada como una alopecia cicatricial primaria de infiltrado mixto por la Sociedad Norteamericana de Investigación del Cabello (AHRS [antes NHRS]).

Fisiopatología

Por su predominio en el sexo masculino, se sugiere que los andrógenos pueden tener un rol en la fisiopatología, además de la infrecuente presentación de esta condición previo a la pubertad. Las características rizadas del pelo y la curvatura del folículo piloso propia de los afrodescendientes pueden presentar una penetración extrafolicular y transfolicular en la piel con la generación de pelos encarnados, lo que produce una respuesta inflamatoria.

Existen factores desencadenantes, en su mayoría traumáticos, como los cortes de pelo cortos, el afeitado de la cabeza, la fricción del cuello de las camisas, las cadenas, los cascos y las gorras, que condicionan el roce y la irritación crónica. Esto es importante ya que las poblaciones más afectadas suelen ser estudiantes y militares, expuestos de manera constante a estos precipitantes. Existe además una probable asociación con enfermedades como la seudofoliculitis de la barba, la foliculitis decalvante, la celulitis disecante, el acné conglobata, la hidradenitis supurativa, la obesidad, la resistencia a la insulina, la diabetes mellitus, la hipertensión arterial, las dislipidemias y el síndrome metabólico.

Epidemiología

Ocurre principalmente en pospúberes de ascendencia africana, pero existen reportes donde la población de ascendencia hispana es importantemente afectada (hasta en el 37% de las series de casos estudiados). Muestra un predominio en el sexo masculino (con una proporción hombre:mujer de 20 : 1) y su prevalencia, de acuerdo con los estudios publicados, oscila entre el 0,5% y el 13,6% en la población afroamericana. Esta enfermedad llega a provocar una disminución significativa de la calidad de vida.

Clínica

El AQN afecta principalmente el área occipital de la piel cabelluda, predominante en la nuca, pero puede llegar a extenderse por toda la cara posterior del cuello hasta el vértex.

En las fases iniciales presenta pápulas, nódulos y pústulas de distintos tamaños que, conforme progresan las lesiones a fases tardías, conducen al desarrollo de una alopecia cicatricial en parches que van desde pequeñas placas de aspecto queloideo hasta incluso masas tumorales cicatriciales (Figura 13.3.1). Suele acompañarse de prurito y dolor, e incluso del sangrado

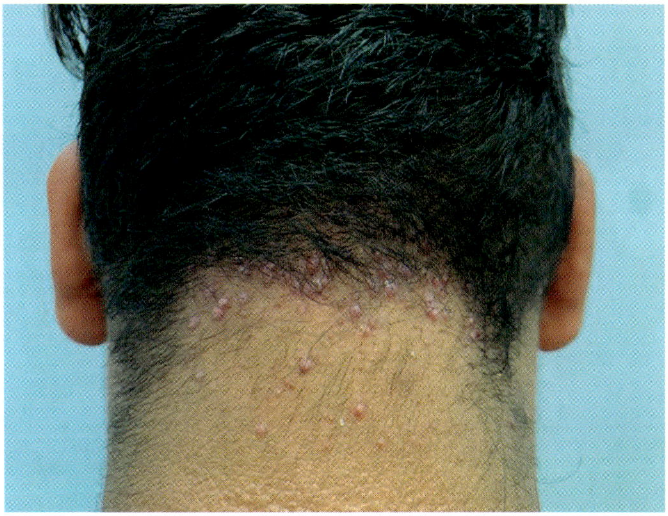

Figura 13.3.1 Paciente masculino de 17 años con diagnóstico de AQN. Muestra afectación en área occipital con presencia de múltiples pápulas foliculares aisladas.

de algunas pápulas al contacto o roce por el corte de pelo. La infección bacteriana secundaria es frecuente y predispone al desarrollo de pústulas y abscesos.

Se propuso un esquema de clasificación de la enfermedad según el tipo de lesión primaria y el ancho del área afectada entre la prominencia occipital y las puntas de las apófisis mastoides, con la finalidad de identificar las características clínicas de la enfermedad y entendiendo que la eficacia de cualquier tratamiento indicado puede verse afectada por el tipo de lesión de AQN tratada (Figura 13.3.2).

Métodos diagnósticos

Dermatoscopia

Pueden observarse pápulas foliculares, vasos puntiformes perifoliculares, pústulas foliculares, costras hemáticas, eritema perifolicular, escamas perifoliculares, áreas rojas sin estructura, áreas blancas sin estructura, pérdida de aperturas foliculares, pelos tunelizados (predominio en casos asociados a celulitis disecante), costras melicéricas y pelos en penacho (Figuras 13.3.3 y 13.3.4).

Tratamiento

El objetivo del tratamiento es detener la historia natural de la enfermedad al evitar el desarrollo de lesiones de tipo queloide, la progresión a una alopecia cicatricial y la desfiguración de la topografía afectada. El AQN representa un reto terapéutico porque ninguna de las opciones terapéuticas disponibles ha demostrado ser ampliamente efectiva. En la Tabla 13.3.1 se resumen los tratamientos sugeridos para AQN.

Es necesario insistir a los pacientes en medidas generales para evitar los desencadenantes; esto incluye evitar la irritación e inflamación por cortes de pelo cortos y el afeitado de la cabeza, el uso de cascos y gorras, así como de cadenas y cuellos de camisa ajustados.

Se recomienda el uso de champús antisépticos o queratolíticos, con la finalidad de prevenir infecciones bacterianas secundarias en etapas tempranas de la enfermedad. Las opciones

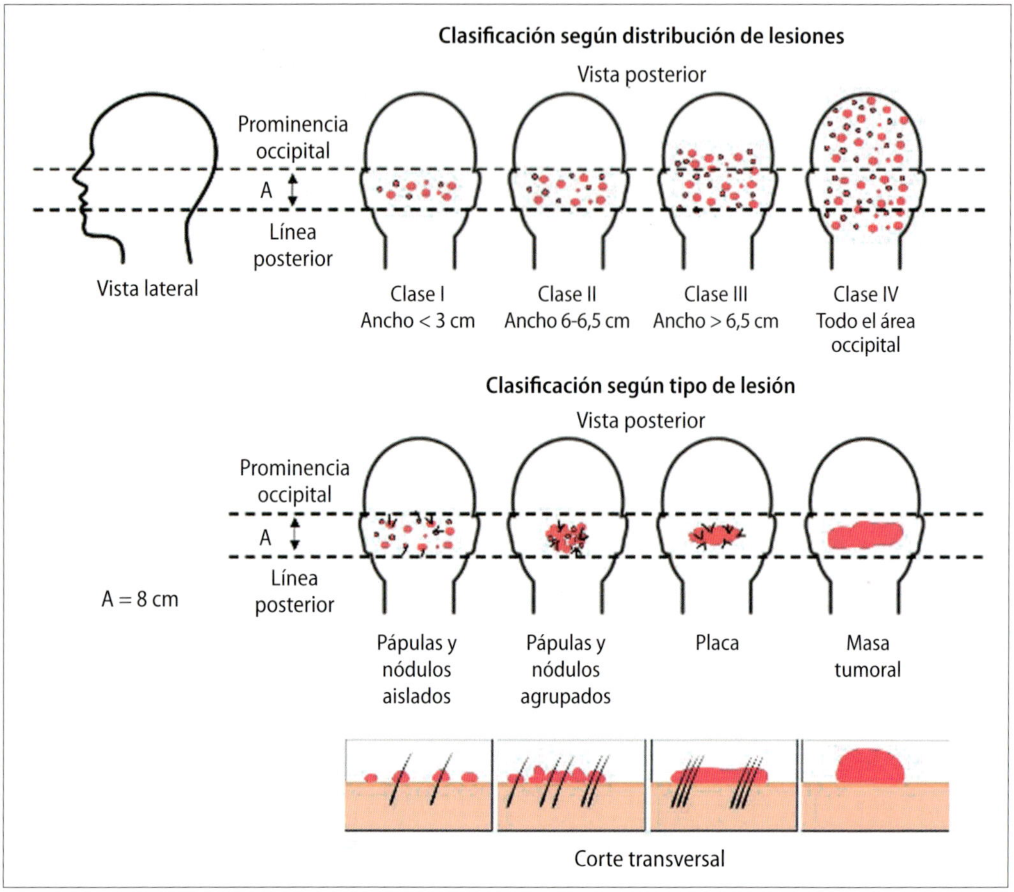

Figura 13.3.2 Clasificación de lesiones de AQN según su extensión y tipo de lesión. (Modificado de: Umar, et al).

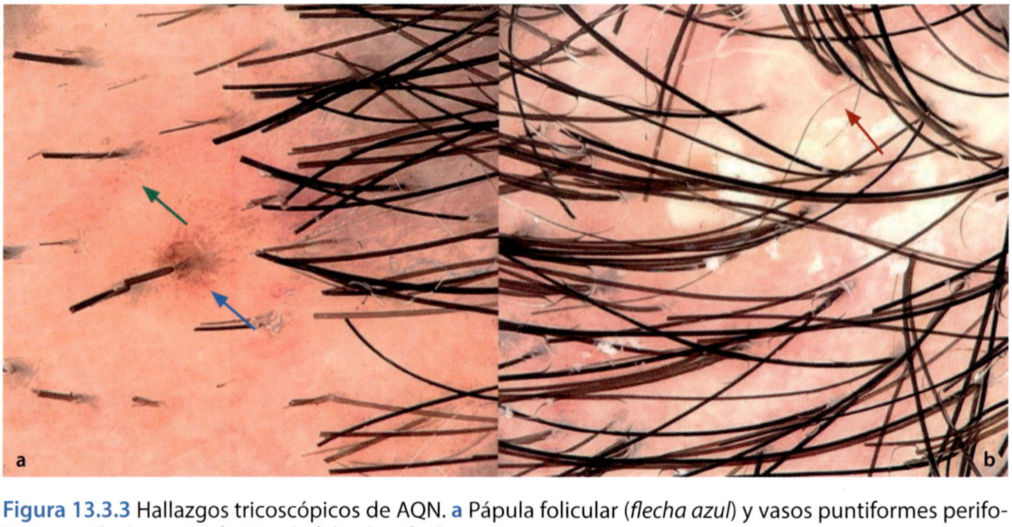

Figura 13.3.3 Hallazgos tricoscópicos de AQN. **a** Pápula folicular (*flecha azul*) y vasos puntiformes perifoliculares (*flecha verde*). **b** Pústula folicular (*flecha roja*).

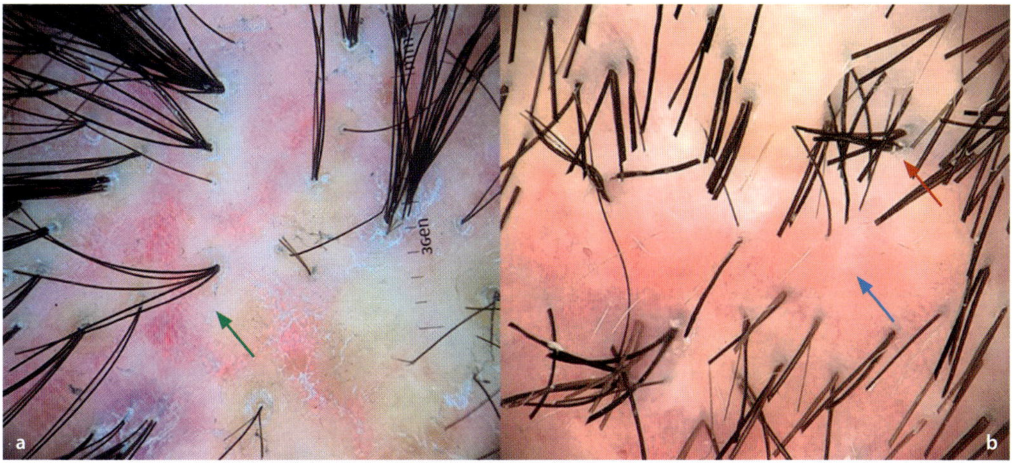

Figura 13.3.4 Hallazgos tricoscópicos de AQN. a Eritema perifolicular, escamas perifoliculares y pelos en penacho (*flecha verde*). b Pérdida de aperturas foliculares, áreas rojas y blancas sin estructura (*flecha azul*), y pelos tunelizados (*flecha roja*) en un paciente con AQN y celulitis disecante.

Tabla 13.3.1 Tratamiento de AQN

Tratamiento	Posología	Administración	Tiempo	Observaciones
Clobetasol en loción al 0,05%	Aplicación diaria por un mes, luego en días alternos por otro mes y finalizar con 2 aplicaciones a la semana por otro mes	Tópica	Ciclos de 3 meses	Mayor eficacia en etapas iniciales y al ser combinado con retinoides tópicos o clindamicina en gel al 1%
Clindamicina en gel al 1%	Cada 12-24 horas	Tópica	Acorde a respuesta clínica	Indicada en lesiones pustulosas
Acetónido de triamcinolona, suspensión inyectable	10-40 mg/mL	Intralesional	Cada 4-6 semanas	A menor dosis, menos atrofia e hipopigmentación secundaria
Doxiciclina	100 mg/día	Oral	Ciclos de 3 meses	Contraindicado en < 8 años
Minociclina	100 mg/día	Oral	Ciclos de 3 meses	Contraindicado en < 8 años
Prednisona	0,5-1 mg/kg/día	Oral	2 semanas	Ante reagudizaciones
Isotretinoína	10-20 mg/día o 0,25 mg/kg/día	Oral	Acorde a respuesta clínica	
Tratamiento quirúrgico	Hasta tejido subcutáneo profundo o fascia muscular con cierre por primera o segunda intención			
Electrocirugía	Escisión de la lesión con coagulación simultánea de pequeños vasos			
Criocirugía	Técnica de congelación cerrada, con 2 ciclos de congelación y descongelación de 15 segundos			
Terapia láser	Láser CO_2 ablativo Láser Nd:YAG de 1064 nm Láser de colorante pulsado de 595 nm Láser de diodo de 810 nm			

terapéuticas son múltiples, desde terapia médica (esteroides tópicos e intralesionales, antibióticos y retinoides), la terapia con láser (CO_2 ablativo, Nd:YAG, colorante pulsado y diodo), la criocirugía y el abordaje quirúrgico.

Las terapias con láser para el AQN buscan reducir la respuesta inflamatoria alrededor del folículo y además pueden destruir el folículo piloso, el cual es una pieza clave para generar la inflamación y fibrosis en esta enfermedad (Figura 13.3.5).

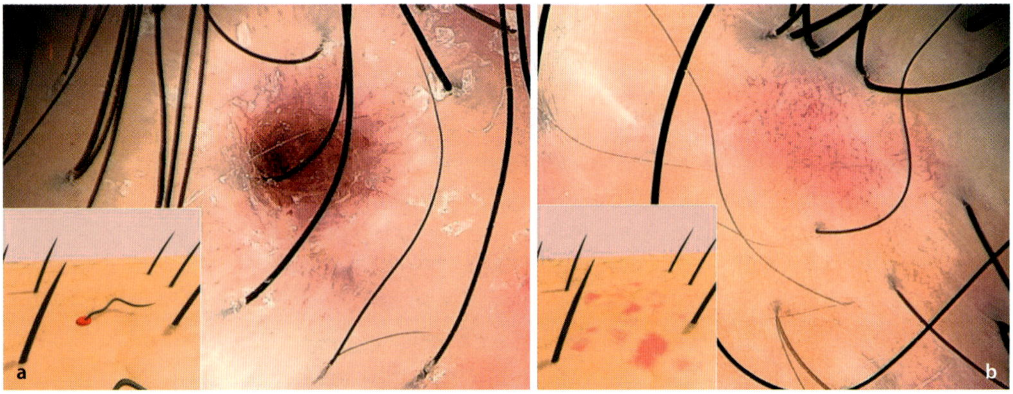

Figura 13.3.5 Respuesta a tratamiento con láser Nd:YAG. a Pápula perifolicular previo al tratamiento láser. b Eritema residual un mes postratamiento, con una sesión de Nd:YAG. Nótese la pronta resolución de las lesiones inflamatorias y la limitación del daño cicatricial.

Conceptos clave

- El acné queloideo de la nuca (AQN) es una foliculitis cicatrizante progresiva que presenta pápulas, pústulas y placas de tipo queloide.
- En la población pediátrica, los pacientes masculinos pospúberes afroamericanos son los más afectados.
- El objetivo del tratamiento es detener la historia natural de la enfermedad al evitar el desarrollo de lesiones de tipo queloide, la alopecia cicatricial y la desfiguración de la topografía afectada.

Bibliografía de consulta

East-Innis ADC, Stylianou K, Paolino A, Ho JD. Acne keloidalis nuchae: risk factors and associated disorders - a retrospective study. Int J Dermatol 2017; 56 (8): 828-32.

Maranda EL, Simmons BJ, Nguyen AH, Lim VM, Keri JE. Treatment of Acne Keloidalis Nuchae: A Systematic Review of the Literature. Dermatol Ther (Heidelb) 2016; 6 (3): 363-78.

Ogunbiyi A. Acne keloidalis nuchae: prevalence, impact, and management challenges. Clin Cosmet Investig Dermatol 2016; 9: 483-9.

Shen LY, Kenner-Bell BM, Ricketts J, Kundu RV. Ethnic skin: Kids are not just little people. Clin Dermatol 2016; 34 (6): 690-7.

Taylor SC, Barbosa V, Burgess C, Heath C, et al. Hair and scalp disorders in adult and pediatric patients with skin of color. Cutis 2017; 100 (1): 31-5.

Umar S, Lee DJ, Lullo JJ. A Retrospective Cohort Study and Clinical Classification System of Acne Keloidalis Nuchae. J Clin Aesthet Dermatol 2021; 14 (4): E61-E67.

V

Genotricosis

14

Clasificación de las genodermatosis en tricología

María Rubí Jaquez Losoya • Arturo López-Yáñez Blanco

Las genodermatosis son un grupo de enfermedades de etiología genética con manifestaciones cutáneas muy heterogéneas, mientras que los trastornos genéticos del pelo, llamados genotricosis, comprenden un grupo de enfermedades hereditarias que resultan en un crecimiento y una diferenciación anormal solo del pelo.

En la actualidad, existen aproximadamente 60 enfermedades que se consideran "trastornos genéticos del pelo", que pueden presentar anomalías en el tallo piloso. De estas enfermedades, alrededor de 28 se asocian a síndromes de origen genético con clasificación compleja debido a la sobreposición clínica que puede existir entre las patologías; o bien pueden no estar asociadas a ningún síndrome y presentarse en conjunto con otras anomalías estructurales, con un patrón de herencia mendeliana.

Las genotricosis pueden presentarse como enfermedades con disminución o ausencia de pelo, denominadas hipotriquias y atriquias, respectivamente (Figura 14.1), y como enfermedades que

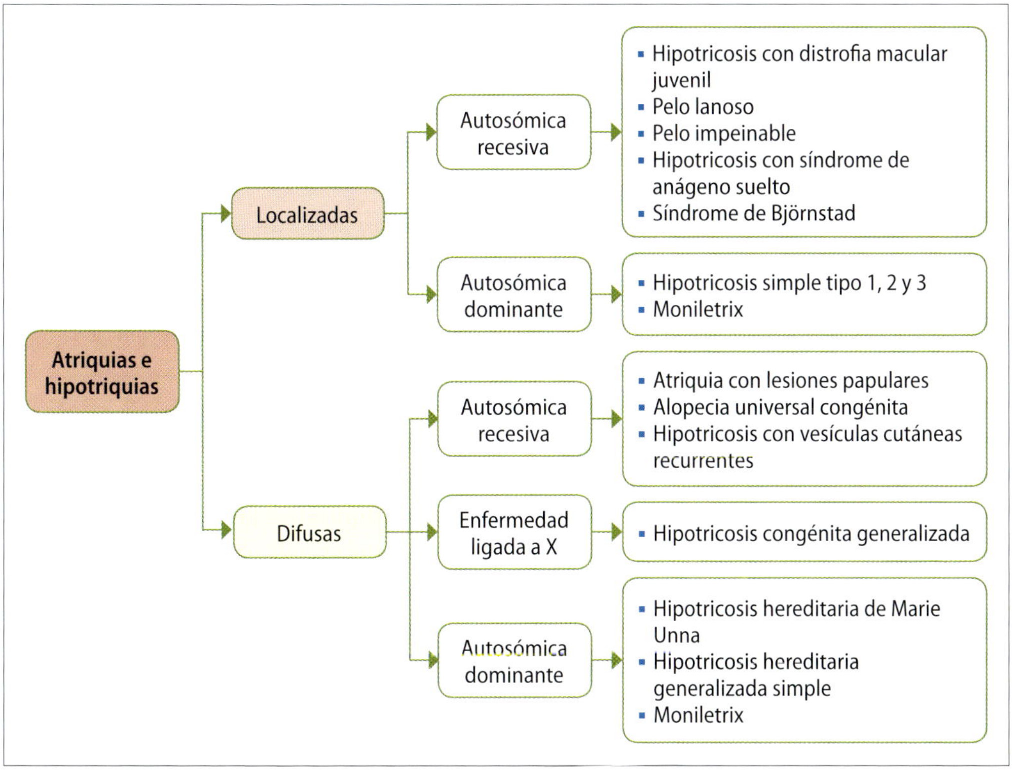

Figura 14.1 Clasificación de las enfermedades congénitas con pérdida del pelo.

presentan alteraciones en el tallo piloso, denominadas displasias pilosas, las cuales pueden ser de origen congénito o adquirido, y a su vez estar asociadas o no a fragilidad capilar (Figuras 14.2 y 14.3). Su clasificación puede ser compleja, se pueden restringir únicamente al pelo y estar asociadas con variantes genéticas específicas; su genotipo puede correlacionarse con la presentación clínica y pueden presentarse asociadas con alteraciones en estructuras derivadas del ectodermo, tanto neurológicas y esqueléticas como de uñas y dientes.

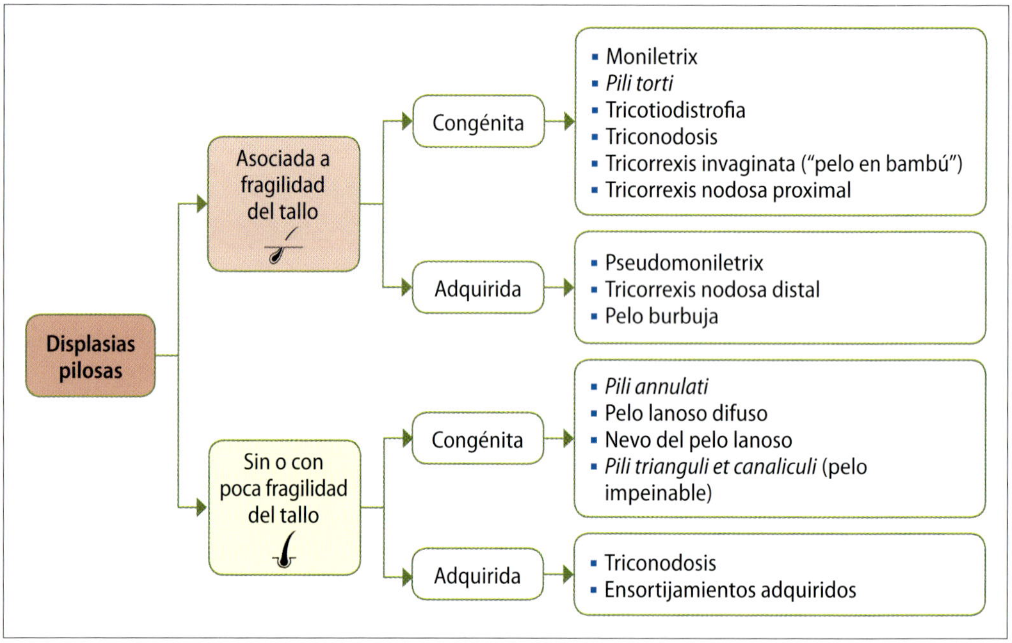

Figura 14.2 Clasificación de las displasias pilosas.

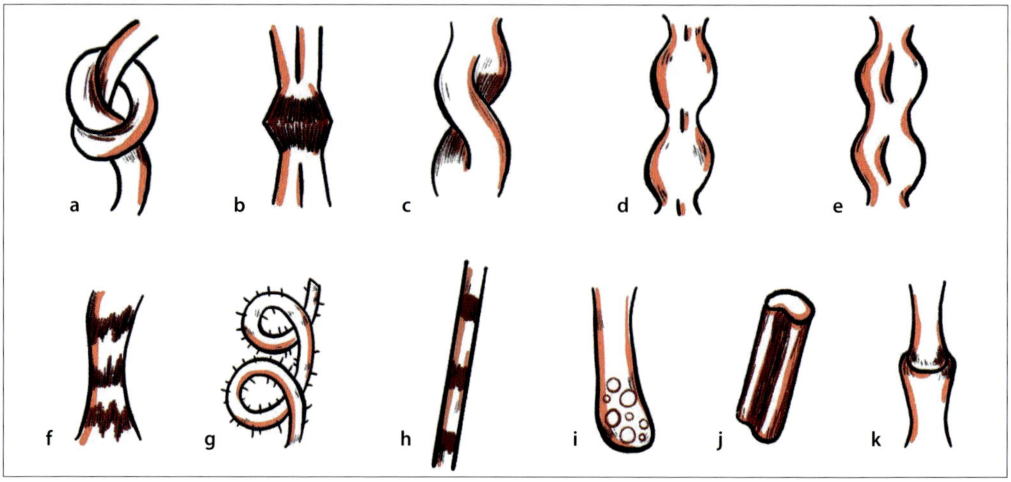

Figura 14.3 Displasias pilosas. **a** Triconodosis. **b** Tricorrexis nodosa. **c** *Pili torti.* **d** Seudomoniletrix. **e** Moniletrix. **f** Tricotiodistrofia. **g** Pelo lanoso. **h** *Pili annulati.* **i** Pelo burbuja. **j** *Pili trianguli et canaliculi.* **k** Tricorrexis invaginata.

Las hipotriquias y atriquias pueden estar asociadas a displasias pilosas, presentarse de manera aislada, en forma localizada o difusa, o también como parte de algún síndrome con manifestaciones sistémicas. No obstante, en las personas afectadas con formas no sindrómicas se muestran únicamente fenotipos pilosos aislados.

El diagnóstico de sospecha es clínico y se apoya en herramientas mediante técnicas no invasivas e invasivas, que nos orientan hacia un diagnóstico presuntivo para la realización de estudios genómicos.

Fisiopatología

Se han descrito genes implicados en la pérdida del pelo en seres humanos, que participan en la función de factores de transcripción, proteínas estructurales y enzimas, o como parte de vías de señalización de lípidos y de la vía Wnt (Figura 14.4).

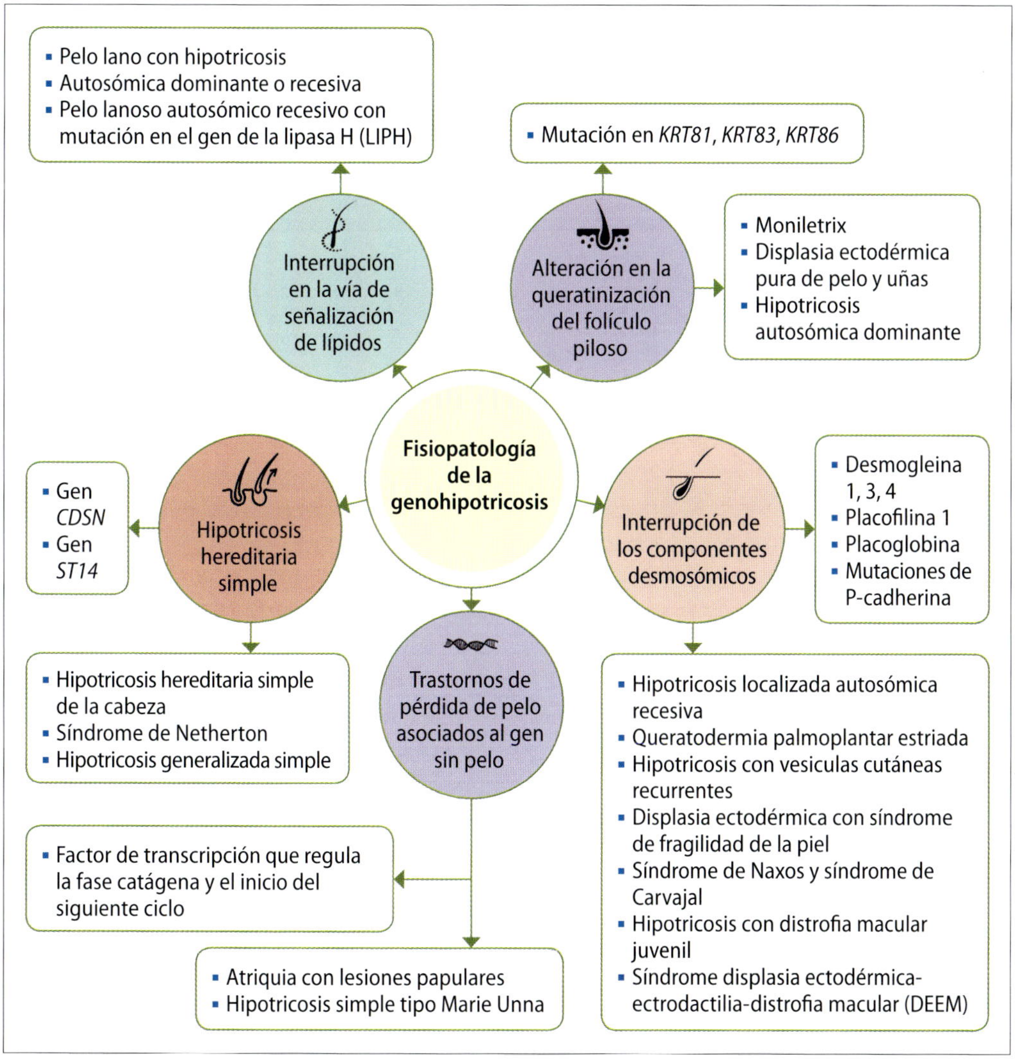

Figura 14.4 Fisiopatología de las genodermatosis en tricología.

Epidemiología

La prevalencia estimada de los trastornos del pelo asociada a genodermatosis es desconocida; sin embargo, de acuerdo con un estudio reciente realizado por Doolan y cols., se han identificado 201 genodermatosis de las cuales el 29,1% presentan alguna anomalía en el tallo piloso. La principal forma de presentación es la hipotricosis. En el 51,7% de los casos el patrón de herencia más frecuente es el autosómico recesivo, y solo en el 1,7% se trata de una presentación ligada al cromosoma X. No obstante, los datos son limitados y existe poca información a nivel mundial.

Clínica

La presentación clínica puede variar si las alteraciones están confinadas de forma aislada al tallo piloso o si forman parte de alguna genodermatosis. Pueden afectar el pelo de la piel cabelluda, las cejas, las pestañas y el pelo del resto del cuerpo.

Clínicamente, una forma de evaluar su forma de presentación consiste en si se presentan de forma localizada o difusa, y estas últimas en cicatriciales o no cicatriciales, como desarrollaremos a continuación.

Alopecia congénita localizada

Se puede manifestar únicamente de forma aislada con afección en la piel cabelluda, como una o más placas alopécicas, con predilección por topografías como la región frontotemporal en el caso de la alopecia triangular congénita. Se describe asociada a malformaciones cardíacas, agenesia de falanges o extremidades como en el síndrome de Adams-Oliver. Se debe realizar un diagnóstico diferencial con otras entidades frecuentes en la edad pediátrica como la alopecia areata.

Alopecia congénita difusa

Se puede dividir en alopecias no cicatriciales y cicatriciales.

Dentro de las **genodermatosis con alopecias no cicatriciales** encontramos el síndrome tricorrinofalángico, las displasias ectodérmicas, la alopecia universal congénita completa o parcial, la hipotricosis congénita y milia, las asociadas a errores innatos del metabolismo, así como el grupo de las genodermatosis con hipotricosis y tumores, entre las que se encuentran el síndrome de Rombo, el síndrome de Bazex-Dupré-Christol y el síndrome de Dubowitz. Las displasias pilosas se manifiestan con el pelo corto y dañado, y se evidencian zonas de hipotricosis difusas en áreas de roce, que pueden estar asociadas a síndromes o no.

Con respecto a las **genodermatosis con alopecias cicatriciales,** estas pueden presentarse como parte del síndrome de Conradi-Hünermann-Happle, la incontinencia pigmentaria y la queratosis folicular espinulosa decalvante.

Métodos diagnósticos

La exploración física y el examen tricoscópico son fundamentales para el diagnóstico, ya que nos permite orientarnos para realizar un diagnóstico temprano, partiendo solamente de la identificación de alguna alteración en el pelo.

Existen herramientas diagnósticas en las que podemos apoyarnos en función de la sospecha clínica; estas se dividen en técnicas invasivas y no invasivas. En las técnicas no invasivas se encuentran la tricoscopia, el tricograma, la microscopia de luz polarizada y no polarizada, la microscopia electrónica, la microscopia confocal de barrido y la tomografía de coherencia óptica, las cuales pueden proporcionar datos sobre las características estructurales y las alteraciones en la forma o el tamaño del tallo piloso. La técnica invasiva por elección será la biopsia con estudio histopatológico en corte transversal y vertical, principalmente útil en los casos de alopecias cicatriciales.

Con el desarrollo de la secuenciación de segunda generación del genoma humano se han definido un mayor número de trastornos del pelo de origen genético, cuya base molecular ha sido identificada. Esto ha permitido establecer genes que intervienen en el desarrollo de este tipo de enfermedades y estudiar nuevas dianas moleculares terapéuticas para tales trastornos hereditarios, que actualmente son limitados.

Tratamiento

La finalidad del tratamiento radica en mejorar el aspecto físico al evitar los traumatismos físicos y químicos. Se ha descrito eficacia con el uso de minoxidil tópico u oral para el tratamiento de algunas genotricosis, lo cual podría deberse a la prolongación de la fase anágena. Sin embargo, se requiere del desarrollo de terapias blanco a nivel molecular, que de forma selectiva actúen sobre factores de transcripción a través de las vías de señalización implicadas en el desarrollo del folículo piloso. La finalidad de la identificación de estos trastornos es reducir la morbilidad considerable que afecta la calidad de vida.

Conceptos clave

- Los trastornos genéticos del pelo pueden presentarse de forma aislada o ser parte de un complejo sindrómico.
- En las displasias pilosas existe una alteración estructural del tallo piloso y pueden estar asociadas a fragilidad capilar o no.
- Su diagnóstico requiere alta sospecha clínica apoyada por auxiliares diagnósticos, para la posterior realización de estudios genómicos.

Bibliografía de consulta

Doolan BJ, Rayinda T, Chiu FP, McGrath JA, Onoufriadis A. A review of genotrichoses and hair pathology associated with inherited skin diseases. Br J Dermatol 2023; 189 (2): 154-60.

Ferrando J, Grimalt R. Pediatric Hair Disorders: An Atlas and Text. 3° ed. Reino Unido: CRC Press/Taylor & Francis Group, 2016.

Montagna W, Camacho MF, Tosti A. Tricología: enfermedades del folículo pilosebáceo. 3° ed. Madrid: Aula Médica, 2013.

★ Acceda al eBook para consultar la lista completa de bibliografía.

15

Displasias con fragilidad capilar

15.1 Moniletrix y seudomoniletrix

Alejandro García Vargas

El moniletrix y el seudomoniletrix forman parte de las displasias pilosas con fragilidad capilar.

Moniletrix

El moniletrix fue descrito por Walter G. Smith en el año 1879. Se trata de una genotricosis con herencia autosómica dominante (AD) y casos aislados de tipo autosómico recesivo (AR) y *de novo*. Etimológicamente, el término deriva de la raíz latina *monile* (collar) y de la raíz griega *thrix* (cabello), lo que significa "pelo en collar".

Está conformado por la tríada clásica de pelo moniliforme, queratosis pilar y coiloniquia. La queratosis pilar suele afectar la región occipital, las mejillas y los muslos, mientras que la coiloniquia es bilateral en manos y pies. El moniletrix es un tipo de displasia pilosa que se caracteriza por adelgazamientos periódicos y fragilidad del tallo piloso. Además, pueden presentarse anomalías dentales, oculares (cataratas juveniles) y nerviosas (oligofrenia, retraso mental, epilepsia y esquizofrenia).

Fisiopatología

Se trata de un defecto estructural por mutaciones en tres queratinas tipo II del cabello, hHb1, hHb3 y hHb6, ya sea en el motivo de hélice inicial (MHI) o terminal (MHT). Estas queratinas de pelo duro están codificadas en el cromosoma 12q13. Se han descrito casos de moniletrix con mutación de desmogleína-4 (DSGS-4) y algunas *de novo*. En cuanto a la queratina del cabello, se han informado mutaciones hHb6, N114D, N114H, A118E, E402Q, E402K, E413D y E413K; además, en la queratina hHb1, E402K y E413K.

La mutación afecta a los residuos de aminoácidos neutros, normalmente conservados estrictamente por la queratina del cabello, que al ser sustituidos por aminoácidos ácidos provocan la formación de filamentos intermedios inestables y la consecuente enfermedad.

Epidemiología

La prevalencia e incidencia son desconocidas. El moniletrix puede estar subdiagnosticado por su variabilidad fenotípica y semejanza clínica con otras enfermedades.

Clínica

Se inicia en mayores de 1 año y se caracteriza por pelo frágil y variación regular del diámetro del tallo piloso, lo que le da al pelo un aspecto arrosariado con tendencia a romperse prematuramente en los puntos donde presenta las constricciones. Predomina en las regiones occipital y temporal (Figura 15.1.1), y puede afectar el vello de las cejas y pestañas, el vello axilar, púbico y corporal. No afecta a todos los pelos y provoca una alopecia variable que puede mejorar durante la adolescencia o el embarazo.

Métodos diagnósticos

Con la presentación del cuadro cutáneo característico y la dermatoscopia se pueden observar pelos cortos con constricciones intermitentes a lo largo del tallo, alternados con pelos aparentemente normales (*v.* Figura 15.1.1). La dermatoscopia *in vivo* es muy práctica y eficiente, especialmente en niños, ya que muestra las constricciones intermitentes del cabello directamente en la consulta.

En la microscopia óptica se pueden observar pelos en forma de cuentas. Con el microscopio electrónico de transmisión se observa vacuolización y alteración en la estructura fibrilar de las células del córtex inferior, lo que explica la fragilidad del cabello.

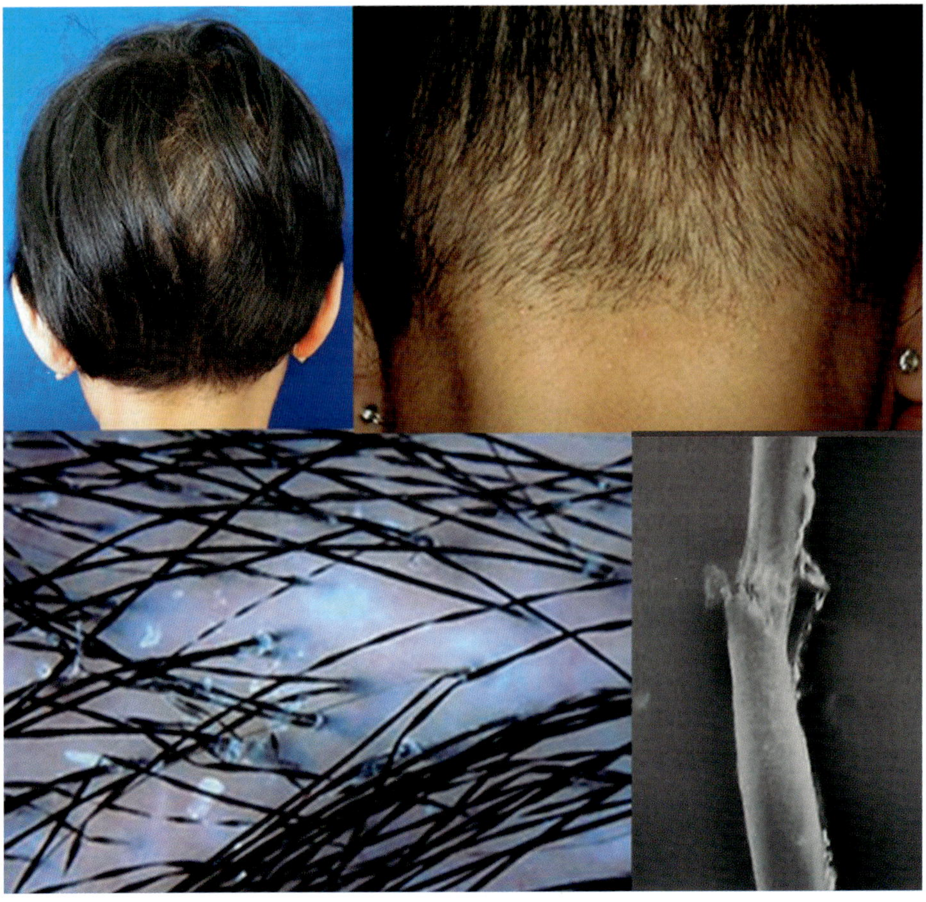

Figura 15.1.1 Paciente femenina. Se observa fragilidad capilar y rotura frecuente desde el primer año de edad, además de hipotricosis difusa de predominio occipital. La dermatoscopia capilar evidencia constricciones intermitentes que alternan con pelos de aspecto normal. La microscopia electrónica de barrido reveló ruptura de un cabello en el sitio de la constricción. (Cortesía del Dr. Luis E. Sánchez Dueñas).

Tratamiento

No existe un tratamiento curativo, pero la condición puede mejorar durante la adolescencia, el embarazo o al tomar anticonceptivos orales. Esta mejoría se explica por la expresión de receptores de estrógenos en las células de las papilas dérmicas en fase telógena, que juegan un papel importante en la diferenciación de los tricocitos durante la transición folicular telógena/anágena.

Se reporta una mejoría con corticoides y retinoides tópicos y orales, como minoxidil y L-cisteína. Se sugiere que los retinoides corrigen la expresión genética anormal del cabello en los receptores nucleares de las células foliculares. Además, se reportan pacientes tratados con loción de tretinoína al 0,05% 2 veces/día, con una notable mejoría clínica al año de tratamiento.

A pesar de la importancia de los estrógenos en el crecimiento y la morfología del pelo, no se ha determinado una causa hormonal única en la fisiopatología del moniletrix. La evolución y el pronóstico son impredecibles.

Seudomoniletrix

El seudomoniletrix forma parte de las displasias pilosas con fragilidad capilar y puede tener una causa genética AD o adquirida. Presenta en el tallo piloso engrosamientos irregulares en lugar de los estrechamientos típicos del moniletrix, y en las zonas internodales mantiene un diámetro normal. No se asocia con hiperqueratosis folicular y al microscopio se observan engrosamientos indentados y aplanados.

Clínicamente se presenta como áreas de alopecia difusa o limitada. Se caracteriza por cabellos cortos, arrosariados y que se rompen a los pocos milímetros de salir a la superficie. Aparece a edades más avanzadas que el moniletrix.

Epidemiología

Actualmente no se cuenta con datos estadísticos.

Clínica

- Tipo I: seudomoniletrix familiar de Bentley-Phillips, AD y con penetrancia variable. Solo afecta el cabello. Inicia en el prepúber, con fracturas longitudinales.
- Tipo II: seudomoniletrix adquirido. Presente en displasias pilosas con fragilidad del tallo (p. ej., moniletrix, *pili torti*, tricorrexis nodosa, pelo lanoso, cabello burbuja, ensortijamiento adquirido, acrodermatitis enteropática, etc.). Clínicamente se asemeja a la alopecia androgenética y la tricotilomanía. El peinado y cepillado pueden agravarla.
- Tipo III: seudomoniletrix iatrogénico. Se observa en displasias pilosas con fragilidad capilar y también en cabellos finos y claros, por traumatismo al preparar el tricograma, por compresión con pinzas de Pean al realizar la tracción o durante el montaje en el portaobjetos. No requiere tratamiento ya que se trata de un artefacto de laboratorio. El uso de gel en la ecografía como líquido de inmersión puede causar un artefacto de falso aplanamiento de los tallos en la tricoscopia. Un efecto similar lo causa el uso de geles fijadores por los pacientes, por lo que se recomienda no utilizar estos productos antes de realizar la tricoscopia.

Tratamiento

No existe un tratamiento curativo específico. Se recomienda el manejo cordial del pelo y evitar procedimientos que dañen el tallo piloso. El uso de oligoelementos como el zinc, la vitamina D, los champús y las mascarillas para el pelo pueden ser de utilidad.

Conceptos clave

- El moniletrix y seudomoniletrix son displasias pilosas por alteraciones de la estructura del tallo piloso, con fragilidad capilar. Pueden ser congénitas o adquiridas. Se dan por mutaciones en tres queratinas tipo II del cabello: hHb1, hHb3 y hHb6.
- El molinetrix esta constituido por la tríada de pelo moniliforme, queratosis pilar y coiloniquia. Inicia en mayores de 1 año y se caracteriza por pelo frágil. Afecta las regiones occipital y temporal. En la tricoscopia se obervan constricciones periódicas, regulares y de aspecto arrosariado.
- El seudomoniletrix es una displasia pilosa con fragilidad capilar, de causa genética autosómica dominante o adquirida. Se manifiesta a mayor edad que el molinetrix. El pelo presenta engrosamientos indentados y aplanados, y en zonas internodales tiene diámetro normal.

Bibliografía de consulta

Ferrando J, Grimalt R. Pediatric hair disorders. An atlas and text. 3° ed. Boca Raton: CRC Press Taylor & Francis, 2017.

Gebhardt M, Fischer T, Claussen U, et al. Monilethrix-improvement by hormonal influences? Pediatr Dermatol 1999; 16: 297-300.

Giacaman A, Ferrando J. Claves diagnósticas en displasias pilosas I. ACTAS Dermo-Sifiliográficas 2022; 113: 141-9.

Karincaoglu Y, Coskun BK, Seyhan ME, et al. Monilethrix. Improvement with acitretin. Am J Clin Dermatol 2006; 6: 407-10.

Pearce EG, Smith SK, Lanigan SW, et al. Two different mutations in the same codon of a type II hair keratin (hHB6) in patients with monilethrix. J Invest Dermatol 1999; 113: 1123-7.

15.2 *Pili torti*

Carola Durán Mc Kinster • Andrea Torres Diez Barroso

El *pili torti* es un defecto estructural del tallo piloso que cursa con aumento de la fragilidad del pelo. Morfológicamente presenta estrechamiento del diámetro del tallo a intervalos irregulares y torsiones de hasta 180°, con rangos entre 90° y 360°. En dichas torsiones se produce la ruptura del tallo.

Fisiopatología

En las formas asociadas a procesos inflamatorios, el *pili torti* es provocado por el proceso inflamatorio localizado que reblandece el tallo piloso, lo que provoca que este se tuerza. En la enfermedad de Menkes, se postula que las torsiones del tallo piloso se deben a la baja actividad de las enzimas dependientes del cobre, que son importantes en la creación de enlaces disulfuro en la queratina del cabello.

Epidemiología

Es una afección poco común que puede estar asociada con numerosas afecciones congénitas o adquiridas. En todos los casos de *pili torti*, la identificación del trastorno subyacente determina la frecuencia. En el caso de pacientes con la enfermedad de Menkes, el 100% presenta *pili torti*. La incidencia general es de 1 : 100 000-250 000 nacimientos.

Clínica

El *pili torti* se clasifica en las formas adquirida y hereditaria.

La forma adquirida puede ser inducida por fármacos, más comúnmente por inhibidores del receptor del factor de crecimiento epidérmico, retinoides orales, valproato de sodio y carbamida, y menos frecuentemente por isotretinoína oral. En ocasiones se observa en pacientes con anorexia nerviosa. Se ha descrito *pili torti* en casos de procesos inflamatorios locales, como alrededor del liquen plano pilar, el lupus eritematoso discoide, la celulitis disecante, la foliculitis decalvante, la alopecia areata, las neoplasias y la enfermedad injerto vs. huésped crónica, entre otras.

La forma hereditaria se puede presentar aislada o asociada a diversas enfermedades genéticas o síndromes. El *pili torti* hereditario se clasifica en tres grupos:

- De inicio temprano o clásico (tipo Ronchese).
- De inicio tardío (tipo Beare).
- Asociado a diversas enfermedades o síndromes genéticos.

La forma clásica de *pili torti* de inicio temprano (tipo Ronchese) se puede heredar en forma autosómica o recesiva. El *pili torti* de inicio tardío (tipo Beare) es un trastorno autosómico dominante que aparece en la pubertad, más comúnmente en personas con cabello oscuro, y los mechones de cabello con *pili torti* suelen ser únicos.

Pili torti en enfermedades y síndromes genéticos

Enfermedad de Menkes

El *pili torti* es el defecto del tallo piloso más característico de la enfermedad de Menkes. Esta es una enfermedad letal, neurodegenerativa y poco común, con herencia recesiva ligada al cromosoma X y afección multisistémica. Los pacientes son normales al nacimiento y en los primeros meses desarrollan convulsiones y regresión de los hitos del desarrollo que progresan hasta la muerte entre los 7 meses y los 3,5 años de edad. La enfermedad generalmente tiene un curso clínico grave que conduce a la muerte en la primera infancia. Hay formas intermedias y una forma más leve denominada síndrome del cuerno occipital.

La mayoría de los pacientes son varones, mientras que las madres biológicas son heterocigotas o portadoras. Es causada por diferentes mutaciones en el gen *ATP7A* que resultan en una falla en la absorción intestinal del cobre, lo que genera la deficiencia de este elemento en numerosos procesos metabólicos. Los signos neurodegenerativos suelen aparecer a los 2-3 meses de edad e incluyen crisis convulsivas, alteraciones del tracto gastrointestinal, hipotonía muscular importante y retraso psicomotor. La piel es de color muy claro y el paciente cursa con laxitud, tanto de piel como de articulaciones. Las torsiones del tallo piloso se deben a la baja actividad de las enzimas dependientes del cobre, que son importantes en la creación de enlaces disulfuro en la queratina del cabello. Además de *pili torti*, pueden coexistir la tricoptilosis, tricoclasia y tricorrexis nodosa.

El diagnóstico de la enfermedad se sospecha por las alteraciones neurodegenerativas progresivas, los niveles bajos de cobre y ceruloplasmina, y se confirma con el estudio molecular. El examen microscópico del pelo donde se demuestra *pili torti* en numerosos cabellos es una herramienta muy valiosa para sospechar la enfermedad de Menkes en etapas muy tempranas del lactante, lo que permite dar consejo genético temprano.

Aquellos pacientes con enfermedad menos grave tienen una mejor tasa de supervivencia con suplementos de histidina de cobre, mientras que en pacientes con enfermedad grave es inefectivo.

Pili torti en otros síndromes

Se presenta en diversos síndromes de displasias ectodérmicas. En estos pacientes, los cabellos con *pili torti* son escasos y la torsión del tallo sobre su eje generalmente es incompleta; además, se mezclan con cabellos con otras alteraciones estructurales pilares, como tricoptilosis, pelos con diminución en el diámetro o angulados, entre otros.

Síndromes asociados a sordera

Síndrome de Björnstad. Probablemente de herencia autosómica dominante, causada por una mutación sin sentido en el gen *BCS1L*. Se caracteriza por la presencia de *pili torti* y la pérdida auditiva neurosensorial. El *pili torti* se manifiesta durante los 2 primeros años de vida. Suele afectar exclusivamente el pelo de la cabeza (respeta las cejas y las pestañas). Se ha sugerido una correlación positiva entre la gravedad de las anomalías del tallo del cabello y la pérdida auditiva.

Síndrome de Crandall. Probablemente recesivo, ligado al cromosoma X. Cursa con sordera neurosensorial e hipogonadismo.

Displasia ectodérmica hipohidrótica

Es una genodermatosis caracterizada por alteraciones en las estructuras de la piel, incluidas las glándulas sudoríparas, el cabello, las uñas y los dientes. Los pacientes nacen con disminución de la densidad del cabello, con diversos e irregulares patrones de distribución del pelo, principalmente en las regiones temporal y occipital. También es frecuente la presencia de dos o más remolinos.

En la tricoscopia se pueden observar unidades foliculares de un solo cabello, hiperpigmentación o eritema de la piel cabelluda, diámetro variable de los tallos pilares, escamas perifoliculares y pelos cortos y rizados.

Existen dos síndromes de displasia ectodérmica asociados al labio y paladar hendido: el síndrome de Rapp-Hodgkin y el síndrome AEC (*Ankyloblepharon-Ectodermal*). El primero cursa con rasgos craneofaciales peculiares y anomalías de los dientes, el cabello, las uñas y la sudoración. El síndrome AEC presenta, además de las características mencionadas, anquilobléfaron y una dermatitis seborreica recalcitrante en la piel cabelluda. En ambos casos el pelo es frágil, quebradizo, seco y áspero.

Síndrome de Bazex

Se caracteriza por la presencia de *pili torti*, carcinomas basocelulares en la cabeza y atrofodermia folicular, anomalías arteriales, cambios esqueléticos e infecciones del tracto urinario causadas por los divertículos de la vejiga.

Métodos diagnósticos

En el caso de *pili torti* en el síndrome de Menkes, la tricoscopia es superior a la microscopia óptica. En esta, se requiere la observación de más de 50 cabellos y la torsión pilar se observa débilmente en unos cuantos cabellos (Figura 15.2.1 a). En contraste, la tricoscopia permite identificar fácilmente el *pili torti* con torsiones del tallo sobre su eje en 180° en numerosos tallos pilares (Figura 15.2.1 b).

El *pili torti* se pude observar en diversas entidades, por ello se requiere investigar otras alteraciones de afecciones concomitantes para el diagnóstico.

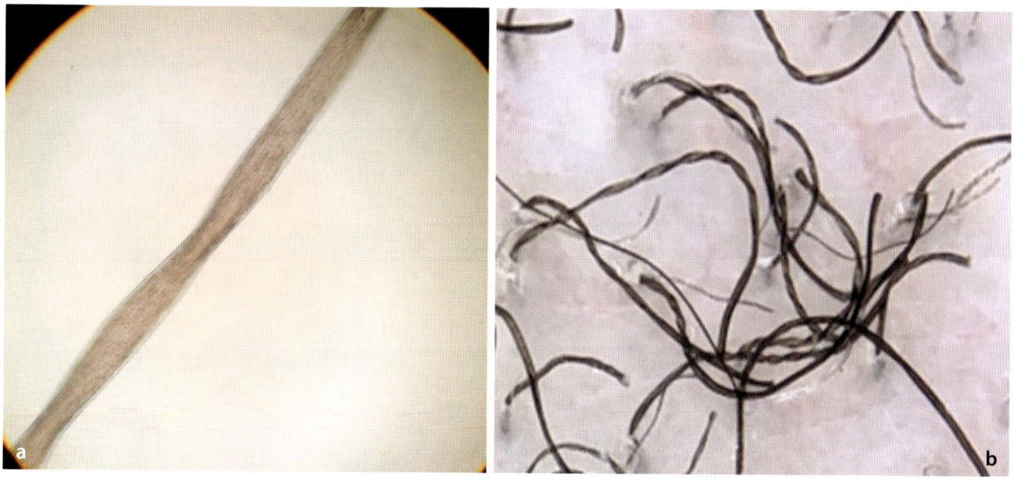

Figura 15.2.1 *Pili torti.* **a** Microscopia de luz. Torsión del tallo sobre su eje (10x). **b** Tricoscopia. Numerosos cabellos con torsiones de 180º. (Cortesía de la Dra. Ana Sylvia Aguilar-Sarmiento).

Tratamiento

Cuando el *pili torti* se presenta en casos hereditarios, no existe ningún tratamiento que revierta el defecto del tallo piloso. En el caso de las enfermedades adquiridas, ya sea por fármacos o procesos inflamatorios, el defecto puede desaparecer al mejorar la enfermedad o suspender el tratamiento.

Conceptos clave

- Con el tricoscopio se observa pili torti con torsiones del tallo a intervalos irregulares hasta de 180°.
- La forma adquirida puede ser inducida por fármacos como los inhibidores del receptor del factor de crecimiento epidérmico, los retinoides orales, el valproato de sodio, la carbamida y la isotretinoína oral.
- La enfermedad de Menkes cursa con pili torti. Es una enfermedad letal neurodegenerativa. El diagnóstico temprano con el tricoscopio permite el consejo genético.

Bibliografía de consulta

Adya KA, Inamadar AC, Palit A, Shivanna R, Deshmukh NS. Light microscopy of the hair: a simple tool to "untangle" hair disorders. Int J Trichology 2011; 3 (1): 46-56.
Sáez-de-Ocariz M, Aguilar-Sarmiento AS, Garcés-Abad MA, et al. Usefulness of Trichoscopy over Hair Light Microscopy in Menkes Disease. Skin Appendage Disord 2022; 8: 57-60.
Waśkiel-Burnat A, Żółkiewicz J, Blicharz L, Rakowska A, et al. Pili Torti: A Feature of Numerous Congenital and Acquired Conditions. I J Clin Med 2021; 10 (17): 3901.

15.3 Tricorrexis invaginata (síndrome de Netherton)

Antonio Torrelo • Carmen Ruiz Iglesias

El síndrome de Netherton es una genodermatosis de herencia autosómica recesiva con afectación multisistémica, debida a una mutación del gen *SPINK5*. Se caracteriza principalmente por ictiosis (ictiosis lineal circunfleja, eritrodermia ictiosiforme u otros tipos de ictiosis al nacimiento), diátesis atópica (niveles elevados de IgE y de eosinófilos, eccemas, rinitis, asma y alergias alimentarias), junto con anomalías de la estructura y forma del pelo. Un signo dermatológico típico del síndrome de Netherton es la tricorrexis invaginata, un tipo de displasia pilosa con fragilidad.

Fisiopatología

El síndrome de Netherton está causado por una mutación genética que implica la pérdida de función del gen *SPINK5* (inhibidor de serina proteasa de Kazal tipo 5), en el cromosoma 5q32. Este gen codifica la proteína LEKTI (inhibidor linfoepitelial relacionado con el tipo Kazal), implicada en el crecimiento y la diferenciación de las células epidérmicas.

Se han detectado dos variantes genéticas:

- La primera es una mutación sin sentido, que da lugar al truncamiento de la proteína o desintegración del ARNm. Las mutaciones N-terminales causan un fenotipo más grave que las C-terminales.
- La segunda se produce por un desplazamiento del marco de lectura que trunca la proteína en 5 aminoácidos (descrita por primera vez en el año 2024).

La pérdida de LEKTI lleva a una sobreexpresión de tres tipos de calicreínas (KLK5, KLK7 y KLK14), lo que conduce a una proteólisis incontrolada que provoca alteraciones en el estrato córneo de la epidermis y conduce a un defecto grave de la barrera cutánea, con aumento de su permeabilidad. Como consecuencia, se produce un mayor riesgo de deshidratación hipernatrémica, retraso del crecimiento e infecciones.

La mutación también explica los trastornos del sistema inmune que se producen en el síndrome de Netherton: alteraciones en la diferenciación de los linfocitos T y producción aumentada de IgE.

Epidemiología

Se estima que la incidencia del síndrome de Netherton a nivel global es de 1 : 200 000 personas, pero podría ser de 1 : 50 000. Por tanto, se trata de una enfermedad rara de la que es complicado conocer cifras exactas, pues dada su variabilidad fenotípica y su solapamiento clínico con otras enfermedades podría estar infradiagnosticada. Se han descrito casos en todo el mundo, con predominio en poblaciones endogámicas, siendo más común en padres consanguíneos.

Clínica

Se presenta de forma típica en la infancia, cuando son frecuentes las complicaciones potencialmente mortales, y evoluciona a síntomas clínicos más leves en la edad adulta. Las manifestaciones cutáneas varían desde un cuadro de ictiosis lineal circunfleja hasta una eritrodermia exfoliativa. Se trata de lesiones en forma de placas eritematosas policíclicas o serpiginosas que cambian progresivamente de forma y tamaño, y presentan un doble borde descamativo.

También afecta el tallo piloso, especialmente durante la infancia, ya que suele mejorar con la edad. Es frecuente que los pacientes se quejen de crecimiento lento, escasez y fragilidad del cabello, pues se trata de un pelo corto, sin brillo y quebradizo. Sí es cierto que se pueden objetivar múltiples alteraciones como *pili torti*, tricorrexis nodosa o moniletrix, pero no son signos característicos y pueden mejorar o resolverse con el tiempo. Sin embargo, la tricorrexis invaginata del cabello se considera patognomónica del síndrome de Netherton. Se puede apreciar tanto en el cuero cabelludo como en las cejas, las pestañas y el vello axilar o púbico. En la tricoscopia aparece en forma de fracturas transversales de los tallos pilosos con invaginación de su parte distal en la parte proximal, lo que se conoce como tallos en "caña de bambú" (Figura 15.3.1).

Por otro lado, se producen alteraciones inmunológicas entre las que se incluyen reacciones alérgicas, altos niveles de IgE, urticaria e infecciones bacterianas recurrentes. A ello también se ha asociado una mayor frecuencia de neoplasias cutáneas. Además, se han descrito casos con presentaciones clínicas genitales como tumores papilomatosos y vaginosis bacteriana. Otros posibles hallazgos en el síndrome de Netherton son bajo peso, enteropatía, alteración de la función renal y discapacidad intelectual.

Métodos diagnósticos

Con la presentación del cuadro cutáneo característico con diátesis atópica y tricorrexis invaginata, diagnosticar el síndrome de Netherton es relativamente sencillo. Si la clínica no es la típica o no es muy evidente, sobre todo en el primer año de vida, el diagnóstico puede retrasarse o establecerse de forma errónea. Las pruebas genéticas del gen *SPINK5* son clave para confirmar el diagnóstico e iniciar el tratamiento cuanto antes.

En la histopatología se observa un patrón psoriasiforme inespecífico con hiper y paraqueratosis, acantosis y papilomatosis. Los hallazgos ultraestructurales consisten en una exocitosis

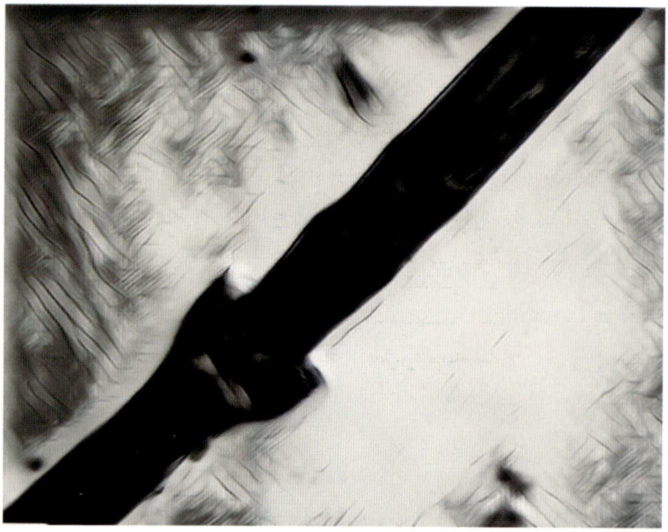

Figura 15.3.1 Ilustración de pelo con tricorrexis invaginata donde la parte distal se invagina en la parte proximal del tallo piloso.

prematura de los cuerpos lamelares y alteraciones del estrato córneo. Si se realiza inmunohistoquímica, se puede demostrar la ausencia de la proteína LEKTI en el estrato granuloso.

Por otro lado, la tricoscopia también puede ser de ayuda, puesto que se pueden apreciar los diversos trastornos del tallo piloso comentados con anterioridad. Es posible que se necesite tomar muestras de forma repetida, ya que estos trastornos pueden estar ausentes en los cabellos y presentes en las cejas o pestañas. Esto se debe a la existencia de una densidad de tricorrexis invaginata 10 veces mayor que en el cuero cabelludo. En el estudio analítico, los niveles elevados de IgE y de eosinófilos pueden orientar el diagnóstico.

Tratamiento

Por el momento no existen terapias específicas curativas. El objetivo del tratamiento será restaurar la barrera cutánea y modular la respuesta del sistema inmune. Se han empleado lociones con lactato, corticoides, inhibidores de la calcineurina y retinoides tópicos. Cabe decir que se han descrito casos de absorción sistémica significativa de tacrólimus y corticoides locales, dada la alteración de la función barrera en estos pacientes.

También se ha utilizado luz ultravioleta B de banda estrecha y luz ultravioleta A en combinación con psoralenos. En casos graves, una opción terapéutica es la acitretina sistémica, aunque con éxito variable.

Otras alternativas son las inmunoglobulinas intravenosas y anti-TNF-α, ya que estas últimas disminuyen la expresión de IL-6 y 8 en la piel con una mejoría sostenible en las lesiones cutáneas y el crecimiento del cabello, en relación con un cambio de Th2 a Th1 en la respuesta inmune sistémica. En cuanto al prurito y las lesiones atópicas, también son útiles el dupilumab, el ixekizumab y la anakinra.

Conceptos clave

- El síndrome de Netherton es una genodermatosis de herencia autosómica recesiva caracterizada por ictiosis y diátesis atópica, además de pelos en "caña de bambú". Condiciona fracturas transversales de los tallos pilosos con invaginación de su parte distal en la parte proximal.
- La ictiosis forma parte de los trastornos genéticos de cornificación, y se presenta como hiperqueratosis y descamación.
- La diátesis atópica se conforma de niveles elevados de IgE, eosinófilos, eccemas, rinitis, asma y alergias alimentarias.

Bibliografía de consulta

Giacaman A, Ferrando J. Claves diagnósticas en displasias pilosas I. Actas Dermosifiliogr 2022; 113 (2): 141-9.

Herzum A, Occella C, Gariazzo L, Formigoni C, Viglizzo G. Dupilumab in paediatric Netherton syndrome: Can we do better? Australas J Dermatol 2023; 64 (3).

Kovacheva K, Kamburova Z, Vasilev P, Yordanova I. Netherton syndrome with a novel likely pathogenic variant c.420del (p.Ser141ProfsTer5) in SPINK5 gene: A case report. Case Rep Dermatol 2024; 16 (1): 47.

★ Acceda al eBook para consultar la lista completa de bibliografía.

15.4 Tricotiodistrofia

Mauricio Salas Garza • Julio César Salas Alanís

La tricotiodistrofia (TTD) proviene del griego *tricho* (pelo), *thio* (azufre) y *distrophe* (alteración). Es un patrón genético de origen autosómico recesivo heterogénico, poco frecuente, caracterizado por cabello seco, quebradizo y frágil. Puede asociarse a múltiples síntomas que afectan diferentes sistemas (inmunológico, neuronal, germinal); puede haber fotosensibilidad, ictiosis, retardo del crecimiento, disabilidad intelectual, hipogonadismo y anemia. Este término fue acuñado por Vera Price en 1979 y se ha dividido en TTD fotosensibles y no fotosensibles.

Fisiopatología

Esta enfermedad de afección genética heterogénica pertence al grupo de alteraciones en la reparación de escisión de nucleótidos (NER, *System Nucleotide Excision Repair*) por daño solar del ADN (ácido desoxirribonucleico), las cuales también incluyen el xeroderma pigmentoso y el síndrome de Cockayne.

En la TTD el cabello es corto, seco y frágil debido a una anormalidad en la cantidad de azufre en el pelo, elemento que da flexibilidad y fortaleza al cabello. A la observación de la triscosopia o con microscopia de luz o de barrido es común observar tricorrexis nodosa exactamente donde la cantidad de azufre está disminuida, de ahí la fragmentación del cabello al crecer. El aminoácido cisteína es básico para la formación de pelo y es aquí donde el azufre se encuentra disminuido, lo que provoca la fragilidad característica.

El 50% de las formas fotosensibles se deben a mutaciones en genes que codifican la función del sistema de reparación de escisión y la transcripción inicial del factor llamado II H (TFIIH), incluido ERCC2 (xeroderma pigmentoso D), ERCC3 (xeroderma pigmentoso B) y GTF2H5 (TTDA/p8).

Las TTD no fotosensibles se deben a mutaciones en los siguientes genes no implicados en la reparación del ADN: *MPLKIP, RNF113A, GTF2E2, CARS1, TARS1, MARS1* y *AARS1*. Estos genes modifican el desarrollo, la diferenciación y la formación molecular del crecimiento del cabello y otros órganos.

Se han usado acrónimos y otros términos como PIBS, BIBS o IBIBS para describir la TTD, los cuales no reflejan las características de la afección, motivo por el cual cada vez se utilizan menos.

Epidemiología

Los datos son limitados e imprecisos. Se estima que existen alrededor de 100-200 casos en el mundo y su prevalencia va de 1:830 000-1 000 000 nacidos vivos.

Clínica

La enfermedad se manifiesta al nacer; algunos nacen con alteraciones cutáneas que incluyen bebé colodión, ictiosis, queratosis pilar y xerosis. El hallazgo más llamativo es un cabello corto, frágil y extremadamente quabradizo de forma espontánea o al peinarlo. Los pacientes pueden presentar alteraciones inmunológicas que provocan infecciones respiratorias frecuentes como otitis media repetida por consecuencia de sordera, neumonia y gastroenteritis. Existen alteraciones en las uñas, pocas cejas y pestañas, las cuales pueden ocasionar daño ocular, nistagmo, cataratas e inclusive ceguera, además de ojos secos. Se ha descrito disabilidad intelectual, retardo en el crecimiento y talla baja. Por lo general los exámenes de laboratorio son normales, aunque en ocasiones se observa anemia, alteraciones de los leucocitos y azoospermia, esta última en los varones. Es importante mencionar que el azufre y la cisteína se observan disminuidas en el tallo folicular.

Hay dos enfermedades que poseen similitud genética con la TTD: el xeroderma pigmentoso (XP) y el síndrome de Cockayne. El XP es una enfermedad provocada por el daño solar celular, en la cual el sistema de reparación de escisión de nucleótidos está alterado, lo que provoca xerosis, daño neurológico progesivo grave, presencia de efélides y cánceres de piel extremadamente agresivos y mutilantes (basocelulares, espinocelulares y melanomas), que ocasionan la muerte a muy temprana edad.

El síndrome de Cockayne, por otro lado, es una enfermedad fotosensible en la que los pacientes presentan enanismo y envejecimiento prematuro; llama la atención la poca tendencia a formar cánceres de piel en estos casos.

Métodos diagnósticos

Debido a que los recién nacidos carecen de pelo o tienen poco y muy delgado, es muy difícil pensar en la TTD en ese momento; tal vez los signos asociados en la piel podrían dar una pista, pero hasta que los padres noten que el cabello no crece y que es frágil y quebradizo, recién entonces se podrá pensar en esta enfermedad huérfana. El método diagnóstico más rápido es la correlación clínico-tricológica-dermatoscópica y la microscopia con luz polarizada.

El análisis con el microscopio de luz y el dermatoscopio puede orientar el hallazgo de tricorrexis nodosa (pelo fracturado o roto), sin embargo, el diagnóstico se hace al tomar los pelos y verlos a travez del microscopio con luz polarizada, al observar bandas de color café y amarillas (llamado signo de "cola de tigre"). La confirmación se realiza por estudios de los genes involucrados, sin embargo, hay casos en los que no se encuentran los genes mutados, por ejemplo, el síndrome de Sabinas, una TTD no fotosensible publicada en 1980 en un pequeño poblado de Nuevo León; se encontró el gen DBR1 como candidato a este grupo, al parecer exclusivo de México.

Tratamiento

El tratamiento de la TTD debe ser liderado por un equipo multidisciplinario: pediatras, dermatólogos, genetistas, neumólogos, neurólogos, oncólogos, entre otros. Algunos pacientes pueden ser atendidos en forma hospitalaria si el caso lo amerita por el daño cutáneo.

En las formas fotosensibles es necesario el uso de ropa con protección solar, incluidos sombreros, lentes, camisas de mangas largas y pantalones largos. El uso de protectores solares es obligatorio y estos deben aplicarse en la cara, las orejas, el cuello, las manos y en todos los sitios expuestos al sol.

El cuidado de la piel es necesario en caso de ictiosis, xerosis y queratosis pilar. Se recomiendan las cremas con α-hidroxiácidos, humectantes e hidratantes. También se recomienda el uso de champús suaves para el cabello, así como los aceites para lubricar la piel cabelluda. Existen casos de molinetrix de origen genético tratados con minoxidil tópico o sistémico con buenos resultados, sin embargo, no han sido reportados en casos de TTD. Los autores han utlizando solución de ácido retinoico al 0,25% y loción de minoxidil al 5%, ambos sin éxito.

La criptorquidia debe corregirse y las visitas al oftalmólogo deben ser frecuentes. En caso de presentar alteraciones dentales, estas deben ser tratadas por el odontólogo. Sin duda, el asesoramiento genético para los pacientes y sus familias es necesario.

Conceptos clave

- La tricotiodistrofia (TTD) es una entidad genética relacionada con el metabolismo del azufre.
- El hallazgo de "cola de tigre" en el microscopio de luz polarizada hace al diagnóstico.
- La TTD puede acompañarse con signos y síntomas del sistema nervioso central, infecciones recurrentes, atopia y azoospermia, entre otros.

Bibliografía de consulta

Ferrando J, Mir-Bonafe JM, Cepeda-Valdes R, Dominguez A, et al. Further insights in Trichothiodistrophy: a clinical, microscopic and ultrastructural study of 20 cases and literature review. Int J Trichology 2012; 4 (3): 158-63.

López-García DR, Salas-Alanis JC, Christiano AM, et al. Sabinas syndrome in monozygotic twins. Clin Exp Dermatol 2009; 34 (5): e94-e98.

Nakabayashi K, Amann D, Ren Y, Saarialho-Kere U, Avidan N, et al. Identification of C7orf11(TTDN1) gene mutations and genetic heterogeneity in nonphotesensitive trichothiodystrophy. Am J Human Genet 2005; 76 (3): 510-6.

Theil AF, Pines A, Kalayci T, Heredia-Genestar JM, et al. Trichothiodystrophy-associated MPLKIP maintains DBR1 levels proper lariat debranching and ectodermal differentiation. EMBO Mol Med 2023; 8: 15 (11).

15.5 Triconodosis

Antonio Torrelo • Claudia Guerrero Ramírez

La triconodosis es un trastorno del cabello descrito por primera vez por McCarthy. Se caracteriza por el pelo anudado en la porción distal del tallo piloso y en la mayoría de las ocasiones es asintomática. Se estima que la incidencia de triconodosis es alta, pero se informa con menos frecuencia. Suele presentarse en personas con cabello rizado. La triconodosis puede ser espontánea o secundaria a factores mecánicos, como rascarse vigorosamente o peinarse el cabello. Puede estar asociada con un crecimiento anormal del vello corporal y del cuero cabelludo. Dentro del diagnóstico diferencial es necesario distinguir los nudos de las liendres de la pediculosis.

Fisiopatología

La etiología de la triconodosis es incierta. Existen varias series de casos que se relacionan con distintas patologías dermatológicas. Cajkovac y cols. registraron 36 casos de triconodosis en pacientes con enfermedades cutáneas pruriginosas y concluyeron que eran hallazgos incidentales. Savill y cols. describieron dicha entidad en su tratado de tricología como una condición secundaria a traumatismos mecánicos sobre el tallo piloso, de la misma manera que lo descrito por Fitzpatrick y cols. English y cols. registraron 134 pacientes sin antecedentes de alteraciones del cabello y detectaron 36 casos de triconodosis. Todos los pacientes con pelo rizado y largo, tanto negro como rubio, presentaban triconodosis visibles al ojo humano. Generalmente, los nudos se encontraban en la parte distal del tallo piloso y estaban constituidos por un nudo simple. Además, todos los sujetos presentaban tricosquisis asociada. De los 36 pacientes, únicamente 13 habían detectado la presencia de nudos. Wen Yan Zhu y cols. reportaron 3 casos de triconodosis asociados a hiperhidrosis y alopecia difusa en la región del vértex, sin antecedentes familiares.

Epidemiología

Se estima que la incidencia de triconodosis es alta, pero se informa con poca frecuencia por su carácter asintomático.

Clínica

Existen dos tipos de triconodosis. La triconodosis primaria, de etiología desconocida y espontánea, asociada al crecimiento anómalo del cabello del cuero cabelludo y del cuerpo, con tendencia a la fractura del tallo piloso. Esta comienza a una edad temprana y el cabello se desprende después de una longitud determinada debido a la fractura del tallo. El segundo tipo, más frecuente, es secundario a traumas mecánicos como el cepillado o alisado. Este tipo no está asociado a anomalías del cabello del cuero cabelludo ni del cuerpo.

La triconodosis es característica del cabello largo y rizado. El cabello rizado tiende a ser plano en la sección transversal, lo que favorece que, al producirse tensiones, el cabello retroceda y forme espirales que pueden producir de manera casual los nudos de la triconodosis. Por otro lado, el cabello liso y ondulado tiende a ser ovalado/redondo en las secciones transversales.

La triconodosis está asociada a tricosquisis. La rotura generalmente se produce en el nudo, pero también se observan casos de rotura proximal del tallo piloso o varios pelos telógenos arrancados de raíz.

Métodos diagnósticos

A nivel dermatoscópico, los nudos suelen visualizarse en el tercio final del tallo piloso y estar constituidos por medio nudo simple (Figura 15.5.1). En raras ocasiones se encuentra más de un nudo en un solo cabello. En el tricograma se pueden apreciar pelos fracturados con tendencia al aplanamiento en la sección transversal.

Los estudios de microscopia electrónica de los tallos afectos muestran fisuras y fracturas cuticulares de segmentos enteros. Normalmente dichas fracturas se encuentran localizadas alrededor del área anudada y, por lo tanto, se presumen secundarias al nudo más que su causa.

Es necesario hacer el diagnóstico diferencial con otras entidades como la pediculosis. En la triconodosis, los nudos generalmente se encuentran en la mitad distal del tallo del cabello. En la pediculosis, las liendres se encuentran invariablemente en la porción proximal del tallo. Por lo tanto, la ubicación de los nódulos a menudo puede tener valor en el diagnóstico diferencial.

Tratamiento

El tratamiento de la triconodosis adquirida son las prácticas adecuadas de cuidado del cabello. Se debe considerar la triconodosis cuando los pacientes de cabello rizado se quejan de la caída o rotura del pelo. En general, el uso de cepillos de dientes estrechos favorece la rotura del tallo piloso, por lo que se recomienda usar cepillos de cerdas o dientes anchos para evitar la tricosquisis secundaria a la triconodosis. Por otro lado, la triconodosis espontánea o primaria es resistente a cualquier tratamiento anteriormente probado.

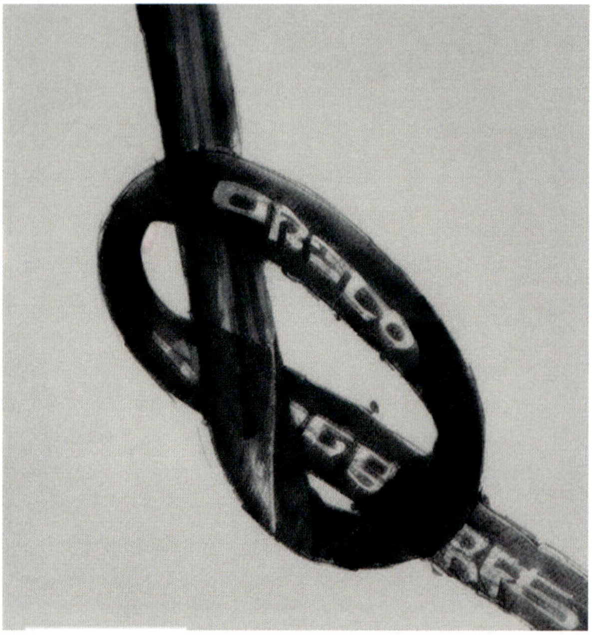

Figura 15.5.1 Ilustración del medio nudo simple presente en la triconodosis.

Conceptos clave

- La triconodosis se caracteriza por el pelo anudado en la porción distal del tallo piloso.
- Los factores que predisponen la formación de nudos son el rascado, el peinado, el lavado y la fricción.
- Los nudos suelen visualizarse en el tercio final del tallo piloso y estar constituidos por medio nudo simple.

Bibliografía de consulta

English DT, Jones HE. Trichonodosis. Arch Dermatol 1973; 107 (1): 77-9. doi:10.1001/archderm.1973.01620160049014

Kumaresan M, Deepa M. Trichonodosis. Int J Trichology 2014; 6 (1): 31-3. doi: 10.4103/0974-7753.136760. PMID: 25114453; PMCID: PMC4124693.

Scott MJ. Trichonodosis; report of a case. AMA Arch Derm Syphilol 1951; 63 (6): 769-71.

15.6 Tricorrexis nodosa

Antonio Torrelo • Carmen Ruiz Iglesias

La tricorrexis nodosa es una displasia pilosa en la que se producen nódulos en el tallo del cabello, razón por la cual este se rompe fácilmente. Es un trastorno que puede ser hereditario o adquirido.

Cuando se trata de tricorrexis nodosa hereditaria, se puede presentar como un defecto aislado de herencia autosómica dominante o asociada a defectos de desarrollo preexistentes (p. ej., el síndrome tricohepatoentérico o la enfermedad de Menkes).

La tricorrexis nodosa adquirida es mucho más frecuente y se suele producir como respuesta a una lesión química o física (p. ej., por tricoteiromanía, peinado excesivo, secadores y planchas del pelo), o en relación con anemia ferropénica o alteraciones tiroideas.

Mientras que los casos hereditarios no suelen responder al tratamiento, los adquiridos pueden tratarse según su etiología.

Fisiopatología

La tricorrexis nodosa se presenta como consecuencia de la pérdida o disminución de las células cuticulares en varias zonas del tallo piloso. De esta manera, las fibras corticales quedan sin protección, se separan, aumentan de grosor y quedan expuestas a agresiones externas, lo que conduce a la aparición de fracturas completas o incompletas (nódulos típicos).

Puede suceder por anomalías estructurales, en la composición de aminoácidos como la cistina o en la síntesis de queratinas corticales (alterada en el déficit de hierro).

Epidemiología

La tricorrexis nodosa es la más frecuente de las displasias pilosas asociadas a fragilidad capilar. La forma adquirida es más común en mujeres jóvenes porque exponen el cabello a agresiones químicas o físicas con mayor frecuencia.

Clínica

Las formas congénitas debutan en etapas tempranas de la vida con afectación generalizada del cuero cabelludo (seco, quebradizo y deslustrado), que no logra alcanzar una longitud apreciable. Estos casos se asocian con síndromes metabólicos como la deficiencia de biotinidasa, la tricotiodistrofia o la aciduria argininosuccínica, entre otras. También, con el síndrome de Netherton, el síndrome de Goltz y las displasias ectodérmicas.

Por otra parte, se puede hablar de tres tipos de tricorrexis nodosa adquirida: proximal, distal y localizada, dependiendo del nivel en el que los pelos se desprendan de la superficie del cuero cabelludo. Es decir, si los nódulos se sitúan en la región proximal del pelo, la fractura de los tallos provocará la aparición de placas alopécicas. No obstante, si la alteración sucede en el extremo distal, los cabellos serán frágiles y de diferente longitud, y presentarán moteado distal y tricoptilosis (puntas abiertas), pero no se apreciarán placas alopécicas.

La forma proximal es común en mujeres afroamericanas por el uso habitual de alisadores químicos que alteran la estructura básica del tallo piloso, lo que predispone a la pérdida de su fuerza, mientras que la tricorrexis nodosa distal es más frecuente en caucásicos y en asiáticos por el uso reiterado de champús, cepillado, decoloración, etc. Podría considerarse el tipo más común, puesto que es producida también por la intemperie.

La forma más rara es la localizada, que afecta zonas pilosas bien definidas, normalmente en el cuero cabelludo pero también en la barba (recientemente descritas con más frecuencia por el uso de la mascarilla en la pandemia por SARS-CoV-2), el bigote y el vello púbico, entre otras localizaciones. Se produce en parches aislados de alopecia posteriores a dermatosis pruriginosas o alopecia friccional en pacientes con tricoteiromanía (trastorno capilar compulsivo caracterizado por el deseo irresistible de rascarse o frotarse una zona del cuero cabelludo). La tricoteiromanía también puede producir tricorrexis proximal.

Métodos diagnósticos

Dado que en algunas ocasiones se trata de casos adquiridos, cabe resaltar la importancia de realizar una anamnesis exhaustiva en estos pacientes que nos ayude a descubrir una causa subyacente y administrar el tratamiento adecuado. Debe prestarse atención a los antecedentes psiquiátricos, entre los que se incluyen la ansiedad o el trastorno obsesivo compulsivo, muchas veces asociados a tricoteiromanía o a plica polónica. Es conveniente preguntar si existe prurito generalizado o en una sola zona del cuero cabelludo, y llevar a cabo una exploración exhaustiva que descarte otras lesiones cutáneas en otras localizaciones. Se deberán realizar analíticas que incluyan, además del hemograma y la bioquímica básica, el perfil férrico, renal y hepático, además de las hormonas tiroideas junto con la albúmina y el zinc séricos.

Para valorar la presencia de tricorrexis nodosa en el cabello, la microscopia se considera la opción de primera línea. En el microscopio es típica la "apariencia en pincel" de las fracturas completas y de "dos pinceles enfrentados" en los nódulos (prefracturas transversales) (Figura 15.6.1). No obstante, no siempre se dispone de un microscopio, por lo que el diagnóstico ambulatorio puede ser complicado.

La tricoscopia ayudará a realizar el diagnóstico diferencial con las escamas de la dermatitis seborreica, la tricobacteriosis, la piedra blanca y las liendres, entre otros. Habitualmente muestra una disminución de la densidad capilar, cabellos hipopigmentados con nódulos blanquecinos a lo largo de sus tallos, junto con pelos en tirabuzón (angulados por diferentes puntos) y fracturados por varios puntos si se trata de una tricorrexis nodosa localizada. Es común encontrar áreas interfoliculares normales.

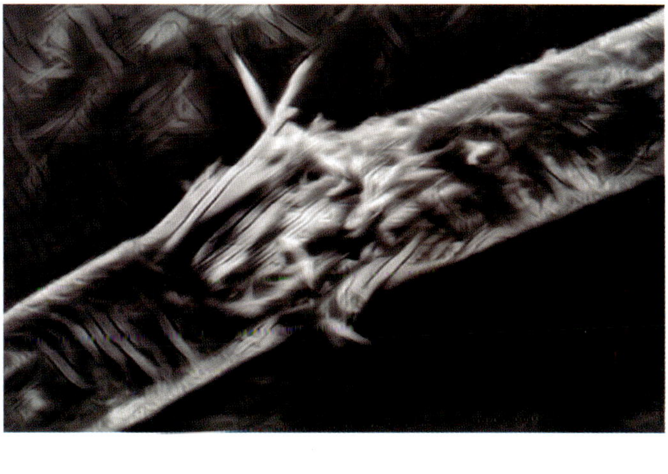

Figura 15.6.1 Ilustración de pelo con tricorrexis nodosa con apariencia de "dos pinceles enfrentados" en los nódulos (prefracturas transversales).

Tratamiento

No existe ningún tratamiento específico para la tricorrexis nodosa. El objetivo de las medidas terapéuticas está encaminado a detectar las causas subyacentes y evitar los traumatismos repetidos, ya sean físicos o químicos.

Cabe decir que el minoxidil induce hipertricosis y un aumento en el diámetro del pelo. Sin embargo, el uso de minoxidil tópico en trastornos pilosos que cursan con fragilidad es desfavorable, ya que puede dejar el cabello seco, lo que llevaría a más rotura de tallos pilosos. Por otro lado, el minoxidil oral a bajas dosis (< 5 mg) es tolerable y se han descrito casos de tricorrexis nodosa que se han beneficiado de su administración. También pueden resultar útiles los reparadores capilares o los complejos vitamínicos.

Conceptos clave

- La fragilidad capilar se presenta ante anormalidades del tallo piloso o el traumatismo reiterado producido por varias causas (peinados excesivos, secadores, planchas del pelo, tricoteiromanía, etc.), y se sospecha cuando el pelo está quebradizo, apagado y se cae más de lo normal.
- La tricorrexis nodosa es una displasia pilosa en la que se producen nódulos en el tallo del cabello, razón por la cual este se rompe fácilmente.
- La "apariencia en pincel" de las fracturas completas y de "dos pinceles enfrentados" en los nódulos (prefracturas transversales) es característica de la tricorrexis nodosa.

Bibliografía de consulta

Giacaman A, Ferrando J. Claves diagnósticas en displasias pilosas I. Actas Dermosifiliogr [Internet] 2022; 113 (2): 141-9.

McFeely O, Meah N, Sinclair R, Wall D. Trichorrhexis nodosa improving with oral minoxidil: a case report. Clin Exp Dermatol [Internet] 2023; 48 (5): 554-5.

Sakthibalan R, Menon R, David BG. Severe iron deficiency anemia causing trichorrhexis nodosa – an unusual presentation. Int J Dermatol [Internet] 2023; 62 (5).

★ Acceda al eBook para consultar la lista completa de bibliografía.

16

Displasias sin o con poca fragilidad capilar

16.1 *Bubble hair*

Antonio Torrelo • Claudia Guerrero Ramírez

La deformidad del cabello en burbuja o *bubble hair* es un trastorno adquirido del tallo piloso, caracterizado por la formación de cavidades llenas de aire que simulan burbujas. Fue descrita por primera vez por Brown y cols. en 1986. Generalmente se produce por el daño térmico del tallo piloso. La visualización con microscopia óptica de las cavidades se utilizó para su diagnóstico hasta 2012, cuando se empezó a utilizar la tricoscopia como método no invasivo.

Fisiopatología

Esta anomalía adquirida del tallo piloso parece estar relacionada con la exposición prolongada del cabello húmedo a las altas temperaturas de los secadores o aparatos para peinar o moldear el cabello. La alta temperatura del agua dentro del tallo del cabello, debido a los tratamientos capilares con calor, provoca la hidrólisis de la queratina, la expansión local del aire y, en última instancia, la formación de burbujas. Inicialmente se propuso que la causa era un traumatismo repetido o un tratamiento químico del cabello. En 1991, se determinó que la causa era el sobrecalentamiento del tallo. Ello se demostró tras la inducción de la formación de burbujas en el cabello normal mediante la aplicación de calor en 16 voluntarios sanos, lo que sugiere que no hay defectos inherentes en el cabello. En el mismo estudio, se encontró que el umbral para la formación de burbujas era una temperatura de 175 °C o más durante al menos 5 minutos. Gummer y cols. demostraron que el umbral de temperatura podría ser incluso más bajo cuando se aplica calor en cabellos húmedos (< 125 °C durante < 1 minutos). Se encontró que el contenido de estas burbujas era gaseoso en lugar de líquido, lo que sugiere que estas cavitaciones ocurren debido a la expansión inducida por el calor de la humedad o el gas dentro del cabello. Otro estudio demostró que la lesión térmica de la queratina conduce a la desnaturalización parcial de la estructura proteica y a la formación de CO_2, NH_3 y SCO.

Epidemiología

Existen 11 reportes con 16 casos registrados entre 1986 y 2020, por lo que se trata de una patología infrecuente.

Clínica

La mayoría de los casos reportados afectan principalmente a mujeres caucásicas, con una edad promedio de 36 años, que utilizan herramientas de calor para el moldeamiento del cabello (planchas, secadores, rizadores). El desencadenante más común fue secar el cabello mojado con secador a alta temperatura.

Los síntomas se desarrollan entre semanas y meses después del inicio del trauma capilar, y suele cursar con cabello corto con tricoptilosis. Albers y cols. evaluaron el daño inducido por la plancha en el cabello caucásico vs. asiático. El cabello asiático demostró una pérdida de proteínas significativamente mayor inducida por el calor en comparación con el cabello caucásico, lo que se atribuyó a diferencias estructurales entre la corteza de ambos tallos pilosos. La corteza del tallo piloso de pacientes asiáticos tiene más capas de cutícula, más anchas y con mayor contenido de proteínas. Se necesitan más estudios que comparen las diferencias étnicas en la formación de *bubble hair* para determinar si el cabello étnico puede ser menos susceptible a esta deformidad inducida por el calor.

Métodos diagnósticos

Tradicionalmente, el diagnóstico del cabello con burbujas o *bubble hair* se basa en la historia del paciente y el examen de muestras de cabello mediante microscopia óptica. La técnica tradicional de examinar una muestra de cabello cortado o depilado mediante microscopia óptica ofrece una eficacia excelente a bajo costo para determinar anomalías del tallo del cabello. La utilidad de la tricoscopia en el diagnóstico de la deformidad del pelo en burbuja se ha descrito más recientemente, siendo de elección para la visualización del tallo por ser un método accesible, rápido y poco invasivo (Figura 16.1.1). La creciente utilización de la tricoscopia ha llevado a su adopción en el diagnóstico de muchas afecciones del cabello y del cuero cabelludo.

Tratamiento

El tratamiento consiste en el cese del uso de herramientas de moldeamiento del cabello mediante calor, con un período de resolución del cuadro de alrededor de un año.

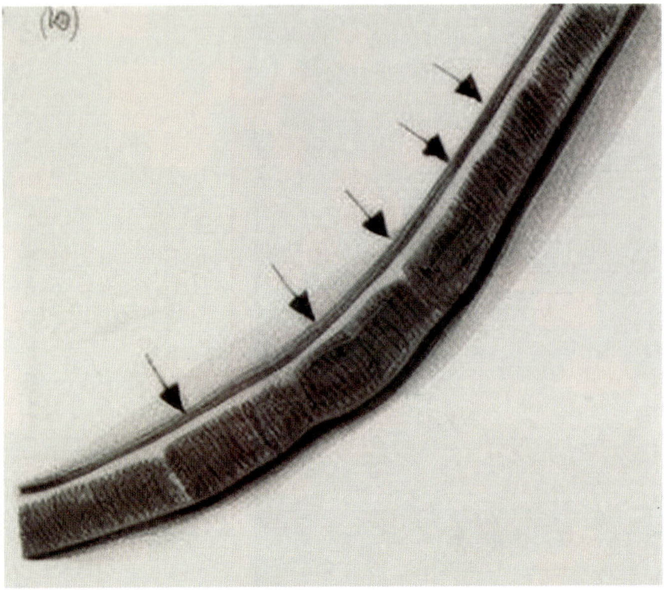

Figura 16.1.1 Ilustración que muestra estructuras en forma de burbuja dentro del tallo piloso.

Conceptos clave

- La deformidad del cabello en burbuja o *bubble hair* se produce generalmente por un daño térmico sobre el tallo piloso.
- La tricoscopia es una herramienta no invasiva y de cabecera para el diagnóstico del bubble hair.
- Es necesario recomendar un cuidado suave del cabello y dejar de usar herramientas capilares calientes sobre el cabello mojado.

Bibliografia de consulta

Albers LN, Maley AM, MacKelfresh JB. Blowing bubbles: dermoscopy of bubble hair. Int J Trichology 2017; 9: 122-3.

Detwiler SP, Carson JL, Woosley JT, et al. Bubble hair. Case caused by an overheating hair dryer and reproducibility in normal hair with heat. J Am Acad Dermatol 1994; 30: 54-60.

Li YM, Diaz-Perez JA, Obayomi A, Galimberti F, Romanelli P, Tosti A. A review of bubble hair deformity. Int J Dermatol 2023; 62: 428-31.

16.2 *Pili annulati*

Paula Boggio

Pili annulati o pelos anillados (PA) es una alteración del tallo piloso caracterizada por la alternancia de bandas oscuras y claras a lo largo de toda su longitud, que le confieren un aspecto anillado.

Las bandas claras que se ven en el examen ocular simple y también en la dermatoscopia corresponden a las bandas oscuras que se observan en la microscopia óptica, mientras que la microscopia electrónica revela la presencia de numerosas cavidades llenas de aire en la corteza del tallo piloso.

Fue descripto por Landois y cols. en 1866. También se lo conoce como tricorrexis versicolor y leucotriquia anular, entre otras sinonimias.

Fisiopatología

Los pelos alterados en el PA presentan pequeñas vacuolas de aire intracortical que reflejan la luz de manera anormal y determinan la presencia de bandas claras, que alternan con bandas oscuras que corresponden al cabello normal. Asimismo, se evidencia una dilatación de la médula.

El PA no se acompaña habitualmente de un aumento de la fragilidad capilar, aunque se describe que las áreas anormales presentan una mayor susceptibilidad al daño por agentes externos. Por lo tanto, en una minoría de pacientes pueden observarse fracturas del tallo piloso con un aspecto similar a la tricorrexis nodosa.

El defecto genético específico que produce el PA es aún desconocido, si bien se ha identificado un locus en el cromosoma 12p24.32-24.33.

Se postula que la alteración morfológica en el tallo piloso observada en este cuadro podría deberse a una anormalidad de las citoqueratinas, un defecto en la formación de la matriz (producción insuficiente de matriz interfibrilar) o a un defecto en un elemento regulador involucrado en el ensamble de las proteínas estructurales dentro de la matriz extracelular.

Epidemiología

Es una condición extremadamente rara, que afecta principalmente a pacientes caucásicos y a ambos sexos por igual. La mayor parte de los casos son de herencia autosómica dominante con penetrancia variable, aunque existen algunos esporádicos.

En los reportes científicos hay menos de 50 casos publicados. Posiblemente sea una entidad subdiagnosticada, ya que solo determina una alteración cosmética. En muchos casos el cuadro se identifica cuando el paciente consulta al dermatólogo por otro motivo.

Clínica

El PA se manifiesta al nacer o en los primeros años de vida. Afecta mayormente el cabello y muy raramente el pelo axilar, pubiano o la barba. Clínicamente, el pelo afectado tiene una apariencia brillante y moteada debido a la alternancia de bandas claras y oscuras en el tallo piloso.

En el examen físico se pueden observar bandas brillantes transversales de 1-3 mm de longitud, que cubren entre el 50% y el 100% del espesor de la fibra capilar (Figura 16.2.1). Estas bandas claras corresponden a las zonas anormales del pelo, donde las cavidades corticales llenas de aire determinan una difracción alterada de la luz blanca incidente y brillan.

Existe una variabilidad en la expresión de la enfermedad tanto a lo largo de una misma fibra capilar como entre cabellos de distintas zonas en un mismo paciente. En general, entre el 20% y el 80% de los cabellos están afectados. Las bandas claras se disponen a intervalos irregulares y disminuyen en número, con una tendencia a desaparecer hacia la porción distal de los cabellos.

El patrón en bandas es más evidente en los cabellos claros y se torna más evidente aún con el paso del tiempo, ya que la pérdida de pigmento que ocurre con la edad determina un aumento en la transmisión de la luz.

Se ha descrito la ocurrencia simultánea de PA con alopecia areata, nevos azules, leuconiquia, melanodermia, deficiencia primaria de IgA y enfermedad tiroidea autoinmune. Sin embargo, no se ha podido establecer una verdadera asociación patogénica entre estas condiciones.

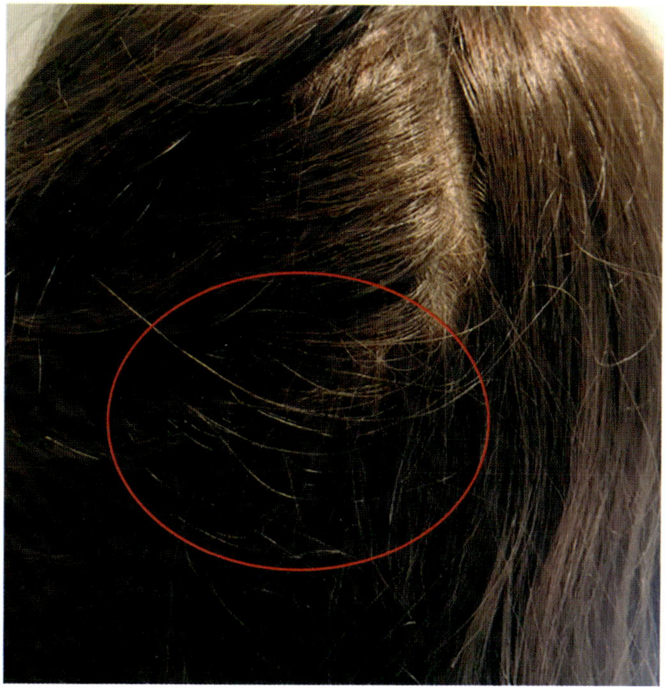

Figura 16.2.1 Se observan algunos cabellos con un sutil aspecto anillado o "en cebra".

Métodos diagnósticos

Tricoscopia

Permite ver bandas claras y oscuras alternantes, que le dan la apariencia "de cebra" característica al tallo piloso. Las bandas claras reflejan más la luz y corresponden a las zonas alteradas del tallo piloso, mientras que las oscuras corresponden al cabello normal (Figura 16.2.2). Los bordes de las bandas claras no están claramente definidos y, además, estas bandas con más cortas que las oscuras.

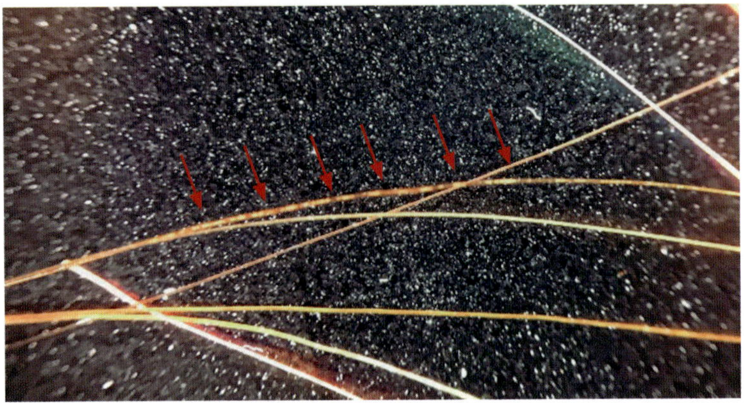

Figura 16.2.2 Tricoscopia (manual). Presencia de un tallo capilar con alternancia de bandas claras y oscuras (*flechas*).

Microscopia óptica

Evidencia el aspecto anillado de los tallos pilosos afectados por la alternancia de bandas claras y oscuras. Las bandas de cabello anormal, debidas a la presencia de vacuolas llenas de aire en la corteza, no dejan pasar la luz y se ven oscuras, y además pueden ser fusiformes.

Microscopia electrónica

De barrido. Se observa un mayor diámetro del tallo piloso en las bandas anormales (por la presencia de las cavidades llenas de aire y la dilatación de la médula). Asimismo, en dichas bandas se observan plegamientos longitudinales de las células cuticulares y despegamiento de los bordes de estas células, algunas de ellas con un reborde festoneado irregular y escotaduras ovales aisladas. Ocasionalmente puede observarse una verdadera tricorrexis nodosa.

De transmisión. En la corteza se aprecian espacios o vacuolas de tamaño y forma variable. Dichos espacios se ubican en el citoplasma de las células corticales. También se observa una duplicación de la membrana basal en la región del bulbo.

Diagnósticos diferenciales

Pseudopili annulati. El aspecto en bandas es un efecto óptico que resulta de cabellos ligeramente aplanados o retorcidos que reflejan la luz (especialmente si esta incide de manera transversal). El examen con MO permite establecer el diagnóstico diferencial, ya que no se visualizan las bandas oscuras características del PA y sí se ven claramente los pelos retorcidos.

Médula intermitente o fragmentada. Aspecto tricoscópico y microscópico que puede verse en cabellos gruesos de individuos sanos, donde se observan bandas claras intermitentes que cubren menos del 50% del espesor del tallo piloso.

Otros. Moniletrix, pelo en burbuja (*bubble hair*) y *pili torti*.

Tratamiento

Esta condición no requiere de tratamiento. Muchos pacientes consideran atractivo el aspecto brillante que tiene su cabello.

Existen algunas comunicaciones de casos de PA tratados con minoxidil tópico y oral, en los que se observó una mejoría del aspecto anillado del pelo afectado. A los pacientes que cursen con fragilidad capilar aumentada se les recomendará el cuidado suave del cabello.

Conceptos clave

- El *pili annulati* es un defecto del tallo piloso caracterizado por la alternancia de bandas claras y oscuras que le confieren un aspecto anillado, debido a la presencia de pequeñas vacuolas llenas de aire en la corteza.
- Comienza en el nacimiento o en la infancia temprana, y se presenta clínicamente como un pelo normal pero muy brillante o con aspecto moteado.
- El diagnóstico es clínico-tricoscópico, apoyado por hallazgos en la microscopia óptica.

Bibliografía de consulta

Chabchoub I, Souissi A. Pili annulati. Treasure Island: StatPearls Publishing, 2024.

Giehl KA, Schmuth M, Tosti A, De Berker DA, et al. Concomitant manifestation of pili annulati and alopecia areata: coincidental rather than true association. Acta Derm Venereol 2011; 91: 459-62.

Pinto JBG, de Almeida HL Jr, de Almeida AL, Firpo PO. Transmission electron microscopy of pili annulati. An Bras Dermatol 2022; 97: 742-6.

16.3 Pelo lanoso

Margarita Larralde • Ramiro Cano

El pelo lanoso es una alteración congénita del tallo piloso que se define por la presencia de un cabello rizado, fino y frecuentemente hipopigmentado.

Fisiopatología

La fisiopatogenia de esta entidad es sumamente compleja dado que los mecanismos que determinan el grosor y la textura del pelo son múltiples y no han sido completamente dilucidados. En los últimos años se han descubierto mutaciones en múltiples genes involucrados en este fenotipo. Algunos de ellos codifican proteínas que forman parte de los desmosomas, queratinas que interactúan directamente con la desmoplaquina, así como también proteínas implicadas en la transducción de señales por mediadores lipídicos. Finalmente, el pelo lanoso o los fenotipos similares pueden ser un hallazgo inherente a algunas de las rasopatías. En la Tabla 16.3.1 se detallas los genes implicados en el desarrollo de este trastorno.

Tabla 16.3.1 Genes implicados en el desarrollo del pelo lanoso y síndromes asociados

Gen	Producto	Patrón de herencia	Fenotipo
JUP	Placoglobina	Autosómico recesivo	Síndrome de Naxos
DSP	Desmoplaquina	Autosómico recesivo	Síndrome de Carvajal-Huerta
DSC2	Desmocolina-2	Autosómico recesivo	Síndrome de Naxos-símil
PKP1	Placofilina-1	Autosómico recesivo	Síndrome de displasia ectodérmica-fragilidad cutánea
KRT74	Queratina-74	Autosómico dominante	Pelo lanoso-hipotricosis autosómico dominante
KRT71	Queratina-71	Autosómico dominante	Pelo lanoso-hipotricosis autosómico dominante
LIPH	Lipasa H	Autosómico recesivo	Pelo lanoso-hipotricosis autosómico recesivo
LPAR6	Receptor 6 de ácido lisofosfatídico	Autosómico recesivo	Pelo lanoso-hipotricosis autosómico recesivo
ADAM17	Enzima convertidora del TNF-α	Autosómico recesivo	Enfermedad inflamatoria neonatal intestinal y cutánea
TTC37	*Thepsin* (proteína del síndrome tricohepatoentérico)	Autosómico recesivo	Síndrome tricohepatoentérico tipo 1
SKIV2L	Proteína SKIV2L	Autosómico recesivo	Síndrome tricohepatoentérico tipo 2
KANK2	Proteína SIP *(Steroid Receptor Coactivator Interacting Protein)*	Autosómico recesivo	Pelo lanoso y queratodermia palmoplantar sin miocardiopatía
HRAS	Proteína H-RAS	Mutación poscigótica	Nevo de pelo lanoso asociado a nevo epidémico
		Mutación germinal	Síndrome de Costello

Epidemiología

No existen datos epidemiológicos en cuanto a la prevalencia de este trastorno. Si bien es un rasgo que puede apreciarse con cierta frecuencia en sujetos con ascendencia africana, se considera un hallazgo inusal en caucásicos.

Clínica

A lo largo de los años se han ensayado múltiples sistemas de clasificación para esta entidad. El más extendido en la actualidad jerarquiza la extensión del compromiso de la piel cabelluda. De esta forma, se distinguen dos variantes: el pelo lanoso localizado y el pelo lanoso generalizado.

El pelo lanoso localizado o circunscripto (Figura 16.3.1), también conocido como nevo de pelo lanoso, se caracteriza por la presencia de una o varias placas de pelos afectados con un borde de delimitación claro con respecto al resto del pelo. Puede estar presente al momento del nacimiento o manifestarse durante los primeros dos años de vida. Se han descrito tanto formas aisladas como asociadas a un nevo epidérmico o melanocítico. De forma infrecuente pueden coexistir alteraciones oculares, dentarias, neurológicas o alopecía triangular congénita.

Por otro lado, el pelo lanoso generalizado o difuso (Figura 16.3.2) puede manifestarse en forma aislada o asociada a alteraciones tanto cutáneas como extracutáneas. En el primer caso, puede clasificarse como pelo lanoso hereditario autosómico dominante (pelo lanoso-hipotricosis autosómico dominante) o pelo lanoso hereditario autosómico recesivo (pelo lanoso-hipotricosis autosómico recesivo) en función de los antecedentes familiares. La asociación

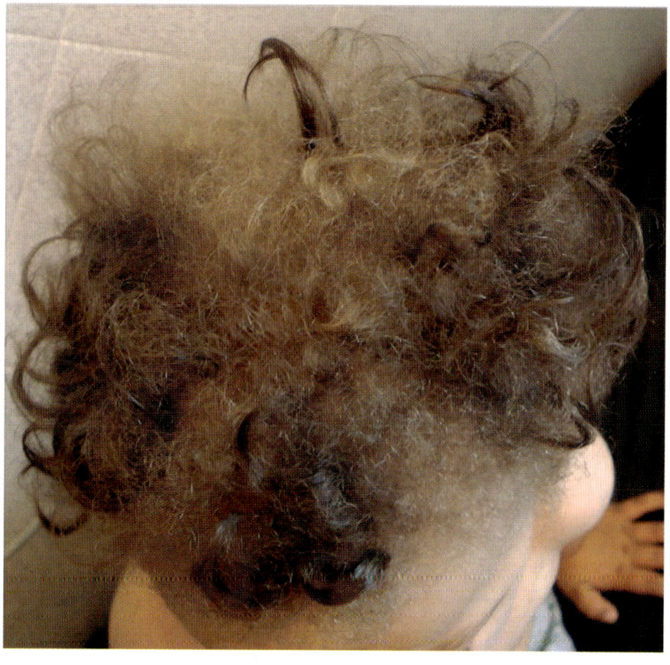

Figura 16.3.1 Nevo de pelo lanoso con compromiso parcial de la piel cabelluda.

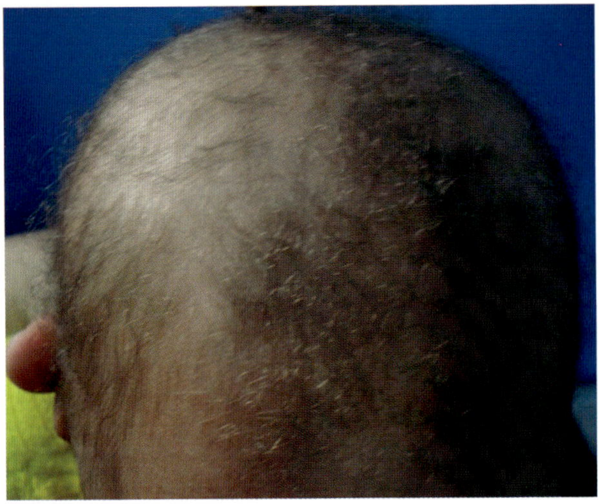

Figura 16.3.2 Pelo lanoso generalizado con afectación de la totalidad del pelo.

de pelo lanoso con otros hallazgos configura alguna de sus diversas formas sindrómicas. Las alteraciones cutáneas más frecuentes son la queratosis pilar y la queratodermia palmoplantar. La coexistencia de pelo lanoso o de un fenotipo similar y queratosis pilar debe motivar la sospecha de una rasopatía subyacente como el síndrome de Costello, de Noonan o cardiofaciocutáneo. Por otro lado, la tríada determinada por pelo lanoso generalizado, queratodermia palmoplantar y enfermedad cardíaca es sumamente sugestiva de dos síndromes autosómicos recesivos poco frecuentes, pero potencialmente letales: el síndrome de Naxos, que presenta miocardiopatía arritomogénica ventricular derecha, y el síndrome de Carvajal-Huerta, que se manifiesta con miocardiopatía dilatada izquierda. Asimismo, el síndrome de displasia ectodérmica-fragilidad cutánea es una forma autosómica recesiva de epidermólisis ampollar que asocia pelo lanoso con ampollas y erosiones en zonas sometidas a presión. Finalmente, el síndrome tricohepatoentérico es un raro trastorno autosómico recesivo que cursa con dismorfismo facial, retraso del crecimiento, diarrea e inmunodeficiencia.

Recientemente se ha desarrollado un sistema de clasificación para los síndromes que cursan con pelo lanoso y queratodermia palmoplantar:

- Tipo 1: síndrome de Naxos.
- Tipo 2: síndrome de Carvajal-Huerta.
- Tipo 3: síndrome de Naxos-símil.
- Tipo 4: queratodermia y pelo lanoso sin miocardiopatía.

Métodos diagnósticos

El diagnóstico del pelo lanoso es clínico. Al examen físico, el pelo es suave, fino e hipopigmentado. Al encontrarse rizado permite la visualización directa de la piel cabelluda. El crecimiento se encuentra limitado por una fase anágena acortada, pero en la mayoría de los casos no se aprecia fragilidad capilar. La tricoscopia es un método que contribuye a una mejor caracterización del trastorno y permite evidenciar ondulaciones cortas alternantes (imagen de serpiente en movimiento), tricoptilosis y pilos de diferentes diámetros. La microscopia electrónica de barrido certifica el diagnóstico definitivo de esta entidad al evidenciar pelos finos, aplanados (en *tagliatelle*) y con torsiones longitudinales de hasta 180°.

El abordaje del paciente con pelo lanoso requiere, en primer lugar, definir la extensión del compromiso de la piel cabelluda y la presencia de antecedentes familiares. Al evaluar al grupo familiar, resulta fundamental tomar en cuenta que puede existir gran variabilidad en cuanto al grado de compromiso de los cabellos y en algunos miembros el cuadro puede manifestarse únicamente con hipotricosis. Durante el examen físico detallado se debe evaluar la presencia de queratosis pilar y otros hallazgos sugestivos de rasopatías, así como también queratodermia palmoplantar. La coexistencia de esta última requiere una evaluación cardiológica completa a la brevedad.

Tratamiento

No existe un tratamiento universalmente aceptado para el pelo lanoso. En algunos casos el trastorno mejora con la edad.

Conceptos clave

- El pelo lanoso se caracteriza por la presencia de un pelo fino, rizado e hipopigmentado.
- Existen formas localizadas (nevo de pelo lanoso) con compromiso circunscripto de la piel cabelluda y formas generalizadas con afectación difusa.
- Las formas generalizadas pueden asociarse a manifestaciones tanto cutáneas como extracutáneas y configuran las formas sindrómicas del pelo lanoso.

Bibliografía de consulta

Giacaman A, Ferrando J. Keys to the Diagnosis of Hair Shaft Disorders: Part II. Actas Dermosifiliogr 2022; 113 (2): 150-6.

Hasbún MT, González S. Pelo lanoso generalizado: reporte de un caso. Rev Chil Pediatr 2013; 84 (6): 667-71.

Mathur M, Acharya P, Karki A, Kc N, Shah J. Diagnosis of Woolly Hair Using Trichoscopy. Case Rep Dermatol Med 2019; 2019: 8951093.

Pavone P, Falsaperla R, Barbagallo M, Polizzi A, Praticò AD, Ruggieri M. Clinical spectrum of woolly hair: indications for cerebral involvement. Ital J Pediatr 2017; 43 (1): 99.

Ramot Y, Zlotogorski A. The twisting tale of woolly hair: a trait with many causes. J Med Genet 2015; 52 (4): 217-23.

16.4 Pelo impeinable

Hugo Martínez Suárez • Nelly Alejandra Espinoza González

El síndrome de pelo impeinable o *pili canaliculi* se define así por ser una displasia capilar en la cual la fibra adopta una forma desorganizada, que se hace rebelde y prácticamente imposible de peinar. Es una alteración poco frecuente del folículo piloso que se observa en la edad pediátrica, con un patrón genético autosómico dominante que afecta principalmente las regiones frontal y occipital.

Fisiopatología

En el año 2009, los Dres. Calderon, Otberg y Shapiro sugirieron que uno de los mecanismos por los cuales se presenta esta displasia es un error en la papila dérmica que altera la forma de la fibra capilar y hace que se forme sobre ella un surco central. Esto explica por qué el pelo se vuelve rígido y difícil de manejar. El defecto es el resultado de una queratinización prematura de la vaina radicular interna.

Epidemiología

La mayor parte de los pacientes con este trastorno tienen entre 2 y 10 años de edad, sin embargo, se han reportado casos en personas adultas de origen afroamericano y con estilos de peinado muy tensado. Puede afectar a hombres y mujeres en la misma proporción. En su mayoría presentan una resolución casi completa a medida que van avanzando en edad.

En el año 2016, Basmanauv y Tafazzoli publicaron los primeros estudios de genética molecular relacionados con este síndrome e identificaron variantes bialélicas en los genes *PAD13*, *TCHH* y *TGM3*, cuyas proteínas secuenciales se codifican para dar formación y estructura al tallo piloso.

Clínica

Clínicamente se caracteriza por presentar un pelo terminal seco, de aspecto lanoso, rebelde en su trato y de coloración pajiza o plateada. La estática capilar o *frizz* es la regla (Figuras 16.4.1 y 16.4.2). Es importante mencionar que solo la piel cabelluda está afectada y que otras áreas pilosas como las cejas y pestañas no se afectan. La pilotracción siempre es negativa, ya que la resistencia capilar no se encuentra comprometida. Sin embargo, se ha reportado que algunos pacientes inician con un síndrome de anágeno suelto.

El síndrome de pelo impeinable puede estar asociado o otros trastornos inmunológicos, como por ejemplo la alopecia areata, la dermatitis atópica y la ictiosis vulgar. Debido a su fondo genético pueden coexistir otras alteraciones como catarata juvenil, displasia retiniana y anomalías dentales (protrusión y oligodontia). A pesar de ser raro debido a su presentación clínica tan acarcterística, no representa un gran esfuerzo realizar el diagnóstico.

Métodos diagnósticos

En cuanto al diagnóstico, se ha propuesto que el principal método para visualizar este defecto a nivel capilar es la microscopia electrónica, sin embargo, la accesibilidad a estos equipos es complicada.

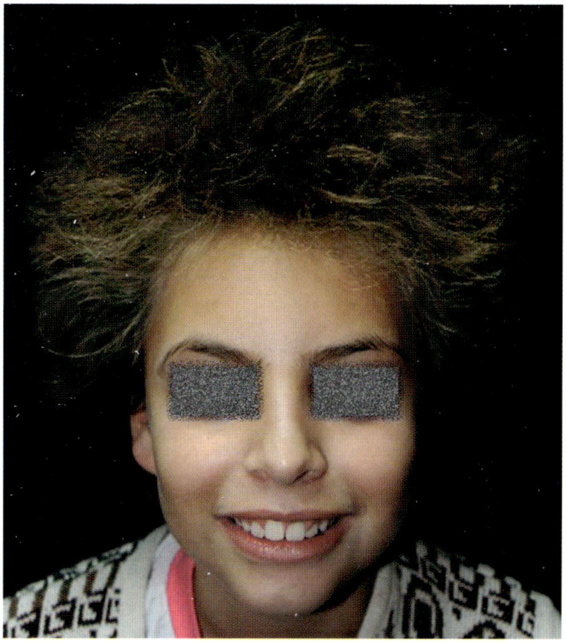

Figura 16.4.1 Pelo de aspecto lanoso y seco.

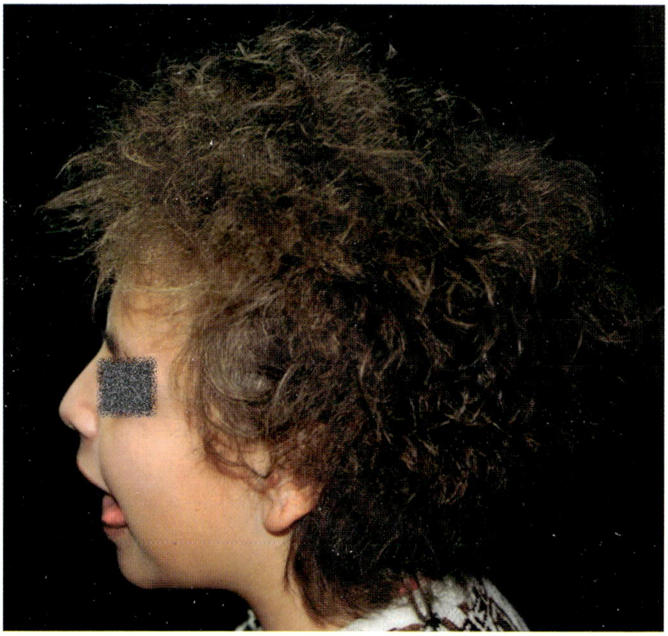

Figura 16.4.2 Pelo con mala estática capilar, seco y color amarillo.

La tricoscopia puede ser una herramienta diagnóstica de gran apoyo y nos puede orientar y dar claridad en los casos en los que se sospeche o exista duda en el diagnóstico (Figura 16.4.3).

En el estudio histopatológico se ha propuesto realizar un corte transversal del pelo y con esta técnica más sencilla poder observar los clásicos surcos longitudinales, así como la apariencia triangulada.

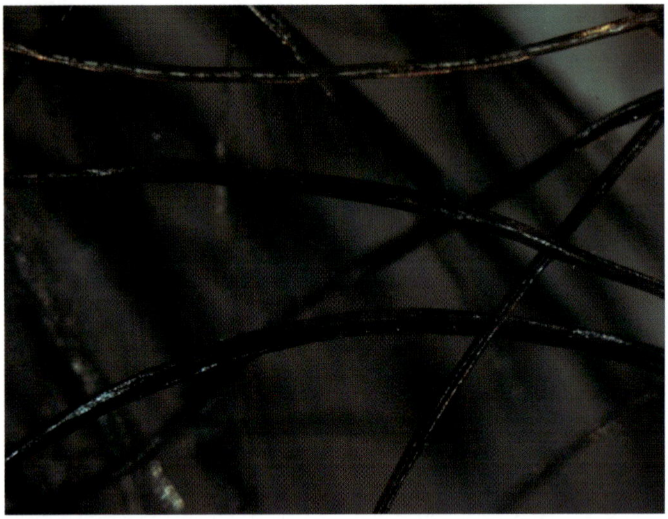

Figura 16.4.3 Tricoscopia. Se observan los canales o surcos centrales sobre la fibra capilar.

Tratamiento

El tratamiento para estos pacientes es poco esperanzador, sin embargo, se ha propuesto el uso de algunos champús y acondicionadores que podrían mejorar y facilitar el peinado. También se ha reportado el uso de biotina en forma oral, aunque los resultados no son concluyentes. Las mascarillas capilares restauradoras parecen ser una buena elección ya que mejoran notablemente estos casos.

No olvidar las enfermedades asociadas y hacer una exploración minuciosa en cada caso particular.

Conceptos clave

- El síndrome de pelo impeinable o *pili canaliculi* se define así por ser una displasia capilar en la cual la fibra adopta una forma desorganizada, que se hace rebelde y prácticamente imposible de peinar.
- Clínicamente se caracteriza por presentar un pelo terminal seco, de aspecto lanoso, rebelde en su trato y de coloración pajiza o plateada. La estática capilar o *frizz* es la regla.
- Se trata de un error en la papila dérmica que altera la forma de la fibra capilar y hace que se forme sobre ella un surco central. El defecto es el resultado de una queratinización prematura de la vaina radicular interna.

Bibliografía de consulta

Buket Basmanav F, Cesarato N, et al. Assessment of the Genetic Spectrum of Uncombable Hair Syndrome in a Cohort of 107 Individuals. JAMA Dermatol 2022; 158 (11): 1245-53.

Calderon P, Otberg N, Shapiro J. Uncombable hair syndrome. J Am Acad Dermatol 2009; 61: 512-5.

Martínez HV, Balbuena E, et al. Síndrome de pelo impeinable asociado a dermatitis atópica. Reporte de caso. Dermatol Med y Cosmet 2019; 17 (2).

VI

Atriquias e hipotricosis

17
Generalizadas congénitas

17.1 Genodermatosis con hipotricosis y alteraciones esqueléticas y ectodérmicas

Alejandro García Vargas

Para analizar las genodermatosis que presentan hipotricosis, estas se dividirán en cicatriciales y no cicatriciales, y dentro de las no cicatriciales se tomarán como primer grupo las asociadas a alteraciones esqueléticas y ectodérmicas (Tabla 17.1.1). Se desarrollarán de manera breve y se destacarán las características clínicas y tricológicas en algunas de ellas.

Genohipotricosis con alteraciones esqueléticas

Síndrome de McKusick-Kaufman (hipoplasia cartílago-pelo)

También llamado hipoplasia cartílago-pelo o condrodisplasia metafisaria tipo McKusick, es una genodermatosis con herencia autosómica recesiva (HAR), con penetrancia incompleta, secundaria a una mutación en el gen *MKKS*, localizada en el cromosoma 20p12 y reportada en 1 : 10 000 individuos. Se presenta con malformaciones genitourinarias, principalmente hidrometrocolpos (hipospadias en varones) y polidactilia posaxial, además del riesgo de presentar defectos cardíacos y malformaciones gastrointestinales.

La hipotricosis en estos pacientes sigue un patrón difuso, sin alteraciones del tallo piloso, y se reconoce hasta el momento con pelo delgado, corto y con resistencia a la tracción reducida.

Síndrome tricorrinofalángico

Se clasifica en diferentes subtipos con características clínicas en común como alteraciones ectodérmicas (hipotricosis, piel redundante, uñas distróficas y de lento crecimiento), rasgos faciales dismórficos (nariz en forma de pera con punta bulbosa, labios delgados y pabellones auriculares grandes) y alteraciones óseas (epífisis cónicas, braquidactilia, clinodactilia, escápula alada, escoliosis) con talla baja. Ocurre por alteraciones en el cromosoma 8q24 que ocasionan una mutación en el gen *TRPS*, el cual participa en el desarrollo y la diferenciación de huesos, riñones y folículos pilosos; acorde al patrón de mutación será su presentación clínica.

El tipo I (síndrome de Giedion) presentan característicamente clinobraquidactilia; no presenta discapacidad intelectual ni exostosis. El tipo II (síndrome de Langer-Giedion) presenta las características del tipo I, con discapacidad intelectual y numerosas exostosis cartilaginosas desde la infancia que aumentan con la edad, principalmente en metáfisis de huesos largos, costillas y vértebras; se ha reportado asociado al síndrome nefrótico congénito. En ambos tipos el pelo es fino y escaso, de crecimiento lento, y la línea de implantación frontal es alta, con ausencia del tercio externo de las cejas.

Tabla 17.1.1 Clasificación de la alopecia congénita y hereditaria generalizada

1. Genodermatosis con hipotricosis no cicatricial	
1.1 Con alteraciones esqueléticas	▪ Enfermedad de McKusick o condrodisplasia ▪ Enfermedad de Moynahan (hipotricosis, sindactilia, retinitis) ▪ Síndromes tricorrinofalángicos ▪ Síndrome de Pierre Robin ▪ Síndrome cutáneo-cardiofacial ▪ Alopecia-contracturas-talla baja (ACD) ▪ Síndrome con retraso mental ▪ Síndrome oculodentodigital ▪ Síndrome de Dubowitz ▪ Síndrome de Noonan ▪ Síndrome de Hallermann-Streiff
1.2 Con alteraciones ectodérmicas	▪ Displasias ectodérmicas
1.3 Con alteraciones neuroectodérmicas	▪ Tricotiodistrofia
1.4 Con alteraciones cromosómicas	▪ Síndrome de Down ▪ Síndrome de Klinefelter ▪ Síndrome de Turner
1.5 Con alteraciones del metabolismo de los aminoácidos	▪ Hipotricosis, defectos del tallo del cabello, hipercisteína en el cabello y síndrome de glucosuria ▪ Citrulinemia ▪ Enfermedad de Hartnup ▪ Homocistinuria ▪ Fenilcetonuria ▪ Tirosinemia I y II
1.6 Otras genodermatosis con hipotricosis	1.6.1 Progeria: ▪ Síndrome de Werner o pangeria ▪ Síndrome de Hutchinson-Gilford o progeria infantil ▪ Síndrome de Variot-Cailleau o gerodermia infantil ▪ Otras progerias 1.6.2 Otros: ▪ Eritrodermia ictiosiforme congénita ▪ Síndrome de Netherton ▪ Síndrome de Tay ▪ Síndrome de Rud ▪ Síndrome KID ▪ Enfermedad Rothmund-Thomson ▪ Síndrome de poiquilodermia-alopecia-retrognatismo-paladar hendido ▪ Enfermedad de Zinsser-Cole-Engman ▪ Síndrome de Kallin o epidermólisis ampollosa simple
1.7 Con hipotricosis y tumores	▪ Síndrome de Rombo ▪ Síndrome de Bazex-Dupré-Christol
1.8 Hipotricosis simple hereditaria	
2. Genodermatosis con hipotricosis cicatricial	
▪ 2.1 Enfermedad de Darier ▪ 2.2 Ictiosis X ▪ 2.3 Epidermólisis ampollosa distrófica ▪ 2.4 Incontinencia pigmentaria ▪ 2.5 Displasia fibrosa poliostótica ▪ 2.6 Síndrome de Conradi-Hünermann-Happle	

KID: queratitis, ictiosis y sordera.
Tomado y modificado de: Bennàssar A, Ferrando J, Grimalt R. Congenital atrichia and hypotrichosis. World J Pediatr 2011; 7 (2): 111-7.

Síndrome de Pierre Robin

La secuencia de Pierre Robin es una anomalía craneofacial que consta de hipoplasia mandibular (micrognatia, retrognatia), fisura velopalatina media y glosoptosis que puede ocasionar obstrucción; su patrón de herencia puede ser autosómico dominante (HAD) o recesivo ligado al X (HRLX), con una alteración en el gen *SOX9*, localizado en el cromosoma 17q24, encargado de regular el desarrollo mandibular.

Presenta alopecia difusa en la piel cabelluda secundaria a un pelo más delgado y claro, que se rompe fácilmente.

Síndrome cardiofaciocutáneo (CFC)

Se incluye como parte de las rasopatías, caracterizado por presentar alteraciones en el desarrollo psicomotor y retraso en el crecimiento (por déficit de la hormona de crecimiento), defectos cardíacos, facies típica y manifestaciones en la piel y anexos. Es originado por una mutación en los genes *BRAF* en el 80% de los casos, y en otros genes como *MAP2K1*, *MAP2K2* y *KRAS* (12p12.1) en alrededor del 5% de los casos. Es infrecuente, con una prevalencia reportada de 1 : 810 000, y se ha propuesto un patrón de herencia HAD, sin embargo, la mayoría de los casos reportados son esporádicos.

Se caracteriza desde el nacimiento con una facies con frontal prominente, diámetro bifrontal estrecho, fisuras palpebrales hacia abajo, epicanto interno bilateral, puente nasal deprimido, paladar ojival y baja implantación de pabellones auriculares. Presenta defectos cardíacos, principalmente estenosis pulmonar y defectos septales atriales. Muestra una piel xerótica, hiperqueratósica e hiperelástica, con riesgo de eccema grave, pigmentación generalizada, queratodermia palmoplantar y múltiples nevos melanocíticos adquiridos, y se asocia a linfedema y hemangiomas; puede presentar epilepsia y no se relaciona a diferencia de otros con el riesgo de desarrollo de neoplasias malignas.

Las alteraciones en el pelo están presentes en casi el 100% de los casos, con un pelo fino, escaso y rizado, de aspecto lanoso y quebradizo, con implantación baja de la línea posterior del pelo; el 90% de los casos presenta ausencia de cejas, uleritema ofriógenes (queratosis folicular atrófica facial) y afectación de las pestañas.

Síndrome oculodentodigital

Es una condición con HAD que algunos autores consideran dentro de las displasias ectodérmicas; es infrecuente y está relacionada con una alteración al gen *FARM1* que presenta hipoplasia del sistema lagrimal, sordera neurosensorial o mixta, hipoplasia de glándulas y conductos salivales, y anomalías dentales; a nivel óseo presenta aplasia radial y sinostosis radiocubital bilateral, principalmente entre el cuarto y quinto dedo de las manos. Presenta pelo corto y seco, con evidencia de *pili torti* en algunos casos reportados.

El síndrome de Dubowitz

Es una genodermatosis con HAR, que presenta hipotricosis, alteraciones esqueléticas, problemas de aprendizaje y riesgo de desarrollo de cardiomopatías. Se han reportado mutaciones en los genes *NSUN2* y *LIG4*, sin embargo, debido a la amplia heterogeneidad clínica, su etiología definitiva es incierta y se han descrito más de 200 casos, entre ellos casos familiares y aislados.

Se presenta en el recién nacido con características fenotípicas como microcefalia, cráneo estrecho y frente inclinada, talla baja, rasgos faciales que incluyen fisuras palpebrales cortas, blefarofimosis, ptosis, puente nasal ancho y plano, micrognatia, orejas de forma anómala e hipertelorismo aparente.

Puede presentar clinodactilia del quinto dedo, sindactilia de los pies o manos, y a nivel dental alteraciones en la forma y el número de las piezas dentales. Dentro de las manifestaciones dermatológicas se presenta eccema e hipotricosis, pelo quebradizo y escaso, con afectación de la piel cabelluda y la parte lateral de las cejas.

En cuanto a las neoplasias reportadas se encuentran el linfoma, la leucemia linfoblástica aguda, el carcinoma epidermoide de esófago y el neuroblastoma.

Síndrome de Noonan

Es un síndrome con HAD, caracterizado por dismorfias craneofaciales, talla baja, cardiopatías congénitas (estenosis pulmonar, miocardiopatía hipertrófica) y discapacidad intelectual. Es la rasopatía sindrómica más frecuente, con una incidencia de 1 : 1000-2500 personas, y puede presentar linfedema de manos y pies, y criptorquidia desde el nacimiento. Es ocasionado principalmente por mutaciones en los genes *PTPN11* y *SOS1*.

Los rasgos faciales característicos consisten en cara en forma de triángulo invertido, hipertelorismo, ptosis, pabellones auriculares rotados y de implantación baja, nariz bulbosa, y hendidura palpebral oblicua. Las alteraciones esqueléticas principales son *pectus carinatum* o *excavatum*.

A nivel dermatológico presenta una piel muy elástica, manchas café con leche, lentigos y onicodistrofia. El pelo es de implantación baja, grueso y rizado, con madarosis de cejas, vello púbico y axilar escaso, y crecimiento lento de la barba.

Síndrome de Hallermann-Streiff

También conocido como síndrome discefálico, con manifestaciones características a nivel craneal, facial y oral; su presentación es infrecuente y existen alrededor de 200 casos reportados. Se ha descrito con patrón de HAR, HAD o *de novo*, cuyo gen implicado es el gen *GJA1*, no obstante, esta información no es del todo clara.

Clínicamente presenta talla baja, facies de pájaro debido a la nariz de pico, braquicefalia con frontal prominente, anomalías dentales (mala oclusión, dientes supernumerarios, hipodoncia, hipoplasia del esmalte), agenesia mandibular, prognatia, así como alteraciones oculares (microftalmos, catarata congénita, estrabismo, escleróticas azules y nistagmo). Además, puede presentar coreoatetosis, episodios de psicosis y convulsiones tónico-clónicas generalizadas.

Su piel puede ser atrófica, con un aspecto casi transparente, delgada y con venas prominentes, con riesgo de úlceras recurrentes que afectan principalmente la piel de la nariz y piel cabelluda; se presenta además hipotricosis de piel cabelluda, principalmente en la región frontal, occipital e interparietal, y ausencia o disminución de la densidad de cejas y pestañas, además de vello axilar y púbico escaso.

Genohipotricosis con alteraciones ectodérmicas

Las displasias ectodérmicas (DE) engloban un amplio grupo de enfermedades que comparten alteraciones a nivel dental, de la piel y anexos (pelo, uñas, glándulas sudoríparas); en algunas ocasiones, la hipotricosis no es evidente hasta pasado el período neonatal. Las DE ocurren por mutaciones genéticas y actúan por diferentes vías de señalización no independientes entre sí, por lo que comparten cuadros clínicos específicos (Tabla 17.1.2). Su clasificación es

Tabla 17.1.2 Clasificación clínico-molecular

Trastornos grupo I Alteraciones en vías de señalización que modulan la actividad del factor nuclear kappa beta (NF-kβ)					
A. Vía de señalización de la ectodisplasina A1					
Enfermedad	**Herencia**	**Gen**	**Locus**	**Proteína**	**OMIM**
DE hipohidrótica / anhidrótica	HLX	*EDA*	Xq12q-13.1	Ectodisplasina A1	305100
	HAD	*EDAR*	2q11-13	EDAR	129490
	HAR	*EDAR*	2q11-13	EDAR	224900
	HAD	*EDARADD*	1q42.2-q43	Ectodisplasina A1	614940
	HAR	*EDARADD*	1q42.2-q43	Ectodisplasina A1	614941
B. Vía de regulación del sitio de integración					
Enfermedad	**Herencia**	**Gen**	**Locus**	**Proteína**	**OMIM**
Incontinencia pigmentaria	HLX	*IKBKG*	Xq28	NF-kβ	308300
DE anhidrótica con inmunodeficiencia	HLX	*IKBKG*	Xq28	NF-kβ	300291
DE anhidrótica con osteopetrosis e inmunodeficiencia	HLX	*IKBKG*	Xq28	NF-kβ	300291*
DE anhidrótica con inmunodeficiencia 2	HAD	*NFKBIA*	14q13	Ikβa	612132
DE anhidrótica con cardiopatía congénita	HAD	*PRKD1*	14q12	PRKD1	605435
C. Alteración de reguladores de la transcripción/expresión de genes					
Síndrome	**Herencia**	**Gen**	**Locus**	**Proteína**	**OMIM**
ADULT	HAD	*Tp63*	3q27	p63	103285
EEC	HAD	*Tp63*	3q27	p63	604292
AEC	HAD	*Tp63*	3q27	p63	106260
Rapp-Hodgkin	HAD	*Tp63*	3q27	p63	603543
Extremidades y mamario	HAD	*Tp63*	3q27	p63	603543
Trico-dento-óseo	HAD	*DLX3*	17q21	DLX3	190320
Enfermedad de Witkop	HAD	*MSX1*	4p16.1	MSX1	189500
Síndrome de Ellis van Creveld	HAR	*EVC2* *EVC*	4p16.1	EVC2 EVC	225500
Disostosis acrodental de Weyers	HAD	*EVC*	4p16.1	EVC	193530
Trastornos grupo II Función anormal de una proteína estructural localizada en la membrana celular					
Enfermedad	**Herencia**	**Gen**	**Locus**	**Proteína**	**OMIM**
Síndrome de Clouston	HAD	*GJB6*	13q12	Conexina 30	129500
DE con labio paladar/hendido	HAD	*PVRL1*	11q23-q24	Nectina 1	255060
DE / síndrome de fragilidad cutánea	HAR	*PKP1*	1q32	Placofilina 1	604536
DE con ectrodactilia y distrofia macular	HAR	*CDH3*	16q22.1	Cadherina 3	225280
Displasia odonto-onico-dérmica	HAR	*WNT10A*	2q35	Wnt10A	257980

DE: displasia ectodérmica; ADULT: síndrome acro-dermato-ungueal-lacrimal-dental; EEC: displasia ectodérmica, ectrodactilia y fisura orofacial; AEC: síndrome de Hay-Wells; HLX: herencia ligada al X; HAD: herencia autosómica dominante; HAR: herencia autosómica recesiva.

* Se movió del OMIM 300301 como parte del OMIM 300291.

Modificado de: Priolo M. Ectodermal dysplasias: an overview and update of clinical and molecular-functional mechanism. Am J Med Genet A 2009; 149A: 2003-13.

compleja, siendo actualmente utilizada aquella en la que se correlaciona la clínica con la parte molecular. A continuación, se abordarán las DE más frecuentes.

Mutaciones en los genes que alteran las vías de señalización-comunicación entre células

Displasia ectodérmica hipohidrótica (displasia ectodérmica anhidrótica o síndrome de Christ-Siemens-Touraine)

Engloba un grupo de trastornos hereditarios que comparten características fenotípicas similares por mutaciones en los genes *EDA*, *EDAR* o *EDARADD*, que codifican proteínas de señalización en común del grupo del factor de necrosis tumoral alfa (TNF-α), que afectan la formación y regulación de los derivados ectodérmicos, incluidos dientes, pelo, uñas y glándulas sudoríparas y mamarias, retina, córnea, conjuntiva, cóclea, sistema nervioso central y médula suprarrenal. Su incidencia se estima de 20 : 100 000, y sus variantes presentan HAD, HAR y ligada al X (HLX); esta última es la más frecuente, por lo que se presenta más en el sexo masculino.

Clínicamente presenta una tríada característica de hipohidrosis o anhidrosis, hipotricosis e hipodoncia, o anomalías dentales como incisivos cónicos y retraso en la dentición. La piel tiene un aspecto liso por ausencia de poros écrinos, que se traduce en el estudio histopatológico por la ausencia de glándulas écrinas; puede cursar con episodios de hipertermia y eccema atópico por la disminución o ausencia de sudoración.

La hipotricosis se presenta por la hipoplasia de folículos pilosebáceos, con un pelo escaso, de lento crecimiento y sin brillo, por la disminución del número de pelos terminales y pelos por unidad folicular, que afecta la piel cabelluda y del resto del cuerpo; se ha reportado la presencia de *pili canaliculi*, *pili torti* y tricorrexis nodosa.

Displasia ectodérmica hidrótica (síndrome de Clouston)

Es una DE secundaria a mutaciones sin sentido en el gen *GJB6* con HAD. Los pacientes presentan sudoración y dentición normales, paquioniquia, uñas de color blanco lechoso, queratodermia palmoplantar que progresa con la edad y que puede extenderse más allá de la piel palmoplantar, e hipotricosis.

También se evidencia hipotricosis y tricoclasia al nacimiento o que progresa a alopecia total de la infancia a la pubertad, con cejas, pestañas y vello corporal escasos o ausentes; se ha reportado la presencia de tricorrexis nudosa, tricoptilosis, *pili bifurcati*, cutículas dañadas y giros helicoidales irregulares.

Mutaciones en los genes involucrados en la regulación de la transcripción

Displasia ectodérmica, ectrodactilia y fisura orofacial (EEC)

Las EEC son parte del grupo de las DE secundarias a una mutación en el gen *p63*, las cuales presentan características clínicas similares, asociadas a labio y paladar hendido, alteraciones del conducto lagrimal, manos y pies hendidos (ectrodactilia), sin alteraciones en el sistema nervioso central; también se han reportado malformaciones genitourinarias y sordera.

En estos pacientes el pelo es claro y áspero, con aspecto de alambre por presentar defectos en la cutícula, e inicialmente es un pelo claro que va pigmentándose con la edad y que se ha asociado a tricorrexis nodosa que afecta incluso el pelo del área genital.

El síndrome extremidades/mamario y el síndrome ADULT (acro-dermato-ungueal-lacrimal-dental) presentan un fenotipo similar al EEC, con el hallazgo característico de hipoplasia de la glándula mamaria o pezón y ausencia de fisura del paladar, respectivamente.

Síndrome de Hay-Wells (síndrome AEC)

Enfermedad genética con HAD, caracterizada por anquilobléfaron parcial o completo, defectos ectodérmicos y labio o paladar hendido.

La piel al nacimiento se presenta con eritrodermia, con erosiones en áreas de flexión y pliegues que dejan cicatrices residuales y escamas, con aspecto similiar a una ictiosis; se presenta además hipoplasia dental con disminución de las piezas dentarias y onicodistrofia o uñas sin alteraciones.

La piel cabelluda generalmente es eritematosa, con escamas y costras, asociada a hipotricosis, pelo con textura metálica y áreas de alopecia cicatricial secundaria a procesos inflamatorios. Con el paso del tiempo, la piel cabelluda permanece constante con datos de dermatitis seborreica grave, y puede observarse *pili torti* y tricorrexis nodosa. Puede existir ausencia de cejas, pestañas y vello corporal.

El síndrome de Rapp-Hodgkin se considera una variante clínica del síndrome AEC, con ausencia del anquilobléfaron pero con manifestaciones en la piel más graves.

Métodos diagnósticos

El diagnóstico es clínico, con una evaluación integral multidisciplinaria y asesoramiento genético. Se deben tomar radiografías en caso de alteraciones óseas o realizar estudios histopatológicos en caso de DE. El diagnóstico debe estar apoyado por un panel de secuenciación de genes asociados a estas patologías.

Tratamiento

Sintomático e individualizado; debe ser multidisciplinario y oportuno para detectar y prevenir complicaciones en el crecimiento, los dientes, el lenguaje, la conducta y el desarrollo intelectual, con seguimiento periódico durante toda la vida. Se debe prestar atención a las alteraciones óseas y dermatológicas, entre ellas las que afectan el pelo, ya que pueden influir en la calidad de vida del paciente.

Conceptos clave

- Los pacientes que presentan hipotricosis asociada a otras alteraciones de estructuras derivadas del ectodermo deben hacernos sospechar una genohipotricosis.
- Las displasias ectodérmicas son un grupo de enfermedades genéticas de clasificación compleja que comparten la tríada de hipotricosis, hipodoncia e hipo o anhidrosis.
- Las genohipotricosis con alteraciones esqueléticas o ectodérmicas requieren un manejo multidisciplinario con el objetivo de detectar y prevenir posibles complicaciones.

Bibliografía de consulta

Ahmed A, Almohanna H, Griggs J, Tosti A. Genetic Hair Disorders: A Review. Dermatol Ther Heidelb 2019; 9: 421-48.

García-Martín P, Hernández-Martín A, Torrelo A. Displasias ectodérmicas: revisión clínica y molecular. Actas Dermo-Sifiliográficas 2023: 104 (6): 451-70.

Wright JT, Fete M, Schneider H, et al. Ectodermal dysplasias: Classification and organization by phenotype, genotype and molecular pathway. Am J Med Genet A. 2019; 179 (3): 442-7.

★ Acceda al eBook para consultar la lista completa de bibliografía.

17.2 Genodermatosis con hipotricosis y errores innatos del metabolismo

Alejandro García Vargas

Los errores innatos del metabolismo son un grupo heterogéneo de padecimientos de baja prevalencia y origen genético, frecuentemente presentados en la edad pediátrica y secundarios a una disfunción enzimática o en su transportador. Estos errores alteran las vías metabólicas y evidencian manifestaciones multisistémicas.

A continuación, se desarrollarán las siguientes afecciones: citrulinemia, enfermedad de Hartnup, homocistinuria, fenilcetonuria, tirosinemia, acidemia metilmalónica y metilpropiónica, deficiencia de biotinidasa y síndrome de Menkes.

Citrulinemia

Es una enfermedad del ciclo de la urea con herencia autosómica recesiva (HAR), clasificada en dos tipos: secundaria a una deficiencia de la enzima argininosuccinato sintetasa o secundaria a una deficiencia de citrina, por mutación en los genes *ASS1* y *SLC25A13*, respectivamente, lo que ocasiona una elevación sérica de amoníaco y citrulina.

Clínicamente presenta síntomas neuropsiquiátricos secundarios a la hiperamonemia, como irritabilidad, letargo, ataxia, convulsiones y falla hepática. Presenta erupción eritematosa generalizada de predominio perianal, perioral, malar, en pliegues antecubitales y con pigmentación residual. El pelo suele ser grueso y brillante, y se reporta la presencia de tricorrexis nodosa y *pili torti*.

Su diagnóstico se realiza mediante pruebas de genética molecular, elevación de citrulina y amoníaco en plasma, o al determinar la actividad enzimática en cultivo de tejido hepático o de fibroblastos. El tratamiento es multidisciplinario; se recomienda diálisis o exanguinotransfusión para reducir la amonemia.

Enfermedad de Hartnup

Es una enfermedad con HAR que cursa con malabsorción de aminoácidos neutros y triptófano, secundaria a una mutación del gen *SLC6A19* que codifica el transportador de aminoácidos neutros, lo que provoca un defecto en su mecanismo de transporte a través de la pared del intestino delgado y el nivel tubular renal.

Clínicamente se caracteriza por manifestaciones transitorias como erupción similar a pelagra, ataxia cerebelosa y psicosis. Los pacientes presentan talla baja, nistagmos, estrabismo, así como episodios de cefalea frecuentes.

La piel presenta lesiones eccematosas similares a la pelagra, las cuales se exacerban con la radiación ultravioleta y progresan a placas liquenificadas; además son pacientes que pueden presentar pelo escaso, claro y quebradizo.

El diagnóstico tras la sospecha clínica se logra al determinar hiperaminoaciduria neutra por cromatografía de orina, así como su confirmación mediante análisis genético de mutaciones.

El tratamiento consiste en una dieta rica en proteínas y triptófano, administrar nicotinamida o ácido nicotínico y tomar medidas de fotoprotección y valoración periódica multidisciplinaria.

Homocistinuria

Es una enfermedad del metabolismo de la metionina con HAR, secundaria a mutaciones en la cistationina β-sintasa, lo que provoca el acúmulo de homocisteína y metionina, que son tóxicas para el endotelio y generan daño neurocognitivo.

Las alteraciones ocurren paulatinamente y consisten en anomalías oculares, discapacidad intelectual, convulsiones, retraso global del desarrollo, alteraciones esqueléticas que configuran un aspecto marfanoide y debilidad muscular. A nivel dermatológico se evidencia eritema malar, extremidades con *livedo reticularis* y un pelo fino, claro y escaso.

Los pacientes presentan riesgo de tromboembolia arterial o venosa. El diagnóstico es clínico, apoyado al determinar una concentración plasmática de homocisteína y metionina total, y mediante un panel genético al identificar variantes bialélicas del gen *CBS*. Como tratamiento se indica piridoxina, ácido fólico y cobalamina, acompañado por una dieta restringida en metionina.

Fenilcetonuria

Enfermedad con HAR secundaria a mutaciones en el gen de la enzima fenilalanina hidroxilasa, que provoca un acúmulo de fenilalanina en plasma y de excreción de ácidos fenilpirúvico y fenilacético en orina.

Presenta discapacidad intelectual irreversible, retraso global del desarrollo, convulsiones, vómitos, "olor a humedad" y microcefalia (Figura 17.2.1). La piel, el pelo y los ojos son claros por la falta de tirosina; el pelo suele ser castaño claro y los ojos azules, además de presentar eccema en zonas de flexión, induración de la piel y dermatitis seborreica.

El diagnóstico se realiza mediante programas de cribado neonatal a través de una espectrometría de masas en tándem, con elevación en sangre de la fenilalanina y disminución de tirosina.

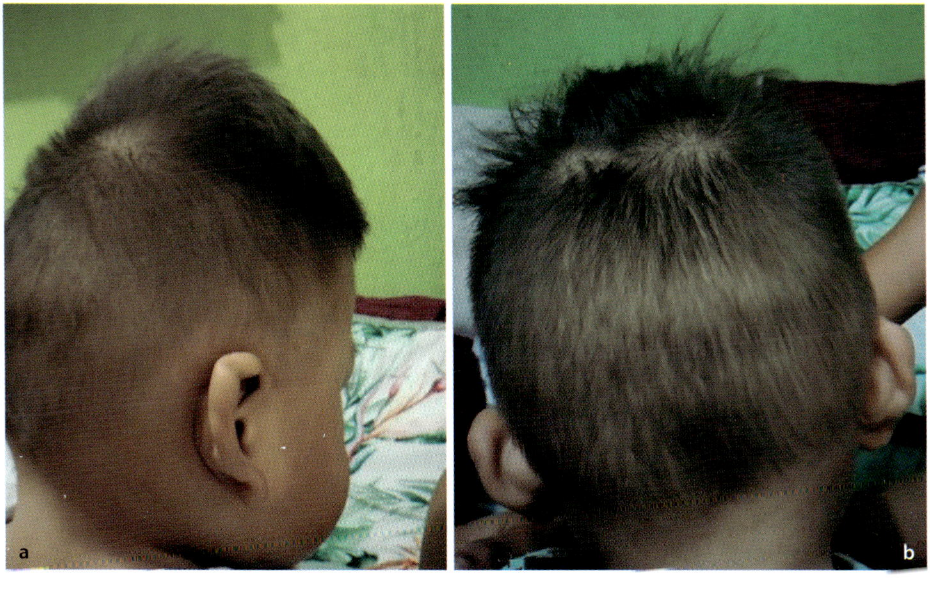

Figura 17.2.1 a-b Hipotricosis y pelo claro en paciente con fenilcetonuria. (Cortesía de la Dra. Mariana Xall Espriú).

Con una dieta libre de fenilalanina como tratamiento y un suplemento con aminoácidos neutros de cadena larga se previene el desarrollo de las manifestaciones clínicas.

Tirosinemia II

La tirosinemia II, también llamada tirosinemia oculocutánea o síndrome de Richner-Hanhart, tiene una HAR y ocurre secundaria a una mutación en el gen de la tirosina aminotransferasa, lo que causa un incremento de tirosina en sangre y orina. Esto conduce a la formación de cristales de tirosina que se acumulan en los tejidos y ocasionan las manifestaciones oculocutáneas.

Los pacientes cursan con discapacidad intelectual irreversible y retraso global del desarrollo; en la piel presentan queratodermia palmoplantar, punta de los dedos dolorosas, hiperhidrosis, leucoqueratosis lingual y pelo escaso y claro. También cursan con eritema conjuntival, úlceras corneales, lagrimeo, fotofobia y dolor ocular; además, suele manifestarse cierto "olor a pescado".

El diagnóstico se corrobora con la determinación sérica de tirosina, así como de sus metabolitos 4-hidroxifenil-piruvato, 4-hidroxifenil-lactato, 4-hidroxifenil-acetato y N-acetil L-tirosina en orina. Su tratamiento incluye una dieta restrictiva de fenilalanina y tirosina.

Acidemia metilmalónica y metilpropiónica

Son las acidemias orgánicas más frecuentes, en las que por defectos enzimáticos no se permite la transformación de propionil coenzima A (CoA) a succinil CoA, y se impide el catabolismo normal de cuatro aminoácidos esenciales (valina, isoleucina, treonina y metionina). Ambas son de HAR; la metilmalónica sucede por la actividad reducida de la mutasa metilmalónica de CoA o de su coenzima adenosilcobalamina, metabolito de la vitamina B_{12}; la metilpropiónica se produce por la carencia de carboxilasa de propionil CoA o por el metabolismo anormal de su coenzima, la biotina.

Se caracterizan por presentar acidosis metabólica o láctica, hiperamonemia, hipoglucemia y cetosis. En ambas la piel presenta descamación superficial de aspecto psoriasiforme y similar a acrodermatitis enteropática con úlceras orales y estomatitis; además presentan hipotricosis y alopecia gradual, con pelos en moniletrix y tricorrexis nodosa, que a la microscopia óptica con luz polarizada presenta zonas alternas brillantes y oscuras.

El diagnóstico se realiza con la presencia en la orina de ácidos orgánicos (3-hidroxiisovalérico, 3-metilcrotonilglicina, 3-hidroxipropiónico y metilcítrico) y el cultivo de fibroblastos para determinar la actividad de las enzimas involucradas. Su tratamiento incluye una dieta baja en proteínas y de los cuatro aminoácidos presentes.

Déficit de biotinidasa

Es una enfermedad metabólica con HAR debida a mutaciones en el gen *BTD*, que causa el déficit de cuatro carboxilasas y presenta anomalías neurocutáneas.

Lo característico es la presencia de dermatitis seborreica marcada e hipotricosis, así como ataxia, sordera neurosensorial, miopía, discapacidad intelectual, convulsiones, acidosis metabólica e hiperamonemia.

La deficiencia de biotina, secundaria a la alteración de las enzimas acetil CoA carboxilasa, b-metilcrotonil CoA, propionil CoA, carboxilasa y piruvato carboxilasa, no altera la actividad de la biotinidasa, pero presenta los mismos síntomas y signos clínicos.

Puede realizarse el diagnóstico a través de la medición de 3-hidroxiisovalérico, 3-metilcrotonilglicina, 3-hidroxipropiónico y ácido metilcítrico en la excreción urinaria, mediante una evaluación de la actividad enzimática en sangre y el análisis molecular de la mutación. Su tratamiento consiste en suplementar biotina y carnitina.

Síndrome de Menkes

Es una enfermedad neurodegenerativa y letal, por mutación en el gen *ATP7A*, codificante de la enzima transportadora de cobre, con HAR ligada al X, caracterizada por neurodegeneración progresiva, anomalías del tejido conectivo y alteraciones en el pelo.

Clínicamente presenta hipotonía, hiperlaxitud de articulaciones y deterioro neurológico progresivo evidente a partir del tercer mes de vida. Físicamente presenta facies con "cara de perdiz" (Figura 17.2.2), micrognatia y *pectus excavatum*; se ha reportado calcificación en forma de cuña, en la inserción de los músculos esternocleidomastoideo y trapecio al hueso occipital (síndrome de cuerno occipital).

El pelo es aparentemente normal al nacimiento, pero a partir del tercer mes se vuelve frágil, seco, claro y sin brillo. La principal alteración del tallo piloso es el pelo retorcido o *pili torti*, secundario al exceso de grupos sulfhidrilos y la reducción en número de enlaces disulfuro dependientes del cobre; se ha reportado además moniletrix y tricorrexis nudosa.

El diagnóstico es clínico, apoyado por la tricoscopia que evidencia la presencia de *pili torti*. Se deben medir los niveles plasmáticos de ceruloplasmina y cobre después de la tercera semana de vida, los cuales están disminuidos, y el análisis genético de la mutación confirma el diagnóstico. El tratamiento con histidinato de cobre subcutáneo otorga un promedio de esperanza de vida de 3 años; sin tratamiento, los pacientes fallecen precozmente.

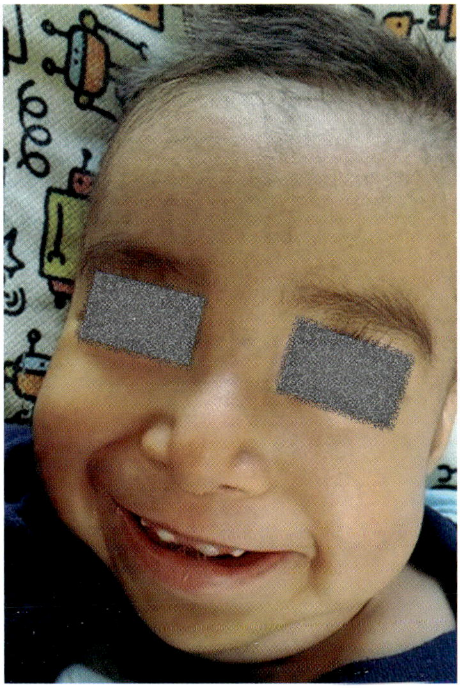

Figura 17.2.2 "Cara de perdiz" en paciente con síndrome de Menkes. (Cortesía del Dr. Andrey Arturo Flores Pulido).

Conceptos clave

- Los errores innatos del metabolismo son un grupo heterogéneo de padecimientos, principalmente con manifestaciones neurológicas y dermatológicas.
- En su mayoría tienen una herencia autosómica recesiva y pueden cursar con hipotricosis, entre otras manifestaciones dermatológicas.
- La sospecha clínica es esencial para el tratamiento oportuno y las alteraciones del pelo son parte clave para el diagnóstico.

Bibliografía de consulta

Becerril-Chihu G, Ruiz-Maldonado R. Manifestaciones cutáneas de las aminoacidurias. Actas Dermosifiliogr 1998; 89: 75-85.

Flores Miranda R. De la disrupción en el metabolismo del triptófano a la complejidad clínica de la enfermedad de Hartnup. Rev Med Inv 2014; 2 (2): 170-3.

Lacueva Modregoa L, Ferrando Barberáa J. Alopecias: orientación diagnóstica, clínica y terapêutica. Medicina Integral 2000; 35 (2): 54-71.

★ Acceda al eBook para consultar la lista completa de bibliografía.

17.3 Genodermatosis con hipotricosis y tumores

Alejandro García Vargas

Las genohipotricosis que asocian tumores (*v.* Tabla 17.1.1) son un grupo de afecciones con manifestaciones clínicas dermatológicas específicas y claves para su diagnóstico. Dentro de estas se incluye principalmente el síndrome de Rombo y el síndrome de Bazex-Dupré-Christol (SBDC); también se menciona el síndrome de Howel-Evans (queratodermia palmoplantar y cáncer de esófago) en algunos reportes asociados a hipotricosis. A continuación, se desarrollará brevemente la fisiopatología, las características clínicas, el diagnóstico y las opciones terapéuticas de cada uno de estos síndromes poco frecuentes, relacionados con hipotricosis.

Síndrome de Rombo

Es una genohipotricosis con herencia autosómica dominante (HAD). Se encuentra dentro de las genodermatosis como factor de riesgo para el desarrollo de carcinoma basocelular y síndromes asociados con la presencia de quistes de milia.

Fisiopatología

Son pocos los reportes, y las posibles mutaciones genéticas implicadas en su desarrollo no se han identificado hasta el momento. La hipótesis actual es que puede ser secundario a genes implicados en la regulación del ciclo celular o la reparación del ADN.

Epidemiología

La prevalencia estimada es < 1 : 1 000 000, y existen alrededor de 8 casos reportados. Se encuentra un caso familiar presente en 4 generaciones, y el resto es de forma esporádica.

Clínica

Se caracteriza por presentar atrofodermia vermiculada (atrofia facial vermiforme simétrica, con depresiones en forma de hoyo), eritema acral, vasodilatación periférica con cianosis, telangiectasias, milia, hipotricosis y riesgo de desarrollo de tricoepiteliomas y carcinomas de células basales (CBC).

En la infancia, alrededor de los 7-10 años de edad se inician las manifestaciones en la piel, con eritema acral intenso, cianosis en labios y manos, y moderada atrofia folicular de la piel de las mejillas. En el adulto, en las mejillas y la frente aparecen de forma gradual pápulas amarillentas semejantes a milia y vasos telangiectásicos. Los CBC tienden a aparecer a partir de los 35 años.

En la edad adulta se ha reportado la presencia de hipotricosis y la ausencia de cejas y pestañas, con un tallo piloso de distribución irregular, crecimiento defectuoso y mal dirigido, que se engloba dentro de las anomalías del tallo piloso con fragilidad aumentada. Se ha reportado también un escaso crecimiento del vello en la región de la barba.

Métodos diagnósticos

El diagnóstico es clínico. El estudio histopatológico en etapa temprana muestra folículos pilosos atróficos y distribuidos irregularmente, estructuras quísticas en dermis media, vasos dérmicos dilatados y una dermis casi desprovista de elastina en la mayoría de las áreas, con aglomeraciones de material elástico en la dermis superficial; las fibras de colágeno presentan hialinización y vacuolización.

Tratamiento

Por el momento no existen terapias específicas curativas. El objetivo es prevenir las complicaciones, en especial con fotoprotección y exéresis temprana de los CBC.

Síndrome de Bazex-Dupré-Christol

El SBDC, también llamado síndrome de Bazex o atrofodermia folicular y CBC, es una genodermatosis con HAD ligada al X, con expresividad variable. Se encuentra dentro de las genodermatosis como factor de riesgo para el desarrollo de carcinoma basocelular y síndromes asociados con la presencia de quistes de milia.

Fisiopatología

Anteriormente estaba vinculado a variantes en el gen *ACTRT1*, sin embargo, actualmente se ha identificado que se origina por pequeñas duplicaciones en una región intergénica en el cromosoma Xq26, que impulsan la sobreexpresión del gen *ARHGAP36*.

Epidemiología

Enfermedad rara e infrecuente, de la que se encuentran pocos reportes de casos.

Clínica

Se caracteriza por atrofodermia folicular, hipotricosis congénita y riesgo de desarrollo de CBC de aparición precoz; además presenta hipohidrosis y múltiples quistes de milia.

La atrofodermia folicular (depresiones puntiformes centradas en el infundíbulo del folículo piloso, de aspecto "en pica hielo") se presenta en el 85% de los casos en la infancia; generalmente aparece a partir del tercer mes de vida, con predominio en el dorso de las manos, los pies, las superficies extensoras de codos y rodillas, y ocasionalmente en la cara, siendo una locación característica pero no específica de este síndrome.

La hipotricosis se presenta en el 85% de los pacientes desde el nacimiento y mejora con la edad; afecta la piel cabelluda, las cejas, las pestañas, las axilas y el pubis. Ocasiona un pelo delgado, irregular, color café claro, y se ha reportado la presencia de tricorrexis nodosa y *pili torti* dentro de las alteraciones del tallo piloso.

La hipohidrosis se presenta en el 55% de los pacientes y afecta principalmente la cara. Los CBC se evidencian en el 40% de los casos, suceden tempranamente durante la segunda o tercera década de la vida, y la mayoría de las veces aparecen en áreas fotoexpuestas.

Métodos diagnósticos

Es clínico, con exámenes periódicos para detectar precozmente la aparición de tumores. Los principales diagnósticos diferenciales son aquellos síndromes que presenten atrofodermia y desarrollo de CBC, como el síndrome de Rombo y el síndrome de Gorlin. Este último presenta además quistes mandibulares, cutáneos y ováricos, alteraciones esqueléticas, neurológicas y oculares, y hoyuelos palmoplantares.

Tratamiento

No existen terapias específicas curativas. El tratamiento se enfoca en medidas de fotoprotección, detección temprana de los CBC y su extirpación quirúrgica. Los quistes de milia pueden tratarse con ácido retinoico tópico y extracción manual.

Conceptos clave

- Las genodermatosis con hipotricosis asociadas a tumores incluyen el síndrome de Rombo, el síndrome de Bazex-Dupré-Christol y el síndrome de Howel-Evans.
- El síndrome de Rombo y el síndrome de Bazex comparten características clínicas similares, presentan hipotricosis, quistes de milia y riesgo de desarrollo de carcinoma basocelular.
- Su diagnóstico es clínico y debe ser precoz, orientado a prevenir el desarrollo de neoplasias en el futuro.

Bibliografía de consulta

Abuzahra F, Parren LJ, Frank J. Multiple familial and pigmented basal cell carcinomas in early childhood - BazexDupré-Christol syndrome. J Eur Acad Dermatol Venereol 2012; 26 (1): 117-21.
Arévalo NY, Buján MM, Cervini AB, Pierini AM. Síndrome Bazex-Dupré-Christol: serie de casos. Arch Argent Pediatr 2015; 113 (5): 256-9.
Van Steensel MAM, Jaspers NGJ, Steijlen PM. A case of Rombo syndrome. British Journal of Dermatology 2001; 144: 1215-8.

★ Acceda al eBook para consultar la lista completa de bibliografía.

18

Localizadas congénitas

18.1 Alopecia triangular

Angélica Beirana Palencia • Nora Ximena Ugalde Trejo

La alopecia triangular, también conocida como alopecia temporal o nevo de Brauer, fue descrita en 1905 por Sabouraud. Generalmente se halla presente al nacer y rara vez se inicia en la primera década de la vida. Tiene forma triangular, oval o de lanceta.

Fisiopatología

Su patogenia es desconocida y generalmente esporádica. Se ha propuesto que es un mosaicismo poscigótico. Se ha asociado con facomatosis pigmentovascular y con otras enfermedades, sin tener una relación estadísticamente significativa.

Clínica

La alopecia triangular es circunscripta, no progresiva, no cicatricial, sin inflamación y asintomática. Afecta la cara lateral de la piel cabelluda en la región frontotemporal, aunque también puede observarse en el vértex, la región occipital, parietal y las cejas. Generalmente es unilateral y mide varios centímetros, con una evolución estable a lo largo de toda la vida (Figura 18.1.1).

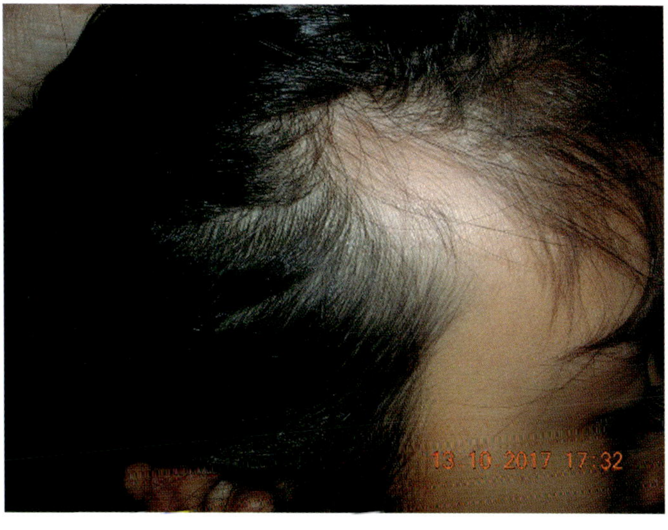

Figura 18.1.1 Alopecia triangular.

Métodos diagnósticos

A la dermatoscopia se observan aperturas de folículos pilosos normales con pelos blancos vellosos rodeados de pelo terminal, puntos blancos, ausencia de puntos amarillos o negros u otras alteraciones. No es necesario hacer una biopsia para confirmar el diagnóstico. Dentro de los diagnósticos diferenciales principales se encuentra la alopecia areata, alopecia por tracción, tricotilomanía y aplasia cutánea congénita.

Tratamiento

No existe un tratamiento efectivo. Se han utilizado escisiones quirúrgicas, trasplante de pelo, minoxidil tópico con ayuda durante su aplicación, pero con caída del pelo al suspenderlo. Los esteroides tópicos y sistémicos no han mostrado ser de utilidad.

Conceptos clave

- La alopecia triangular se presenta como una placa alopécica desde el nacimiento, con una evolución estable a lo largo de toda la vida.
- Afecta principalmente la cara lateral de la región frontotemporal de la piel cabelluda, como una placa alopécica de forma triangular, oval o de lanceta.
- El diagnóstico es clínico y no existe un tratamiento efectivo.

Bibliografía de consulta

Fernandez-Crehuet P. Clinical and trichoscopic characteristics of temporal triangular alopecia. A multicenter study. J Am Acad Dermatol 2016; 75: 3.

Patel DR, Tandel JJ, Nair PA Congenital Triangular Alopecia. A case report. Int J Tricology 2020; 12 (2): 89-92.

Starace M, Carpanese AM, Abbenante D, et al. Atypical presentation of congenital triangular alopecia: A case series in Italy. Dermatol Pract Concept 2020; 10 (4): e2020122.

18.2 Aplasia cutánea

Angélica Beirana Palencia • Nora Ximena Ugalde Trejo

La aplasia cutánea congénita (ACC) es una anomalía descrita por Cordon en 1767, caracterizada por la ausencia de epidermis, dermis e infrecuentemente de tejido celular subcutáneo. En la mayoría de los pacientes afecta solamente la piel cabelluda, pero puede extenderse al cuerpo y las extremidades inferiores. Se define como una alopecia cicatricial congénita con pérdida permanente de los anexos.

Fisiopatología

Su fisiopatogenia resulta desconocida hasta la actualidad, pero se han planteado distintas hipótesis; entre ellas se proponen las alteraciones del desarrollo como el cierre incompleto del tubo neural y las líneas de fusión embrionarias, las mutaciones genéticas, las anomalías en la vasculatura placentaria, las infecciones intrauterinas (varicela o herpes, que darían lugar a corioamnionitis e inducirían la aparición de dichas cintas fibrosas), el efecto de agentes teratogénicos (metimazol, carbimazol, misoprostol), los traumatismos intrauterinos, la ruptura prematura de membranas y la fuerzas de tensión, así como la adherencias del amnios, por mencionar algunas de ellas. Se ha planteado que la presencia de bandas y adherencias amnióticas ocasionan la unión entre la membrana amniótica y la piel fetal, lo que provoca un desprendimiento dermoepidérmico.

Embriológicamente, la epidermis, los anexos y el sistema nervioso derivan del ectodermo, mientras que el tejido conectivo de la cabeza y el cartílago del cráneo son mezcla de tejido ectodérmico y mesodérmico. Las anomalías en dichas estructuras ectodérmicas y las malformaciones asociadas apoyan la teoría etiopatogénica sobre una falla en la migración ectodérmica. El hallazgo de tejido cicatricial que recubre los pelos terminales, los tallos pilosos flotantes con formación de milia y un neuroma en el margen de la ACC sugieren que en otros casos pueden intervenir causas exógenas, como un traumatismo prenatal o perinatal.

El predominio de afección en el vértex se explica por la fuerza tensil encontrada en esta topografía, ya que corresponde al área donde se soporta la mayor tensión biomecánica de la piel cabelluda como resultado del rápido crecimiento de la masa encefálica.

Epidemiología

Su incidencia se estima en 1-3 : 10 000 recién nacidos vivos.

Clínica

Clínicamente, la ACC se manifiesta como placas solitarias o múltiples, localizadas en cualquier parte del cuerpo, con predominio de afección en la piel cabelluda (70%-90%). El vértex es el sitio más frecuente y con menor frecuencia la ACC afecta el hueso y el periostio subyacentes (Figura 18.2.1). En el 25% de los casos, en cualquier localización pueden asociarse otras malformaciones.

La afección en la piel cabelluda se caracteriza por la presencia de placas solitarias desde medio centímetro hasta los 10 cm, y en menor frecuencia pueden ser múltiples. En el resto de las topografías, a excepción de la piel cabelluda, suelen ser bilaterales con tendencia a la simetría.

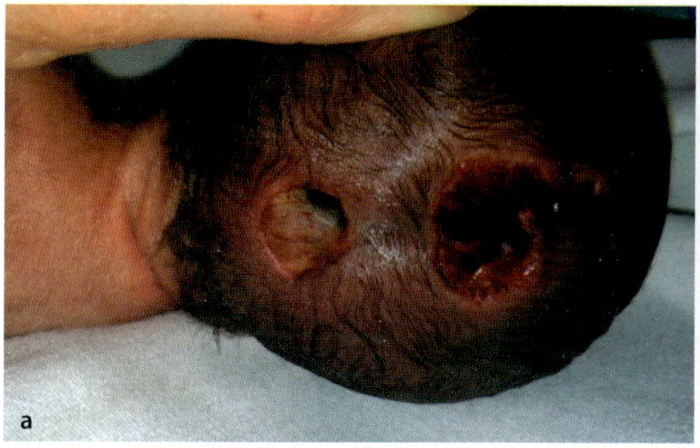

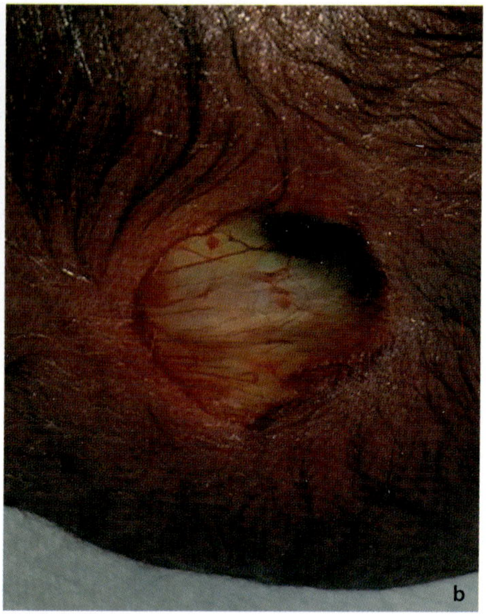

Figura 18.2.1 a-b Aplasia cutánea.

Las lesiones individuales suelen ser benignas, pero pueden estar asociadas a otros trastornos y malformaciones. La profundidad de afección es variable, desde una erosión hasta una placa más profunda, cubierta por una fina membrana transparente. La aplasia cutánea ampollosa es una variante clínica rara con lesión de aspecto de ampolla tensa, amarillenta, que se reabsorbe sin tratamiento y deja una cicatriz plana (Figura 18.2.2).

Se ha propuesto una clasificación para la ACC, la cual contiene nueve grupos basados en el número y la localización de las lesiones, así como en la presencia o ausencia de malformaciones asociadas (Tabla 18.2.1).

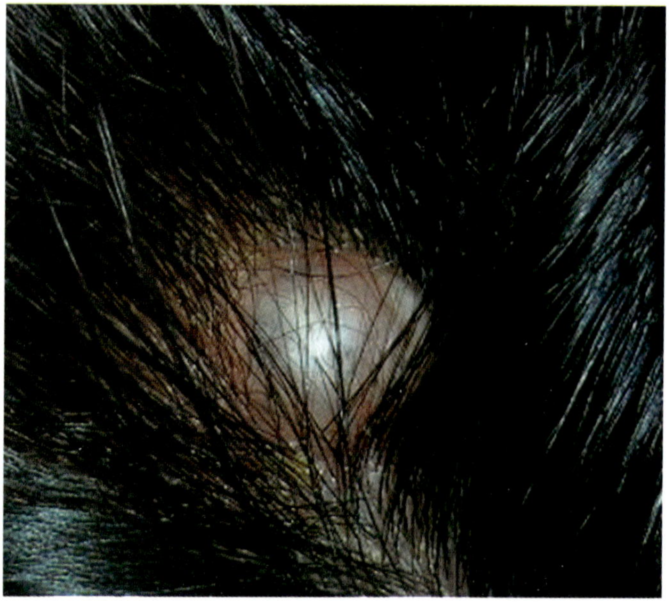

Figura 18.2.2 Aplasia cutánea ampollosa.

Tabla 18.2.1 Clasificación de la aplasia cutánea congénita (ACC)

Grupo	Localización y características asociadas
1	ACC de piel cabelluda sin anomalías
2	ACC de piel cabelluda con defectos terminales transversales de las extremidades
3	ACC de piel cabelluda con nevos epidérmicos y organoides
4	ACC que recubre malformaciones congénitas
5	ACC con feto papiráceo asociado o infarto placentario
6	ACC con epidermólisis bullosa
7	ACC localizada en extremidades sin ampollas
8	ACC debida a teratógenos específicos
9	ACC asociada a síndromes de malformación

Las complicaciones son raras y puede haber hemorragia, infecciones secundarias, meningitis o trombosis del seno sagital. Las lesiones muy extensas con defectos óseos pueden llevar a la muerte por infecciones o hemorragias en el sistema nervioso central.

Métodos diagnósticos

Aunque el diagnóstico de ACC es fundamentalmente clínico, la diferenciación clínica de otras alopecias congénitas puede ser difícil, por lo que la biopsia es necesaria. Los estudios de imagen son muy útiles para descartar alteraciones óseas, vasculares o de tejidos blandos; se utiliza ultrasonido o resonancia magnética (RM) para evaluar el tejido neuronal ectópico.

La tricoscopia muestra a nivel periférico tallos pilosos dispuestos radialmente, que forman un anillo de hipertricosis (signo del collar piloso), bulbos pilosos alargados con extremos proximales pigmentados y en el centro de la placa alopécica es evidente su aspecto traslúcido con ausencia de aberturas foliculares, anexos cutáneos y una red vascular visible, correspondiente a la atrofia cutánea.

A nivel histopatológico se encuentran hallazgos similares al de una cicatriz profunda con fibras elásticas y haces de colágeno dispuestas paralelamente a la cicatriz, ausencia de estructuras anexiales, pero en su mayoría con preservación de folículos pilosos. La ausencia de anexos no mejora con la edad, ya que se trata de una alopecia cicatricial.

Los estudios de imagen se reservan para aquellos casos con defectos atípicos o muy grandes en la piel cabelluda, con la finalidad de evaluar posibles defectos óseos, vasculares o de tejidos blandos subyacentes.

Los diagnósticos diferenciales más frecuentes son el nevo sebáceo en fase inicial, el herpes simple, la epidermólisis bullosa y los traumatismos.

Tratamiento

El tratamiento depende de la localización y el tamaño de la lesión, y puede ser conservador o quirúrgico. El primero conlleva una reepitelización gradual con posterior cicatrización atrófica y ausencia de anexos; el tratamiento quirúrgico se reserva para lesiones grandes, múltiples y profundas que no remiten con tratamiento conservador.

Conceptos clave

- La aplasia cutánea es una anomalía congénita caracterizada por la ausencia de epidermis, dermis y en ocasiones de tejido celular subcutáneo.
- Se manifiesta como placas solitarias o múltiples, con predominio de afección en la región del vértex de la piel cabelluda.
- El diagnóstico es fundamentalmente clínico y es necesario en algunas ocasiones el estudio histopatológico para diferenciarlo de otras alopecias congénitas.

Bibliografía de consulta

Gassenmaier M, Bösmüller H, Metzler G. Aplasia cutis congenita of the scalp: Histopathologic features and clinicopathologic correlation in a case series. J Cutan Pathol 2020; 47 (5): 439-45.

Yang MY, Ha DL, Kim HS, Ko HC, Kim BS, Kim MB. Aplasia cutis congenita in Korea: Single center experience and literature review. Pediatr Int 2020; 62 (7): 804-9.

Zhang L, Zhang Z, Jiang HJ, Pu YJ, Shu H, Li YD. Dermoscopic characteristics of membranous aplasia cutis congenita: Report of 56 cases. Skin Res Technol 2022; 28 (6): 792-5.

18.3 Síndrome de Adams-Oliver

Angélica Beirana Palencia • Nora Ximena Ugalde Trejo

El síndrome de Adams-Oliver es un trastorno congénito infrecuente que se caracteriza por múltiples malformaciones y aplasia cutánea congénita (ACC), con anomalías distales de las extremidades y *cutis marmorata* telangiectásica congénita, asociado a otras malformaciones cardiovasculares, orofaciales, retrognatia, entre otras.

Se ha evidenciado la coexistencia de nevo sebáceo y ACC, que recibe el nombre de didimosis aplástico-sebácea.

Fisiopatología

Su fisiopatogenia es desconocida, pero se han descrito teorías de su fisiopatología similares a la aplasia cutánea.

Se han identificado seis genes causales (*ARHGAP31, DLL4, NOTCH1, RBPJ, DOCK6* y *EOGT*), aunque la frecuencia de anomalías asociadas no se ha categorizado para cada uno. Su patrón de herencia es predominantemente autosómico dominante con expresión variable (*ARHGAP31, DLL4, NOTCH1* o *RBPJ*), pero también se ha reportado una transmisión autosómica recesiva (*DOCK6* o *EOGT*) con aparición familiar o esporádica.

Epidemiología

Su incidencia es de 0,44 casos por cada 100 000 nacidos vivos.

Clínica

Su expresión clínica es variable, por lo que se han correlacionado las manifestaciones clínicas con la alteración genética presentada, con una gran variabilidad fenotípica (Figura 18.3.1).

Clínicamente, se observa la ACC constituida por una placa de 0,5-10 cm de diámetro localizada en el vértex, asociada a anomalías distales de las extremidades, desde distrofia ungueal hasta sindactilia, braquidactilia, aplasia o hipoplasia en uno o varios dedos, hasta la ausencia completa de todo el miembro, y se incluyen anomalías estructurales que van desde leves a graves, con afectación predominantemente de las extremidades inferiores en el 84% de los casos y *cutis marmorata* telangiectásica congénita en el 25% (Figura 18.3.2). Se ha asociado a anomalías cardiovasculares (8%), neurológicas, renales, esqueléticas o cromosómicas. Las alteraciones en el sistema nervioso central provocan la muerte por insuficiencia respiratoria. Otras alteraciones fenotípicas son talla baja, arcos palatinos elevados, microftalmia, espina bífida oculta, tejido mamario accesorio, criptorquidia y retraso mental.

Métodos diagnósticos

El diagnóstico es eminentemente clínico (Figura 18.3.3). Entre los diagnósticos diferenciales se pueden encontrar el síndrome de piel cabelluda-oreja-pezón, la ACC aislada, la secuencia de bandas amnióticas, el síndrome de Poland y la hipoplasia dérmica focal.

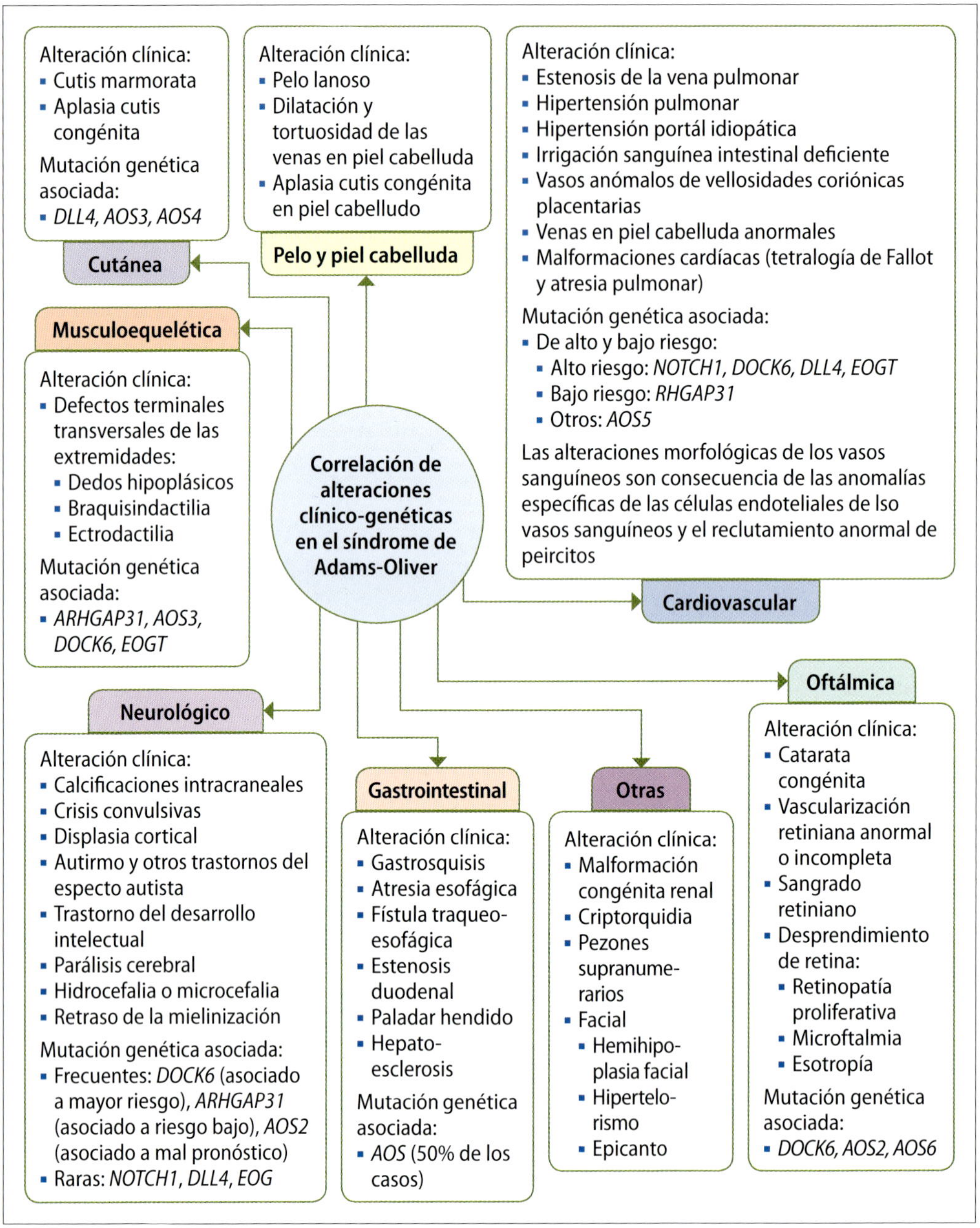

Figura 18.3.1 Correlación de manifestaciones clínicas y mutaciones genéticas asociadas. (Modificado de: Morales OL, Díaz JM, Montoya JH. Adams-Oliver syndrome and associated complications: Report of a family in Colombia and review of the literature. Biomedica 2022; 42 [4]: 554-61).

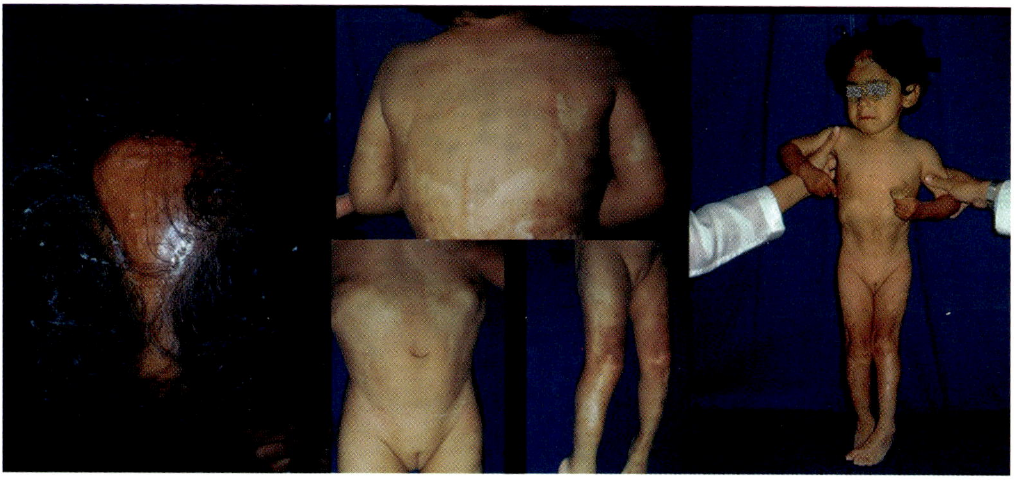

Figura 18.3.2 Síndrome de Adams-Oliver. (Gentileza del Servicio de Dermatología, Instituto Nacional de Pediatría).

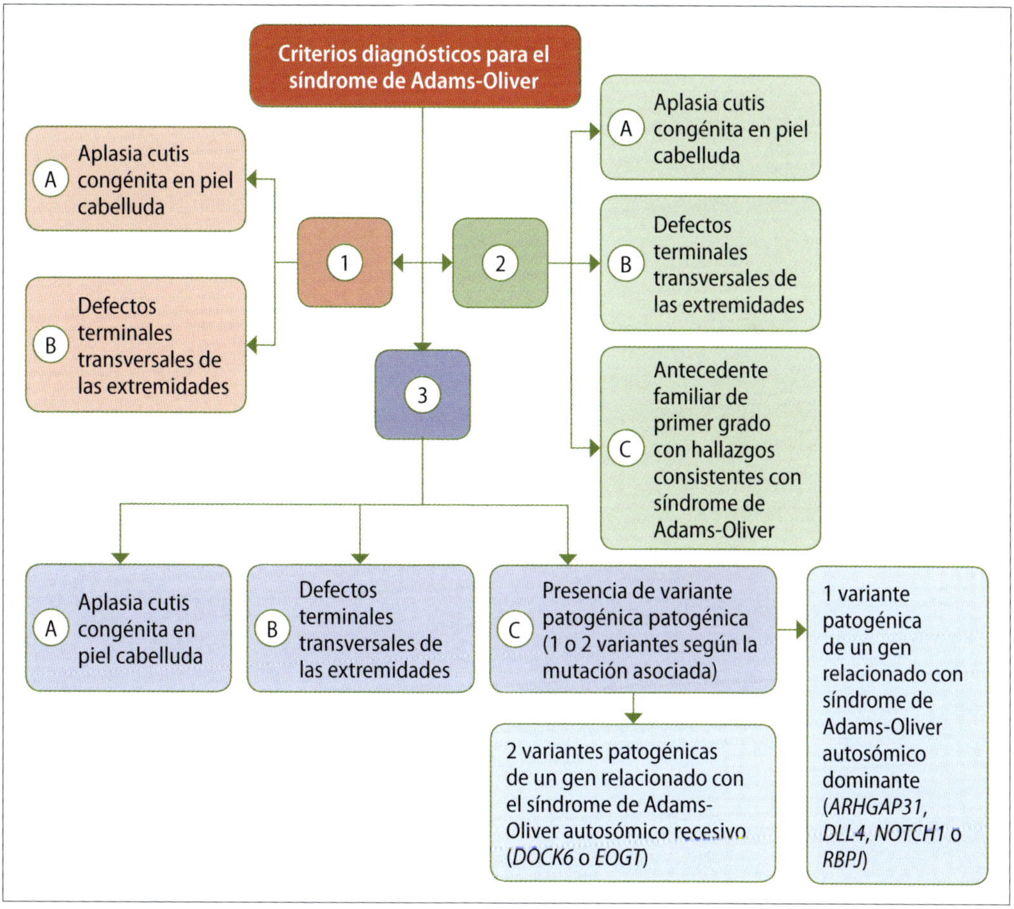

Figura 18.3.3 Criterios diagnósticos del síndrome de Adams-Oliver. (Modificado de: Morales OL, Díaz JM, Montoya JH. Adams-Oliver syndrome and associated complications: Report of a family in Colombia and review of the literature. Biomedica 2022; 42 [4]: 554-61).

Tratamiento

El tratamiento se centra en las anomalías asociadas; se prefiere el tratamiento quirúrgico para los defectos grandes y profundos de la aplasia cutánea.

Conceptos clave

- El síndrome de Adams-Oliver se caracteriza por la presencia de aplasia cutánea congénita y defectos terminales transversales de las extremidades.
- Es causado por mutaciones en cualquiera de los seis diferentes genes y presenta una expresión clínica variable en distintos sistemas del organismo.
- El diagnóstico es clínico y su tratamiento se centra en las anomalías asociadas.

Bibliografía de consulta

Itongwa JM, Colombe MM, Bukuru H, et al. Adams-Oliver syndrome: About a case. Clin Case Rep 2024; 12 (4): e8685.

Morales OL, Díaz JM, Montoya JH. Adams-Oliver syndrome and associated complications: Report of a family in Colombia and review of the literature. Síndrome de Adams-Oliver y complicaciones asociadas: reporte de una familia en Colombia y revisión de la literatura. Biomedica 2022; 42 (4): 554-61.

Suarez E, Bertoli MJ, Eloy JD, Shah SP. Case report and review of literature of a rare congenital disorder: Adams-Oliver syndrome. BMC Anesthesiol 2021; 21 (1): 117.

18.4 Nevo sebáceo

Angélica Beirana Palencia • Nora Ximena Ugalde Trejo

En 1895, Jadassohn describe el nevo sebáceo como una lesión hamartomatosa bien circunscrita, predominantemente compuesta por glándulas sebáceas. El nevo sebáceo es el nevo epidérmico más frecuente y forma parte del síndrome del nevo epidérmico cuando se asocia con manifestaciones extracutáneas.

Fisiopatología

Se trata de una mutación somática poscigótica con varias expresiones de mosaicismo. Estas mutaciones de células pluripotenciales llevan a la formación de hamartomas de múltiples líneas celulares.

Las mutaciones de células pluripotenciales durante la embriogénesis producen varias líneas de diferenciación en nevos organoides, debidas a una mutación poscigótica en la vía RAS, con mutaciones específicas *HRAS* y *KRAS* solo en las lesiones névicas, no en sangre, mucosa oral ni en piel no afectada.

Los nevos sebáceos pueden tener casos familiares e influencia hormonal con crecimiento en la pubertad. Las deleciones genéticas pueden ser las responsables de carcinomas basocelulares y otros tumores sobre los nevos sebáceos.

Epidemiología

Afecta al 0,3% de los recién nacidos de todas las razas y ambos sexos. Se presenta al nacer o en la infancia temprana con lesiones generalmente solitarias. El nevo sebáceo es el más frecuente del grupo de nevos epidérmicos. El 7% de los pacientes presentan manifestaciones neurológicas u oftalmológicas.

Clínica

El nevo sebáceo frecuentemente se inicia como una placa alopécica en la piel cabelluda, al nacer o en la infancia temprana. Puede afectar también la cara, el cuello y alrededor de las orejas y el tronco, y se han reportado casos exclusivamente en la cavidad oral. Crece con influencia hormonal en la adolescencia (Figuras 18.4.1 y 18.4.2).

Tiene tres fases clínicas:

- Al nacer o en la infancia temprana: placa alopécica, solitaria, lineal o redonda, ligeramente elevada, aterciopelada, de color rosa, amarilla, naranja o café. Usualmente en el vértex de la piel cabelluda o en la cara. Puede haber lesiones extensas.
- En el adolescente: lesión con crecimiento de aspecto verrugoso o nodular, redonda, oval o lineal, de 1 a 10 cm. Pueden ser lesiones múltiples o extensas.
- Adultos: pueden desarrollar la fase tumoral, lesiones procedentes de anexos tumorales como tricoblastomas, siringocistoadenoma papilífero, carcinoma basocelular y más raramente hidradenoma nodular, epitelioma sebáceo, cistoadenoma apócrino, carcinoma écrino, carcinoma espinocelular, carcinoma sebáceo, espiroadenoma y queratoacantoma.

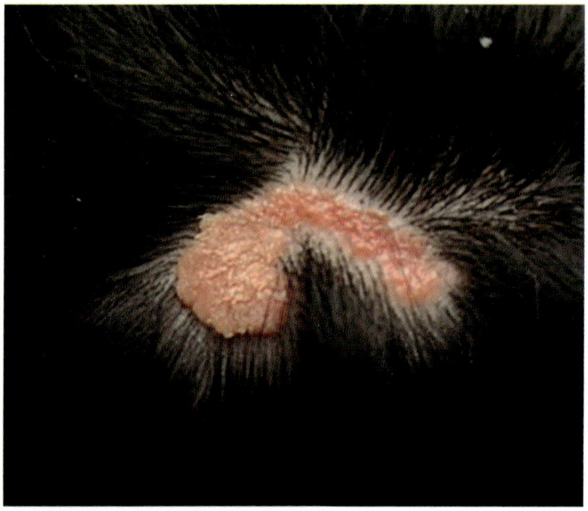

Figura 18.4.1 Nevo sebáceo.

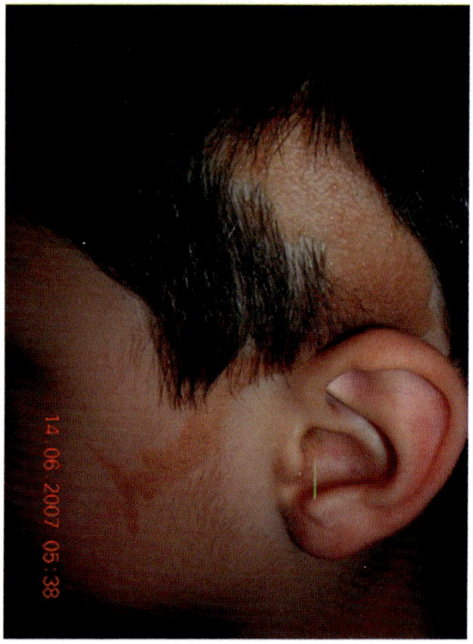

Figura 18.4.2 Nevo sebáceo.

Ni el tamaño ni la forma del nevo sebáceo pronostican su afectación sistémica; todos los pacientes deben ser estudiados por igual.

La principal complicación es la ulceración, y la transformación maligna sobre un nevo sebáceo es menor del 1%, presente después de la pubertad. El tumor maligno asociado más frecuente es el carcinoma basocelular, y entre los benignos están los tricoblastomas y siringocistoadenomas papilíferos en menos del 5%. Otros tumores raramente asociados son el cistoadenoma apócrino, el leiomioma, el carcinoma sebáceo y apócrino, y los poromas écrinos.

El nevo sebáceo es parte del síndrome del nevo epidérmico cuando se asocia con otras anormalidades como masas intracraneales, convulsiones, retraso mental, alteraciones esqueléticas, cambios pigmentarios, alteraciones oculares, hamartomas renales y lipomatosis mediastinal.

El síndrome de Schimmelpenning (también llamado síndrome de Schimmelpenning-Feuerstein-Mims, facomatosis del nevo de Jadassohn o síndrome del nevo sebáceo lineal) es la combinación del nevo sebáceo extenso con alteraciones del sistema nervioso central, los huesos y los ojos; con epilepsia, retraso mental, convulsiones y otras alteraciones neurológicas, anormalidades esqueléticas como raquitismo resistente a la vitamina D, espina bífida, hiperplasia e hipertrofia ósea, defectos oculares como ptosis, nistagmo y coloboma del mismo lado del nevo sebáceo, hipoplasia del nervio óptico y disfunción oculomotora. Es una rasopatía debida a la mutación poscigótica *HRAS* o *KRAS*.

El síndrome del nevo epidérmico (síndrome de Solomon) requiere precisión clínica, histopatológica y genética. Se asocia con hamartomas embrionarios de origen ectodérmico de componentes sebáceos, apócrinos, écrinos, foliculares o queratinocíticos: nevo sebáceo lineal, nevo comedónico, nevo epidérmico lineal y nevo epidérmico verrugoso inflamatorio lineal (NEVIL); cada tipo de nevo puede acompañarse de diferentes manifestaciones sistémicas en el sistema nervioso central, los ojos y los huesos, con retraso mental y convulsiones.

Un tercio de los nevos descritos pueden asociarse con manifestaciones sistémicas. La revisión y el estudio completo de los pacientes es indispensable para corregir las complicaciones acompañantes.

Métodos diagnósticos

En el estudio histopatológico podemos encontrar una epidermis con hiperplasia papilomatosa, dermis con numerosas glándulas sebáceas de gran tamaño, glándulas apócrinas ectópicas en dermis profunda cerca de las glándulas sebáceas (Figura 18.4.3), folículos pilosos hipoplásicos con nidos basaloides, hiperqueratosis con papilomatosis (en fase tardía) y numerosas glándulas sebáceas hiperplásicas (Figura 18.4.4).

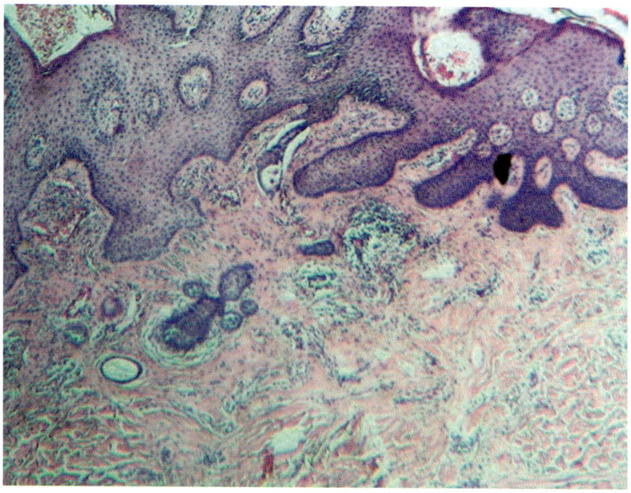

Figura 18.4.3 Nevo sebáceo con acantosis importante y glándulas sudoríparas ectópicas. (Cortesía del Dr. Ángel Martínez Muñoz).

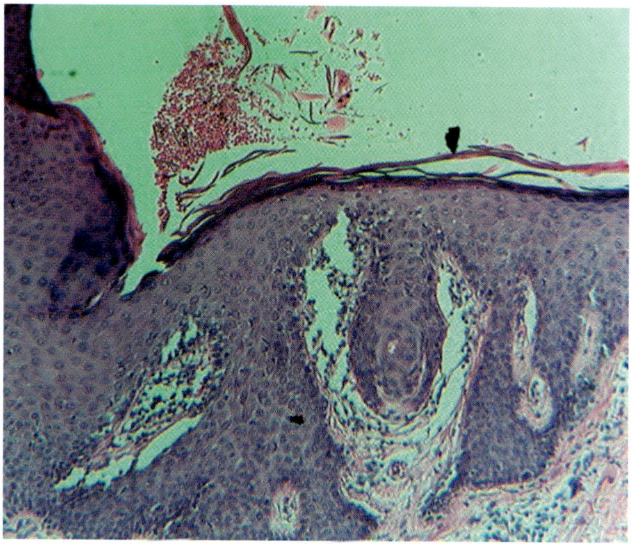

Figura 18.4.4 Nevo sebáceo. Esbozos de folículos pilsosos. (Cortesía del Dr. Ángel Martínez Muñoz).

Tratamiento

El nevo sebáceo es un raro tumor benigno en los niños. El desarrollo de neoplasias malignas es muy infrecuente y ocurre en adultos; es necesario pedirle al paciente o a sus familiares que notifiquen ulceraciones o crecimiento. La extirpación quirúrgica profiláctica es controversial, y es importante considerar el tamaño y la localización del nevo, su significancia cosmética, los riesgos y beneficios de su extirpación (con anestesia local o general).

El tratamiento consiste en la extirpación quirúrgica completa del nevo y el envío a patología para corroborar el diagnóstico. Otras posibilidades terapéuticas son la aplicación de ácido aminolevulínico tópico, sirólimus tópico o láser de CO_2, sin resultados muy satisfactorios.

Conceptos clave

- El nevo sebáceo es una lesión hamartomatosa compuesta principalmente por glándulas sebáceas, cuya localización más frecuente es en la piel cabelluda.
- Se presenta desde el nacimiento como una placa alopécica, con crecimiento progresivo bajo influencia hormonal, y cursa por tres fases clínicas.
- Ni el tamaño ni la forma del nevo sebáceo pronostican su afectación sistémica, y la transformación maligna sobre un nevo sebáceo es menor del 1%.

Bibliografía de consulta

Al Hammadi A, James WD, Lebwohl MF. Nevus Sebaceus. Medscape Drugs and Diseases 2021.
Asch S, Sugarman J. Epidermal nevus syndromes: New insights into whorls and swirls. Pediatric Dermatology 2017; 1-9.
Sin autores citados. Patient Perspectives: What is a nevus sebaceus? Pediatr Dermatol 2017; 34 (3): 359-60.

VII

Alopecias secundarias y por enfermedades sistémicas

19

Quimioterapia

Carola Durán Mc Kinster • Andrea Torres Diez Barroso

La quimioterapia citotóxica y los trasplantes de células madre pueden provocar trastornos del pelo, incluidos cambios en el color, el grosor, la cantidad y la textura del pelo.

La alopecia es el trastorno pilar más conocido y estudiado en el ámbito oncológico. Otros cambios en la estructura del pelo han reportado que este puede volverse más claro, rizado o liso en aproximadamente el 65% de los pacientes durante y después de las quimioterapias citotóxicas.

La alopecia es una secuela tanto en pacientes que reciben quimioterapia como en aquellos sometidos a trasplante de células madre hematopoyéticas. En la mayoría de los casos, se trata de un estado transitorio en el que eventualmente se produce un nuevo crecimiento total del pelo.

Fisiopatología

Los mecanismos que involucran las alteraciones del pelo aún no están completamente comprendidos, lo que dificulta el desarrollo de pautas preventivas y terapéuticas.

La quimioterapia se dirige preferentemente a las células mitóticamente activas, lo que induce estrés celular y la posterior apoptosis. Las células de la matriz pilosa son parte de las células que más rápidamente se dividen en el cuerpo humano, por lo que se ven muy afectadas por la quimioterapia. Los folículos pilosos en la fase anágena mitóticamente activa se ven especialmente afectados. Ante una exposición quimioterapéutica leve, los folículos anágenos pasan a un estado anágeno distrófico. En este estado, la síntesis de los folículos pilosos en la matriz pilosa se ve afectada, lo que provoca cambios pigmentarios y un adelgazamiento proximal temporal del tallo piloso, denominado constricciones de Pohl-Pinkus. Si la exposición quimioterapéutica es más grave, los folículos anágenos pueden pasar a catágeno distrófico. La pérdida de pelo posterior es generalmente más rápida y dramática que la de la distrófica anágena. Los folículos pilosos telógenos son menos sensibles que los anágenos, presumiblemente debido a su bajo nivel de proliferación.

Epidemiología

Se han reportado alteraciones en la estructura del pelo en aproximadamente el 65% de los pacientes durante y después de las quimioterapias citotóxicas.

Clínica

Los agentes utilizados en edad pediátrica para terapia de quimioterapia citotóxica incluyen:

- Agentes alquilantes: busulfano, ciclofosfamida y etopósido.
- Agentes que interactúan con la topoisomerasa: tenipósido, daunorrubicina, doxorrubicina, idarrubicina, irinotecán y topotecán.
- Agentes antimicrotúbulos: paclitaxel, docetaxel, vincristina y vinblastina.

Se ha reportado que el riesgo de alopecia inducida por cáncer es mayor con los agentes antimicrotubulares (p. ej., paclitaxel), con una incidencia estimada del 80%. Los inhibidores de la topoisomerasa (p. ej., etopósido) tuvieron una incidencia similar del 60%-100%, mientras que los alquilantes (p. ej., ciclofosfamida) y los antimetabolitos (p. ej., mercaptopurina, citarabina) demostraron un riesgo menor, del 60% y del 10%-50%, respectivamente.

En la alopecia, el desprendimiento de los pelos en pacientes con cáncer y terapia citotóxica ocurre debido a un efluvio durante el estado anágeno o catágeno. Las características clínicas de los trastornos del pelo varían dependiendo de la terapia anticancerígena administrada, su vida media, dosis, esquema, vía y velocidad de administración, así como de los factores del paciente.

La alopecia inducida por quimioterapia citotóxica generalmente comienza pocas semanas después de la primera dosis y puede progresar a una alopecia completa en 2-3 meses.

Clínicamente se puede presentar alopecia en placas o en forma difusa, no cicatricial, con predominio en las zonas de mayor fricción como el vértex y la zona temporooccipital. Las pestañas, las cejas, el vello axilar y púbico pueden estar afectados hasta en el 33% de los pacientes que recibieron taxanos.

La recuperación de este vello suele ser más rápida que la alopecia de la piel cabelluda. Además, se puede presentar alopecia de pestañas y cejas, y alopecia de otras áreas del cuerpo en asociación con alopecia de la piel cabelluda.

La alopecia también es una secuela común en niños que reciben trasplante de células madre hematopoyéticas y, en la mayoría de los casos, se trata de un estado transitorio en el que eventualmente se produce un nuevo crecimiento total del pelo. La alopecia se debe a un efluvio anágeno o catágeno distrófico.

Aunque la alopecia generalmente es asintomática, también se ha descrito asociada con tricodinia y prurito. Además, el pelo puede presentar otros cambios. El pelo liso puede volverse rizado u ondulado, delgado, hirsuto o hipopigmentado en el 65% de los pacientes después del tratamiento con quimioterapia. Sin embargo, estas alteraciones son reversibles después de descontinuar el tratamiento.

Por lo general, la alopecia se recupera a los 2-6 meses después de terminar la quimioterapia. Sin embargo, en algunos pacientes esta alopecia persiste. La alopecia permanente o persistente se define como la presencia de crecimiento incompleto del pelo más de 6 meses después de la interrupción del tratamiento y se estima que ocurre en el 14% de los sobrevivientes de cáncer infantil. Esto plantea una carga psicosocial significativa para los niños, adolescentes, adultos jóvenes afectados y sus familias. Si bien el diagnóstico suele ser sencillo, el tratamiento puede ser desafiante.

Métodos diagnósticos

Con la prueba de la tracción del pelo se corrobora el desprendimiento de numerosos pelos que salen completos con bulbo y sin rupturas, y el paciente no refiere dolor.

En el examen microscópico de luz se observa la mayoría de los bulbos pilares en fase anágena o catágena (Figura 19.1). En el examen tricoscópico pueden observarse cambios de color y grosor a lo largo del pelo. Las constricciones de Pohl-Pinkus, o constricciones periódicas en el folículo piloso anágeno, a menudo se observan. Un solo folículo piloso puede tener varias constricciones de Pohl-Pinkus, cada una de las cuales corresponde a un ciclo discreto de quimioterapia. Otro hallazgo común son los pelos en llamas, que son pelos pigmentados muy cortos con adelgazamiento distal que pueden parecer como llamas y son el resultado de la disfunción de los melanocitos de la matriz capilar (Figura 19.2). En casos de una agresión quimioterapéutica más grave, el folículo piloso puede pasar a una fase catágena distrófica y dar lugar a pelos con signos de exclamación en la tricoscopia. Otros hallazgos tricoscópicos que se han descrito incluyen puntos negros, puntos amarillos y pelos circulares.

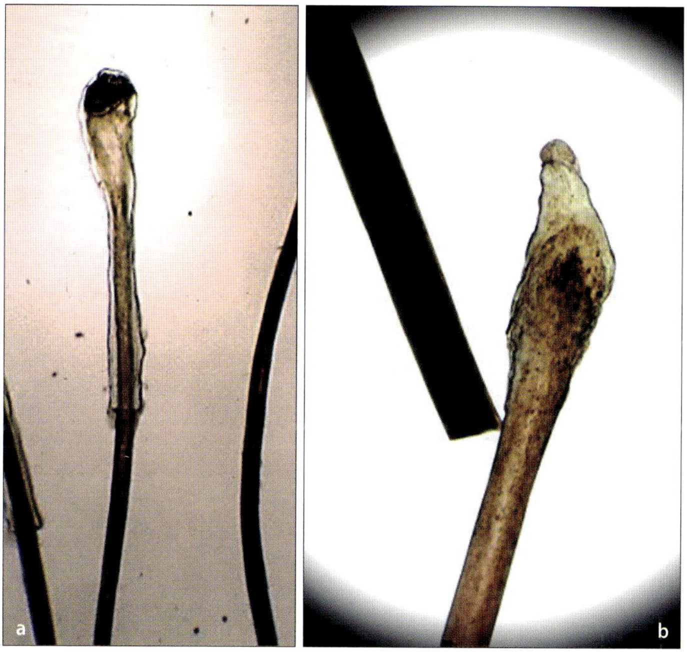

Figura 19.1 Microscopia de luz (10x). Efluvio por quimioterapia. Bulbo en anágeno (a) y en catágeno (b).

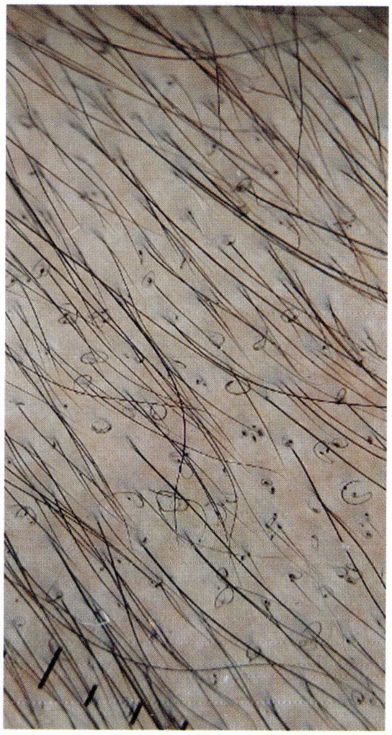

Figura 19.2 Tricoscopia. Alopecia difusa. Puntos negros, puntos amarillos y pelos en cola de cochino. (Cortesía de la Dra. Nora Ximena Ugalde Trejo).

Tratamiento

A pesar de que la alopecia es un trastorno asintomático y reversible en la mayoría de casos, la alopecia persistente en la piel cabelluda y la falta de pestañas y cejas inducida por la quimioterapia tienen un impacto psicosocial negativo.

Se han sugerido tratamientos preventivos de la alopecia, como el enfriamiento de la piel cabelluda con el uso de dispositivos fríos antes de la quimioterapia, sin embargo, los resultados son inconstantes. Además, dichos dispositivos de enfriamiento causan cefaleas (11%), náuseas (4%) y mareos (3%). El minoxidil tópico al 5% y el calcitriol tópico han demostrado una eficacia muy limitada. En edad pediátrica no están aprobados dichos tratamientos.

Es importante transmitir al paciente y su familia expectativas realistas sobre la evolución de los cambios en el pelo como resultado de la terapia.

Conceptos clave

- La quimioterapia citotóxica y los trasplantes de células madre provocan cambios en el color, el grosor, la cantidad y la textura del pelo.
- Las alteraciones en la estructura del pelo se presentan en el 65% de los pacientes durante y después de las quimioterapias citotóxicas.
- La alopecia en anágeno inducida por quimioterapia citotóxica comienza pocas semanas después de la primera dosis y progresa a una alopecia completa en 2-3 meses.

Bibliografía de consulta

Bresters D, Wanders DCM, Louwerens M, Ball LM, Fiocco M, van Doorn R. Permanent diffuse alopecia after haematopoietic stem cell transplantation in childhood. Bone Marrow Transplant 2017; 52 (7): 984-8.

Freites-Martínez A, Shapiro J, Goldfarb S, et al. Hair disorders in patients with cancer. J Am Acad Dermatol 2019; 80 (5): 1179-96.

Kessler S, et al. Alopecia in children undergoing chemotherapy, radiation, and hematopoietic stem cell transplantation: Scoping review and approach to management. Pediatr Dermatol 2022; 39 (3): 354-62.

20
Péngo

Rosalía Ballona • Felipe Enrique Velásquez Valderrama

En este capítulo nos referiremos al pénfigo en pediatría, enfermedad poco frecuente y muy discapacitante, cuyo diagnóstico y tratamiento oportuno permite modificar su evolución y pronóstico, en el cual el uso del dermatoscopio, una herramienta de fácil acceso y de gran utilidad, se ha vuelto un aliado en dermatología.

El pénfigo se clasifica en dos tipos principales: pénfigo vulgar (PV) y pénfigo foliáceo (PF), los cuales se subdividen a su vez en otros subtipos. En las últimas décadas se han descrito formas no clásicas de pénfigo, como el pénfigo paraneoplásico, vegetante, herpetiforme y pénfigo IgA (dermatosis pustular subcorneal y dermatosis neutrofílica IgA lineal).

El evento principal de la patogénesis es la formación de anticuerpos inmunoglobulina (Ig) contra proteínas en la superficie celular de los queratinocitos. Los autoanticuerpos generados son dirigidos contra la desmogleína 1 y 3, glicoproteínas transmembranas asociadas a los desmosomas, que confieren adhesión intercelular en la epidermis y provocan el daño de estas estructuras.

En el PV el componente DSG-3 está relacionado con el compromiso de mucosas, además la presencia de autoanticuerpos contra DSG-1 justifica el compromiso cutáneo, mientras que en el PF solo está referido el compromiso cutáneo por la afectación de DSG-1. El compromiso del cuero cabelludo en el pénfigo es estimado (entre el 16%-60%), y es la primera localización en los pacientes con pénfigo (en el 9%-15% de los casos).

Los corticosteroides sistémicos siguen ocupando un lugar preponderante en la terapia del pénfigo; pueden utilizarse como monoterapia o combinados con otros inmunosupresores como azatioprina o micofenoles, y recientemente el inhibidor del CD20, rituximab, el cual es una nueva opción terapeútica efectiva que ya ha sido aprobada para PV y PF moderado a grave, e incluso en pediatría.

Fisiopatología

Lo básico, esencial y característico en el pénfigo es la pérdida de la adhesión intercelular, que es consecuencia del bloqueo de la función adhesiva de las desmogleínas por autoanticuerpos, lo que lleva a la formación de ampollas.

Los mecanismos patogénicos angulares del pénfigo son:

- Interacción de los autoanticuerpos IgG con el terminal NH2 EC1, con los subdominios de las cadherinas desmosomales: desmogleína 1 y 3 (DSG-1, DSG-3), que son proteínas de unión transmembrana que solo se expresan en el epitelio escamoso estratificado. La DSG-1 se encuentra en mayores concentraciones en las capas más superficiales de la epidermis y la DSG-3 en las capas más bajas, mientras que en las mucosas la DSG-3 es más preponderante que la DSG-1. La formación de estos complejos IgG con desmogleínas conduce al daño intercelular inminente.

- Se han sugerido hipótesis para explicar la magnitud del daño ocurrido: la alteración de la señalización de múltiples vías como la vía p38 MAPK (p38), proteína C-cinasa (PKC), cinasas N-terminales c-JUN (JNK), RhoA y caspasas 3, 6, 8 y 9, que llevan a la alteración de la remodelación del citoesqueleto (actina) y provocan mayor daño en la integridad y adhesión de la unión desmosomal.

Hasta el momento, están demostradas las alteraciones en la adhesión intercelular, pero el mecanismo exacto de cómo ocurre es incierto. Los planteamientos para este fenómeno incluyen: alteraciones en la señalización de transducción intercelular e intracelular y ruptura del citoesqueleto; en consecuencia, se forman queratinocitos estructuralmente deformes, contraídos, que no son capaces de adherirse a desmosomas deficientes en desmogleína, entre otros.

En los folículos pilosos la expresión de desmogleínas son muy particulares:

- Desmogleína 1 (DSG-1): se expresa en las vainas radiculares del pelo (vaina interna, vaina radicular externa) y en las células suprabasales epidérmicas.
- Desmogleína 2 (DSG-2): se expresa en el folículo piloso tanto del feto como del adulto, las células de la matriz del bulbo y en la vaina radicular externa (capa basal).
- Desmogleína 3 (DSG-3): se expresa en el folículo piloso relacionado con la queratinización. En el infundíbulo del folículo piloso la queratinización es similar a la queratinización epidérmica, pero en el istmo de la capa granular no hay queratinización triquilemal; en estas áreas, la desmogleína 3 se expresa en todas las capas. Se ha demostrado que en la zona medular la expresión de DSG-3 es intensa.
- Desmogleína 4 (DSG-4): la más implicada en las alteraciones del pelo y el pénfigo. Se expresa principalmente en la corteza del tallo piloso, en la cutícula inferior y la vaina de la raíz interna del pelo. Las mutaciones en el gen DSG-4 son las responsables de la hipotricosis autosómica recesiva localizada y del moniletrix, y hay reportes de la asociación de estos cuadros con erosiones del cuero cabelludo.

La DSG-4 es el punto clave de la adhesión de los queratinocitos al folículo piloso, zona de coordinación del proceso de proliferación a la diferenciación. Las alteraciones en este nivel forman ampollas y erosiones graves en el cuero cabelludo.

Cuando se realiza inmunofluorescencia de cabello traccionado se evidencian autoanticuerpos con una sensibilidad del 85%-100% en pacientes con pénfigo; si es negativa, significa un marcador de remisión.

Es una entidad de etiología compleja, por lo tanto, tiene diversos factores predisponentes genéticos, ambientales, uso de medicaciones e incluso vacunaciones. Existe una fuerte asociación de PV con diferentes genes HLA clase II con alelos DRB1*04:02 y DQB1*05:03, reportados en pacientes de Francia, España, Eslovaquia, Italia, Brasil y Norteamérica.

Epidemiología

Los datos epidemiológicos varían de acuerdo con el lugar de origen, la latitud, la etnicidad, la edad y el tipo clínico, por lo que los reportes de incidencia son muy variables. Su incidencia oscila entre 0,76 casos nuevos por millón/año en Finlandia y 3,5 casos nuevos por millón/año en Japón, a 16,1 casos por millón/año en Jerusalén. Los judíos asquenazíes de origen mediterráneo tienen la tasa de incidencia más alta de todo el mundo.

Las edades más frecuentemente afectadas en PV son de 45-65 años, y es infrecuente en menores de 18 años, excepto en áreas endémicas como en algunos países de Sudamérica (p. ej., Brasil), donde se reporta más del 30% de pacientes menores de 20 años afectados.

En PF se presentan dos variantes: el esporádico o no endémico, en Norteamérica, Europa y Japón (en personas principalmente de la tercera edad); y el pénfigo endémico, también conocido como *fogo selvagem* (fuego salvaje), presente en algunas áreas de Sudamérica y Centroamérica (Brasil, Paraguay, Colombia, El Salvador, Perú) y África (Túnez), que afecta principalmente a la población pediátrica y los adultos jóvenes.

En Perú, las áreas endémicas son: Ucayali, Amazonas, Loreto, Junín, Huánuco, San Martín y Loreto (regiones tropicales, limítrofes con Brasil). Los primeros reportes datan de 1976 y 1993, actualizados posteriormente en 2014. Afecta a jóvenes adultos y niños; clínicamente las lesiones se presentan en la región facial, el cuero cabelludo y los miembros inferiores, y están caracterizadas por costras (100%), prurito (88%), quemazón (48%) y signo de Nikolski (44%).

Existen condiciones geográficas relacionadas con la persistencia de esta dermatosis y que, a pesar de la modernización de las ciudades, mantienen una prevalencia alta, como lo visto en la reserva amerindia de Limao Verde (Mato Grosso, Brasil), donde se mantiene una prevalencia de aproximadamente el 3%. La presencia de insectos hematófagos, tanto afuera como dentro de las viviendas, también es un factor de alto riesgo asociado al PF.

Clínica

Existe variabilidad de signos y síntomas clínicos en los pacientes de acuerdo con el tipo de pénfigo que padezcan, incluso dentro de la misma enfermedad los sujetos tienen diferentes características clínicas. El PV en la edad pediátrica puede dividirse en PV de la infancia (PVI), en < 12 años, y PV juvenil (PVJ), entre los 13 y 18 años, cuyas características clínicas, histopatológicas y criterios diagnósticos son similares. Además, el PV puede dividirse clínicamente en tres tipos: de predominio mucoso, mucocutáneo y puramente cutáneo. Se hallan principalmente ampollas fláccidas o erosiones que se inician generalmente en la cavidad oral, motivo por el cual hay retraso en el diagnóstico, ya que se confunde con gingivoestomatitis herpética, aftas recurrentes, liquen plano o candidiasis oral. Estas ampollas o erosiones son sumamente dolorosas y se ubican principalmente en áreas orofaríngeas; luego pueden comprometer otras mucosas como la ocular, nasal, esofágica, vaginal, peneana, cervical y anal. Luego de semanas o incluso meses pueden extenderse a otras áreas de la piel como el cuero cabelludo, el torso superior, las axilas e ingles, y otras áreas de mayor fricción.

En el PF la afectación principal es en la piel y la alteración del clivaje es por encima de la suprabasal, por lo tanto, las ampollas son mucho más fláccidas y se observan más erosiones y costras. El PF puede dividirse en dos subtipos importantes: endémico (*fogo selvagem*) y no endémico o esporádico (pénfigo eritematoso o síndrome de Senear-Usher), cuyas manifestaciones clínicas no difieren mucho del PV, salvo que no hay compromiso de mucosas. Inicialmente las lesiones suelen aparecer en las regiones seborreicas (cuero cabelludo, cara y tórax, como el área preesternal e interescapular) y, al separar la escama, esta deja un área erosionada, rodeada de eritema y algunas microvesículas en los bordes (Figura 20.1). En la variedad *fogo selvagem* estas erosiones son muy dolorosas y con sensación quemante, de ahí la denominación de "fuego salvaje"; afecta principalmente a mujeres y población pediátrica.

Cuando hay compromiso del cuero cabelludo puede haber alopecia difusa tipo efluvio telógeno como parte del compromiso general y nutricional, pero no se correlaciona con la gravedad de la entidad y, además, puede haber costras fisuradas y múltiples erosiones que van dejando áreas alopécicas (Figura 20.2). Al estudio dermatoscópico, en PV se observan los siguientes signos: extravasación (77%), costras amarillentas hemorrágicas (73%) y descamación difusa, blanquecina o amarillenta (34,5%). Además, se pueden distinguir dos tipos de manguitos peripilares: los circunscritos, que se observan en el 3,8% de los casos, y los blanquecinos semitransparentes y mal definidos, llamados también algodones blancos, observados en el 14,5%. En un estudio importante en Polonia, los autores proponen que existen dos signos que diferencian el PV del PF: el manguito peripilar, que en el PV es de tipo grisáceo, no definido, tipo algodón-lana, mientras que en el PF es bien definido, amarillento o grisáceo; pero además se describió por primera vez el signo del "huevo frito", que se traduce como folículos pilosos vacíos, rodeados por una vaina radicular externa acantósica. Por otro lado, se han descrito algunos patrones tricoscópicos vasculares de alta actividad de la enfermedad, como los vasos polimórficos y punteados (en ambos grupos), además del signo del "huevo frito" acompañado de costras hemorrágicas amarillentas. Del mismo modo, las costras amarillentas tienen una relación positiva con los niveles altos de DSG-3, mientras que la descamación blanquecina indica una relación inversa con este antígeno. La prueba de jalar un pelo anágeno en un paciente con pénfigo y sus variantes es considerado el signo de Nikolski en la piel cabelluda, por eso es más que imprescindible realizar este test en todos los pacientes en los que se sospeche esta enfermedad.

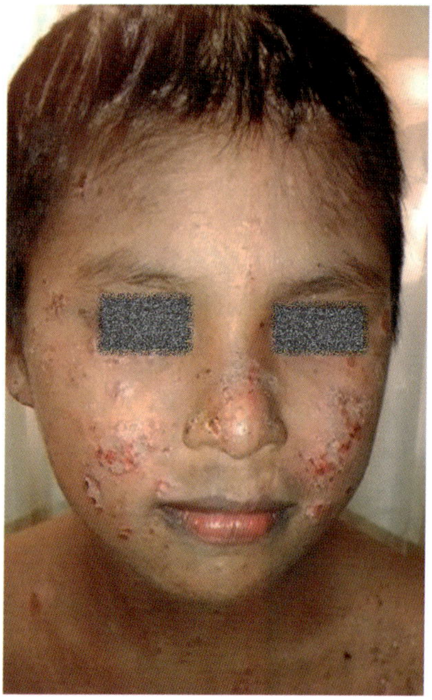

Figura 20.1 Pénfigo foliáceo. (Cortesía de la Dra. Sandra García).

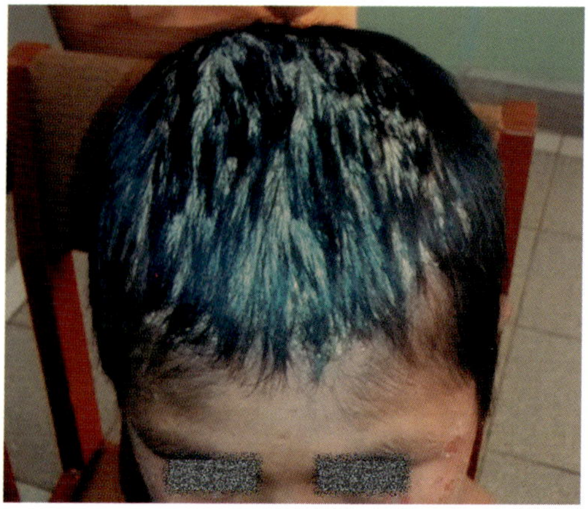

Figura 20.2 Pénfigo foliáceo. (Cortesía de la Dra. Sandra García).

Métodos diagnósticos

El diagnóstico de pénfigo se basa en una historia clínica y un examen físico completo, que abarque el estudio minucioso de las mucosas. En niños, la diferencia entre PV y PF es el compromiso de mucosas, las cuales pueden no ser visibles al momento del examen. Clínicamente puede haber alteraciones oculares, ronquera y disfagia, y en adolescentes puede presentarse dispareunia. Debemos preguntar por la ingesta de medicamentos que puedan ser gatilladores o disparadores de esta entidad.

Luego de la historia clínica exhaustiva se deben realizar biopsias; se recomiendan dos: una de la lesión para el estudio de hematoxilina y eosina; y la otra tomada a 4 mm de la lesión más reciente para el estudio de inmunofluorescencia directa (IFD). En el estudio histopatológico se halla la separación del estrato córneo o suprabasal según el tipo de pénfigo, y característicamente se observa acantólisis o desprendimiento de los queratinocitos en forma de fila, que forman lo que se denomina "hilera o fila de lápidas". Por otro lado, pueden verse acúmulos de neutrofilos, eosinófilos e incluso de linfocitos (dependiendo del estadio de la enfermedad). En el estudio de IFD de piel adyacente, los hallazgos son: depósitos de IgG y C3 en los espacios intercelulares, en PV en disposición de "panal de abeja" y en PF como "alambre de gallinero", que son signos característicos de estas entidades. El estudio de IFD y las pruebas serológicas de ELISA (*Enzyme Linked Immunosorbent Assay*) también son una ayuda para la detección de los anticuerpos.

La tricoscopia es una herramienta útil y práctica para hacer el diagnóstico diferencial de lesiones en el cuero cabelludo en pénfigo; los signos hallados más frecuentes son: extravasación, costras hemorrágicas amarillentas y puntos amarillos con halo blanquecino (signo del "huevo frito") (Figura 20.3) (Tabla 20.1). Un método fácil, simple y de menor costo que la IFD es el estudio de inmunofluorescencia indirecta (IFI) de pelos traccionados de pacientes con PV, con una sensibilidad del 85%-90% y una especificidad del 100%, lo cual sería ideal en la población pediátrica.

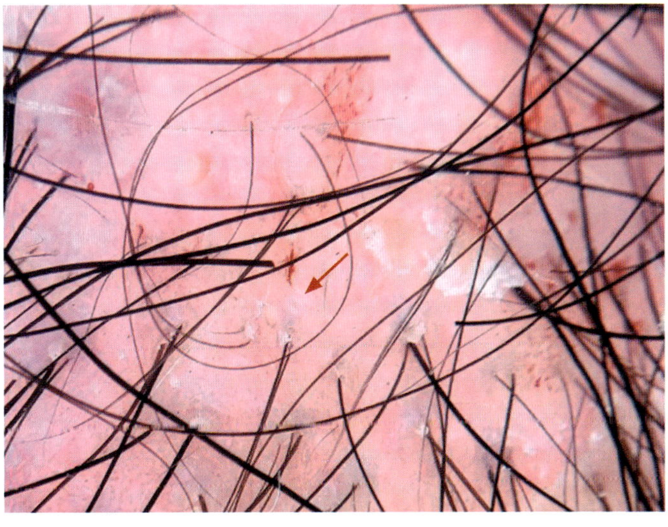

Figura 20.3 Signos tricoscópicos de pénfigo vulgar. Signo del "huevo frito" (*flecha*). (Cortesía del Dr. Favio García).

Tabla 20.1 Definiciones de los hallazgos tricoscópicos en pénfigo

Hallazgo tricoscópico	Definición
Extravasación	Áreas hemorrágicas rojas con patrones poligonales claramente demarcados
Escama peritubular tubular	Escamas alrededor del tallo a unos 2-3 mm por encima la piel
Estructuras lamelares	Llamadas "olas que golpean la orilla": estructuras blancas en sentido longitudinal sobre un fondo a menudo color eritematoso
Manguito peripilar	Estructuras cilíndricas blancas o amarillas que rodean el tallo
Áreas blancas parecidas al algodón	Estructuras blancas de aspecto semitransparente y con bordes mal definidos (difuso o perifolicular)
Vasos polimórficos	Más de 2 patrones de vasos en una lesión

Modificado y traducido de: Ghiasi M, Nasimi M, et al. Pemphigus scalp lesions: is trichoscopy helpful in clinical diagnosis? Int J Dermatol 2021; 60 (1): 81-7.

Tratamiento

El objetivo de la terapia es controlar nuevos brotes y promover la curación de las lesiones existentes (ampollas, erosiones y costras), además de mantener la remisión de la enfermedad con las mínimas dosis que se empleen. El uso de corticosteroides sistémicos, igual que en los adultos, es de primera línea; las dosis son variables (0,5 a 1,5 mg/kg/día) hasta la remisión. Las recomendaciones de terapia en niños son limitadas por la poca información existente, pero como terapia adyuvante a los corticosteroides sistémicos está la dapsona oral. Se reportan además la eritromicina, la cloroquina, la azatioprina, el metotrexato y, últimamente, el micofenolato de mofetilo y rituximab (anticuerpo monoclonal contra CD20), que han sido muy efectivos en esta población; sin embargo, se debe tener precaución porque aún surgen dudas acerca de las dosis y los efectos adversos en la población pediátrica.

Conceptos clave

- El pénfigo es un grupo de dermatosis ampollosas autoinmunes crónicas, recurrentes, localizadas o generalizadas, con o sin compromiso de la mucosa oral. Los dos tipos principales de pénfigo son el vulgar (PV) y el foliáceo (PF).
- Lo básico, esencial y característico en el pénfigo es la pérdida de la adhesión intercelular, que es consecuencia del bloqueo de la función adhesiva de las desmogleínas por autoanticuerpos, lo que lleva a la formación de ampollas.
- El PV en la edad pediátrica puede dividirse en PV de la infancia (PVI), en < 12 años, y PV juvenil (PVJ), entre los 13 y 18 años, cuyas características clínicas, histopatológicas y criterios diagnósticos son similares. Además, el PV puede dividirse clínicamente en tres tipos: de predominio mucoso, mucocutáneo y puramente cutáneo.

Bibliografía de consulta

Ghiasi M, Nasimi M, Azizzadeh-Roodpishi S, Ansari MS, Daneshpazhooh M. Pemphigus scalp lesions: is trichoscopy helpful in clinical diagnosis? Int J Dermatol 2021; 60 (1): 81-7.

Kljuic A, Bazzi H, Sundberg JP, Martinez-Mir A, et al. Desmoglein 4 in hair follicle differentiation and epidermal adhesion. Evidence from inherited hypotrichosis and acquired Pemphigus vulgaris. Cell 2003; 113: 249-60.

Malik AM, Tupchong S, Huang S, Are A, Hsu S, Motaparthi K. An Updated Review of Pemphigus Diseases. Medicina (Kaunas) 2021; 57 (10): 1080.

Porro AM, Seque CA, Ferreira MCC, Enokihara MMSES. Pemphigus vulgaris. An Bras Dermatol 2019; 94 (3): 264-78.

Ramos W, Gutiérrez E, Galarza C, Jiménez G y Ortega-Loayza A. Pénfigo foliáceo endémico en Perú: una enfermedad autoinmune olvidada en la Amazonía. Dermatol Peru 2014; 24 (1): 7-12.

★ Acceda al eBook para consultar la lista completa de bibliografía.

21

Morfea

Rodrigo Lomelí Valdez • María Teresa García Romero

La alopecia cicatricial es una secuela rara en niños, con una presentación clínica y una histopatología desafiante para el médico. Algunas alopecias no cicatriciales pueden progresar a alopecias cicatriciales en casos graves o estadios terminales, sobre todo cuando no son tratadas de manera temprana. En pediatría la mayoría de las alopecias son no cicatriciales. La morfea es uno de los principales diagnósticos reportados en pacientes con alopecias cicatriciales (11%) y es la causa más frecuente de alopecia cicatricial secundaria en pediatría.

La morfea, también llamada esclerodermia localizada, es una enfermedad del tejido conectivo caracterizada por la inflamación y subsecuente esclerosis y fibrosis de la piel y de los tejidos subyacentes. Existen cinco tipos principales, circunscrita, generalizada, lineal, profunda y mixta, de los cuales se derivan algunos subtipos (Tabla 21.1). De estos tipos, la que más frecuentemente afecta la piel cabelluda es la morfea lineal.

La morfea lineal en la cabeza se caracteriza por la presencia de induración y fibrosis que involucra la dermis y las estructuras profundas de la cara y piel cabelluda. Se divide en dos subtipos: el síndrome de Parry-Romberg (o atrofia hemifacial progresiva) y la morfea en *coup de sabre* ("golpe de sable"). Frecuentemente, hasta en el 20% de los casos se asocia con alteraciones neurológicas u oftalmológicas. Estas lesiones de morfea en la piel cabelluda producen placas de alopecia cicatricial lineal.

Tabla 21.1 Tipos y subtipos de morfea

Subtipo	Modalidad	Clínica
Morfea circunscrita o en placas	Superficial	Lesiones ovales-redondas únicas o múltiples, limitadas a la epidermis y dermis
	Profunda	Lesiones ovales-redondas únicas o múltiples que involucran tejido celular subcutáneo, fascia o músculo
Morfea lineal	Tronco/ extremidades	Lesiones lineales que involucran dermis, tejido subcutáneo o profundo
	Cabeza	En golpe de sable, atrofia hemifacial progresiva, lesiones lineales de la cara (puede involucrar el hueso subyacente)
Morfea generalizada		4 o más placas, en 2 o más sitios anatómicos
Morfea panesclerótica inhabilitante de la infancia		Lesión circunferencial de la mayoría del área de la superficie corporal (menos la punta de los dedos y ortejos) que afecta la piel, el tejido celular subcutáneo, el músculo o el hueso; sin involucramiento visceral
Morfea mixta		Combinación de cualquiera de los subtipos

Fisiopatología

La patogenia de la morfea no se ha dilucidado por completo, pero incluye una variedad de factores genéticos, ambientales, alteraciónes en las citocinas y difunción vascular. Se pueden destacar tres fases en su evolución: inflamatoria, esclerótica y atrófica.

En la fase inflamatoria predomina una celularidad con linfocitos T, células plasmáticas y eosinófilos en la dermis alrededor de los vasos y anexos. El intenso daño endotelial resultante conducirá a la regulación positiva de las moléculas de adhesión, como E-cadherina y VCAM-1, que a su vez reclutarán células proinflamatorias, como Th1 y Th7, y citocinas asociadas (CXCL9/10, TGF-β, IL-23, IL-17) que activarán los fibroblastos. A continuación, se inicia la fase esclerótica en la que se induce una respuesta predominante impulsada por Th2, que facilitará el reclutamiento de linfocitos T secretores de citocinas profibróticas como IL-4, IL-6 y TGF-β. Por lo tanto, aparecen haces de colágeno hialinizados y compactos en la dermis, con pocas glándulas sudoríparas y vasos sanguíneos, estos últimos con paredes engrosadas y luces estrechas. No se ha establecido en cuánto tiempo ocurre este cambio, pero se especula que puede ocurrir en un período de meses hasta años. La última fase, la atrófica, aumenta lentamente a medida que cede la esclerosis. La epidermis disminuirá su espesor, mientras que habrá hiperpigmentación del estrato basal, con presencia de melanófagos subyacentes. En este momento ya es notoria la pérdida irreversible de apéndices cutáneos, vasos sanguíneos y células inflamatorias.

Epidemiología

En general, la morfea tiene dos picos de presentación: uno de los 2 a los 14 años de edad y otro alrededor de los 40-50 años. La variante más frecuente en niños es la lineal (en el 65%-85% de los casos), a diferencia de los adultos, cuya variante más frecuente es la morfea en placas. Además, la morfea lineal es la que más frecuentemente se asocia a alopecia areata y vitiligo.

Clínica

Las lesiones de morfea se caracterizan inicialmente por placas edematosas, eritematosas o violáceas (Figura 21.1 a), que posteriormente se vuelven escleróticas, blanquecinas y que en el subtipo lineal suelen seguir las líneas de Blaschko. Posteriormente, las lesiones se presentan como placas con atrofia e hiper o hipopigmentación. Cuando las placas involucran la piel cabelluda, producen alopecia secundaria a la inflamación marcada y el depósito de haces de colágeno gruesos que sustituyen los anexos y generan alopecia y pérdida de glándulas sudoríparas (Figura 21.1 b-c). Los cambios pueden involucrar músculos, huesos y el sistema nervioso central subyacente. En la morfea, la alopecia se clasifica como cicatricial secundaria, ya que el folículo no es el objetivo directo de la inflamación, sino que se ve afectado de manera inespecífica.

En casos inusuales puede presentarse de manera inicial una morfea circunscrita a la piel cabelluda como una placa alopécica que puede confundirse inicialmente con alopecia areata; no se ha establecido si es una fase inicial de la morfea lineal frontoparietal o una variante. Es importante que cuando encontremos una placa de alopecia en la piel cabelluda en un patrón circunscrito o lineal, se tenga entre los diagnósticos diferenciales la morfea lineal en golpe de sable, la alopecia areata, la tricotilomanía y los nevos sebáceos.

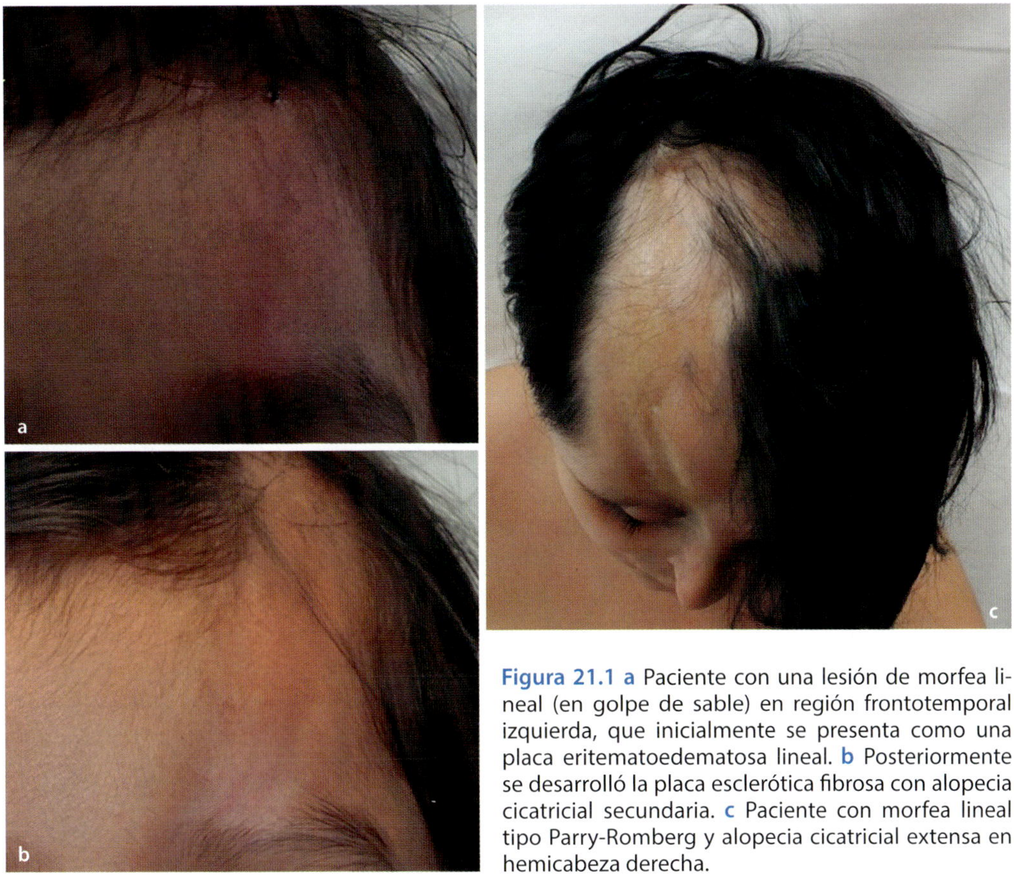

Figura 21.1 a Paciente con una lesión de morfea lineal (en golpe de sable) en región frontotemporal izquierda, que inicialmente se presenta como una placa eritematoedematosa lineal. **b** Posteriormente se desarrolló la placa esclerótica fibrosa con alopecia cicatricial secundaria. **c** Paciente con morfea lineal tipo Parry-Romberg y alopecia cicatricial extensa en hemicabeza derecha.

Métodos diagnósticos

La tricoscopia es de utilidad para orientar el diagnóstico. En la morfea se pueden observar haces fibróticos en la superficie de la piel como manchas blanquecinas atravesadas por vasos ramificados lineares (telangiectasias) que se observan en lesiones más avanzadas. La identificación de *pili torti*, puntos negros y pelos rotos se correlaciona con la presencia de fibrosis o hiperqueratosis perifolicular. La progresión de esta fibrosis puede llevar a la ausencia de orificio folicular o aperturas foliculares, lo que indica una alopecia cicatricial.

La microscopia confocal de reflectancia puede ser de utilidad para ver el estadio de evolución de la morfea, con áreas de infiltrado inflamatorio linfocítico en los estadios tempranos y áreas hiperreflejantes con atrofia de glándulas écrinas, desaparición de las gándulas sebáceas y remantentes foliculares atróficos en los estadios avanzados.

El diagnóstico de morfea es clínico. La biopsia es el método de referencia, pero no suele realizarse por su invasividad y la poca colaboración de los pacientes (especialmente en la población pediátrica), que en ocasiones requiere de sedación para poder realizarse.

En la histología en estadios tempranos podemos observar que las lesiones más activas se caracterizan por un infiltrado inflamatorio linfoplasmocitario intenso, y en ocasiones se ha observado un infilrado perineural linfocítico en la dermis que puede llegar hasta la hipodermis y la fascia como clave para el diagnóstico, ya que es un hallazgo temprano y que no suele presentarse en otras formas de alopecia no cicatricial ni cicatricial.

En estadios mas avanzados, podemos observar atrofia de la epidermis con aplanamiento de las crestas papilares con hialinización y ensanchamiento de las fibras de colágeno, con pérdida de su arquitectura fibrilar y esclerosis que se extiende hasta el tejido celular subcutáneo. En la dermis hay pérdida de glándulas sebáceas, disminución del número de folículos pilosos, atrofia de las glándulas écrinas y disminución de los músculos piloerectores.

En los folículos pilosos cicatriciales se pueden ver folículos en telógeno pero sin pelo terminal, que indican remanentes foliculares no viables. Al igual que en casos de quimioterapia con alopecia cicatricial, se han observado estructuras basaloides similares a folículos en telógeno sin pelo como remanentes no viables de estructuras foliculares.

Tratamiento

El tratamiento temprano es esencial para mejorar el pronóstico del paciente y permitir un recrecimiento de los folículos pilosos. El tratamiento de la morfea incluye fármacos tópicos como esteroides, análogos de la vitamina D_3 e inhibidores de calcineurina; y fármacos sistémicos como esteroides, metotrexato, micofenolato de mofetilo, inhibidores de JAK (Janus cinasa), además de láser UVA1. El metotrexato solo o en combinación con corticoesteroides sistémicos (en pulsos intravenosos o vía oral) es el tratamiento de primera elección en las guías actuales para la morfea activa que afecta la cara o cursa con alteración en las articulaciones.

El tratamiento temprano de la alopecia secundaria a morfea puede llevar a un recrecimiento del pelo antes de que los folículos sean completamente destruidos por la inflamación hasta en ⅔ de los pacientes, e incluso ser un signo de disminución de la actividad de la enfermedad. No existe un método clínico que pueda predecir la presencia de folículos viables en estas placas, aunque se puede orientar por la dermatoscopia y la microscopia confocal de reflectancia.

Conceptos clave

- La morfea o esclerodermia localizada es una enfermedad inflamatoria del tejido conectivo que puede afectar el folículo piloso.
- El subtipo que afecta con mayor frecuencia los folículos pilosos y causa alopecia secundaria es la morfea lineal.
- El tratamiento temprano de la morfea puede evitar la evolución a la pérdida irreversible del folículo piloso y a una alopecia cicatricial secundaria.

Bibliografía de consulta

Imhof RL, Cantwell HM, Proffer SL, Tolkachjov SN, Torgerson RR, Tollefson MM. The spectrum of pediatric scarring alopecia: A retrospective review of 27 patients seen at Mayo Clinic. Pediatr Dermatol 2021; 38 (3): 580-4.

Saceda-Corralo D, Tosti A. Trichoscopic Features of Linear Morphea on the Scalp. Skin Appendage Disord 2018; 4 (1): 31-3.

Zaaroura H, Pope E, Laxer RM, Sibbald C. Reversible alopecia in En Coup de Sabre morphea. Pediatr Dermatol 2021; 38 (6): 1532-4.

22

Quemaduras

Adriana María Valencia Herrera • José Ramón García Lira • Rocío Georgina Zenteno Zenteno

Las quemaduras del pelo son lesiones que afectan la estructura del pelo y la piel circundante en cualquier parte de la superficie corporal (piel cabelluda, cejas, pestañas y pelo corporal), secundarias a la exposición a fuentes de calor, productos químicos u otros agentes irritantes.

La gravedad es variable, desde quemaduras leves que afectan solo la capa externa del pelo hasta graves que comprometen el tallo piloso, los folículos pilosos y la piel cabelluda.

Los mecanismos de producción son diversos: uso excesivo de herramientas de calor (planchas, rizadores y secadoras), exposición prolongada al sol sin protección (Figura 22.1 a), uso de láseres (Figura 22.1 b), contacto accidental con fuego (Figura 22.1 c) y aplicación de productos químicos agresivos (tintes o decolorantes, modificadores de la estructura) (Figura 22.1 d).

Es importante proteger el pelo con productos adecuados para prevenir el daño. Cuando se produce una quemadura, debe estadificarse para tratarla y evitar complicaciones temporales o permanentes.

Las quemaduras se clasifican de la siguiente manera:

- **Quemaduras de primer grado**: afectan solamente la capa más externa del pelo (cutícula) y causan sequedad y fragilidad del cabello. A la dermatoscopia se observa tricoptilosis, pelos rotos, pelos circulares, eritema y edema en la piel, que palidece al hacer presión. Sin ampollas (solo afecta la epidermis), con dolor que dura entre 48-72 horas, y se resuelve en 3-6 días sin dejar cicatriz (solo una descamación leve).
- **Quemaduras de segundo grado**: afectan la cutícula y la corteza, y causan alopecia. Comprometen toda la epidermis y una porción variable de la dermis subyacente. Se dividen en:
  - Quemaduras de espesor parcial superficiales o de segundo grado superficiales: menos del 50% de la dermis; coloración rosada a rojo brilllante, ampollas intactas, produce secreción y blanquea a la presión, muy dolorosas por exposición de terminaciones nerviosas. Se resuelven sin cicatriz en 7-21 días y no presentan alopecia residual.
  - Quemaduras de espesor parcial profundas o de segundo grado profundas: más del 50% de la dermis; coloración pálida y moteada, ampollas rotas, secreción, sin blanquear a la presión, grado de dolor variable dependiendo de la profundidad del daño. Se resuelven con cicatriz en 21 días y presentan alopecia secundaria que en ocasiones requiere de injertos.
- **Quemaduras de tercer grado**: afectan todas las capas de la piel, el folículo piloso y las estructuras profundas de la piel cabelluda. Son de coloración blanca nacarada o negruzca, generan una escara, de aspecto apergaminado y vasos trombosados, con ausencia de llenado capilar, inervación y vascularización. No son dolorosas o solo con presión prufunda. No tienen células residuales, son de reepitelización dificil, requieren de injertos, producen cicatrices retráctiles y alopecia.
- **Quemaduras de cuarto grado**: afectan vasos, nervios, músculos y articulaciones subyacentes. No son dolorosas, siempre dejan cicatriz, producen alopecia y requieren de injertos.

La clasificación adecuada de las quemaduras permite establecer la terapéutica y rehabilitación.

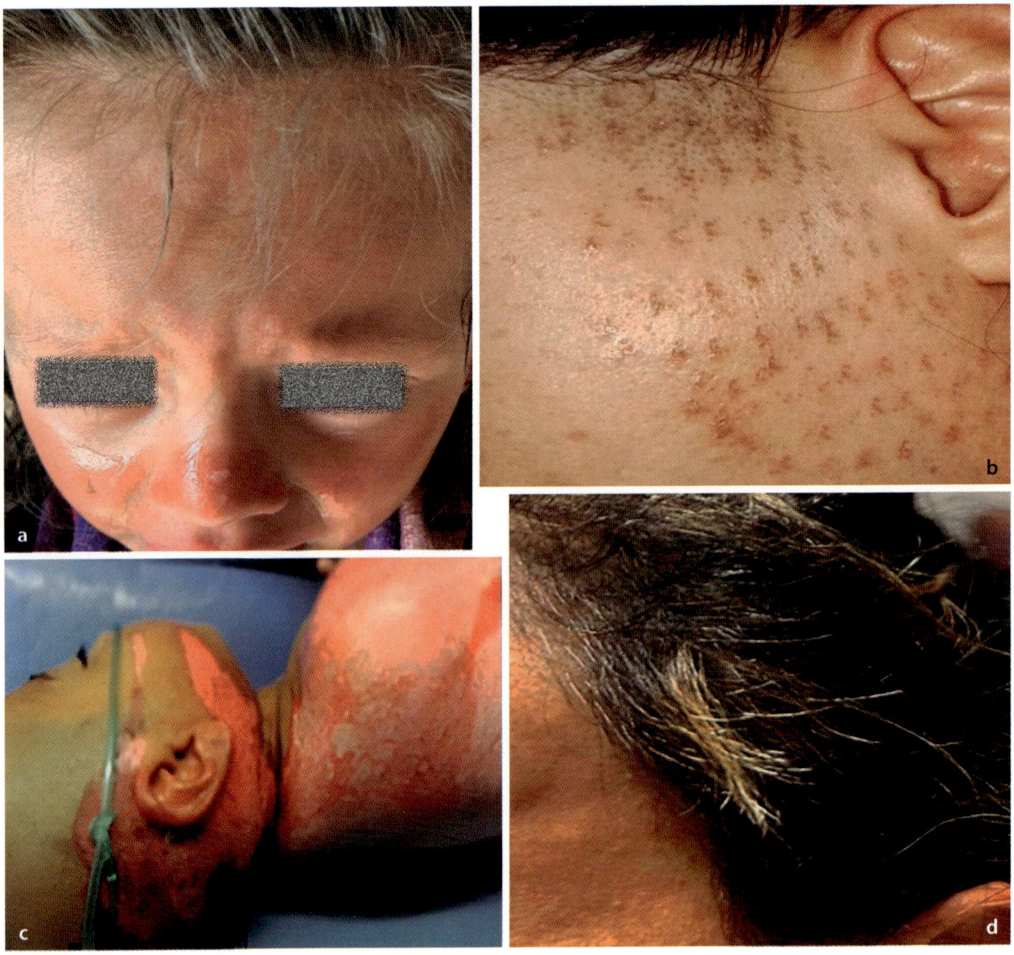

Figura 22.1 a Quemadura por exposición solar. b Quemadura por láser de diodo en la depilación. (Cortesía de la Dra. Cecilia Amador). c Quemadura por fuego. (Cortesía de la Dra. Estela Peredo). d Quemadura por decolorante capilar. (Cortesía de la Dra. Estela Peredo).

Fisiopatología

Involucra varios procesos biológicos en respuesta a la lesión. La piel es el principal órgano afectado en una quemadura; el pelo y la piel cabelluda pueden sufrir daños directos o indirectos dependiendo de la gravedad y el mecanismo de producción.

- Daño térmico directo: quemadura por calor, por contacto con un sólido o líquido caliente o fuego directo (p. ej., líquidos calientes, plancha, agentes volátiles y encendedores, entre otros). El cuerpo humano y el pelo toleran temperaturas de hasta 40-42 °C; el calor puede dañar directamente el tallo piloso y la piel cabelluda, y generar la desnaturalización de proteínas en el pelo, lo que resulta en fragilidad y rotura. Las quemaduras térmicas son las más frecuentes en la población pediátrica y corresponden al 85% de las quemaduras.
- Quemaduras eléctricas: paso de corriente eléctrica a través del cuerpo humano que genera conversión de energía eléctrica en calor, coagulación de tejidos corporales, desnaturalización de proteínas en el pelo, ruptura o destrucción. Entre el 70%-90% de estas quemaduras en

pediatría son por alto voltaje (> 1000 V). Afectan músculos profundos y en la piel cabelluda producen la destrucción extensa de folículos pilosos. En lactantes y preecolares la saliva funciona como conductor; los adolescentes del género masculino, por actitudes desafiantes y comportamientos de riesgo, sufren con más frecuencia estas lesiones.

- Quemaduras químicas: se producen por diferentes compuestos químicos (p. ej., ácidos y álcalis, lejía, amoníaco, ácido sulfúrico y detergentes, entre otros). En los niños se producen por accidentes al realizar experimentos escolares y en los adolescentes, particularmente en condición de calle o poblaciones marginadas, por impregnación de la piel cabelluda con gasolina como actividad laboral. Estos productos causannecrosis por coagulación y daño del folículo piloso por desnaturalización de proteínas. La gravedad depende de las propiedades del producto, su concentración y la duración del contacto.

Inflamación y respuesta inmune

Tras una quemadura se produce una respuesta inflamatoria en la piel y los tejidos subyacentes, incluida la piel cabelluda. Esta respuesta inmune es importante para la reparación de los tejidos dañados, pero genera aumento de volumen, eritema y dolor en la zona afectada.

Pérdida de la barrera cutánea

Las quemaduras graves provocan la pérdida de la integridad de la piel y la barrera cutánea, lo que favorece las infecciones bacterianas y otras complicaciones.

Necrosis y cicatrización

En las quemaduras más graves puede ocurrir necrosis de los tejidos, incluido el folículo piloso. Esto puede resultar en la pérdida permanente del pelo en la zona afectada y la formación de cicatrices.

Daño vascular

Las quemaduras pueden afectar la microcirculación en la piel y los tejidos subyacentes, con disminución del flujo sanguíneo y oxigenación de los tejidos. Esto puede interferir con el proceso de curación y aumentar el riesgo de complicaciones como la necrosis.

Tratamiento

Enfriamiento. En todas las quemaduras se debe aplicar agua tibia, fría o hielo indirecto para reducir la inflamación y aliviar el dolor; evitar el uso de hielo directo, ya que puede aumentar el daño.

Cuidado de las ampollas. Punción y drenaje; la piel de la ampolla será un apósito biológico para disminuir el riesgo de infección. El vendaje estéril o los apósitos son útiles.

Productos tópicos. Para quemaduras leves, aplicar cremas o geles tópicos con analgésicos y reepitelizantes. Valorar la indicación de antibióticos tópicos.

Analgésicos. Es fundamental el control del dolor; se pueden utilizar analgésicos, como paracetamol o ibuprofeno. En quemaduras graves se pueden considerar incluso los opioides.

Valoración médica. Si la quemadura es de segundo o tercer grado, o afecta una gran área de la piel cabelluda, es importante la atención hospitalaria con experiencia en atención de quemaduras.

Cuidado de la piel cabelluda. Mantenerla limpia y seca para prevenir infecciones. Evitar productos químicos agresivos o herramientas de calor hasta la curación.

Seguimiento clínico. Después del tratamiento inicial, realizar el seguimiento con un dermatólogo o cirujano plástico.

Atención de secuelas o cicatrices. En casos de quemaduras de segundo y tercer grado, las cicatrices y la alopecia afectan la autoestima y calidad de vida; considerar el uso de prótesis, micropigmentación e inluso el injerto capilar.

Quemaduras del pelo en situaciones especiales

Depilación con cera

Este método de depilación implica aplicar cera caliente sobre el área y retirarla rápidamente para eliminar el pelo no deseado. Sin embargo, si la cera se calienta demasiado o se aplica de manera incorrecta, puede producir quemaduras en folículos pilosos y en la piel.

Por aplicación de láser

Lesiones que ocurren como resultado del tratamiento con láser para la eliminación del pelo no deseado. El láser de rubí de alta potencia para depilación se encuentra en desuso por el alto riesgo de quemaduras. El láser de diodo, alejandrita y Nd:YAG tienen mayor seguridad, pero persiste el riesgo de quemaduras en folículos pilosos y la piel adyacente por diferentes factores:

- Configuración inadecuada del láser: el láser se configura con energia e intensidad altas o tiempo prolongado.
- Falta de protección adecuada de la piel: la piel no se protege adecuadamente, especialmente en áreas sensibles como el rostro o el cuello.
- Fototipo y coloración del pelo: las personas con fototipos altos o coloración del pelo más oscura tienen un mayor riesgo de sufrir quemaduras por la mayor absorción de energía por la melanina.
- Exposición al sol: la exposición previa al sol puede aumentar el riesgo de quemaduras durante el tratamiento con láser; la piel bronceada puede absorber más energía.

Las quemaduras del pelo por láser para depilación pueden variar en gravedad, desde enrojecimiento e irritación hasta quemaduras graves que pueden provocar ampollas, cicatrices y cambios en la pigmentación de la piel. El tratamiento con láser realizado por un profesional experimentado, que siga las precauciones de seguridad, minimiza el riesgo de quemaduras.

Por plancha de peinar, secadora o rizadores

Lesiones que se producen por accidentes en el proceso de peinado, especialmente en áreas sensibles como el cuello, la frente y las orejas.

El grado de la quemadura dependerá de varios factores: la temperatura de la plancha, la duración del contacto y la sensibilidad individual de la persona.

Para prevenir las quemaduras por plancha o secadora es importante seguir algunas precauciones:

- Ajustar la temperatura de la plancha según el tipo de pelo y evitar temperaturas muy altas (> 250 °C).
- Mantener la plancha alejada de la piel cuando no esté en uso.
- Evitar el contacto prolongado y no presionar demasiado la plancha.
- Usar protectores térmicos.
- Mantener la plancha fuera del alcance de los niños.

Por químicos

Lesión por el contacto con productos químicos agresivos, como tintes para el pelo, decolorantes, permanentes o alisadores, que tienen sustancias químicas que pueden irritar o dañar el pelo y la piel cabelluda si se usan de manera inadecuada o debido a sensibilidad individual. Los factores relacionados son:

- Tiempo de exposición: mayor tiempo del recomendado.
- Concentración del producto: mayor concentración o cantidad.
- Sensibilidad individual: algunas personas son sensibles a agentes químicos y pueden tener un evento adverso con productos seguros para otras personas (formaldehído, amoníaco, etc.).

Las quemaduras por químicos presentan eritema, prurito, sensación de ardor, descamación de la piel cabelluda, pérdida de pelo y ampollas. En casos graves se observa necrosis de los tejidos y cicatrices permanentes.

Para prevenir este tipo de quemaduras deben seguirse las instrucciones de los productos, realizar pruebas de sensibilidad antes de usarlos y, en caso de piel cabelluda sensible o alguna condición dermatológica previa como tricodina, consultar con un profesional antes de aplicar cualquier producto químico en el pelo. También se recomienda realizar un enjuague exhaustivo después de la aplicación de productos químicos para eliminar completamente los residuos.

Por fricción

Ocurren cuando el pelo se frota repetidamente contra una superficie áspera: almohada, gorro de lana, gorra o sombrero; la fricción daña la cutícula del pelo y causa roturas y puntas abiertas.

Por exposición solar

La exposición prolongada al sol sin protección puede causar un daño permanente en el pelo y la piel cabelluda, inclusive decoloración, sequedad y fragilidad. Además, la piel cabelluda puede quemarse y causar enrojecimiento y descamación.

Por congelación

En climas extremadamente fríos, el pelo y la piel cabelluda pueden sufrir quemaduras por congelación si están expuestos al frío durante períodos prolongados. Esto puede provocar sequedad, fragilidad y rotura del pelo, eritema y descamación en la piel cabelluda.

Prevención de quemaduras del pelo

La prevención de quemaduras del pelo incluye acciones en el manejo del pelo, herramientas y productos:

- Usar protección térmica: antes de usar herramientas térmicas, aplicar protector térmico para reducir el daño.
- Ajustar la temperatura: utilizar la temperatura adecuada en las herramientas térmicas. No usar la temperatura más alta y ajustar la temperatura según el tipo de pelo y el estilo que se quiere lograr.
- Evitar el uso excesivo de herramientas para el pelo: limitar la frecuencia con la que se usan las herramientas térmicas.

- Proteger el pelo del sol: uso de protectores solares capilares o uso de sombreros, gorras o pañuelos que funcionan de barrera para proteger el pelo y la piel cabelluda del sol, especialmente si estará expuesto durante largos períodos de tiempo. Se sugiere el uso de protector solar capilar FPS50 en aerosol o bruma, formulados especialmente para proteger el pelo de los rayos UV; además, estos protectores hidratan, nutren y reparan el pelo, y evitan roturas y pérdida de color.
- Precauciones al usar productos químicos: leer y seguir las indicaciones cuidadosamente para evitar daños en el pelo y la piel cabelluda por tintes, decolorantes o permanentes. Antes de aplicar cualquier producto químico en todo el pelo, realizar una prueba de sensibilidad en un área pequeña.
- Mantener la piel cabelluda saludable: una piel cabelluda sana es menos propensa a sufrir daños por calor. Utilizar productos de cuidado capilar adecuados para el tipo de pelo y evitar el uso excesivo de productos que puedan resecarlo o dañarlo.
- Evitar el contacto con fuego: tener cuidado alrededor de estufas, calentadores, chimeneas, velas, cigarrillos u otras fuentes de calor.
- Mantener herramientas térmicas lejos de menores de edad.
- Educación y conciencia: educar sobre los riesgos de las quemaduras del pelo y la importancia de tomar precauciones adecuadas al manipular herramientas y productos para el pelo.

Conclusiones

Cada tipo de quemadura del pelo requiere un enfoque específico en cuanto a prevención y tratamiento integral, ya que las quemaduras leves del tallo piloso, aunque no ponen en riesgo la vida o integridad de las personas, sí pueden afectar el autoestima.

Es importante proteger el pelo y la piel cabelluda contra estos diferentes tipos de lesiones mediante el uso de medidas preventivas apropiadas y la atención dermatológica adecuada en caso de lesiones.

La prevención y brindar información a los padres y a la población adolescente ayudará a evitar este tipo de lesiones.

Conceptos clave

- Las quemaduras del pelo varían de leves a graves, y afectan desde la cutícula hasta todas las capas del pelo y la piel circundante.
- El tratamiento implica enfriamiento inmediato, cuidado de las ampollas y, en casos graves, atención médica especializada.
- La prevención incluye usar protectores térmicos, ajustar adecuadamente la temperatura de las herramientas de calor y seguir las indicaciones de los productos químicos.

Bibliografía de consulta

Mele Casas M. Quemaduras. Madrid: Sociedad Española de Urgencias de Pediatría, 2020. <https://www.aeped.es/sites/default/files/documentos/21_quemaduras.pdf.>.

Osorio Suárez C. Parámetros clínicos para el Monitoreo en el Paciente Quemado. Sedena, 2018. <http://sedena.gob.mx/pdf/monit_hemo.pdf>.

Zwieretto W, Piorun K, Skorka-Majewicz M, Maruszewska A, Antoniewski J, Gutowska I. Burns: Classification, Pathophysiology and Treatment: A Review. Int J Mol Sci 2023; 24: 3749.

23

Alteraciones del pelo por procedimientos cosméticos en la edad pediátrica

Daniela Gutiérrez Mendoza • Roxana Castañeda Yépiz

La fibra capilar se considera un biomaterial ya que carece de células vivas o mecanismos de regeneración, no recibe aporte más que el mecánico por parte del folículo y no duele ni se estimula al cortarlo. Desde este punto de vista, todo lo que le sucede al pelo una vez que sale del folículo se considera una alteración cosmética.

Para hablar de alteraciones cosméticas, debemos definir el pelo normal o sano en la edad pediátrica. En los niños, el pelo es abundante y brilloso. Existen variaciones de acuerdo con la edad: es característico el lanugo en los recién nacidos y el vello a partir del período neonatal. La belleza y densidad aumentan a su máxima expresión durante la etapa escolar, se hace grueso y se desarrolla la glándula sebácea en la pubertad para después disminuir con la edad (*v.* Capítulos 2 y 3).

El pelo sano es brilloso, suave, hidratado, no se rompe ni tiene puntas abiertas (Figura 23.1). Es más común en niños por múltiples razones: la fibra capilar joven tiene anatomía y fisiología normal, y carece de daños por el medioambiente o envejecimiento. Las queratinas le aportan fuerza a la corteza. Los lípidos de la cutícula intacta reflejan la luz adecuadamente y dan brillo. Tiene menos fricción interfibra, por lo tanto luce sedoso y sin *frizz*.

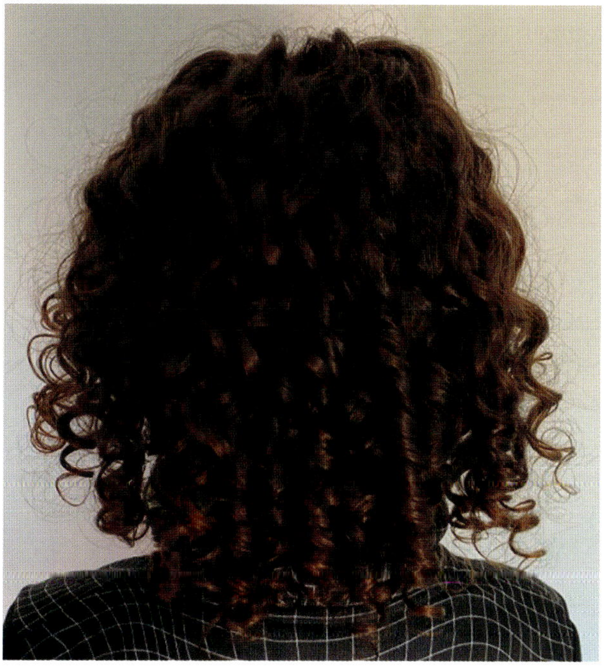

Figura 23.1 Pelo sano en niño de 6 años que muestra textura rizada, brillo y sin *frizz*.

Debido a que los niños tienen pelo sano y sin canas, es menos probable que ellos realicen procedimientos estéticos para modificar el aspecto del pelo. Por este motivo, no abundan los signos de desgaste capilar. El desgaste se define como el deterioro progresivo en la condición interna o externa del tallo a través del tiempo. Los siguientes procedimientos cosméticos capilares pueden ocasionar alteraciones cosméticas por desgaste capilar:

- Procedimientos químicos.
- Procedimientos de calor.
- Procedimientos mecánicos.
- Factores ambientales.

La gravedad del desgaste capilar va a depender del grado y la frecuencia del daño, y de la calidad del pelo. Los procesos químicos son los más frecuentes y los que ocasionan mayor daño, seguido del daño por calor y por último el cepillado vigoroso. El daño por factores externos agrava los procedimientos químicos o mecánicos. Puede presentarse en la edad pediátrica en caso de deportes al aire libre o en agua dura o clorada.

Alteraciones del pelo por procesos químicos

Los tratamiento químicos son la principal causa de cambios estructurales y daño capilar en adultos. En niños no representan un problema grave, sin embargo, hay una tendencia en aumento y a menor edad. Este tipo de daño hace al pelo susceptible a otras agresiones (mecánicas y por calor), ya que disminuye el contenido de proteínas y de lípidos en la fibra capilar.

Tintes

No es raro ver niños que quieren cambiar el color de su pelo. Generalmente, se pintan el pelo en mechones de colores no permanentes que no dañan significativamente el pelo (Figura 23.2).

Los tintes se formulan con un álcali para abrir la cutícula y permitir que las moléculas del colorante penetren la corteza, permanezcan durante mayor tiempo y no se vayan con los lavados.

El meacanismo del daño se produce por oxidación. Se forman durante este proceso especies reactivas de oxígeno (ROS). La primera es la anión perhidroxilo (HOO–) que se forma del peróxido de hidrógeno y amonia un pH alto. Esta reacción se usa para aclarar la melanina. Entre más claro, mayor es el daño. Este anión perhidroxilo es responsable de eliminar la capa F lipídidca de ácido 18-metilecoisanoico de las células cuticulares. Esta capa es responsable de mantener la hidrofobicidad del pelo para darle una textura suave. Al remover esta capa protectora, cambian las propiedades del pelo, aumenta la fricción interfibra y disminuye el brillo y la suavidad del pelo. La fricción aumenta el daño por otros mecanismos como el cepillado y la formación de nudos.

El segundo efecto químico del anión perhidroxilo es la separación de las uniones disulfuro con cistina para formar ácido cístico. Como consecuencia, la fuerza tensil capilar disminuye y se pierden proteínas del pelo. Se puede ver la fractura de las fibras capilares, especialmente en las puntas.

La segunda ROS es el radical hidroxilo (HO*), formado por una reacción de peróxido de hidrógeno y metales como el cobre o hierro que se encuentran en el pelo. Estos radicales reaccionan con proteínas y lípidos, causan su degradación y resultan en un pelo quebradizo.

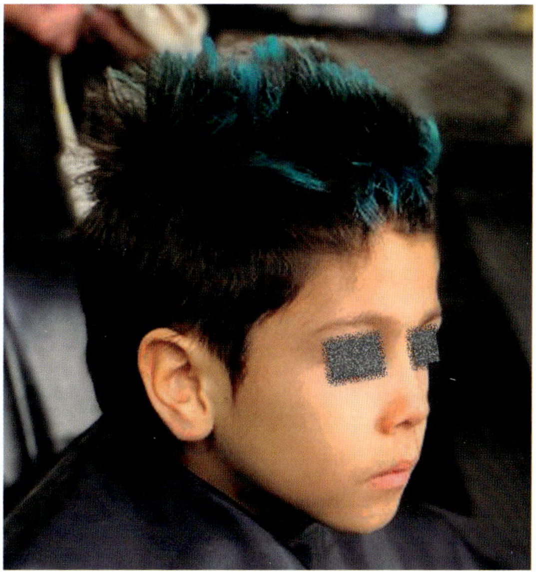

Figura 23.2 Pelo decolorado y teñido por experto colorista en niño de 6 años.

Se mezclan con peróxido de hidrógeno y forman una reacción química que decolorará significativamente la melanina en el pelo oscuro o en tintes preformados. El mecanismo de decoloración se produce mediante la formación de radicales libres altamente reactivos que hacen un trabajo eficiente al blanquear la melanina, pero también causan daño a la queratina, lo que lleva a la pérdida de la resistencia a la tracción y también hace que el cabello sea vulnerable a daños posteriores al peinarse y cepillarse.

Todos los tipos de pelo se verán afectados, pero los tonos más claros generalmente sufrirán más daños, principalmente debido a los niveles más altos de peróxido utilizados para lograr tonos más claros. El daño al pelo es significativamente mayor si se busca el cambio de tono oscuro a claro y se utilizan decolorantes para el cabello.

Permanente

Es un tratamiento que cambia la estructura del pelo lacio y lo vuelve rizado. Implica la ruptura de los enlaces disulfuro de cistina, generalmente con ácido tioglicólico, seguido de la disposición del cabello en la configuración deseada (con una plancha) y luego reformando los enlaces disulfuro con peróxido de hidrógeno para fijar el peinado en su lugar. La reestructura de las uniones no es 100% efectiva, por lo que estos tratamientos siempre reducirán la fuerza de la fibra capilar. Además, los tipos de cabello responderán de manera diferente a la permanente. No existe un tiempo fijo para la etapa inicial de ruptura del vínculo. Los estilistas deberán estar capacitados para detener la reacción química antes de que la estructura del cabello se vea gravemente comprometida. En situaciones en las que se utiliza un exceso de productos químicos, el cabello se romperá y se notarán más fibras rotas después de los tratamientos.

Relajantes o alaciantes

En los últimos años, el alisado permanente del cabello para mujeres con pelo ondulado o rizado se ha vuelto más popular, impulsado principalmente por productos como los tratamientos de queratina brasileña (BKT), que utilizan activos como el formaldehído para entrecruzar las fibras y "fijar" el estilo liso. Se han planteado preocupaciones de seguridad sobre el uso de formaldehído y metilenglicol por su efecto carcinogénico y tóxico, lo que ha llevado a la aparición de nuevas sustancias químicas en el mercado (ácido glioxílico). Un estudio demostró que los alisantes marcados como "seguros en niños" tienen pH en niveles corrosivos y podrían contribuir a la alopecia en mujeres afroamericanas, como la alopecia central centrífuga.

Alteraciones del pelo por procesos de calor

Aunque el uso de herramientas de calor no son comunes en los niños, en las niñas en edad escolar y en los adolescentes con actividades extracurriculares como la danza, esta práctica es más común cada día.

Los cambios estructurales de la fibra capilar ocasionados por el calor dependen del tipo de herramienta, la temperatura, el tiempo y la frecuencia de exposición, y los cuidados previos y posteriores del pelo. Estas herramientas se pueden usar para estilizar o modificar el pelo: alaciarlo o enchinarlo, o simplemente para secarlo como en el caso de las niñas que se bañan en la noche y no quieren dormir con el pelo mojado. En el caso de uso de plancha (alaciado) o tenazas (enchinado), el daño tiende a ser mayor que la secadora ya que la temperatura necesaria para modificar la estrucura del pelo debe ser mayor, por lo tanto el daño es más importante.

El calor evapora el agua entre las fibra (agua capilar) y dentro de estas (agua interna). El agua interna es la responsable de modificar el tipo de pelo. Cuando se elimina esta molécula de agua, se crean uniones de hidrógeno entre las cadenas de proteína adyacentes que sellan temporalmente la forma deseada del pelo. Entre más agua se evapora (mayor temperatura o tiempo de secado), más fuertes serán las uniones de hidrógeno y más duradero el estilizado. Durante el proceso de evaporación, el pelo tiene que ser estilizado a su forma deseada y, de esa manera, un pelo que requiera alaciarse se secará con una plancha por unos segundos o se enrulará con una tenaza.

Con la secadora, la temperatura sube hasta 100 °C (212 °F), pero el pelo no alcanza esta cifra hasta que no se haya evaporado el agua interna y capilar. Mientras el pelo está mojado, el calor es absorbido por el agua. No hay cambios significativos en la estructura capilar a estas temperaturas, sin embargo, la cutícula se fractura si se seca rápido. Estas rupturas ocurren cuando la cutícula se contrae al secarse sobre una cutícula aún hinchada por el agua. Una vez que hay grietas en la cutícula, se remueve más facilmente con el peinado. La degradación química del pelo ocurre a tempreraturas > 150 °C (302 °F). Estas temperaturas se alcanzan con el uso regular de planchas alisadoras o enchinadoras. Con la configuración más alta, el pelo puede llegar a temperaturas > 220 °C (428 °F), especialmente si el pelo se pasa repetidamente para alisarlo o se tuerce para estilizarlo. La degradación de proteínas se lleva a cabo a 190 °C (374 °F); a estas temperatura se disuelven las uniones de cistina disulfuro. Además, la queratina también puede derretirse. Aunque estas temperaturas no se alcanzan de manera habitual, el uso repetido y constante de estos aparatos puede desencadenar en un pelo quebradizo. Estas fibras defectuosas van a ocasionar un pelo opaco, áspero y cosméticamente inaceptable.

Alteraciones del pelo por procesos mecánicos

Cepillado

La curvatura del cabello contribuye de manera importante a la rotura y el daño de las puntas, ya que es mucho más probable que se formen nudos en el cabello rizado que en el liso.

Es una preocupación importante para los pacientes de ascendencia africana, con rizos apretados propensos a romperse cuando se cepillan los nudos. A menudo se pueden observar daños en las cutículas en la parte exterior del rizo, donde la abrasión física entre las fibras es mayor.

En el cabello liso, los enredos y los daños en las puntas durante el peinado húmedo son mayores que durante el peinado en seco, pero ocurre lo contrario con el cabello rizado.

Alteraciones por procesos ambientales

Luz ultravioleta

La exposición a luz ultravioleta (UV) y su impacto en el pelo han sido estudiados ampliamente. Existen cambios en la esctrutura capilar por rompimiento de las proteínas. La exposición prolongada a la luz solar puede decolorar la melanina y dar el aspecto de luces en el pelo, especialmente en el pelo claro donde los niveles de melanina son menores (pelo rubio y güero). El estilo de vida afecta la exposición individual a la luz UV.

El mecanismo del daño es complejo. Las proteínas, los lípidos y la melanina son afectados por los rayos UV. En el caso de la proteína, los residuos afectados son los que contienen azufre (cistina y metionina) y los residuos aromáticos de triptofano (tirosina y fenilalanina). Los aminoácidos aromáticos se absorben fuertemente en los rayos UV y forman especies en estado excitado que eventualmente forman ROS, como el oxígeno singlete y el hidrógeno.

Dado que todos los componentes estructurales del pelo son susceptibles al daño de los rayos UV, muchas propiedades diferentes del cabello se ven afectadas. Estos incluyen la fuerza del pelo, tanto seco como húmedo. Por lo tanto, el cabello expuesto a los rayos UV puede parecer más claro en las puntas, pero también menos saludable, ya que el daño estructural se manifiesta como fibras rotas y puntas abiertas. Todos los tipos de cabello se verán afectados por el daño de los rayos UV, aunque está documentado que el cabello más oscuro experimentará menos daño debido al efecto protector de la melanina, que también absorberá fuertemente la luz. En el caso de los niños es probable que se les aclare el pelo porque los tintes no son comúnmente utilizados.

Agua

El agua es una parte importante del proceso de cuidado del cabello y puede otorgar efectos beneficiosos al eliminar los lípidos del sebo y la suciedad o el polvo del cabello durante el lavado. En algunos casos, también puede contener metales nocivos, como cobre y hierro, que son absorbidos por el pelo. Se ha demostrado que el cobre absorbido por el cabello puede acelerar el daño causado por procesos oxidativos como la coloración del cabello y la exposición a los rayos UV.

La dureza del agua, es decir, los iones de calcio y magnesio, también puede afectar la salud del pelo. En agua dura, se reduce la adherencia de activos acondicionadores como las siliconas y también la cantidad de espuma, y por lo tanto hay una menor limpieza de la fibra. Además, el uso crónico de siliconas y quats en acondicionadores o cremas sin enjuague puede generar acumulación de producto, conocido como *build up* (Figura 23.3).

Epidemiología

En la edad pediátrica hay pocos estudios que exploren los hábitos de cosmética capilar. En la actualidad, la mayoría de las celebridades se tiñen el pelo, por eso los jóvenes se pintan

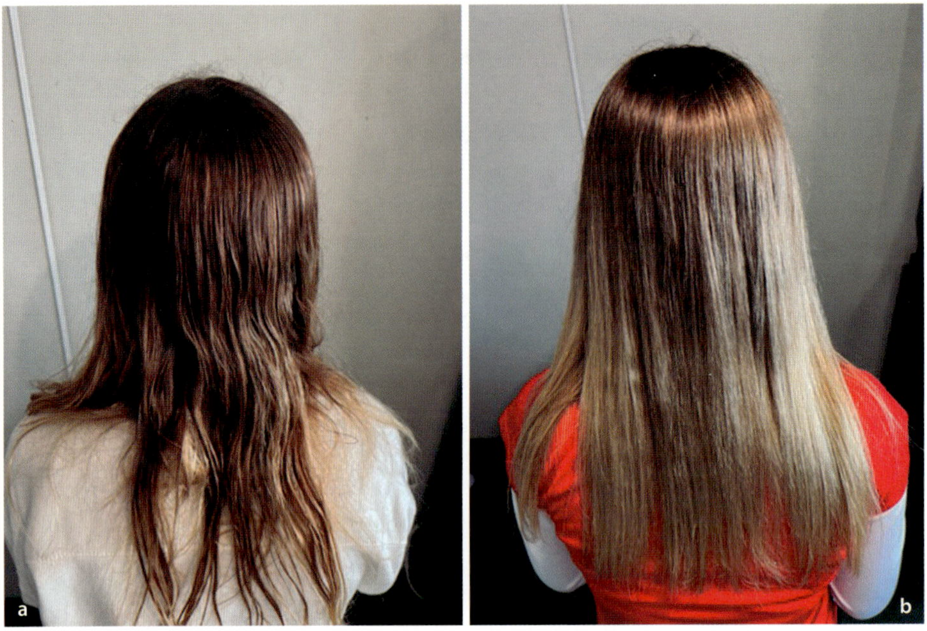

Figura 23.3 Pelo con acumulación de producto en una adolescente de 17 años que usaba múltiples productos de "calidad" con poca capacidad de lavado. El pelo se ve opaco, grasoso y pesado, y ha perdido la textura normal. Imágenes antes (a) y después (b) del manejo con champú aniónico. (Cortesía de la Dra. Gisela D'Atri).

el cabello emulando a sus actores favoritos, aunque desconocen las consecuencias nocivas de este inseguro procedimiento.

En Estados Unidos, el 40% de las mujeres adultas usan tintes. En contraste, un cuestionario de hábitos de higiene en la edad pediátrica concluyó que el uso de tintes en niños entre 5-12 años es del 2,1% y 3%. Además, en un reporte sobre quemaduras por mechas, 5 de 8 casos fueron en la edad pediátrica (12-16 años).

La frecuencia del uso de permanentes en mujeres de tez blanca es del 37% vs. 9% en aquellas de tez negra. El uso de alisantes químicos es común entre mujeres con pelo afro: 42% de niñas afroamericanas y 78% de sudafricanas se relajan el pelo. En contraste, el porcentaje de mujeres de tez blanca que se alisan el pelo es del 3%. El uso va en aumento, del 9% en la infancia al 73% en la adolescencia.

Los niños usan champú específico para su edad en un 65%, champú de adultos en un 27%, champú medicado en un 1,8% , y un 5% no usa de ningún tipo.

Clínica

El uso de cosméticos puede causar alteraciones del pelo que van desde cambios en la estética hasta problemas de dermatitis por contacto o toxicidad.

Todas las causas de desgaste capilar mencionadas tienen como consecuencia un pelo dañado. Este se manifiesta como pelo quebradizo, seco, opaco y con puntas abiertas. La fibra capilar dañada tiene mayor fricción, se siente áspera y se traduce en más nudos producidos durante el peinado o lavado, especialmente en niñas con pelo largo (Figura 23.4).

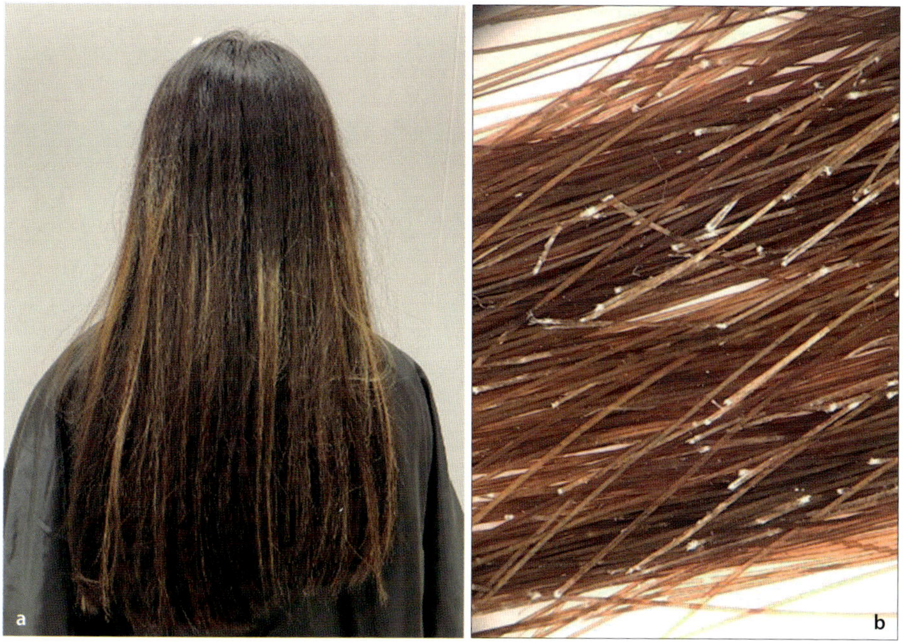

Figura 23.4 Pelo en adolescente de 16 años. a Uso diario de plancha y decoloración hace 5 meses. b Tricoscopia de tricorrexis nodosa.

El uso de disruptores endócrinos en los productos cosméticos en los niños es preocupante. En un reporte de 4 lactantes de 14-93 meses, se evidenció el desarrollo de la glándula mamaria y del vello púbico entre los 2-24 meses después de usar champú con estrógenos o derivados de placenta. Al descontinuar el uso de estos productos hubo regresión. Se encontró una asociación entre la menarca temprana y el uso de parabenos. Hay mayor contenido estrogénico en productos parabenos y ftalatos. Los parabenos se unen a receptores estrogénicos con afinidad 1 000 000 veces mayor que el estradiol. También, hay estudios que ligan el uso frecuente de alisantes/permanentes en la adolescencia con cáncer de mama en la premenopausia.

Métodos diagnósticos

El diagnóstico del desgaste capilar se hace por medio de la clínica, sin embargo, la tricoscopia nos puede ayudar a corroborar el daño en forma de tricorrexis (*v.* Figura 23.4).

Tratamiento

No existe mejor tratamiento para el desgaste capilar que evitar el daño, ya que una vez alterada la fibra, esta no podrá regenerarse. Sin embargo, sí se puede mejorar su apariencia siguiendo algunas recomendaciones.

No se recomiendan tintes o alisados en menores de edad por el riesgo de quemaduras o toxicidad. En caso de realizarlo en pacientes adolescentes, debe ser por un especialista en color para evitar mayor daño. Por lo general, el daño en el pelo se minimiza usando tinte y no decoloración, solo en mechones seleccionados y aplicándolo solamente en raíces recién crecidas. La dermatitis por contacto se debe tratar de acuerdo con su gravedad con corticoides tópicos.

Uso de champú y acondicionador

El lavado del pelo puede ser menos frecuente en niños, ya que no tienen tantas glándulas sebácaeas, sin embargo, en adolescentes debe ser tan frecuente como sea necesario para mantener la piel cabelluda limpia.

En menores de 3 años, el champú debe ser uno elaborado para bebés (anfotérico). Este debe de ser suave, con un pH que evite el ardor de los ojos. En mayores, y si tienen la capacidad de lavarse el pelo por sí solos, se puede usar el champú de acuerdo con el tipo de pelo, al igual que en los adultos. Es importante evitar el uso de champú medicado para adultos por efectos adversos de toxicidad.

En pelo teñido o con agua dura puede ser necesario el uso de champú quelante para evitar mayor daño. El champú mal formulado con tensoactivos aniónicos fuertes puede dañar la cutícula del pelo y ocasionar que se enrede de manera aguda hasta tornarse irreversible, al grado de tener el aspecto de enredarse o afelpaerse. Los champús modernos de alta calidad contienen niveles bajos de agentes acondicionadores que pueden reducir este problema.

El acondicionador es necesario en todos los casos, ya que previene el daño capilar al recubrir el pelo. Esto disminuye la fricción entre las fibras y mejora el aspecto de *frizz*. Por último, el corte de pelo debe ser cada 2-3 meses para eliminar las puntas abiertas o dañadas por la luz UV.

Cepillado

El cepillado excesivo debe evitarse. En el caso del cabello liso, los peines de plástico con dientes anchos causan menos daño físico que los peines estrechos, especialmente los de metal. Los implementos metálicos son más propensos a inducir una carga estática en el cabello y aumentar la caída y el *frizz*. Es mejor cepillar el cabello en seco. En el caso del pelo rizado, es importante cepillarlo húmedo con acondicionador sin enjuague, para que se deslice sin enredarse.

El peinado excesivo/agresivo puede causar el rompimiento de la fibra si esta se atora en un nudo durante el cepillado. El pelo chino es más susceptible porque se le forman más nudos, especialmente mojado. El pelo también se puede enredar con el uso de champú, más aún si el pelo es largo y se fricciona generando un roce interfibra. En casos excesivos, esto puede ocasionar pelo en "nido de pájaro" o pelo "afelpado". Estos problemas se han visto después de campamentos o pijamadas donde los niños se aplican productos cosméticos y dejan de lavarse el pelo en mucho tiempo. Aunque los pacientes lo relacionan al lavado con determinado champú, la causa es un proceso mecánico. El tratamiento es cortar el pelo.

Secado y planchado

Para evitar el daño es recomendable no superar los 100 °C, secar lentamente, a más de 15 cm del pelo, y una vez seco, bajar la temperatura a frío si es posible. Si se modera la temperaratura y frecuencia de uso, no habrá daño visible en la fibra capilar.

Con el uso adecuado, la secadora puede mejorar la percepción del pelo sano. Las secadoras y planchas alinean el pelo y le dan brillo y manejabilidad. Además, crean mejores estilos, aumentan la resistencia a la humedad y reducen el *frizz*. Adicionalmente, se pueden usar protectores de calor para evitar mayor daño.

Los dermatólogos y cuidadores de los niños y adolescentes deben hacerles entender y aceptar que su fenotipo capilar es normal y sano. De esta manera, es importante enseñarles cómo deben cuidar su cabello y evitar que deseen modificarlo o lastimarlo.

Conceptos clave

- El pelo de los niños tiende a ser sano: es suave, brilloso y con adecuada densidad.
- Los procedimientos cosméticos que causan alteraciones del tallo son cada vez más comunes en la población pediátrica.
- Las reconedaciones de cosmética capilar incluyen evitar el desgaste capilar, no solamente por razones cosméticas, sino por problemas endócrinos y tóxicos que afectan la salud en general.

Bibliografía de consulta

Melo TG, Rosvailer MSC, Carvalho VO. Bathing, make-up, and sunscreen: which products do children use? Rev Paul Pediatr 2020; 38: 1-6.

Smith W, Burns C. Managing the hair and skin of African American pediatric patients. J Pediatr Health Care 1999; 13 (2): 72-8.

Tiwary CM. Premature sexual development in children following the use of estrogen- or placenta-containing hair products. Clin Pediatr (Phila) 1998; 37 (12): 733-9.

VIII

Hipertricosis e hirsutismo

24

Hipertricosis congénitas

Rubén Fernando Casados Vergara • Julio César Salas Alanís

Los folículos en cada área del cuerpo tienen su propio patrón de crecimiento intrínseco, que puede verse alterado por andrógenos, prolactina, hormonas tiroideas y del crecimiento. El incremento o decremento en su producción podría generar anomalías en el crecimiento del vello.

La hipertricosis se define como al aumento del vello corporal más allá de la variación normal para el grupo de referencia de un paciente (tomando en cuenta la edad, la raza y el sexo), y además aparece en sitios no dependientes de andrógenos. Si bien la hipertricosis es un problema principalmente estético, también puede representar un signo cutáneo de una enfermedad sistémica.

Hay varias formas de clasificar la hipertricosis: según la distribución (generalizada y localizada), la edad de aparición (congénita y adquirida) y el tipo de vello. Es importante hacer la distinción entre la hipertricosis y el hirsutismo; este último es un término reservado para mujeres que presentan un aumento de la cantidad de vello en sitios dependientes de andrógenos, principalmente en la cara.

Fisiopatología

La hipertricosis es generada por tres mecanismos principales: la conversión del vello en pelo terminal, los cambios en el ciclo del crecimiento del pelo (cuando los folículos permanecen en fase anágena mayor tiempo que lo habitual) y los incrementos en la densidad de los folículos pilosos. Debido a que aún no existe un gen reconocido como el causal de las hipertricosis, en algunas publicaciones se han descrito los factores de crecimiento de fibroblastos, ejemplificados por las hipertricosis localizadas en los codos y las cejas.

En cuanto a los patrones de herencia, se han descrito hipertricosis ligadas al X y otras con patrón autosómico recesivo y *de novo*; sin embargo, las formas dominantes parecen ser las de mayor frecuencia.

Epidemiología

No existen datos epidemiológicos de las formas de hipertricosis. Sin embargo, de la hipertricosis generalizada congénita se estima 1 : 100 000 000 de habitantes.

Clínica

La hipertricosis se puede clasificar según su distribución (generalizada o localizada), edad de aparición (congénita o adquirida) y el tipo de pelo (lanugo o vello frente a terminal).

Para la evaluación, lo primero es determinar si se trata de un problema congénito o adquirido. Esto puede determinarse por el historial del paciente.

Si la hipertricosis parece ser congénita, se debe evaluar la historia familiar de hipertricosis (casos autosómicos dominantes y sobre todo ligados al cromosoma X) y las anomalías esqueléticas, dentales, oculares o neurológicas que sugieran un síndrome (Tabla 24.1).

Tabla 24.1 Clasificación de las hipertricosis congénitas

Hipertricosis congénitas localizadas	Síndromes congénitos con hipertricosis como manifestación primaria	Síndromes congénitos con hipertricosis como manifestación secundaria
▪ Nevo congénito (Figura 24.1) ▪ Nevo de Becker (Figura 24.2) ▪ Hamartoma del músculo liso ▪ Hipertricosis nevoide ▪ Neurofibromas ▪ Hipertricosis cubital ▪ Hemihipertrofia ▪ Malformaciones cutáneas pilosas en palmas y plantas ▪ Hipertricosis del pabellón auricular ▪ Disrafismo espinal ▪ Hipertricosis anterior cervical ligada al cromosoma X	▪ Hipertricosis lanuginosa congénita ▪ Fibromatosis gingival con hipertricosis ▪ Síndrome de Ambras ▪ Síndrome de Barber-Say ▪ Hipertricosis congénita con amaurosis tipo cono-bastón ▪ Síndrome CAHMR ▪ Hipertricosis congénita asociada a osteocondrodisplasia y cardiomegalia dominante ligada al cromosoma X ▪ Hipertricosis congénita generalizada o ligada al cromosoma X (Figuras 24.3)	▪ Síndrome de Cornelia de Lange ▪ Síndromes por teratógenos (alcohol, hidantoína) ▪ Diabetes lipoatrófica ▪ Síndrome de Donohue ▪ Mucopolisacaridosis ▪ Síndrome de Hurler ▪ Síndrome de Hunter ▪ Síndrome de Sanfilippo ▪ Porfirias congénitas ▪ Síndrome de Coffin-Siris ▪ Displasia hemimaxilofacial ▪ Disostosis craneofacial ▪ Hipomelanosis de Ito ▪ Síndrome de MELAS

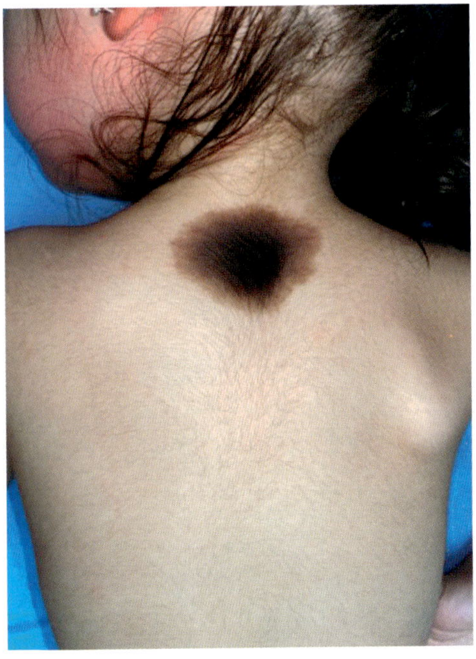

Figura 24.1 Nevo congénito asociado a hipertricosis congénita localizada.

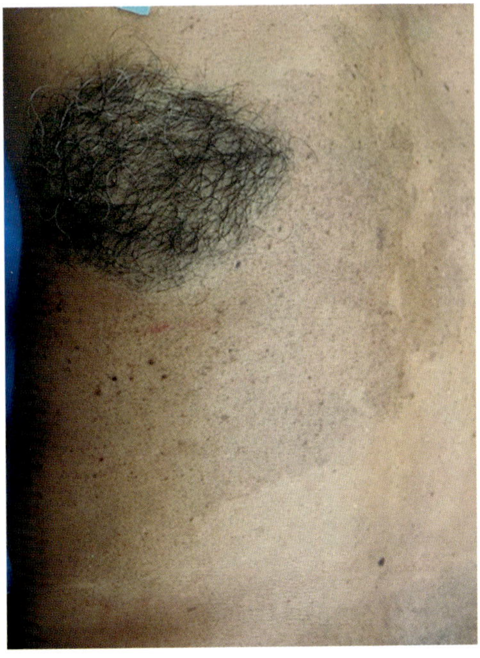

Figura 24.2 Nevo de Becker asociado a hipertricosis congénita localizada.

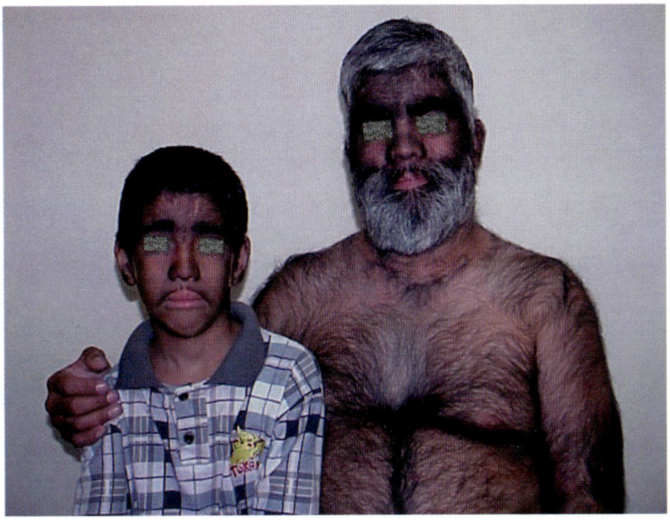

Figura 24.3 Pacientes con hipertricosis universal congénita asociada a sordera neurosensorial.

Síndromes congénitos con hipertricosis generalizada como manifestación primaria

Hipertricosis lanuginosa congénita. Hipertricosis generalizada, principalmente en la cara, las orejas y los hombros. Asociada con reordenamientos del cromosoma 8. El patrón de herencia es autosómico dominante. No está muy claro si en algunos casos existe una alteración del cromosoma 8, dado que se han reportado casos esporádicos

Fibromatosis gingival con hipertricosis. Hipertricosis generalizada con patrón de herencia autosómico dominante, algunos autosómicos recesivos o mutación *de novo*, rasgos faciales toscos, cutis laxa generalizada, hipertrofia de encías, nevos o lentigos, y pérdida prematura de dientes. El 50% de los casos presenta retraso mental.

Síndrome de Ambras. Hipertricosis generalizada; puede haber o no dismorfia facial y dental. Se asocia a una inversión pericéntrica en el cromosoma 8 q12;q221 y en 8 p11.2;q222. Los primeros hallazgos de estos casos se encuentran en pinturas encontradas en el castillo de Ambras, de ahí su nombre.

Hipertricosis congénita generalizada o ligada al X. Existe el reporte de una sola familia en México que presenta hipertricosis congénita asociada a sordera e incapacidad para hablar. El patrón de herencia es recesivo ligado al X, por lo que los varones tienen mayor afección que las mujeres. Las mujeres presentan el 50% del cuerpo con una cantidad elevada de folículos pilosos terminales. El gen afectado es el X24-q27.1

Salas Alanis y su grupo de trabajo estudiaron a los miembros de esta familia mexicana y encontraron además de la hipertricosis, sordera neurosensorial y alteraciones dentales.

Osteocondrodisplasia asociada a hipertricosis. Síndrome autosómico recesivo que puede o no estar asociado con hipertricosis. Estos niños también pueden presentar macrosomía y cardiomegalia.

Síndrome de Barber-Say. Hipertricosis, piel atrófica, ectropión y macrostomía.

Amaurosis congénita, tipo cono-bastón con hipertricosis congénita. Distrofia retiniana grave con fotofobia, amaurosis congénita, hipertricosis, tricomegalia y cejas pobladas.

Síndrome CAHMR. Síndrome con cataratas, hipertricosis y retraso mental.

Síndrome de Cantú. Hipertricosis congénita asociada a osteocondrodisplasia y cardiomegalia. Presenta ramas isquiopúbicas hipoplásicas, huesos largos en forma de matraz de Erlenmeyer y osteopenia.

Fibromatosis gingival con hipertricosis y retraso mental. Herencia de tipo autosómico dominante, con retraso mental, epilepsia, hipertricosis, nariz corta y bulbosa, orejas gruesas y caídas, con configuración anormal e hipertrofia gingival. También presenta cardiopatía congénita e hipotiroidismo.

Osteocondrodisplasia asociada a hipertricosis. Síndrome autosómico recesivo que puede o no estar asociado a hipertricosis. Presenta además macrosomía y cardiomegalia.

Síndromes congénitos con hipertricosis congénita como característica secundaria

Hipertricosis cervical con cifoescoliosis subyacente

Síndrome de Cornelia de Lange. Hipertricosis, microcefalia, forma grave de retraso mental, filtro largo, labios finos, boca en forma de medialuna, cejas pobladas y defectos variables en los miembros superiores.

Síndrome de Zimmermann-Laband. Hipertricosis, fibromatosis gingival, orejas grandes y blandas, hepato/esplenomegalia, hiperextensibilidad de las articulaciones metacarpofalángicas y uñas displásicas/ausentes.

Porfiria cutánea tardía. Dermatitis fotosensible en la cara, las orejas y el dorso de las manos, ampollas y lesiones ulcerosas crónicas, hiperpigmentación e hipertricosis, y aumento de la excreción de uroporfirina en la orina.

Síndrome de abléfaron-macrostomía. Hipertricosis frontal, ausencia de párpados, cejas y pestañas, criptoftalmos, abléfaron, microbléfaron, boca de pez, oídos externos rudimentarios, pezones ausentes o genitales ambiguos, y ausencia de lanugo.

Síndrome de Gorlin-Chaudhry-Moss. Hipertricosis, craneosinostosis, braquicefalia, cara media plana, microftalmia, pérdida de audición, hipodoncia, falanges distales cortas de los dedos de las manos y los pies, metacarpianos cortos, cardiopatía congénita, retraso de crecimiento leve y retraso mental.

Hipertricosis cervical anterior congénita, con neuropatía sensorial y motora periférica

Leprechaunismo. Retraso del crecimiento prenatal, maduración ósea retrasada, microcefalia y orejas de baja implantación. Macrostomía, paladar alto, genitales grandes, hirsutismo, disminución de la masa muscular, hipertrofia miocárdica, retraso mental y resistencia a la insulina.

Porfiria congénita eritropoyética. Hipertricosis, cálculos biliares, esplenomegalia, colapso vertebral, fotosensibilidad, ampollas, cicatrices, deformidad de la piel por mutilación, hiper/hipopigmentación, anemia hemolítica, trombocitopenia, uroporfirina I plasmática y coproporfirina I, que también se encuentran en sangre en la orina y las heces.

Síndrome de retracción media de la cara de Schinzel-Giedion. Hipertricosis, retracción de la mitad de la cara, fontanelas grandes, hipertelorismo, orejas de implantación baja, frente prominente, estenosis de coanas, macroglosia, defecto cardíaco congénito, pezones hipoplásicos, hidronefrosis, pene corto, huesos tubulares largos hiperdensos, polidactilia posaxial, telangiectasias faciales, convulsiones, espasticidad, ventriculomegalia y retraso del crecimiento y del desarrollo.

Hipertricosis, retinopatía pigmentaria y anomalías faciales. Hipertricosis congénita de cara, brazos, piernas, hombros, espalda y glúteos, dolicocefalia, retinopatía pigmentaria, hiperpigmentación de piel, cara, brazos y piernas.

Síndrome de Okamoto. Hipertricosis congénita, hidronefrosis congénita, con paladar hendido, facies característica, hipotonía y retraso mental.

Síndrome de MELAS. Encefalomiopatía mitocondrial, acidosis láctica y episodios similares a un ataque cerebrovascular (ACV), con signos dermatológicos asociados. Los hallazgos incluyen eritema pruriginoso y descamativo en el cuello e hipertricosis en las piernas.

Tratamiento

Las tecnologías como el uso de láseres pueden ser la opción más adecuada para tratar estos pacientes, debido a que producen menos dolor y son más efectivas; sin embargo, en nuestra experiencia los tratamientos realizados con láser de diodo fueron ineficaces. Estos incluyen el láser de alejandrita (755 nm), el láser Nd:YAG (1064 nm), el láser de diodo (810 nm), rubí (694 nm), luz pulsada intensa (IPL) y la electrólisis. El objetivo de estos tratamientos es la melanina del bulbo del pelo.

Es importante destacar que únicamente la destrucción de las células germinales del pelo, localizadas en la porción permanente del bulbo, suelen provocar la eliminación definitiva del pelo.

Técnicamente existen métodos depilatorios y epilatorios. La depilación consiste en eliminar el cabello a partir de algún punto de su eje. La epilación es un proceso que elimina totalmente el eje del pelo. Los métodos epilatorios duran más que los depilatorios, y algunos causan un daño suficiente al folículo que provoca la eliminación del cabello de manera muy prolongada o definitiva.

Conceptos clave

- La hipertricosis es un aumento del vello corporal más allá de la variación normal para el grupo de referencia de un individuo.
- Se considera un problema estético, sin embargo, puede estar asociado a una enfermedad sistémica y algunos síndromes.
- Se clasifica de acuerdo con el patrón de distribución que presente, la edad de aparición y el tipo de vello. El tratamiento está enfocado en eliminar el vello con técnicas depilatorias y epilatorias.

Bibliografía de consulta

DeStefano G, Fantauzzo, Petukhova L, Kurban M, Tadin-Strapps M, et al. Position effect on FGF13 associated with X-linked congenital generalized hypetrichosis. Proc Natl Acad Sci USA 2013; 110 (19): 7790.

DeStefano G, Kurban M, Anyane-Yeboa K, Dall´Armi C, Di Paolo G, et al. Mutations in the cholesterol transporter gene ABCA5 are associated with excessive hair growth. PLOS Genet 2014; 10 (5): e1004333.

Saleh D, Yarrarapu SNS, Cook C. Hypertrichosis. Treasure Island: StatPearls Publishing, 2024.

Sigall D, Salas-Alanis J, Arenas R. Hipertricosis: sus causas, formas clínicas y manejo. Dermatologia Cosmética, Médica y Quirúrgica 2011; 9: 33-44.

Wendelin DS, Pope DN, Mallory SB. Hypertrichosis. Journal of the American Academy of Dermatology 2003; 48 (2): 161-79.

25

Hipertricosis adquiridas

Cristina Serrano Falcón • Leonor Revelles Peñas

La hipertricosis describe el crecimiento de una cantidad excesiva de pelo en cualquier área de la superficie corporal. El término se confunde frecuentemente con hirsutismo, el cual solo se debe aplicar a mujeres con un exceso de crecimiento de pelo terminal en zonas andrógeno-dependientes, típicamente masculinas, debido a una sobreproducción de andrógenos o a una sensibilidad aumentada a estos.

Generalmente, las hipertricosis en la edad pediátrica, aun siendo benignas la gran mayoría, provocan desfiguraciones cosméticas y traumas psicosociales en los pacientes y sus familias. Su abordaje debe ser informado y consensuado, y deben valorarse los beneficios y riesgos de los diferentes métodos, debido principalmente a esta edad pediátrica.

Las hipertricosis se clasifican en generalizadas, cuando afectan la totalidad de la superficie corporal, y localizadas. Ambas pueden ser, a su vez, congénitas o adquiridas.

Las condiciones de hipertricosis primarias, ya sean localizadas o generalizadas, son raras y de origen desconocido en pacientes pediátricos, y forman parte de síndromes complejos (Figuras 25.1-25.3).

Hipertricosis generalizadas

Hipertricosis congénita lanuginosa. Es una enfermedad autosómica dominante en la cual el vello fetal sigue creciendo hasta alcanzar longitudes > 10 cm en todo el cuerpo, excepto en las plantas, palmas, dorso de las falanges distales y prepucio. Suelen asociarse a anomalías dentarias, glaucoma, fotofobia y ocasionalmente a retraso físico y mental.

Hipertricosis adquirida lanuginosa. Es muy poco frecuente en la edad pediátrica. Suele considerarse un síndrome paraneoplásico, con más frecuencia asociado al carcinoma de pulmón.

Hipertricosis generalizada adquirida iatrogénica. Se ha descrito un caso de hipertricosis generalizada en un infante de 2 años debido al uso de minoxidil en espuma al 5%, 2 veces/día durante 2 meses, por una alopecia areata en placas del cuero cabelludo. Se puede explicar por una absorción sistémica debida a una aplicación compulsiva e inadecuada de minoxidil, y a la corta edad y baja superficie corporal del niño. La aparición de hipertricosis asociada a minoxidil es más frecuente de forma localizada en la aplicación tópica (Figura 25.4).

Hipertricosis universal. Es una enfermedad autosómica dominante en la que la distribución del pelo es normal, pero con una longitud y grosor aumentado.

En la Figura 25.2 quedan reflejados los diferentes síndromes que debemos descartar en el caso de una hipertricosis congénita monogénica generalizada.

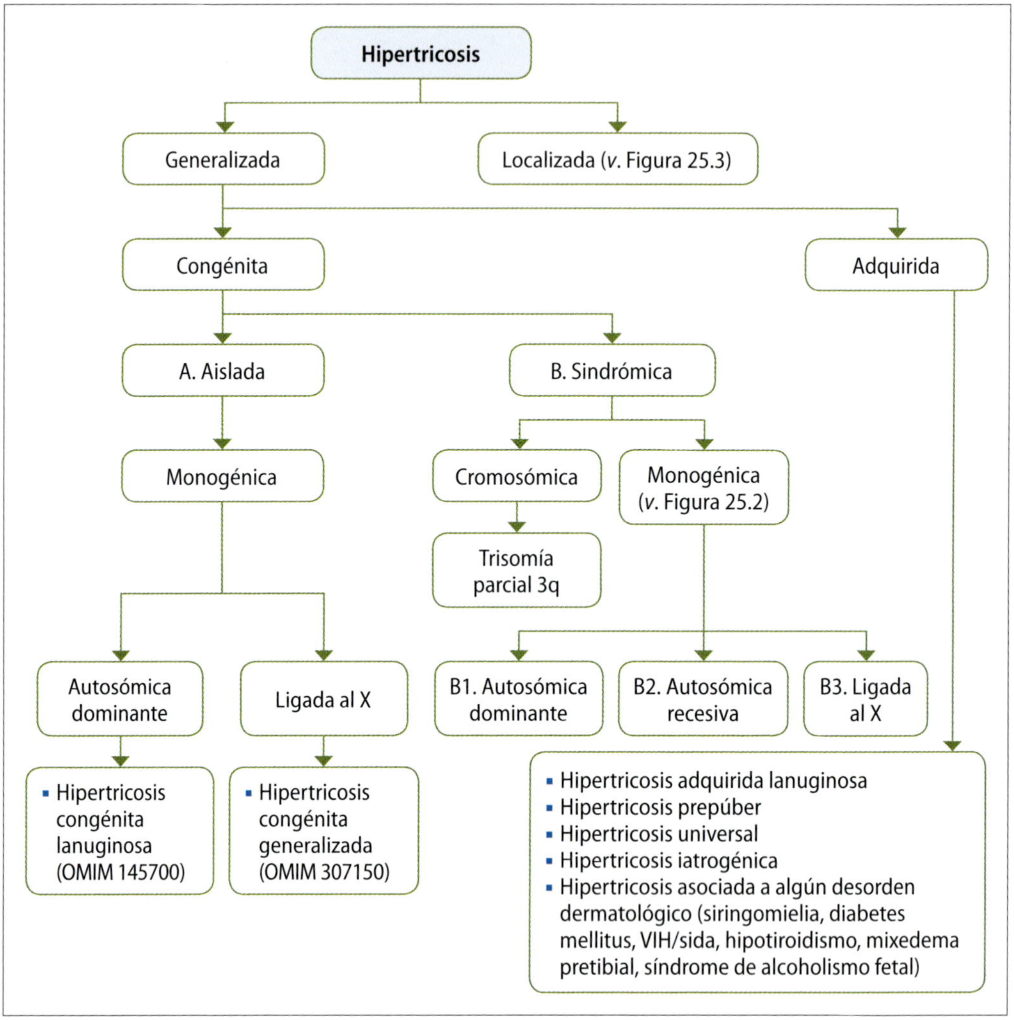

Figura 25.1 Clasificación de la hipertricosis. (Modificado de: Buch J, Ranganath P. Approach to inherited hypertrichosis: A brief review. IJDVL 2021; 88 [1]: 11-21).

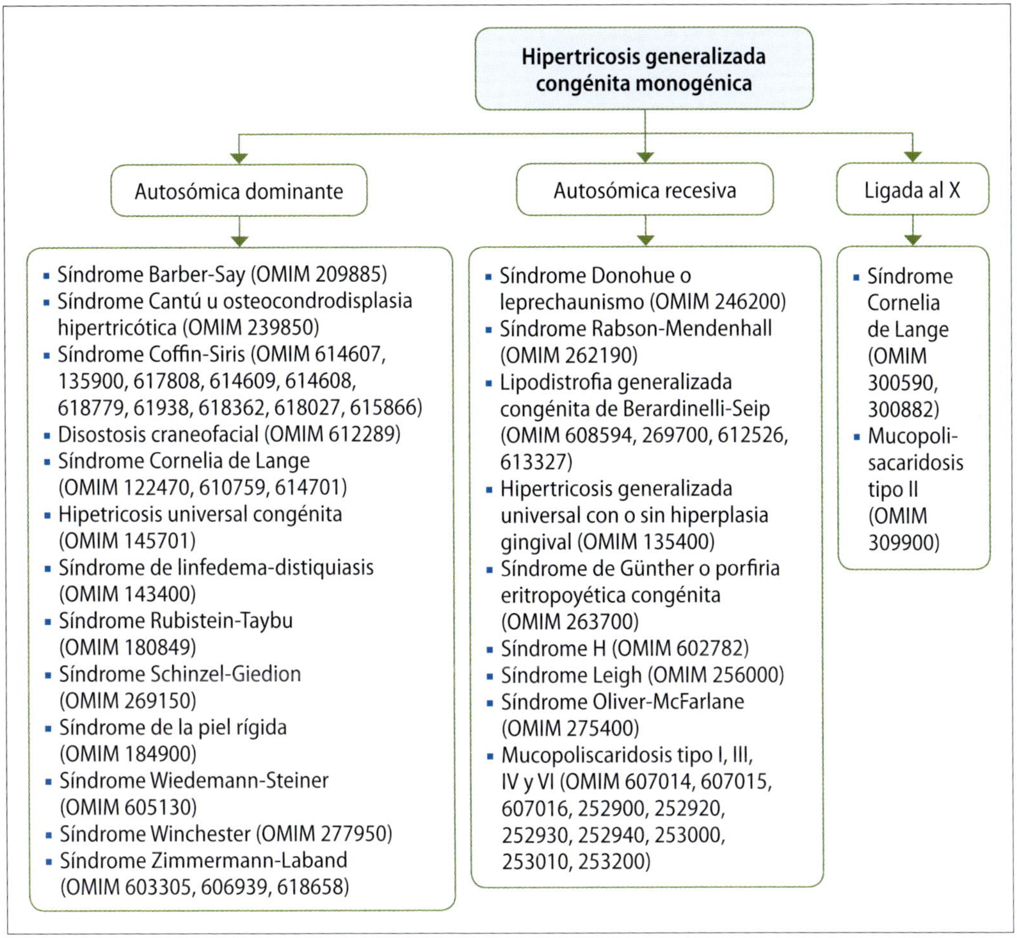

Figura 25.2 Hipertricosis generalizada congénita monogénica. (Modificado de: Buch J, Ranganath P. Approach to inherited hypertrichosis: A brief review. IJDVL 2021; 88 [1]: 11-21).

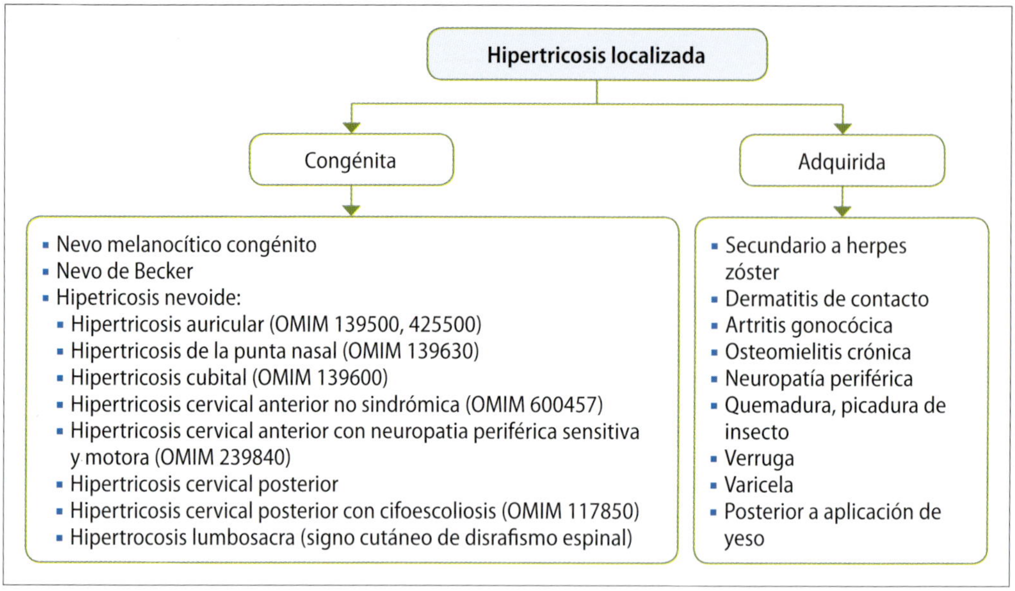

Figura 25.3 Hipertricosis localizada. (Modificado de: Buch J, Ranganath P. Approach to inherited hypertrichosis: A brief review. IJDVL 2021; 88 [1]: 11-21).

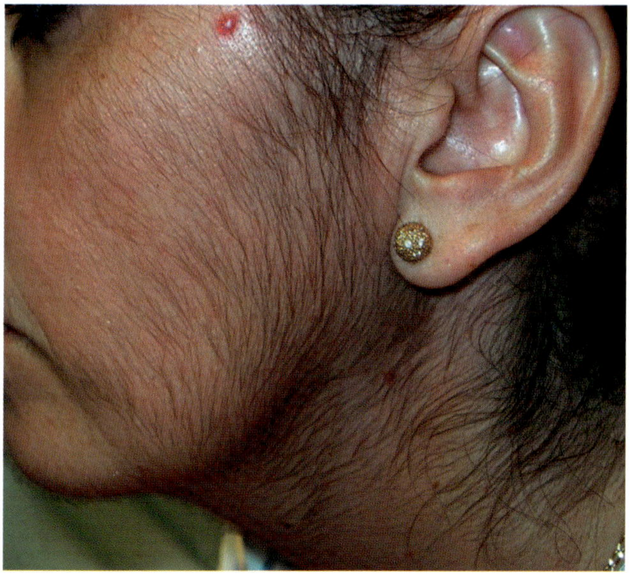

Figura 25.4 Hipertricosis localizada por el uso de minoxidil.

Hipertricosis localizadas

Hipertricosis localizada congénita. Incluye los hamartomas, nevos de Becker, los nevos melanocíticos congénitos, el neurofibroma plexiforme, las hipertricosis nevoides y los disrafismos espinales.

Hipertricosis cervical anterior. Es una hipertricosis localizada congénita, descrita por Camacho en 1982 y por Trattner, una década más tarde. Consiste en la presencia de pelo terminal en la prominencia laríngea (Figura 25.5). Solo se han descrito 30 casos, el último publicado recientemente por los Dres. Fernández Crehuet y Ruiz Villaverde. Predomina en el sexo femenino. El 67% de los casos son familiares con un patrón de herencia muy variable (AD, AR, AR ligado a X), y el otro 33% son casos esporádicos. En un 26% presentan alguna patología asociada, como neuropatía periférica sensitiva o motora, retraso mental, alteraciones oftalmológicas (atrofia óptica), *hallux valgus* y síndrome de Turner. En el síndrome del nevo epidérmico se ha descrito recientemente la asociación con hipertricosis y hemihipertrofia facial.

Hipertricosis localizada adquirida. Ocurre después de un traumatismo o de microtraumatismos repetidos por la fricción, y puede ser también posinflamatorio o posirritativo. Son ejemplos la hipertricosis en miembros después de una fractura tratada con férulas de escayola, la hipertricosis en la espalda o el cuello en portadores de grandes pesos, la hipertricosis en dermatosis pruriginosas por el rascado continuo, la hipertricosis sobre cicatrices de verrugas vulgares y en sitios de vacunación, y la que aparece después del tratamiento con psolarenos y PUVA (*Provisonally Unclassified Vascular Anomalies*), y cremas que contienen antralina, mercurio o iodo, y corticoides fluorados. Más recientemente, también se ha descrito hipertricosis secundaria a radioterapia, como efecto paradójico de la radiación sobre los folículos "silentes" en la zona radiada.

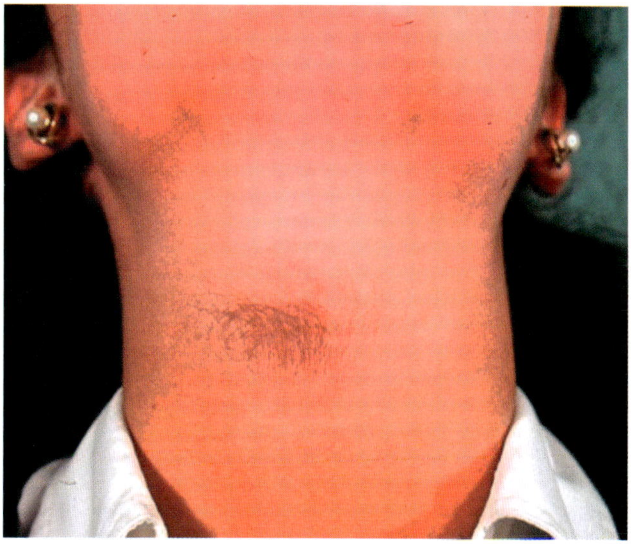

Figura 25.5 Hipertricosis localizada cervical anterior.

Hipertricosis debidas a fármacos. Se caracterizan por un crecimiento lento del pelo de un grosor medio, más evidente en la zona de contacto del medicamento si es de aplicación tópica, o en las cejas, la zona temporal y la superficie flexora de miembros y tronco. Estas hipertricosis son normalmente reversibles al suspender la causa que las produce:

- Bimatoprost/latanoprost: es un análogo de las prostanglandinas utilizado en el tratamiento del glaucoma agudo que produce hipertricosis de pestañas como efecto secundario. Se utiliza en el tratamiento de la alopecia areata de cejas y pestañas, y más actualmente en el tratamiento de la alopecia androgenética (AGA), aunque no es de primera elección. Se ha comparado el latanoprost al 0,1% 2 veces/día vs. placebo en varones jóvenes con AGA (II-III Hamilton), con un aumento significativo en la densidad del cabello a los 6 meses de tratamiento, sin alteración en la pigmentación y sin efectos secundarios asociados.
- Minoxidil: tanto su uso tópico como sistémico es causa de hipertricosis, más frecuentemente localizada. En niños suele producirse por utilizar una dosis mayor en una concentración superior o en áreas muy extensas. En niñas es más frecuente cuando existe un fenotipo de síndrome de ovario poloquístico (SOP) (obesidad, seborrea, acné, hirsurtismo previo, etc.), por lo que hay que advertir la posibilidad de su aparición e intentar dosis crecientes en el tiempo para generar tolerancia.

Hipertricosis en enfermedades sistémicas/genodermatosis. Se han descrito casos de hipertricosis facial asociada a hiperpigmentaciones y cicatrices secundarias a la formación de ampollas en zonas fotoexpuestas. También, en mujeres con porfiria cutánea tardía (PCT) y hepatitis C, y un caso de hipertricosis en una niña con porfiria eritropoyética congénita.

- La PCT se debe a un déficit congénito o adquirido de urógeno decarboxilasa. Se han descrito dos variedades: la tipo I o adquirida, en la que el déficit enzimático es exclusivamente hepático; y la tipo II o autosómica dominante, en la que el déficit enzimático es en todos los tejidos. Se caracteriza por una gran fotosensibilidad y fragilidad cutánea con traumatismos ante mínimos roces. Las cicatrices suelen resolverse dando lugar a una piel con aspecto de "papel de fumar" y quistes de milia. La PCT tipo I se asocia con el virus de la hepatitis C hasta en el 65% de los casos.
- La porfiria eritropoyética congénita se debe a un déficit de la actividad de la urosintetasa que produce un aumento de la uroporfirina I y coproporfirina I. La hipertricosis en este tipo de porfiria es muy poco frecuente y se puede producir sin antecedentes de ampollas y sobre una piel de aspecto normal. Son característicos los síntomas de escozor y quemazón previos, y la orina oscura.

Otras hipertricosis adquiridas. También aparecen hipertricosis adquiridas después de alteraciones neurológicas (traumatismo cranial, siringomielia), malnutrición (anorexia nerviosa), hipotiroidismo, síndrome alcohólico fetal, síndrome POEMS y asociado a la infección por el virus de la inmunodeficiencia humana (VIH).

Tratamiento

El tratamiento de la hipertricosis queda limitado a eliminar la causa subyacente y a eliminar el pelo. Ningún método depilatorio es universal. La elección del método depilatorio va a depender del tipo de pelo, la zona y la cantidad, así como de la edad del paciente y sus preferencias personales. Los métodos de tratamiento disponibles actualmente incluyen procedimientos cosméticos (blanqueo, recorte, afeitado, depilación, depilación con cera, depilación química y eléctrica), depilación mediante fuentes de luz y láser, que hoy en día es el método de depilación a largo plazo más eficaz, y depilación química con la eflornitina tópica (inhibidor de la enzima ornitina descarboxilasa presente en los folículos pilosos), que principalmente retrasa el crecimiento del pelo.

Con el uso de fuentes de luz se ha descrito la hipertricosis paradójica, que consiste en la aparición de vello en zonas adyacentes al lugar donde se depila, donde antes no existía. La incidencia es baja (0,6%-10%) y se presenta con mayor frecuencia en los laterales de las mejillas y el cuello. Es más frecuente en fototipos más oscuros (III-VI) y en mujeres con alteraciones hormonales.

Conceptos clave

- La hipertricosis describe el crecimiento de una cantidad excesiva de pelo en cualquier área de la superficie corporal.
- Son poco frecuentes en la edad pediátrica. Cuando son generalizadas y congénitas hay que buscar posibles asociaciones en el contexto de síndromes más complejos.
- Suelen ser benignas, pero provocan desfiguraciones cosméticas y traumas psicosociales tanto para los pacientes como para sus familias. Su abordaje debe ser informado y consensuado, y deben valorarse los beneficios y riesgos de los diferentes métodos depilatorios.

Bibliografía de consulta

Buch J, Ranganath P. Approach to inherited hypertrichosis: A brief review. Indian J Dermatol Venereol Leprol 2021; 88 (1): 11-21.

Camacho F. Hipertricosis e hirsutismo. En: Camacho F, Montagna W (eds). Tricología. Tricology. Trichologie. Madrid: Garsi, 1982; p. 123-38.

Trüeb RM. Causes and management of hypertrichosis. Am J Clin Dermatol 2002; 3 (9): 617-27.

★ Acceda al eBook para consultar la lista completa de bibliografía.

26

Hirsutismo

Cristina Serrano Falcón • Leonor Revelles Peñas

El término "hirsutismo" define la presencia en la mujer de pelo y vello de características y de distribución masculina, con una prevalencia del 10%. Se produce por un aumento de los niveles de andrógenos o por una mayor respuesta en el órgano diana folicular, por lo que no puede observarse antes de la pubertad. Hay que diferenciarlo de la hipertricosis, que describe el crecimiento de una cantidad excesiva de pelo en cualquier área de la superficie corporal y a cualquier edad.

En los hombres, en la pubertad se desarrollan los caracteres sexuales secundarios, con la aparición de pelo en la cara (bigote, barba), el tórax, los hombros, la espalda, los brazos, los muslos, el triángulo pubiano y las nalgas. Si se observa esta distribución pilosa en mujeres, debemos sospechar un hiperandrogenismo. Los andrógenos en la mujer pueden derivar de una sobreproducción ovárica (Δ-4-androstendiona) o de las glándulas suprarrenales (dehidroepiandrosterona sulfatada [DHEA-S]), de la hipófisis (prolactina), de alteraciones tiroideas, resistencia a insulina o daño iatrogénico, entre otras causas. Estos casos de hirsutismo se llaman hirsutismos orgánicos, con una causa que los justifica. Pero, además, existen hirsutismos funcionales (constitucinales, sin causa orgánica) debidos a una hipersensibilidad del receptor androgénico o a una hiperfunción de la enzima 5-α-reductasa que transforma la testosterona en dehidrotestosterona (DHT-hormona activa).

El hirsutismo se clasifica en hirsutismo con elevación de andrógenos y sin elevación de andrógenos circulantes. En el primer caso, la clínica y las alteraciones analíticas suelen ser más llamativas. En el caso de los hiperandrogenismos funcionales o constitucionales, la clínica es leve y los andrógenos circulantes están en límites altos de normalidad. A pesar de la levedad del cuadro, este debe tratarse porque, de no hacerlo, evolucionará a hiperandrogenismo orgánico. La causa más frecuente de hirsutismo es el síndrome de ovario poliquístico (SOP) (70%-80%), seguida del hirsutismo constitucional (23%).

Existen diferentes tipos de hirsutismo:

- El **hiperandrogenismo ovárico** en sus estadios iniciales (síndrome de exceso de eliminación de andrógenos ováricos o SAHA [seborrea, acné, hirsutismo y alopecia androgenética] ovárico) se caracteriza por hirsutismo lateral (mamario) y presencia de acné papuloso en la cara, seborrea y alopecia androgenética de patrón femenino (FAGA), generalmente FAGA I, junto con una discreta obesidad y menstruaciones cortas. Cuando ya es un hirsutismo orgánico, cuya causa más frecuente es el SOP, toda esta clínica es más evidente, hay un aumento de grasa central y signos de virilización. Tanto el SAHA, recientemente descrito, como el síndrome HAIRAN (hiperandrogenismo, resistencia insulínica y acantosis nigricans) tienen la misma clínica que el hirsutismo ovárico, aunque se añade la acantosis nigricans y la resistencia a la insulina.

- El **hiperandrogenismo suprarrenal** en estadios iniciales (síndrome de persistencia de la adrenarquia o SAHA suprarrenal) se caracteriza por hirsutismo central (de mentón a pubis) y acné nódulo-quístico en la cara, el tórax y la espalda, seborrea y alopecia androgenética femenina de patrón masculino (FAGA-M), generalmente FAGA-M I, junto con delgadez y menstruaciones largas. Igual que en el caso anterior, si es un hirsutismo orgánico, los signos son más evidentes y también hay signos de virilización, generalmente genital.
- El **hirsutismo de origen hipofisario** (hiperandrogenismo hipofisario o SAHA hiperprolactinémico) tiene una clínica similar al suprarrenal, con mayor estatus nervioso y galactorrea.
- Cuando el hirsutismo y otros signos de androgenización son muy discretos, la analítica está en niveles medios de normalidad y hay antecedentes familiares, es un SAHA idiopático o familiar.
- Otros hirsutismos son los de causa hepática, por hormonas ectópicas, iatrogénicos y por falla de conversión periférica de andrógenos a estrógenos (participación de la enzima aromatasa).

Insulina e hiperandrogenismo: papel de la insulina en el hirsutismo

La insulina influye en el metabolismo de los andrógenos de tres formas:

- De forma directa: la insulina actúa directamente sobre el ovario induciendo una hiperproducción de andrógenos, y además disminuye los valores de la globulina fijadora de hormonas sexuales (SHBG), lo que aumenta la testosterona libre que se traduce en un hiperandrogenismo.
- Por acción del IGF-1 (*Insuline Growth Factor I*): en las mujeres hirsutas se ha demostrado un aumento del IGF-1 que actúa sobre el desarrollo y crecimiento de la unidad pilosebácea, y en la regulación de la diferenciación y proliferación celular en el folículo. El IGF-1 es el principal regulador de la SHBG.
- Por la insulinorresistencia asociada al síndrome metabólico: hasta ahora se pensaba que la insulinorresistencia en estas pacientes podría ser por la obesidad que asocian muchas mujeres con SOP e hirsutismo; sin embargo, un reciente estudio en 316 pacientes con SOP (56 de ellas con SAHA), demostró que el síndrome SAHA ovárico se asocia a una insulinorresistencia y representa un factor de riesgo independiente para la alteración en las cifras de glucosa. Se postula el síndrome SAHA como un factor de cribado de intolerancia a la glucosa, resistencia a la insulina y diabetes mellitus tipo II. En otro estudio se asocia insulinorresistencia/intolerancia a la glucosa en mujeres hirsutas, independientemente de tener un SOP o un hirsutismo constitucional.

Destacamos la importancia de investigar una posible resistencia a la insulina en las pacientes hirsutas, independientemente de que asocien un SOP o no.

Métodos diagnósticos

El diagnóstico es fundamentalmente clínico. La escala de Ferriman-Gallwey es una escala fotonumérica que puntúa de 1 a 4 la intensidad del hirsutismo y las divide en nueve zonas: 1) labio superior; 2) mentón; 3) tórax; 4) abdomen superior (línea alba); 5) abdomen inferior (triángulo pubiano); 6) brazos; 7) muslos; 8) espalda superior; y 9) espalda inferior (región sacra y glúteos) (Figura 26.1).

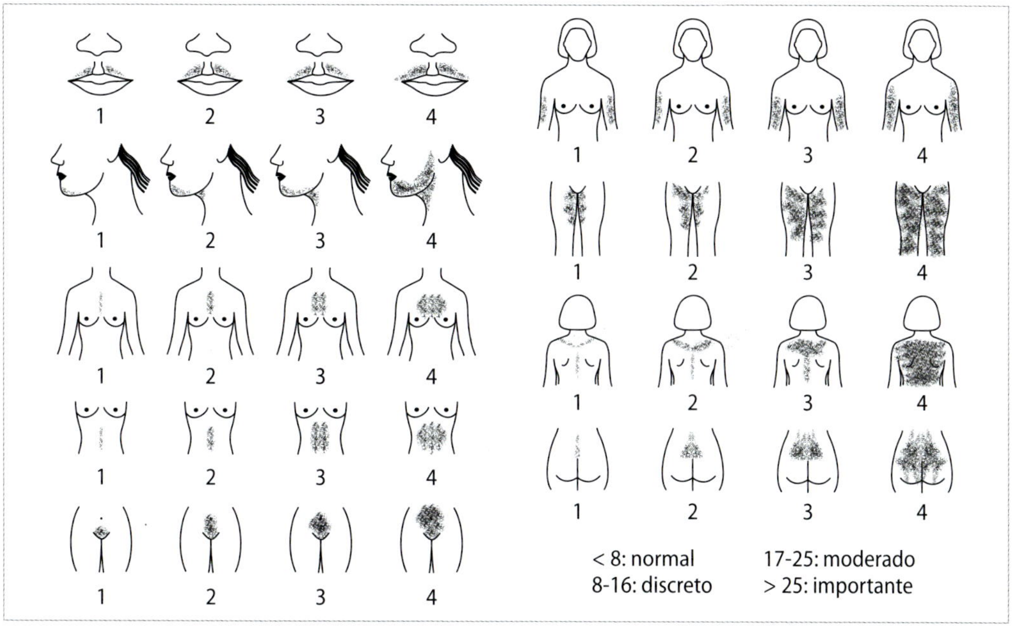

Figura 26.1 Escala de Ferriman-Gallwey. Se valoran 9 áreas corporales más sensibles a andrógenos, de 0 (ausencia de pelo) a 4 (francamente viril).

Cuando la suma está por encima de 8, se considera hirsutismo funcional, y si está por encima de 15, se considera un hirsutismo orgánico, por lo cual será necesario efectuar investigaciones bioquímicas y un diagnóstico por imagen.

El inconveniente que presenta esta escala es la variabilidad interobservadores. Además, no diferencia entre etnias o razas, y se ha observado que la raza predice la intensidad del crecimiento del pelo ($p < 0{,}01$).

Recientemente se ha propuesto una modificación de la graduación del hirsutismo en la que solo se valoraría la densidad del pelo en el labio superior, el abdomen inferior y la superficie anterior de los muslos, con una sensibilidad del 91,5% y una especificidad del 92%. El efecto de los andrógenos varía según la zona por la cantidad de receptores y por la actividad de la 5-α-reductasa. Las tres zonas serían las más sensibles a este efecto.

En el caso de los hirsutismos orgánicos, lo más importante es determinar la causa que lo produce y la fuente de andrógenos responsable. En una analítica hormonal, que se debe realizar en los primeros días del ciclo (con la menstruación), es obligado pedir los valores de testosterona libre, androstenediona, DHEA-S, prolactina y SHBG. Según los resultados, se continuará el estudio solicitando 5-α-DHT, 17-β-hidroxiprogesterona y glucurónido de androstenediol (Algoritmo 26.1). En general, cifras elevadas de DHEA-S nos orientan a un origen suprarrenal, y de androstendiona a un origen ovárico.

Cuando se produce de forma rápida y brusca hay que sospechar un origen tumoral. Cuando el hirsutismo es de distribución central (desde el pubis hasta la línea alba, región preesternal y cuello) el origen es suprarrenal, y cuando es de distribución lateral, es de origen ovárico o iatrogénico, aunque en los hirsutismos evolucionados terminan afectándose ambas áreas.

Algoritmo 26.1 Diagnóstico en el hirsutismo

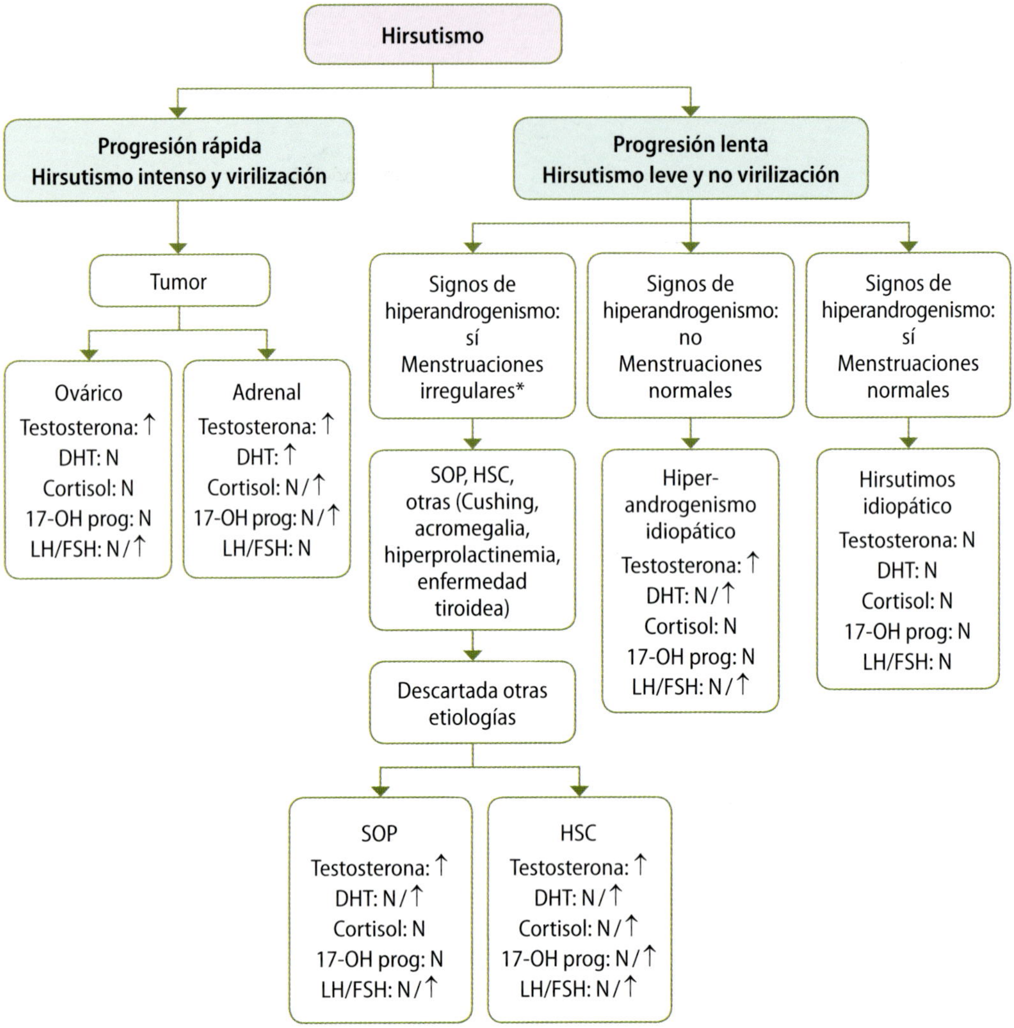

N: normal; DHT: dehidroepinadrosterona; 17-OH prog: 17-hidroxi-progesterona; SOP: síndrome de ovario poliquístico; HSC: hiperplasia suprarrenal congénita; LH/FSH: relación entre hormona luteinizante y hormona folículo-estimulante.
* Menstruaciones irregulares: ciclos < 21 días o > 35 días, amenorrea de 3 meses en los 2 años anteriores.

Tratamiento

Una vez establecido el diagnóstico, que es lo más importante, iniciaremos el tratamiento en función de este:

- Si se trata de un hirsutismo funcional, el tratamiento irá encaminado a bloquear el receptor androgénico (que tiene una mayor sensibilidad) o a inhibir la enzima 5-α-reductasa (que es hiperfuncionante). Los antagonistas del receptor androgénico son el acetato de ciproterona, la flutamida y bicalutamida, y la espironolactona. Los inhibidores de la 5-α-reductasa son la finasterida y la dutasterida. En una mujer fértil, cualquier antiandrógeno que se utilice nos obliga a utilizar una anticoncepción eficaz, ya que si hay un embarazo se podría feminizar el feto masculino. Dentro de esta anticoncepción se podría elegir, según el deseo de la paciente, cualquier método anticonceptivo. Si eligiera anticonceptivos orales, el método de primera línea sería el formado por etinilestradiol y gestágeno con acción antiandrogénica.

- Si es un hirsutismo orgánico:
  - En el hirsutismo de causa suprarrenal (síndrome de persistencia de la adrenarquia-SAHA suprarrenal) se debe efectuar una supresión suprarrenal con dexametasona o prednisona y antiandrógenos.
  - En el hirsutismo de causa ovárica (síndrome de exceso de eliminación de andrógenos ováricos e hirsutismo del SOP) se usan anticonceptivos orales que contengan etinilestradiol (EE) y un progestágeno de acción antiandrogénica, antiandrógenos y, en algunos casos, orgánicos con antagonistas de las hormonas liberadoras de gonadotropinas (GnRH).
  - En el hirsutismo de origen hiperprolactinémico utilizaremos bromocriptina o cabergolina.
  - En los hirsutismos con alteraciones ováricas y obesidad son de utilidad las biguanidas antihiperglucemiantes como la metformina. Y en todas las pacientes hirsutas obesas debe incluirse ejercicio y dieta con pérdida de peso.
  - En todos estos casos de hirsutismo orgánico, además, podemos utilizar antiandrógenos que bloqueen el receptor o inhibidores de la 5-α-reductasa.

Tratamiento farmacológico

Anticonceptivos orales (ACO)

Su uso en el hirsutismo se justifica porque suprimen la producción de andrógenos en el ovario, mediada por la hormona luteinizante. Los estrógenos incrementan la producción hepática de la SHBG y, por tanto, disminuyen los niveles de andrógenos circulantes. Además, los progestágenos compiten con la 5-α-reductasa y el receptor de andrógenos. La gran mayoría de los ACO contienen como estrógeno el etinilestradiol, cada vez a menores dosis para evitar el riesgo tromboembólico. Dentro de los progestágenos tenemos que elegir los que tengan capacidad antiandrogénica (como el dienogest y la drospirenona) y evitar los de acción proandrogénica (principalmente el levonorgestrel), que podrían empeorar la clínica de hiperandrogenismo.

Acetato de ciproterona (AC)

Actúa suprimiendo el eje hipófisis-gónadas por un doble mecanismo: a) interfiriendo la unión del receptor androgénico con la DHT, que ha de llegar al órgano diana folicular; y b) inhibiendo la secreción de la hormona folículo-estimulante (FSH) y la hormona luteinizante (LH) por su acción progestágena con lo que, a su vez, reduce la secreción ovárica de andrógenos. Se recomiendan dosis de 50-100 mg/día desde el quinto al decimoquinto día del ciclo menstrual, es decir, 11 días durante los 6 meses que dura la terapéutica de supresión corticoidea.

Espironolactona (SL)

Es un antagonista de la aldosterona con actividad antiandrogénica. Su utilización en dosis de 50-200 mg/día, durante al menos 6 meses, proporciona resultados aceptables. Cuando se ha hecho una evaluación de los niveles de andrógenos séricos, se ha comprobado que la SL reduce la concentración de testosterona total y, en ocasiones, la de DHEA-S, considerándose el más eficaz en los hirsutismos suprarrenales. En el 75%-91% de los pacientes causa una serie de efectos secundarios tales como irregularidades menstruales, disminución de la líbido, aumento del tamaño o de la tensión mamaria, cefaleas, vértigo, somnolencia, confusión, náuseas, vómitos, anorexia y diarrea, así como también feminización del desarrollo sexual del feto, por lo que siempre debe acompañarse de anticoncepción.

Flutamida

Es un antiandrógeno puro, no esteroideo, carente de actividad progestacional, estrogénica, corticoidea o antigonadotrópica intrínseca, considerado el tratamiento más efectivo para el SAHA suprarrenal y en casos de hirsutismo con función ovárica normal. No se recomienda su uso en la actualidad por la toxicidad hepática que causa en el 13% de los pacientes.

Finasterida

En el tratamiento del hirsutismo, la experiencia con inhibidores de la 5-α-reductasa se limita a la finasterida. Se considera un antiandrógeno eficaz tanto en mujeres, para reducir el hirsutismo y la alopecia femenina, como en varones, para el tratamiento de la hipertrofia prostática benigna y la alopecia. Se usa en dosis de 2,5-5 mg/día e igualmente hay que asociar anticoncepción por el riesgo de feminización del feto masculino.

Metformina

Es la medicación ideal en el tratamiento del HAIRAN y otros hirsutismos ováricos con resistencia a la insulina, debido a que reduce la glucosa posprandial y basal sin estimular la secreción de insulina, por lo que no produce hipoglucemia. Con dosis de metformina de 850 mg/3 veces al día se ha demostrado que se dobla la frecuencia de las menstruaciones en estas pacientes oligomenorreicas, se aumenta el índice de ovulaciones espontáneas y embarazos, y se reducen los niveles séricos circulantes de Δ-4-androstendiona, sin cambiar los niveles de testosterona ni de SHBG. Además, se reduce el colesterol total y las lipoproteínas de baja densidad (LDL) sin afectar los triglicéridos y las lipoproteínas de alta densidad (HDL); también se reducen de modo significativo las leptinas y, de forma discreta, la LH circulante y el IGF-1.

Las pioglitazonas en dosis de 30 mg/día durante 6 meses mejoran el hirsutismo y las menstruaciones irregulares, y otros factores de riesgo cardiovascular asociados en estas pacientes.

Pérdida de peso

La pérdida de peso de un 2%-7% mejora alguna de las manifestaciones del hiperandrogenismo, como el hirsutismo, reduce la hiperinsulinemia y restaura la ovulación, por lo tanto, posibilita la fertilidad hasta en el 75% de las mujeres obesas.

Tratamiento tópico

Suele ser insuficiente en el tratamiento del hirsutismo moderado-grave. Se ha utilizado la crema de espironolactona y de su metabolito (canrenona) al 1%-3% con resultados aceptables. La eflornitina en crema al 15% ha demostrado su eficacia en el hirsutismo facial.

Eliminación del pelo

Otra opción de tratamiento es la destrucción temporal del pelo mediante cremas, tracción con pinzas o ceras de depilación, y definitiva mediante sistemas de electrólisis, láser o luz pulsada.

Conceptos clave

- El término "hirsutismo" define la presencia en la mujer de pelo y vello de características y de distribución masculina, con una prevalencia del 10%.
- Se produce por un aumento de los niveles de andrógenos o por una mayor respuesta en el órgano diana folicular, por lo que no puede observarse antes de la pubertad.
- Debe diferenciarse de la hipertricosis, que describe el crecimiento de una cantidad excesiva de pelo en cualquier área de la superficie corporal y a cualquier edad.

Bibliografía de consulta

Camacho F. Hirsutism. En: Camacho F, Montagna W (eds). Trichology. Diseases of the Pilosebaceus Follicle. Madrid: Aula Médica, 1997; p. 265-98.

Martin KA, Anderson RR, Chang RJ, Ehrmann DA, et al. Evaluation and treatment of hirsutism in premenopausal women: An Endocrine Society Clinical Practice Guideline. J Clin Endocrinol Metab 2018; 103: 1233-57.

Requena C, Llombart B. Oral Contraceptives in Dermatology. Actas Dermosifiliogr (Engl Ed) 2020; 111 (5): 351-6.

★ Acceda al eBook para consultar la lista completa de bibliografía.

IX

Procedimientos en tricología pediátrica

27

Inmunoterapia tópica

Maira Elizabeth Herz Ruelas • Jessica Carolina Martínez Rico

La alopecia areata (AA) es una alopecia inmunomediada no cicatricial que afecta hasta el 2% de la población mundial. Se estima que cerca del 80% de los pacientes con esta enfermedad limitada se recuperará espontáneamente sin tratamiento, sin embargo, su evolución suele ser crónica y recurrente, y puede progresar a subtipos más graves como alopecia total, universal u ofiásica.

Como guía general, las alternativas tópicas e intralesionales de bajo riesgo son una opción razonable para casos con enfermedad limitada, mientras que las terapias sistémicas de mayor riesgo pueden considerarse en pacientes con enfermedad extensa o refractaria a otras terapias, y en quienes experimenten un impacto psicosocial significativo. La inmunoterapia tópica con agentes sensibilizantes es una alternativa de primera línea para casos extensos o resistentes, sin los efectos secundarios de terapias sistémicas inmunosupresoras y con un costo más accesible, por lo que aún en la época actual en la que se dispone de los inhibidores JAK, la inmunoterapia conserva un lugar importante en la terapéutica de estos casos difíciles de tratar.

El primer agente sensibilizante en utilizarse fue el dinitroclorobenceno (DNCB), el cual ha caído en desuso dado que demostró ser mutagénico y genotóxico. Cuando se aplica tópicamente, más del 40% es absorbido sistémicamente, por lo que ha sido desplazado por la difenilciclopropenona (DPCP) y el ácido escuárico dibutiléster (SADBE) o 3,4-dibutoxi-3-ciclobuteno-1,2-diona (Figura 27.1). Ninguno de estos está aprobado por la *Food and Drug Administration* (FDA) para ninguna indicación, y solo deben utilizarse posterior a la obtención del consentimiento informado. Estos compuestos inducen una dermatitis alérgica de contacto (hipersensibilidad tipo IV) en un huésped no sensibilizado, y esta reacción inflamatoria se mantiene en el sitio tratado. Estos alergenos de contacto con potencial terapéutico deben reunir los siguientes requisitos: 1) ser un sensibilizante tópico potente; 2) no encontrarse

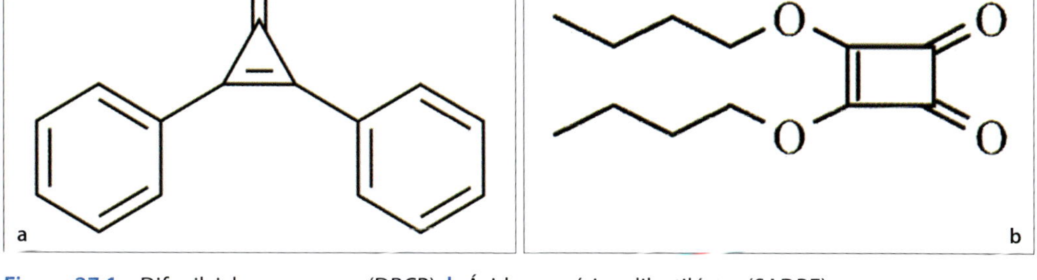

Figura 27.1 a Difenilciclopropenona (DPCP). **b** Ácido escuárico dibutiléster (SADBE).

ampliamente distribuido en el medioambiente; 3) no ocasionar efectos adversos significativos; y 4) no poseer reacción cruzada con otras sustancias.

El alergeno de contacto preferido desde los años ochenta es la DPCP; esta es extremadamente sensible a la luz, ocasiona fotólisis y origina un producto químico de poder mutagénico intermedio si se degrada. Por ende, debe conservarse en un frasco oscuro de color ámbar para conseguir una estabilidad de hasta 4 semanas, incluso hasta 6 meses en refrigeración. Tanto para DPCP como para SADBE, se utiliza acetona de grado médico como diluyente, ya que esta absorbe potentemente la luz ultravioleta y seca rápido. En el caso del SADBE, este no es tan estable en acetona como la DPCP y requiere siempre refrigeración. El SADBE se consigue en estado líquido y se obtiene una solución al 2% al diluir 0,1 mL en 4,9 mL de acetona. La DPCP es un polvo blanco que debe pesarse en una balanza analítica; al diluir 0,1 g en 5 mL de acetona, se obtiene una solución al 2%. Se preparan pequeñas cantidades de alícuotas a partir de la solución del 2% (0,0001%, 0,001%, 0,01%, 0,05%, 0,1%, 0,5%, 1%, 2%) (Figura 27.2).

La DPCP y el SADBE no se absorben de forma sistémica, por lo que no se requiere ningún monitoreo durante su uso. Su perfil de seguridad favorable permite utilizarse por períodos prolongados para el control de la AA, siendo una alternativa valiosa para tratar pacientes con enfermedad crónica, recurrente, grave o resistente.

Fisiopatología

Se desconoce su mecanismo de acción, sin embargo, existen varias teorías. La principal se enfoca en la competencia antigénica (teoría de la competición antigénica de Happle); dicha teoría propone que la reacción inmune a un antígeno puede inhibir el desarrollo de la respuesta inmune hacia otro antígeno no relacionado.

En las zonas tratadas induce el desplazamiento del infiltrado inflamatorio hacia el espacio interfolicular y dérmico superficial desde el bulbo piloso, así como la formación de células T supresoras. Además, se ha demostrado una reducción de la relación de linfocitos CD4:CD8

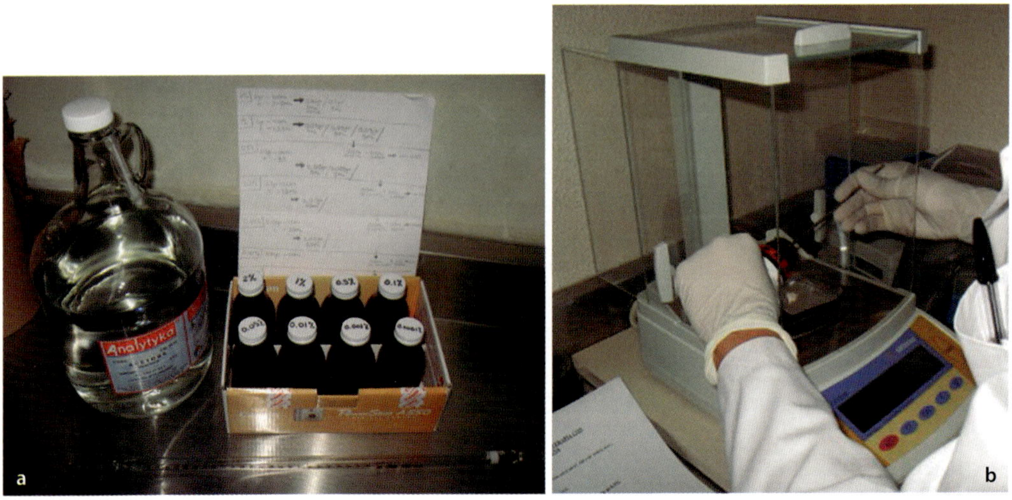

Figura 27.2 a Acetona como diluyente y frascos de color ámbar con diferentes diluciones de DPCP (2%, 1%, 0,5%, 0,1%, 0,05%, 0,01%, 0,001%, 0,0001%). **b** El polvo de DPCP debe pesarse en una balanza analítica, previo a su dilución en acetona.

en la región peribulbar y cambios en la expresión de citocinas de respuesta Th1 a Th2. Asimismo, disminuye la expresión anormal de antígenos leucocitarios en el epitelio folicular e induce la apoptosis de linfocitos perifoliculares.

Epidemiología

Las tasas de respuesta a la inmunoterapia varían ampliamente y oscilan entre el 4% y el 87%. Un metaanálisis de 2227 pacientes, con inclusión de 45 estudios, reportó un recrecimiento general de cualquier proporción en el 65,5% de pacientes y una repoblación completa en el 32,2%, así como una tasa de recaída del 38,3% entre pacientes con terapia de mantenimiento y del 49% en aquellos sin mantenimiento.

Un estudio ambispectivo de pacientes con AA resistente o grave tratados con DPCP o SADBE en el Hospital Universitario Dr. José Eleuterio González, en Monterrey (Nuevo León, México), que incluyó 47 pacientes, reportó una tasa de respuesta global del 63,8%, con una respuesta completa en 16 pacientes (34%), parcial en 14 (29,8%) y sin respuesta en 17 (32%). Se observó una recaída en 23 pacientes (76,7%), sin embargo, el 60,9% respondió a retratamiento.

Clínica

Los efectos secundarios incluyen adenomegalias regionales y eccema de contacto en el sitio de aplicación y en sitios distantes, que en ocasiones puede ser intenso con formación de vesículas y ampollas. Otros efectos que se pueden presentar son prurito, eritema, descamación, hiperpigmentación, hipopigmentación, urticaria y urticaria de contacto, dermatitis del consorte y menos comúnmente síntomas *flu-like* y reacción tipo eritema multiforme. Además, se puede presentar vitiligo (Figura 27.3). La exposición ocupacional puede resultar en una sensibilización del personal médico involucrado en la aplicación de la inmunoterapia, por lo que resulta importante la protección con guantes y cubrebocas para evitar una exposición accidental.

Durante el tratamiento no se han detectado anomalías significativas en la biometría hemática, pruebas de función hepática, función renal, electrolitos, ferritina, función tiroidea, perfil de autoanticuerpos, inmunoglobulinas, cuenta de reticulocitos, urianálisis, velocidad de sedimentación globular, glucosa y ácido úrico. El estudio anatomopatológico de biopsias de la piel cabelluda en niños durante o posterior al tratamiento ha mostrado una migración de los folículos pilosos al tejido celular subcutáneo, un cambio en los folículos miniaturizados a tamaño normal y una reducción de la fibrosis perifolicular y del infiltrado linfocítico.

Métodos diagnósticos

Algunos factores descritos de mal pronóstico son: mayor extensión de la alopecia (escala SALT [*Severity of Alopecia Tool*]), involucro ungueal, mayor tiempo de evolución previo al inicio de la inmunoterapia, historia personal de atopia y edad temprana de inicio de la enfermedad.

Tratamiento

La sensibilización se realiza aplicando con hisopo estéril una solución al 2% de DPCP o SADBE en un área de 2,5-5 cm^2 en la piel cabelluda. Se debe solicitar al paciente el lavado de dicha zona con agua y jabón en un lavabo posterior a las 8 horas. Habitualmente, se observará una reacción eccematosa en dicho sitio a los 5-7 días después (Figura 27.4).

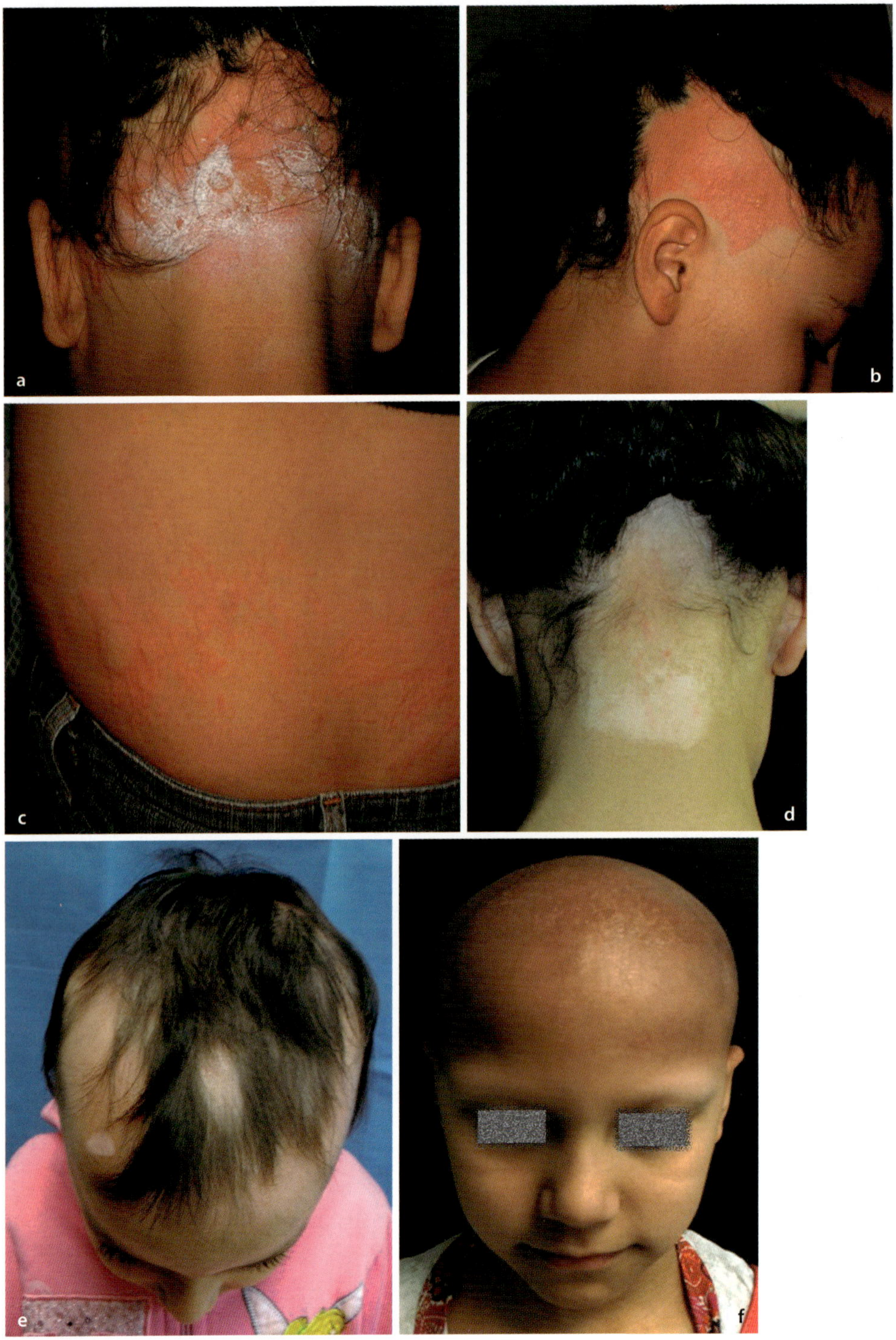

Figura 27.3 Efectos adversos. a Ampollas. b Eritema. c Urticaria. d Vitiligo. e Hipopigmentación. f Hiperpigmentación.

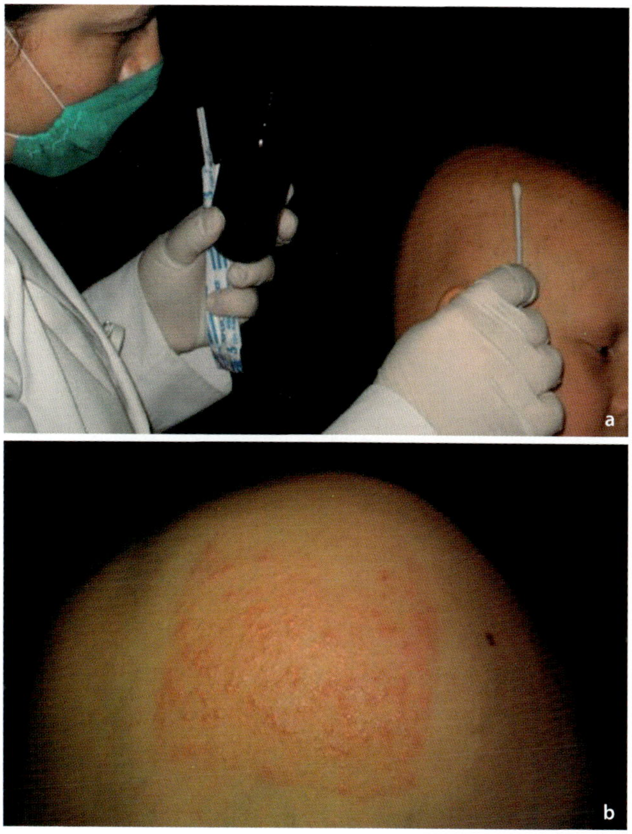

Figura 27.4 a Sensibilización en área de 5x5 cm con hisopo DPCP al 2%. b Reacción de sensibilización deseada.

De 2 a 3 semanas después, se inician aplicaciones semanales con la mínima concentración (0,0001% a 2%) con la que se obtenga un eritema tipo quemadura solar de grado 1, prurito o descamación que se mantenga por 2-3 días. Esta concentración se va incrementando dependiendo de la reactividad del paciente, sin embargo, la inducción de dicha reacción no es una condición indispensable para una respuesta clínica favorable (Figura 27.5). Existen pacientes sumamente sensibles en los que se requiere una concentración tan baja como el 0,0001% para mantener una reacción inflamatoria tolerable, y algunos otros presentan recrecimiento inicial; sin embargo, posteriormente desarrollan tolerancia, por lo que requieren incrementos continuos en la concentración hasta alcanzar el 2% sin desarrollar una adecuada dermatitis, lo que resulta en la pérdida del cabello obtenido.

Se le indica al paciente evitar la exposición solar directa, no tocar la piel cabelluda y lavarla 48 horas después de cada aplicación en un lavabo, para evitar el escurrimiento al cuerpo y prevenir el desarrollo de dermatitis fuera del área tratada. En el caso de los niños pequeños, se deberá vigilar estrechamente el apego a las indicaciones.

Algunos autores refieren de utilidad la aplicación de pruebas de contacto a diferentes concentraciones en la región de la espalda para determinar la mínima concentración capaz de inducir una reacción inflamatoria (Figura 27.6). Asimismo, algunos prefieren iniciar las aplicaciones semanales en la mitad de la cabeza hasta observar el crecimiento del cabello, y así descartar el efecto placebo o la remisión espontánea (Figura 27.7).

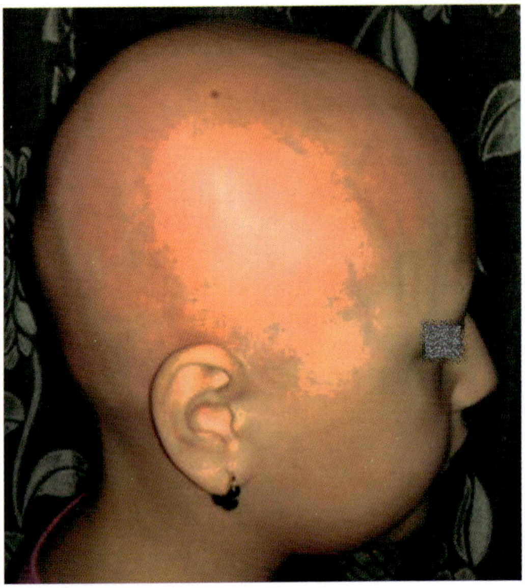

Figura 27.5 Grado de eritema deseable.

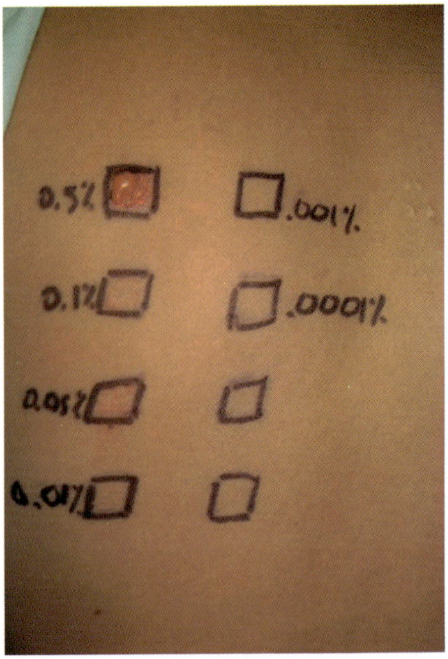

Figura 27.6 Pruebas de contacto para determinar la mínima concentración para inducir una reacción inflamatoria. En este caso corresponde al 0,05%.

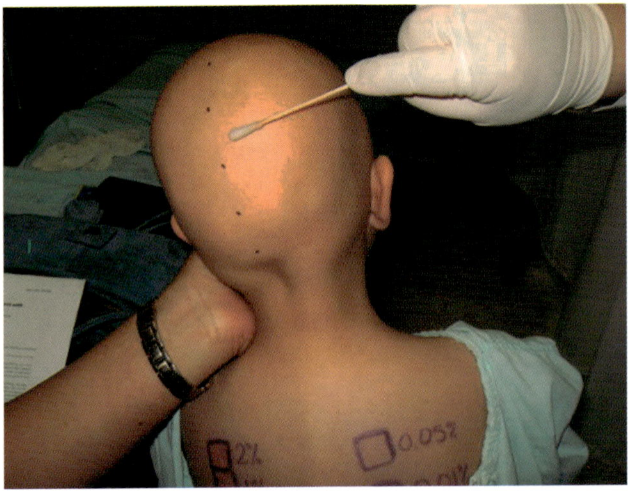

Figura 27.7 Inicio de aplicaciones semanales en hemicráneo hasta observar un crecimiento para descartar el efecto placebo o la remisión espontánea.

Si la reacción obtenida es mayor a la deseada y se presentan ampollas, vesículas, eccema intenso, etc., se deberá reducir la concentración en uno o dos porcentajes una vez recuperada la piel con fomentos secantes, cremas reparadoras y ocasionalmente esteroides tópicos y sistémicos. Caso contrario, si la reacción obtenida es menor, se deberá incrementar la concentración del alergeno en un porcentaje o incluso aumentar el número de aplicaciones semanales.

Si el paciente no responde después de un máximo de 12 meses, se puede considerar la falla terapéutica; sin embargo, algunos autores señalan 6 meses. Una revisión de 148 pacientes encontró que el 90% desarrolló una respuesta clínica significativa hasta los 24 meses, por lo que se estima que de no esperar este tiempo, no se hubieran identificado de un tercio a un quinto de respondedores.

Se ha reportado el tratamiento de las cejas con precaución extrema a concentraciones de 1/10 parte de la utilizada en la piel cabelluda; sin embargo, en muchas ocasiones se observa el crecimiento de estas durante el tratamiento como un efecto a distancia. Las pestañas no deben tratarse con inmunoterapia.

En caso de tratamiento fallido, se puede intentar el manejo con el otro alergeno de contacto si se tiene disponible; sin embargo, la DPCP es el alergeno de contacto de primera línea para el tratamiento de AA, y en caso de no responder, se puede intentar SADBE. En un estudio retrospectivo de 10 pacientes del Hospital Universitario que presentaron tratamiento fallido, el cambio de alergeno de contacto resultó en cambios cosméticamente aceptables en el 50% de estos casos sin éxito previo.

Es importante mencionar que el paciente debe continuar con las aplicaciones semanales después de lograr la mejoría máxima y posteriormente espaciar las aplicaciones cada 1-3 meses (Figuras 27.8 y 27.9).

Aunque estos agentes sensibilizantes no tienen absorción sistémica, se puede observar el crecimiento del pelo a distancia de la zona de aplicación. Este fenómeno se denomina *castling* y no está claro, pero se ha propuesto un efecto sistémico de la aplicación localizada.

Es posible la combinación de inmunoterapia con otros tratamientos como los pulsos de dexametasona, el imiquimod o la antralina. Asimismo, se pueden utilizar esquemas que difieren del clásico, como iniciar un tratamiento sin sensibilización previa con aplicación de

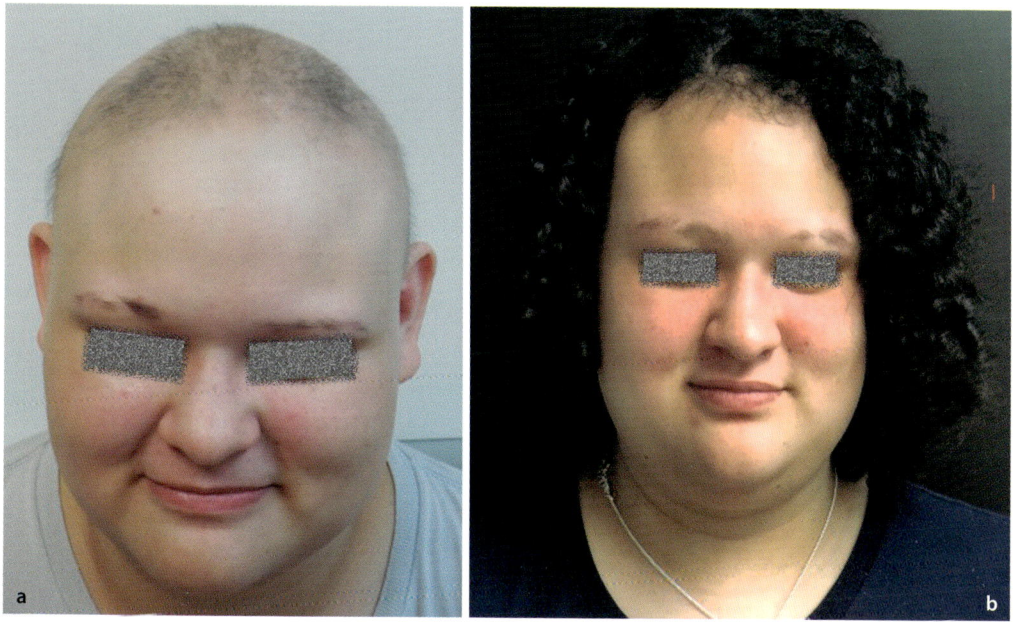

Figura 27.8 Paciente femenina de 16 años de edad con 12 años de evolución. **a** Escala SALT basal S4 previo a tratamiento. **b** Escala SALT S1 posterior a 79 aplicaciones de SADBE.

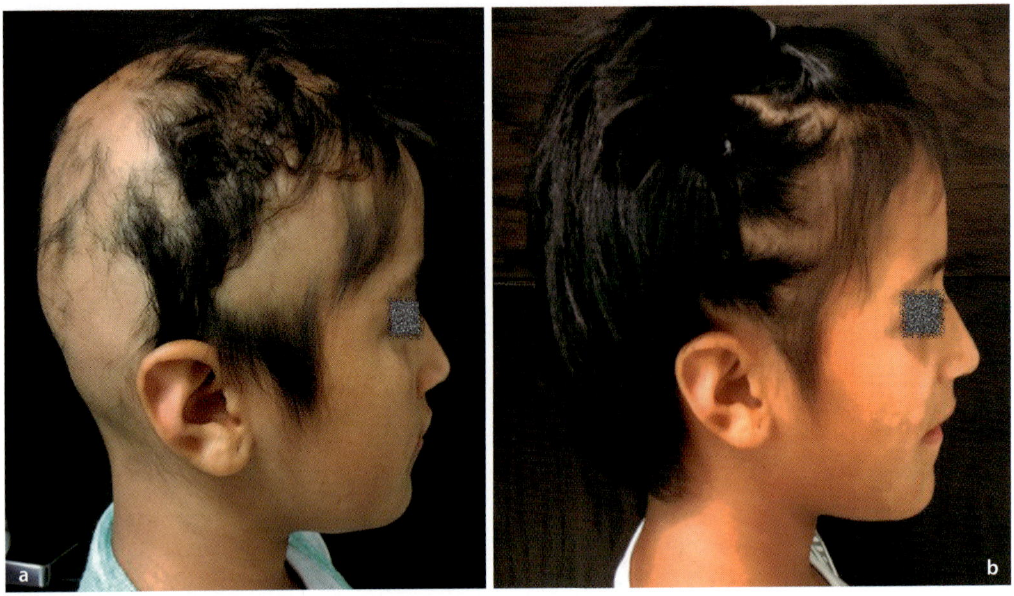

Figura 27.9 Paciente femenina de 10 años de edad con 7 años de evolución. a Escala SALT basal S4 previo a tratamiento. b Escala SALT S0 posterior a 36 aplicaciones de SADBE.

concentraciones progresivamente mayores del alergeno, el uso de un régimen domiciliario para mejorar la adherencia al tratamiento y aplicaciones más espaciadas cada 3 semanas, habiéndose descrito una eficacia similar a la frecuencia semanal (54% vs. 46%).

En el caso del uso combinado con dexametasona, esta última tiene una vida media de 36 horas con una duración de acción de 4 días. La dermatitis por DPCP tiene un inicio 12 horas posterior a su aplicación, con una duración aconsejable de 24-48 horas. Se recomienda, por tanto, aplicar la DPCP 2 días previos a la administración del pulso de dexametasona a 0,1mg/kg, 2 días consecutivos por semana.

Se ha reportado que el uso conjunto de DPCP e imiquimod puede inducir un mayor grado de dermatitis por contacto alérgica y una mayor repoblación en pacientes no respondedores a DPCP como monoterapia, dado un posible mecanismo inmunomodulador mediado por IL-12. Asimismo, la combinación con antralina promovió el crecimiento del cabello en no respondedores a DPCP.

Las mujeres en edad reproductiva deben tomar medidas anticonceptivas y, en caso de embarazo, el tratamiento debe suspenderse inmediatamente. Algunos autores sugieren realizar una biometría hemática, una química sanguínea y unas pruebas de función hepática previo al inicio del tratamiento y cada 3-6 meses; sin embargo, la mayoría no realiza estudios de monitoreo.

Habitualmente se establece como edad mínima para recibir inmunoterapia los 10 años de edad, sin embargo, se puede aplicar antes en pacientes que siguen adecuadamente las instrucciones y en aquellos que pueden ser supervisados por los padres durante las aplicaciones del tratamiento.

Conceptos clave

- La inmunoterapia tópica es una alternativa de primera línea para el tratamiento de casos extensos o resistentes de alopecia areata, sin los efectos secundarios de las terapias sistémicas inmunosupresoras.
- Los agentes sensibilizantes utilizados actualmente son la difenilciclopropenona y el ácido escuárico dibutiléster, los cuales han desplazado al dinitroclorobenceno debido a su potencial mutagénico.
- Se desconoce su mecanismo de acción, siendo la principal teoría la competencia antigénica.

Bibliografía de consulta

Herz-Ruelas ME, Lozano-Peña AK, Ocampo-Candiani J, et al. Immunotherapy for resistant and/or severe alopecia areata in a university hospital setting in Northern Mexico. Australas J Dermatol 2020; 61 (1): e137-e139.

Herz-Ruelas ME, Ocampo-Candiani J, Gómez-Flores M, et al. Switching immune sensitizer agents in refractory alopecia areata as a valuable therapeutic strategy a retrospective case series. Indian J Dermatol Venereol Leprol 2022; 88 (6): 845-8.

Lee S, Kim BJ, Lee YB, Lee WS. Hair Regrowth Outcomes of Contact Immunotherapy for Patients with Alopecia Areata: A Systematic Review and Meta-analysis. JAMA Dermatol 2018; 154 (10): 1145-51.

Lin AN. Topical contact allergens. En: Stephen E (ed). Wolverton. Comprehensive Dermatologic Drug Therapy. 3° ed. Filadelfia: W.B. Saunders, 2013; p. 527-34.

Mahasaksiri T, Kositkuljorn C, Anuntrangsee T, Suchonwanit P. Application of Topical Immunotherapy in the Treatment of Alopecia Areata: A Review and Update. Drug Des Devel Ther 2021; 15: 1285-98.

28

Infiltración

César Daniel Villarreal Villarreal • Estefanía Boland Rodríguez

La alopecia androgenética (AAG) se caracteriza por la miniaturización progresiva de los folículos en la piel cabelluda, y a lo largo de la vida afecta hasta el 80% de los hombres caucásicos. Los tratamientos aprobados para AAG incluyen minoxidil tópico y finasterida sistémica. Recientemente, el minoxidil oral (OM) de dosis bajas se ha convertido en una terapia alternativa segura y efectiva para AAG. En pediatría, cada vez es más frecuente el diagnóstico de AAG, principalmente en adolescentes. Como tricólogos debemos conocer las diferentes opciones terapéuticas disponibles, debido a que en este grupo de edad idealmente debemos evitar medicamentos que tengan efectos sistémicos en las hormonas sexuales. De ahí que el uso de la mesoterapia sea una excelente opción en este tipo de pacientes.

El perfil de eficacia y seguridad de la dutasterida oral en AAG está bien documentado. La posibilidad de efectos secundarios sexuales ha alentado el interés en los mecanismos de entrega alternativos con una mejor seguridad. Actualmente, no hay ninguna fórmula de dutasterida tópica estable, y las inyecciones intradérmicas de dutasterida (mesoterapia) han demostrado ser una alternativa segura y efectiva en pacientes que no pueden tomar dutasterida sistémica.

La mesoterapia o la terapia intradérmica local es un método mínimamente invasivo que implica la inyección de agentes terapéuticos como fármacos y sustancias bioactivas en la piel a una profundidad de 2-4 mm. Una de las principales ventajas de la mesoterapia es que el agente terapéutico se administra directamente en la piel, sin pasar por las barreras que enfrentarían los agentes tópicos, lo que permite un enfoque dirigido al tratamiento. Como resultado, se plantea la hipótesis de que la biodisponibilidad del agente aumenta debido al tiempo de recuperación más largo en el sitio inyectado, además de su presencia directa en el área objetivo. Los estudios han informado que las dosis más bajas de medicamentos pueden usarse con intervalos de tiempo más largos entre sesiones, que podrían conducir a buenos resultados en los pacientes. Estudios recientes han mostrado que la administración de dosis más bajas de medicamentos a través de la mesoterapia, directamente en la piel cabelluda, es una alternativa eficaz en el tratamiento de las alopecias.

Existen cinco técnicas que se usan comúnmente y varían en la profundidad de la aguja y el ángulo de inyección:

- **Técnica intraepidérmica (profundidad de inyección: 1 mm)**: se inyectan múltiples y pequeñas cantidades de la solución de mesoterapia, a menudo en un patrón similar a la cuadrícula de 1 cm de distancia, en la epidermis que cubre toda el área de tratamiento. Cada inyección se aplica con una presión leve, por lo que causa un dolor mínimo y sin sangrado, lo que hace que esta técnica sea adecuada para pacientes con un umbral bajo de tolerancia al dolor.
- **Técnica de formación papular (profundidad de inyección: 2-4 mm)**: se inyecta la solución de mesoterapia en la unión dermoepidérmica que hace que se forme una pápula pequeña, y se recomienda para el tratamiento de la alopecia o las arrugas.

- **Técnica de Nappage (profundidad de inyección: 2-4 mm)**: esta técnica implica múltiples inyecciones superficiales realizadas en un ángulo de 30°-60°, con una presión constante aplicada a cada inyección que introduce una gota de solución de mesoterapia por sitio. Se usa ampliamente para los tratamientos de la piel cabelluda y el rejuvenecimiento de la piel, sin embargo, podría causar más molestias en el paciente en comparación con otras técnicas.
- **Técnica punto por punto (profundidad de inyección: 4 mm)**: se aplican inyecciones profundas y perpendiculares en la dermis, de 0,02-0,05 mL de solución de mesoterapia, a 1-2 cm de distancia.
- **Técnica de mesoperfusión**: implica inyecciones de la misma solución de mesoterapia durante un período de 10 minutos. Las técnicas de siesta y punto por punto se usan más comúnmente para el tratamiento de la pérdida de cabello por mesoterapia.

Forma de aplicación

Anestesia

Para realizar la mesoterapia podemos utilizar anestesia tópica o realizar bloqueos para disminuir las molestias del paciente. Los pacientes pediátricos sometidos a procedimientos en tricología requieren, a diferencia de los adultos, una atención especial, ya que para la administración de diversos analgésicos, anestésicos o sedantes se necesita un conocimiento profundo de la farmacocinética y farmacodinamia.

El anestésico local más utilizado es la lidocaína. Se aplica para bloqueos periféricos o procedimientos dermatológicos en pacientes pediátricos. La recomendación para la dosis de lidocaína en tricología pediátrica no debe exceder más de 1,5-2,0 mg/kg de lidocaína y 3,0-4,5 mg/kg de lidocaína con epinefrina en un solo tratamiento. La anestesia infiltrativa se puede combinar con la anestesia tópica siempre que se respete la dosis máxima.

Los bloqueos nerviosos se pueden utilizar para minimizar el dolor asociado con la inyección de anestesia de infiltración, por lo cual el conocer la correcta ténica de bloqueo de la piel cabelluda es fundamental, ya que en padecimientos para alopecia areata, AAG y en los diferentes tipos de alopecia cictricial, el poder realizar bloqueos nos permite tratar áreas más grandes con menor molestia para el paciente. La realización de bloqueos nerviosos requiere un muy buen conocimiento de la anatomía del campo quirúrgico. En la Tabla 28.1 se explican los diferentes bloqueos que se pueden realizar en la piel cabelluda.

Protocolo para mesoterapia con dutasterida

El protocolo de microinyección de dutasterida que utilizamos en la clínica CEDAVI Dermaexperts es el siguientes:

- Se aplica crema anestésica compuesta por tetracaína al 7% y lidocaína al 23% (de los laboratorios Télica, DermaZone y OmicronLab, México) en el área alópica durante 30 minutos. Despues de esto realizamos bloqueos en forma de corona o en el nervio troclear y supraorbitario (*v.* Tabla 28.1). La formulación de dutasterida es preparada de la siguiente forma: 1 mL de dutasterida (dutaTox, dutasterida al 0,01%, laboratorio Skymedic, Estados Unidos) agregado a 1 mL de solución fisiológica.
- El volumen total de 2 mL se aplica con una aguja Misawa de 30 g y 4 mm de profundidad de forma intradérmica, separando 1 cm entre cada sitio de inyectado por sesión (técnica de mesoterapia punto por punto). Este protocolo lo hacemos de manera intensiva los primeros 3 meses (1 sesión/mes). Al cuarto mes tomamos fotografías para medir objetivamente los

Tabla 28.1 Bloqueos en la piel cabelluda utilizados en tricología

Nervio	Inervación cutánea	Referencias anatómicas	Técnica
Nervio occipital mayor	Mayor parte de la región occipital hasta el vértex	Línea nucal superior, protuberancia occipital, apófisis mastoides	1. Palpe la arteria occipital al nivel de la línea nucal superior 2. Inserte la aguja con un ángulo de 90° medial a la arteria y avance hasta alcanzar el hueso 3. Inyecte 2-4 mL de anestesia
Nervio occipital menor	Piel cabelluda posterior a la oreja	Línea nucal superior	1. Después del bloqueo del occipital mayor, avance la aguja lateralmente y ligeramente hacia abajo, a lo largo de la línea nucal superior 2. Inyecte 3 mL de anestesia
Nervio zigomático temporal	Canto lateral del ojo y piel de la región temporal	Canto lateral del ojo y lateral al reborde orbitario	1. Palpe la depresión en la cara posterior del borde orbitario lateral 2. Inserte la aguja justo detrás de la depresión 3. Haga avanzar la aguja hacia abajo a lo largo de la pared del borde orbitario lateral hasta aproximadamente el nivel del canto lateral 4. Inyecte 1-2 mL de anestésico local en este nivel
Nervio auriculotemporal	Piel anterior al pabellón auricular y ⅔ posteriores del área temporal, piel del trago y hélice	Trago del oído	1. Inserte la aguja 15 mm por delante del trago 2. Avance 10 mm, apuntando lateralmente hacia el trago 3. Inyecte lentamente 1-2 mL de anestésico local

cambios y después de esto decidimos si continuamos mensualmente o espaciamos las sesiones cada 3 meses (Figura 28.1). Complementamos con minoxidil oral, que en pacientes pediátricos solemos iniciar a 0,25 mg/día, y aumentamos la dosis cada 3 meses según la tolerancia y los resultados.

Discusión

La dutasterida es un inhibidor de la enzima 5-α-reductasa de segunda generación, que actúa inhibiendo las isoformas de las enzimas de los tipos I y II, mientras que la finasterida solo inhibe la isoforma tipo II. En comparación con la finasterida, la dutasterida es aproximadamente tres veces más potente que la finasterida en la inhibición de la 5-α-reductasa tipo II. Cuando se administra dutasterida por vía oral, se ha evaluado un rango de dosis de 0,05-2,5 mg/día, siendo 0,5 mg/día la dosis más comúnmente informada y comercialmente disponible. Sin embargo, en pacientes pediátricos por lo general se opta por medicamentos que no sean sistémicos para disminuir las repercusiones que pueden tener en este grupo de edad, por lo que la mesoterapia es una alternativa viable. La mesoterapia reduce la frecuencia y la dosis de la administración, lo que lleva a la reducción potencial de los efectos adversos sistémicos fuera del objetivo.

De los pioneros en utilizar mesoterapia con dutasterida sobresale el estudio de Saceda-Corralo y cols., quienes describieron un protocolo de inyección de 1 mL de dutasterida intradérmica al 0,01% durante 6 meses, con un tratamiento de una sesión cada 3 meses, con un total de 3 sesiones. No se registraron efectos secundarios sexuales adversos durante las sesiones de tratamiento y el período de seguimiento. Las investigaciones tampoco mostraron diferencias entre los niveles de hormona sérica antes y después del tratamiento. Otro estudio

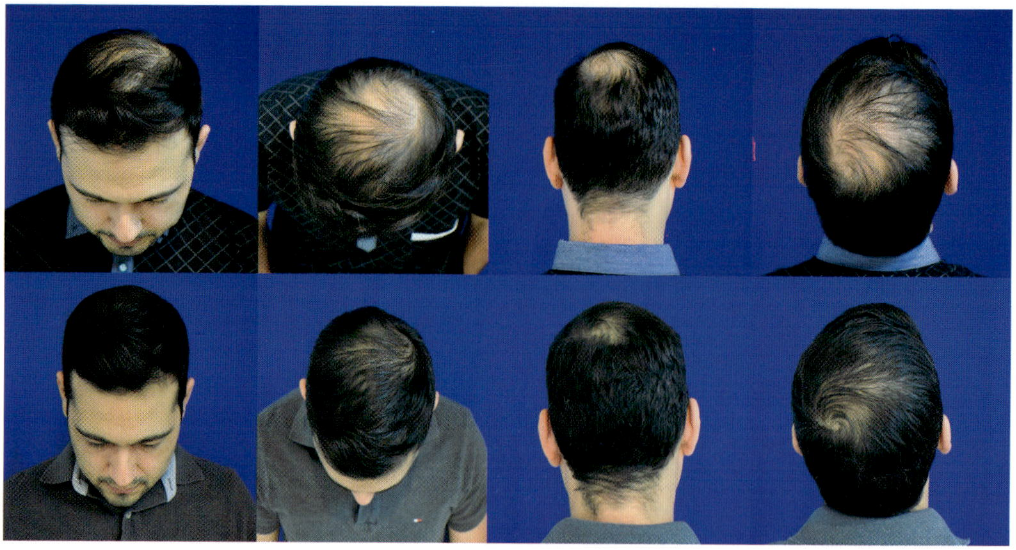

Figura 28.1 Paciente masculino de 39 años de edad con alopecia androgénica. Se indica tratamiento médico con minoxidil oral + mesoterapia con dutasterida mensual. Fotos comparativas antes y después de 6 meses. En pacientes adolescentes que inician con alopecia androgénica, la mesoterapia se recomienda debido a su eficacia y seguridad.

evaluó la inyección intradérmica de dutasterida en 28 pacientes masculinos con AAG durante 11 semanas y también encontró una buena eficacia.

Nuestro grupo de tricólogos en CEDAVI Dermaexperts reportó su experiencia en la aplicación de mesoterapia en AAG. En nuestro estudio retrospectivo, sobre 105 pacientes que no querían tomar inhibidores 5-α vía oral, se encontró una diferencia estadísticamente significativa en la densidad capilar del vértex contra el grupo que solo tomó minoxidil oral ($p < 0{,}001$). Nuestra conclusión fue que las microinyecciones de dutasterida son una alternativa eficaz y segura.

Otro estudio del grupo español coordinado por Saceda y cols. encontró que el 86,6% de los pacientes presentaban una mejoría clínica; de este grupo, 33 pacientes tuvieron una mejoría marcada. Además, se concluyó que los pacientes que toman dutasterida oral y al mismo tiempo realizan mesoterapia con dutasterida reducen la toma de dutasterida oral a 2-3 pastillas por semana (una dosis relacionada con una mayor tolerabilidad y menor incidencia de efectos secundarios), lo que evidencia nuevamente la posible seguridad en este grupo de pacientes.

No existe un estudio que compare la eficacia de dutasterida en mesoterapia contra dutasterida por vía oral. En el metaanálisis más grande se encontró que el cambio medio en el recuento de pelos desde el inicio en cm^2 fue mayor con dutasterida oral que con mesoterapia: 15,92 pelos/cm^2 vs. 7,9 pelos/cm^2. Una ventaja de la mesoterapia es que no se reportaron efectos en la líbido.

Cada vez existe más evidencia que apunta a que la mesoterapia con dutasterida es una opción viable en el tratamiento de AAG, además de ser atractiva en pacientes pediátricos, aunque hasta la fecha no hay estudios en este grupo de edad.

Efectos secundarios

Los efectos secundarios de la mesoterapia son leves y suelen resolverse en unos pocos días. Los efectos reportados con mayor frecuencia incluyen cefalea, dolor en el sitio de inyección y tensión o picazón en la piel cabelluda. Los factores de riesgo adicionales incluyen interacciones farmacológicas y posibles contaminaciones de productos.

Con respecto a la seguridad, aunque nuestro protocolo implica dosis más frecuentes, no se informó disfunción sexual ni efectos secundarios en nuestros pacientes. Decidimos usar la crema anestésica previo a la anestesia de bloqueo de anillo para evitar el edema facial que ocurre debido a la infiltración de lidocaína.

Otras opciones de mesoterapia

Recientemente se dan descrito otras opciones de mesoterapia. Aunque son pocos los estudios y los resultados son variados, es imporante conocer las opciones disponibles y su nivel de evidencia:

- **Mesoterapia con minoxidil**: el minoxidil es un vasodilatador que está aprobado por la *Food and Drug Administration* (FDA) para el tratamiento de AAG, y está involucrado en la prolongación de la fase anágena de los folículos pilosos, que conduce a un aumento del crecimiento del pelo. Se ha reportado en algunos estudios su eficacia, con la hipótesis de que la inyección de minoxidil puede aumentar su efecto terapéutico y conducir a un mayor cumplimiento del paciente.
- **Plasma rico en plaquetas**: contiene factores de crecimiento como el factor de crecimiento de fibroblastos, el factor de crecimiento endotelial vascular, el factor de crecimiento transformador β1 y el factor de crecimiento epidérmico. Se ha hipotetizado que estos factores inducen la regeneración de los folículos pilosos.
- **Toxina botulínica tipo A**: se usa ampliamente en dermatología cosmética y recientemente se ha utilizado para tratar AAG. Por lo general, se administra mediante inyecciones y, debido a su efecto vasodilatorio, se utiliza también para relajar la piel cabelluda y, por lo tanto, aumentar el flujo sanguíneo y la oxigenación, lo que resulta en la reducción de la pérdida de pelo. Se inyectaron 50 unidades de toxina botulínica tipo A en la piel cabelluda en una sesión.
- **Células madre**: según su fuente, son pluripotentes o multipotentes, y pueden regenerarse y diferenciarse en una variedad de tipos de células. Como resultado, se están explorando células madre para tratar AAG debido a su potencial para diferenciarse en células de papila dérmica que conducen a la regeneración del folículo piloso y del pelo.

Conclusiones

La mesoterapia es un método de administración intradérmica de medicamentos y sustancias bioactivas con el potencial de tratar los trastornos de la pérdida del pelo como AAG y el efluvio telégeno. Varios estudios han mostrado mejoras estadísticamente significativas en el crecimiento del pelo después de las inyecciones de mesoterapia con varios agentes terapéuticos y soluciones homeopáticas. Las dosis de fármacos más bajas, la administración localizada y la menor frecuencia de inyecciones son factores que pueden mejorar la utilidad de la mesoterapia.

Conceptos clave

- La mesoterapia consiste en la aplicación de sustancias bioactivas mediante inyecciones con microagujas de 28-30 g, entre 1 y 4 mm de profundidad.
- La aplicación de dutasterida por medio de la mesoterapia ofrece la ventaja de nula absorción sistémica y una mayor bioactividad en el sitio que se desea tratar.
- El uso de bloqueos permite realizar con mayor seguridad y eficacia las infiltraciones con dosis menores, lo que otorga un mayor confort a los pacientes.

Bibliografía de consulta

Gubelin Harcha W, Barboza Martinez J, Tsai TF, Katsuoka K, et al. A randomized, active- and placebo-controlled study of the efficacy and safety of different doses of dutasteride versus placebo and finasteride in the treatment of male subjects with androgenetic alopecia. J Am Acad Dermatol 2014; 70 (3): 489-98.

Heilmann S, Brockschmidt FF, Hillmer AM, Hanneken S, et al. Evidence for a polygenic contribution to androgenetic alopecia. The British Journal of Dermatology 2013; 169 (4): 927-30.

Jimenez-Cauhe J, Saceda-Corralo D, Rodrigues-Barata R, et al. Effectiveness and safety of low-dose oral minoxidil in male androgenetic alopecia. J Am Acad Dermatol. 2019; 81 (2): 648-9.

Randolph M, Tosti A. Oral minoxidil treatment for hair loss: A review of efficacy and safety. J Am Acad Dermatol 2020.

Vano-Galvan S, Pirmez R, Hermosa-Gelbard A, Moreno-Arrones OM, et al. Safety of low-dose oral minoxidil for hair loss: A multicenter study of 1404 patients. J Am Acad Dermatol 2021; 84 (6): 1644-51.

★ Acceda al eBook para consultar la lista completa de bibliografía.

29

Láseres y luces

Jessica Aranda Mendoza • Martha Grisell Ortega Valerio

Los láseres y las luces son modalidades mínimamente invasivas que actualmente se emplean como parte de los procedimientos más comunes en determinadas patologías pediátricas como tratamientos de primera y segunda línea.

Principios de la terapia láser

El láser fue desarrollado sobre la base del concepto de luz estimulada en el que un fotón de energía electromagnética (dióxido de carbono, argón, neodimio, etc.) estimula la emisión de fotones por medio de átomos y moléculas en estado excitado, las cuales pueden ser monocromáticas o policromáticas.

Su energía electromagnética liberada se mide en Joules (J), la potencia en vatios (w), la cantidad de energía liberada por unidad de superficie (fluencia) en J-mJ/cm^2, la potencia administrada (irradiancia) en W/cm^2, el diámetro del haz del láser en la superficie cutánea (*spots*) en mm y el tiempo de la exposición en que se libera la energía (de manera continua) por medio de pulsos en una unidad de tiempo, en segundos (s) y picosegundos (ps).

Su uso se ha perfeccionando con la teoría de fototermólisis selectiva de Anderson y Parrish (1980), con dosimetrías óptimas con mínimo daño tisular no deseado y una adecuada relajación térmica, que es el tiempo necesario para que pierda la mitad del calor que se adquirió con la exposición al láser, mediante la elección de parámetros para el cese de fotones a un compuesto denominado cromóforo, los cuales tienen una afinidad por longitudes de onda lumínicas (nm). Los cromóforos diana en el tejido cutáneo son el ácido desoxirribonucleico (ADN), el agua, la oxihemoglobina, la melanina y los pigmentos exógenos localizados en la dermis. De esta manera, el láser se emplea para tratamientos cutáneos específicos. Esta focalización específica es un elemento clave para la eficacia del tratamiento y la obtención del efecto deseado.

Dentro de su clasificación, los láseres pueden ser ablativos o no ablativos. Son ablativos cuando se dirigen a la capa dermoepidérmica, generan un daño controlado y promueven la remodelación del colágeno en este nivel. En cambio, los no ablativos no producen disrupción de la epidermis y generan una fototermólisis selectiva en la dermis. Ambos generan un daño térmico homogéneo en las profundidades o cromóforo diana objetivo y esto está determinado por su longitud de onda . Pueden emplear fototermólisis fraccional (láseres fraccionados), mantienen microhaces selectivos en longitudes de onda específicas y generan zonas microtérmicas; además, ambos láseres respetan las zonas contiguas y logran una cicatrización y regeneración más rápida.

Láseres depiladores

Son aquellos que generan la remoción del vello mediante la destrucción de las células peribulbares y de la matriz capilar, lo que genera una reducción y miniaturización del pelo en fase anágena por acción fototérmica con los láseres que tienen longitudes de onda de 600-1200 nm, y que tienen como cromóforo diana la melanina. Los láseres empleados son: láser de colorante pulsado (PDL) (577-1200 nm), Nd:YAG (1064 nm), diodo (800-810 nm), alejandrita (755 nm) y rubí (694 nm).

Aunque en adultos se han empleado por motivos estéticos, en pacientes pediátricos se han utilizado para determinadas dermatosis en las que la depilación es necesaria para mejorar la calidad de vida.

En un inicio se empleó en pacientes pediátricos el láser QS-Nd:YAG para tratar la hipertricosis lanuginosa, y se redujo el pelo en hasta el 80% del área deseada. Posteriormente se introdujo el láser de rubí en hipertricosis nevoide, nevos congénitos, nevo de Becker, seno pilonidal y para la reducción del pelo en zonas no deseadas. Con este método, se encontraron resultados adecuados en la reducción del pelo y la disminución del grosor en el 89% de los pediátricos tratados.

El láser de alejandrita se comenzó a utilizar en hipertricosis por lesiones melanocíticas en las que se observó una reducción del pelo > 50%, así como buenos resultados en fototipos II-IV. Resultados similares se obtuvieron con el empleo del láser de diodo tanto en adultos como en pediátricos con nevo de Becker; luego, este mismo láser fue empleado en hipertricosis en pabellón auricular, con reducciones significativas del pelo.

Otro de los láseres empleados es el Nd:YAG para depilación en hipertricosis por lesiones melanocíticas e hirsutismo para fototipos IV-VI y quiste pilonidal; en este último se mostró una reducción de recurrencias de infección al eliminar el pelo en esta área en adolescentes y adultos jóvenes.

El láser de diodo ha mostrado una mejor evidencia de la reducción del vello en pacientes adultos, sin embargo, en pediátricos hay más estudios con los láseres de alejandrita, rubí y Nd:YAG con mejores resultados, bien tolerados y con efectos adversos mínimos.

Láseres ablativos: dióxido de carbono (CO_2) y láser de granate de itrio-aluminio dopado con erbio (Er:YAG)

Los láseres son ablativos cuando se dirigen a la capa dermoepidérmica de la piel, generan daño en ambas capas y promueven la remodelación del colágeno en este nivel. A su vez, por medio de esta comunicación dermoepidérmica se puede realizar una administración de fármacos de forma más homogénea en el sitio de acción, en comparación con la administración por medio de inyecciones intralesionales, lo que facilita la respuesta terapéutica además de evitar el dolor asociado a la inyecciones intralesionales convencionales. Cabe destacar que con esta modalidad se evita la atrofia local que se produce con la inyección de esteroides intralesionales de alta potencia.

Alopecia areata

Majid y cols. muestran, en una serie de casos de 8 pacientes con alopecia areata (AA) de piel cabelluda resistente al tratamiento, una paciente pediátrica de 11 años tratada con láser fraccionado de CO_2 (50-60 mJ/cm^2) seguido de aplicación tópica de triamcinolona. La paciente recibió 4 sesiones con intervalos de 3-4 semanas y evidenció un recrecimiento del 90%.

Diversos metaanálisis asocian mayores tasas de eficacia de la combinación de minoxidil más la administración de láser ablativo y no ablativo, en comparación con la monoterapia de minoxidil tópico. Llama la atención que no se encontró diferencia estadísticamente significativa entre la eficacia tras aplicar minoxidil tópico con láser fraccionado de CO_2 vs. láser de excímeros.

Láseres fotobiomoduladores: láser y lámpara de cloruro de xenón UVB y excímeros

Este espectro de luz se obtiene mediante un excímero del gas cloruro de xenón, el cual emite una onda de radiación de 308 nm, ya sea de forma coherente mediante el láser o de forma incoherente mediante la lámpara. Induce efectos fotobiológicos similares a la fototerapia con luz UVB-NB, inmunosupresión e inmunomodulación, ya que induce la apoptosis de linfocitos, disminuye la presentación antigénica y reduce las interleucinas asociadas a la inflamación pero con un mejor perfil de seguridad. Ofrece el beneficio de focalizar la exposición únicamente en el área a tratar, amerita un menor número de sesiones, la dosis de J administrada es menor y no requiere protección ocular después de las sesiones. Esta terapia es segura en pacientes pediátricos y adultos, así como en todos los fototipos de piel. Tiene la ventaja de ser selectiva, ajustable y de requerir un menor número de sesiones con la consiguiente menor cantidad de dosis acumulada de radiación.

La lámpara de excímeros es similar al láser de excímeros, la diferencia es que la lámpara emite una luz incoherente y puede requerir mayor duración, pero ambos se encuentran en la misma longitud de onda del espectro UVB. También ofrece el beneficio de focalizar la exposición al ser una pieza de mano y gracias a sus plantillas que se ajustan a la localización y el tamaño de las lesiones.

Alopecia areata

Al-Mutairi describe el recrecimiento del pelo en 8 de 11 (73%) pacientes pediátricos con AA manejados con láser de excímeros de 308 nm (con incrementos graduales de 50 mJ/cm^2), dos veces a la semana durante 3 meses. Llama la atención que los pacientes que no evidenciaron respuesta al tratamiento cursaban con patología atópica concomitante y en algunos casos con alopecia total. La tolerancia de la terapia fue excelente y se encontraron solo efectos adversos mínimos y transitorios como prurito, eritema leve, hiperpigmentación y descamación. En cuanto a la duración de la respuesta, en el 22,2% de los casos se presentó recurrencia de las áreas que previamente fueron repobladas a los 6 meses de tratamiento

Dentro de las ventajas de utilizar un dispositivo excímero encontramos menores dosis de luz UVB, buen perfil de seguridad y eficacia, fácil administración (tanto para el operador como para el paciente pediátrico ya que es indoloro, no necesita tratamiento previo ni restricciones posteriores a su administración, y mejora la comodidad y adherencia del paciente al tratamiento), además de que se puede usar como terapia de primera o segunda línea, ya sea en monoterapia como en sinergia al tratamiento tópico o sistémico.

En el metaanálisis realizado por Zhang se evaluó la seguridad y eficacia de la administración de terapia con láser de excímeros en sinergia con minoxidil tópico. Se concluyó que reduce la escala SALT en AA de forma significativa ($p = 0,003$) y se reportaron solo efectos adversos leves y transitorios como eritema, dermatitis irritativa por contacto y prurito, lo que evidencia que la combinación de terapia láser con minoxidil es más efectiva que la monoterapia con minoxidil.

Si bien no existen reportes en la población pediátrica, actualmente contamos con evidencia de que el usar la luz monocromática de excímeros en sus diversas modalidades, en sinergia con el tratamiento tópico, asocia mayor grado de respuesta terapéutica (Figuras 29.1-29.3), especialmente en combinación con minoxidil. Se reportó un recrecimiento del 94,2% en el tratamiento combinado vs. el 88,3% del grupo de minoxidil como monoterapia, lo cual fue

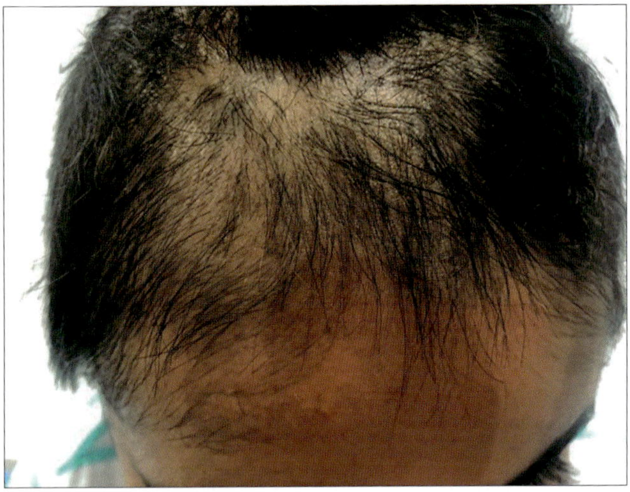

Figura 29.1 Paciente de 10 años con alopecia areata posterior a resistencia a la insulina, manejada con láser de excímeros de 308 nm.

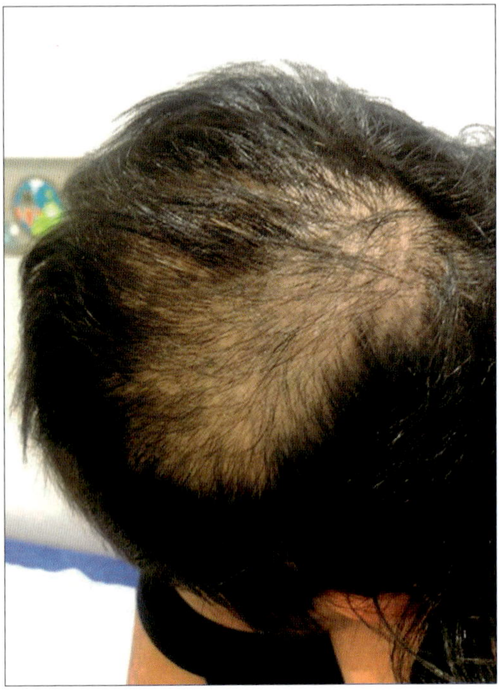

Figura 29.2 Evolución posterior a 6 sesiones de láser de excímeros de 308 nm.

estadísticamente significativo (p = 0,022). Por este motivo, se necesitan realizar estudios prospectivos aleatorios en población pediátrica sobre el uso de excímeros y los diversos fármacos tópicos en el tratamiento de AA para determinar el perfil de seguridad y eficacia.

Psoriasis de piel cabelluda

En cuanto al tratamiento de psoriasis de piel cabelluda con fototerapia, láser o lámpara de excímeros, es complicado ya que el pelo protege el cuero cabelludo de la radiación ultravioleta. Por tal motivo, se han desarrollado peines de luz ultravioleta y los secadores de pelo pueden

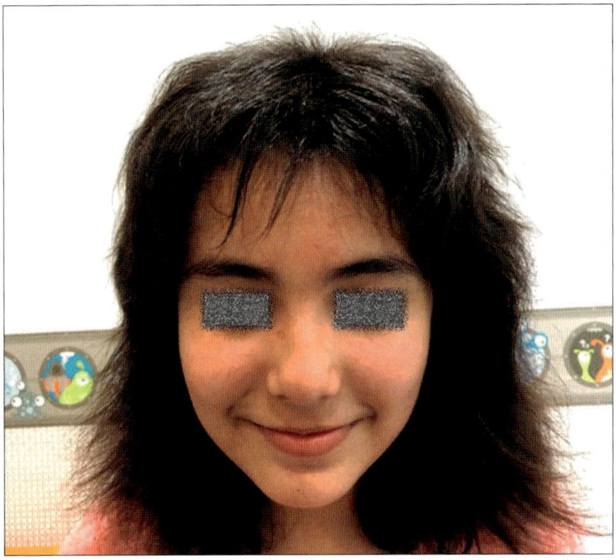

Figura 29.3 Evolución posterior a 12 sesiones de láser de excímeros de 308 nm.

ayudar a exponer la piel cabelluda a dispositivos excímeros; sin embargo, faltan ensayos clínicos aleatorios para evaluar su seguridad y eficacia.

Esclerodermia lineal en *coup de sabre*

Patología autoinmune poco frecuente, predominantemente expresada durante la infancia. Existen limitados reportes de caso tratados con láser de excímeros, sin embargo, este podría representar una opción terapéutica en lesiones refractarias a terapias de primera línea o como sinergia al tratamiento convencional.

Conceptos clave

- El láser (del acrónimo LASER en inglés) se define como la amplificación de la luz por emisión estimulada de radiación y tiene diferentes usos en las patologías dermatológicas.
- La lámpara y láser de excímeros se consideran un bioestimulador que, a través de un excímero del cloruro de xenón, tienen un efecto inmunosupresor e inmunomodulador, siendo útil en patologías como la alopecia areata (AA).
- El láser ablativo produce un daño en la unión dermoepidérmica, estimula la remodelación de colágeno y facilita la vehiculización de algunos medicamentos; además, puede ofrecer una mejor respuesta terapéutica comparada con las aplicaciones intralesionales.

Bibliografía de consulta

Al-Mutairi N. 308-nm Excimer Laser for the Treatment of Alopecia Areata in Children. Pediatric Dermatology 2009; 547-50.

Koch D. The diverse application of laser hair removal therapy: a tertiary laser unit's experience with less common indications and a literature overview. Lasers Med Sci 2015; 30 (1): 453-67.

Majid I. Fractional Carbon Dioxide Laser in Combination with Topical Corticosteroid Application in Resistant Alopecia Areata: A Case Series. J Cutan Aesthet Surg 2018; 11 (4): 217-21.

★ Acceda al eBook para consultar la lista completa de bibliografía.

30

Depilación

Mónica Patricia Ramos Álvarez • Ana Isabel Macías Macías

La preocupación por la presencia de pelo no deseado, así como la eficacia y seguridad de los distintos métodos para su eliminación, son motivo frecuente de consulta dermatológica pediátrica. El exceso de pelo es una condición benigna, pero puede conllevar un gran impacto psicosocial, por lo que el dermatólogo debe conocer las ventajas y los riesgos de los distintos procedimientos a fin de ofrecer una orientación adecuada. El estrato córneo en la edad pediátrica parece tener un espesor menor y, aunque no existe evidencia concluyente, podría condicionar una mayor fragilidad y menor tolerancia a algunas terapias.

El pelo no deseado se clasifica en tres categorías:

- Hipertricosis: puede ser localizada (p. ej., nevos congénitos), sindrómica (p. ej., síndrome de Wiedemann-Steiner o hipertricosis congénita idiopática) o secundaria a tratamientos (p. ej., ciclosporina).
- Hirsutismo: crecimiento excesivo de folículos andrógeno-dependientes, exclusivo de las mujeres y secundario a endocrinopatías (p. ej., síndrome de ovario poliquístico [SOP]).
- Pelo en cantidad y grosor normales, que causa preocupación en el paciente.

Técnicas de eliminación de pelo

Temporales

Rasurado

Técnica mecánica que utiliza navajas que al deslizarse sobre la piel en una dirección cortan el tallo piloso. La técnica simple requiere preparación con crema u otros lubricantes. Existen modificaciones a la técnica convencional, como rastrillos eléctricos, que atrapan el pelo y lo exponen a una navaja interna; o recortadoras, que utilizan navajas oscilantes con cabezales de seguridad que evitan el contacto directo. Se considera el método de primera línea, especialmente en la pubertad y adolescencia, y se ha descrito en pacientes pediátricos sometidos a trasplantes, con hipertricosis por ciclosporina, y que han mostrado mayor nivel de satisfacción que con el blanqueamiento y la cera.

Para nevos melanocíticos congénitos se prefiere el uso de recortadoras que permiten la visualización de la lesión en seguimiento, con riesgo mínimo de trauma en la piel subyacente. El procedimiento debe ser realizado por un adulto hasta que el paciente tenga edad para hacerlo con destreza y prudencia.

Una preocupación frecuente con el rasurado es que el pelo crezca más grueso. Se debe informar a los pacientes que este procedimiento no cambia el grosor ni el color del pelo, pero la nueva punta roma del tallo piloso puede dar un aspecto más grueso.

Las complicaciones más frecuentes son el desarrollo de pelos enterrados, foliculitis, hiperpigmentación posinflamatoria (PIH) y cicatrices hipertróficas/queloides. En su mayoría, estas complicaciones pueden evitarse con preparación adecuada, recambio frecuente de navajas e higiene correcta.

Cremas depilatorias

Contienen tioglicolato, que desintegra los enlaces de cisteína de la queratina y elimina la porción de pelo con la que entran en contacto. Se han utilizado de forma segura en áreas sensibles con intervalo entre aplicaciones de varias semanas, y existen reportes de su uso en pacientes desde los 6 meses de edad, con hipertricosis por ciclosporina, en distintas topografías (incluida la cara), sin efectos adversos.

Un uso ampliamente estudiado en pediatría es el manejo del síndrome del torniquete de pelo, considerado la primera línea de tratamiento excepto en mucosas y genitales, en donde la eliminación mecánica es de elección. Se propone un tiempo de pose de 3 minutos y una segunda aplicación tras 10-15 minutos en caso necesario.

Un estudio demostró que el tioglicolato actúa como irritante y sensibilizante únicamente en aplicación > 24 horas continuas bajo oclusión, por lo que hasta el momento se considera una alternativa segura.

No se ha estudiado la absorción sistémica del tioglicolato en humanos, por lo que se sugiere utilizar la menor cantidad posible y restringir su uso en áreas limitadas. También se recomienda una prueba de tolerancia previa. No existe consenso sobre el tiempo de pose o la frecuencia entre aplicaciones. Se recomienda apegarse a las indicaciones del fabricante y vigilancia durante el procedimiento.

Cera

Aplicación de cera sobre áreas de piel con pelo y posterior remoción con un movimiento rápido y firme, con el fin de arrancar el tallo y el bulbo. La cera puede estar caliente o fría, o venir en tiras de papel preencerado; puede ser un método traumático y doloroso, pero los resultados son más duraderos que con el rasurado. Cuando se realiza de forma repetida, puede dañar el folículo con una diminución del pelo a largo plazo.

Las complicaciones reportadas son foliculitis, quemadura térmica, irritación, reacción alérgica y cicatrices (hipertróficas y queloides).

Hilo/pinzas

Uso de pinzas o hilos que se manipulan para envolver el pelo, para removerlo por tracción individual. Se utiliza en áreas limitadas como las cejas, el bigote o las patillas, en donde es bien tolerado. Los efectos adversos incluyen dolor, irritación y foliculitis, y de forma anecdótica se han reportado abscesos y verrugas planas, estas últimas por transmisión por fómites o como fenómeno de Koebner asociado al procedimiento.

Crema de eflornitina

Actúa como inhibidor de la enzima ornitina descarboxilasa, aprobada para el tratamiento de hirsutismo facial en mayores de 12 años. No elimina el pelo existente, pero reduce el grosor y la longitud del pelo en crecimiento. Las tasas de éxito son variables, sin embargo, parece un excelente coadyuvante para terapias lumínicas. Su uso en la edad pediátrica no ha sido ampliamente estudiado.

Semipermanentes

Se busca la destrucción de las células madre de los folículos que se encuentran en distintas fases del ciclo del pelo, por lo que se requieren varias sesiones de una misma intervención.

Debido a que los pacientes en edad pediátrica aún no completan la terminalización de los folículos, podrían verse resultados menos duraderos o la percepción de que ha crecido pelo más grueso posteriormente, sin embargo, no existe evidencia de cambios en el patrón de crecimiento de pelo.

Luz pulsada intensa

La luz pulsada intensa (IPL) es una terapia lumínica que utiliza longitudes de onda de amplio espectro, de 400 a 1400 nm. En cabina se utilizan fluencias de hasta 46 J/cm^2, por varias sesiones cada 4-6 semanas, y también existen dispositivos de uso domiciliario que utilizan fluencias menores, alrededor de 6 J/cm^2, en sesiones desde 3 veces por semana hasta cada 2 semanas. La frecuencia y el número de sesiones depende del área, la tolerancia y la fluencia. Se ha documentado en pacientes desde los 8 años con hipertricosis congénita, con resultados satisfactorios tras 12-15 sesiones en cabina, y se ha descrito el uso domiciliario en pacientes desde los 5 años. Su costo es menor que el del láser, pero el dolor puede ser una limitante.

Los efectos secundarios incluyen quemaduras/ampollas, trastornos pigmentarios y cicatrización, la mayoría prevenibles utilizando filtros de longitud de onda, fluencias bajas y pulsos largos.

Electrólisis

Consiste en la inserción de una sonda en el orificio folicular para la administración de corriente eléctrica que dañe de forma irreversible el bulbo. No existe evidencia importante en edad pediátrica. Las tasas de satisfacción frente a IPL son menores y el dolor es mayor. Los efectos adversos incluyen eritema persistente, quemaduras/ampollas y formación de costras.

Láser

Actualmente es el método de referencia para la remoción del pelo. Se utilizan dispositivos cuyo cromóforo es la melanina del bulbo, incluido el láser de rubí de pulso largo (694 nm), alejandrita de pulso largo (755 nm), diodo (800 nm) y Nd : YAG (1064 nm). Se ha estudiado ampliamente en edad pediátrica en diversas indicaciones. Es seguro y efectivo, y es el procedimiento cosmético no invasivo más utilizado en menores de 18 años.

Se administran 2-6 sesiones cada 4-6 semanas, con resultados que pueden durar meses o años. Para fototipos altos se prefieren longitudes de onda mayores, ya que tienden a respetar la melanina en la epidermis. Además de la eliminación cosmética del pelo, se ha utilizado en el manejo de hidradenitis supurativa y quiste pilonidal en pediatría, con buenos resultados. Su uso requiere entrenamiento y lo ideal es que lo realice un dermatólogo. Los efectos adversos a corto plazo son las quemaduras, y a largo plazo, los cambios pigmentarios y la cicatrización, estos últimos en el 1,2% y el 0,02% de los casos, respectivamente.

Las quemaduras, la formación de ampollas y la PIH secundarias al uso del láser se reportan con más frecuencia en fototipos altos, por lo que se aconseja utilizar pulsos más largos, fluencias menores y dispositivos de enfriamiento. De los tipos de láseres mencionados, el Nd : YAG tiene la menor incidencia de PIH en pacientes con fototipos altos.

Consideraciones específicas

Dolor

Es un factor crucial en la edad pediátrica, siendo una causa mayor de abandono de tratamiento. De los métodos temporales, aquellos que implican la tracción del pelo generan más incomodidad. De las terapias lumínicas, la IPL es más dolorosa que el láser, el cual generalmente ocasiona una incomodidad tolerable. Las zonas más sensibles son el tronco y las extremidades. Se puede utilizar anestesia tópica, considerando siempre la dosificación según la edad y el peso para evitar toxicidad, por lo que pueden requerirse varias sesiones para áreas diferentes. Se puede considerar anestesia general, sobre todo en pacientes menores de edad o en áreas extensas, aunque en general se prefiere diferir estos procedimientos a una edad en la que exista mejor tolerancia. Otras alternativas son el uso de criógenos, hielo o aire refrigerado. En un estudio en edad pediátrica con láser/IPL, el 65% de los pacientes requirió manejo del dolor, sin embargo, el 61% únicamente requirió hielo o anestesia tópica. En general, los pacientes más jóvenes son más propensos a requerir manejo analgésico.

Uso concomitante de isotretinoína

Es un medicamento ampliamente utilizado en la edad pediátrica. Existe controversia sobre la contraindicación de procedimientos durante su uso debido a la fragilidad cutánea y las alteraciones en la cicatrización, sin embargo, actualmente los expertos consideran que las terapias lumínicas para depilación son seguras. En el caso de la cera, se recomienda diferir el procedimiento 6 meses a partir de la última toma, debido a reportes de casos con daño epidérmico durante el procedimiento, aunque la evidencia es limitada.

Aspectos éticos

La presencia de pelo no deseado puede afectar la calidad de vida de los pacientes, sin embargo, en ocasiones son los padres quienes desean su eliminación. Es importante hacer un interrogatorio sensible para corroborar la voluntad del paciente para realizar cualquier procedimiento, en especial si implica incomodidad o dolor. Vivimos en una cultura con tendencias dinámicas, por lo que se recomienda discutir con los pacientes las alternativas e implicaciones a largo plazo. Algunos expertos recomiendan tras la primera consulta, dar tiempo para que el paciente analice las opciones y sus deseos valorando el riesgo-beneficio. El consentimiento informado de padres/tutores es esencial. Un caso especial ocurre cuando se trata de un procedimiento de reafirmación de género en población transgénero, por lo que se debe ofrecer un acompañamiento adecuado a estos pacientes.

En conclusión, se recomienda tomar una decisión individualizada junto con el paciente y sus padres, tomando en cuenta los factores que se enumeran en la Tabla 30.1.

Tabla 30.1 Consideraciones para la depilación en edad pediátrica

- Deseo del paciente
- Consentimiento del padre/tutor
- Extensión del área a tratar
- Nivel de tolerancia
- Voluntad y capacidad para cooperar
- Costos
- Fototipo
- Expectativas

Conceptos clave

- La presencia de pelo no deseado es motivo frecuente de consulta en dermatología pediátrica.
- Los métodos temporales como el rasurado se consideran de elección en primera línea.
- Existe evidencia creciente sobre la eficacia y seguridad del láser/IPL, por lo cual se perfila como un nuevo método de tratamiento.
- Se deben considerar las preferencias del paciente y sus padres, así como también las expectativas y los riesgos de forma individualizada, para ofrecer la mejor opción terapéutica.

Bibliografía de consulta

Rajpar SF, Hague JS, Abdullah A, Lanigan SW. Hair removal with the long-pulse alexandrite and long-pulse Nd:YAG lasers is safe and well tolerated in children. Clin Exp Dermatol 2009; 34: 684-7.

Sanfilippo E, Castelo-Soccio L, Kirkorian AY. A review of hair removal modalities in pediatric patients: Ethical and clinical considerations. Pediatr Dermatol 2024; 41 (3): 410-20.

Sharon E, Levi A, Lapidoth M, Snast I. Laser and light therapy for pediatric hair removal: a systematic review. Lasers Med Sci 2023; 38 (156).

X

Terapéutica en tricología pediátrica

31

Corticoesteroides

Sonia Sofía Ocampo Garza • Erika Lizbeth Alba Rojas

En 1935, Edward Kendall y cols. describieron el compuesto E (cortisona). Posteriormente en 1950, Tadeusz Reichstein, Edward Kendall y Philip Showalter recibieron el Premio Nobel de Fisiología y Medicina por sus descubrimientos relacionados con la estructura y el efecto biológico de las hormonas secretadas en la corteza adrenal. Actualmente, los glucocorticoides (GC) son los inmunosupresores/antiinflamatorios más utilizados y constituyen el principal tratamiento en las enfermedades inflamatorias de la piel.

Los corticoesteroides (CS) son hormonas que pueden ser producidas tanto de forma endógena como exógena. Los corticoides endógenos se sintetizan en la corteza adrenal y regulan un amplio espectro de sistemas fisiológicos. Los GC regulan el metabolismo de los lípidos, la glucosa y las proteínas, tienen efecto vasoconstrictor, antiinflamatorio e inmunosupresor.

Farmacología

Los GC se basan en una estructura de cuatro anillos de colesterol, con tres anillos hexanos y uno pentano. Los cambios básicos en esta estructura resultan en las diferentes potencias, el metabolismo, la duración del efecto y el efecto mineralocorticoide.

La cortisona tiene un grupo cetona en la posición 11, el cual tiene una conversión hepática a un grupo hidroxilo para producir su forma activa, la hidrocortisona. La prednisona también debe tener este paso de 11-hidroxilación para activarse en prednisolona. La deshidrogenasa tipo I es la encargada de convertir drogas inactivas en activas, y tiene su mayor actividad en el hígado.

En general se absorben en el yeyuno, con un pico plasmático a los 30-90 minutos. Los GC ejercen su acción al unirse a los receptores de GC, los cuales se translocan al núcleo y se dirigen a la transcripción de genes. En bajas dosis se unen a una proteína de alta afinidad pero baja capacidad, la transcortina. En concentraciones altas, se unen también a una proteína de alta capacidad pero baja afinidad, la albúmina. Conforme se exceden los sitios de unión hay un porcentaje libre; esta es la fracción que entra a las células y genera los efectos de los GC.

Los GC son inmunomoduladores potentes. Atenúan la respuesta inmune innata al inhibir la activación de las células presentadoras de antígeno. Además, aumentan la supervivencia y acumulación de neutrófilos, y la apoptosis de basófilos. Los linfocitos T son susceptibles de apoptosis ocasionada por GC y los linfocitos B también se reducen con el tratamiento con GC, aunque no en la misma extensión que las células T.

Los GC sistémicos se dividen en tres, según su tiempo de acción al suprimir la hormona adrenocorticotrópica después de una sola dosis: tiempo corto, intermedio y largo. La potencia está determinada por la afinidad al receptor glucocorticoideo intracelular y la duración de la acción (Tabla 31.1).

Tabla 31.1 Potencia y duración de la acción de los glucocorticoides

Nombre	Potencia antiinflamatoria	Duración de acción (horas)	Tiempo de acción
Cortisol (hidrocortisona)	1	8-12	Corto
Cortisona	0,8		
Prednisona	4	12-36	Intermedio
Prednisolona	4		
Metilprednisolona	5		
Triamcinolona	5		
Betametasona	25	36-72	Largo
Dexametasona	25		

* Modificado de: Caplan, et al.

Ciertas enfermedades y fármacos pueden alterar la farmacocinética de los GC. Por ejemplo, pacientes con estados proteicos deficientes tienen mayor riesgo de efectos adversos (EA), ya que hay una mayor cantidad de medicamento libre (no unido a proteínas). En pacientes con insuficiencia hepática la conversión de prednisona a prednisolona puede estar alterada, por lo que lo ideal sería utilizar un metabolito activo. También es importante considerar la coadministración de inductores de la enzima CYP450, ya que aumenta el metabolismo y disminuye la vida media de los esteroides, mientras que los inhibidores de la enzima aumentan su vida media.

Los GC pueden administrarse de forma sistémica, vía oral, intramuscular (IM) o intravenosa (IV), intralesional o tópica. Los EA dependerán del tipo, el tiempo de administración, la ruta y las características propias del paciente.

Efectos adversos

Los GC tienen múltiples beneficios, sin embargo, su uso puede llevar a EA graves en diferentes órganos. Los EA dependerán de la duración, la vía de administración y las características propias del paciente; pueden ocurrir incluso en dosis bajas. Dentro de los principales EA se encuentran el aumento de peso, la hiperglucemia, la diabetes mellitus (DM), la supresión adrenal y la osteoporosis. Todo esto puede causar supresión del crecimiento en edad pediátrica, complicaciones cardiovasculares o dermatológicas, cataratas, glaucoma, úlceras pépticas, infecciones o enfermedades neuropsiquiátricas. La supresión del crecimiento es más frecuente cuando se administran los GC de forma sistémica en los dos períodos de mayor crecimiento (antes de los 2 años y en la pubertad). La terapia en días alternos puede disminuir este riesgo.

Es muy importante conocer los EA y sus factores de riesgo, con la intención de establecer medidas preventivas, monitoreo adecuado y tratamiento en caso de que se presenten (Tabla 31.2).

Esteroides tópicos

El sistema de clasificación de potencia en la actualidad se basa en el ensayo de vasoconstricción descrito en 1962 por McKenzie y Stoughton; allí se determina que la capacidad de producción de vasoconstricción de los GC se correlaciona con su capacidad antiinflamatoria.

Tabla 31.2 Principales efectos adversos de los glucocorticoides sistémicos

Órgano o sistema afectado	Efectos adversos	Cribado, monitoreo, medidas preventivas o tratamiento
Salud ósea	▪ Osteoporosis ▪ Osteonecrosis ▪ Supresión del crecimiento	▪ Calcio y vitamina D ▪ Bifosfonatos orales ▪ Medición del crecimiento cada 3 meses ▪ Hormona del crecimiento
Gastrointestinal	▪ Gastritis ▪ Sangrado gastrointestinal ▪ Úlcera péptica	▪ Inhibidores de la bomba de protones
Endócrino	▪ Hiperglucemia ▪ Aumento de peso ▪ Diabetes mellitus ▪ Síndrome de Cushing ▪ Insuficiencia adrenal	▪ Cambios en el estilo de vida ▪ Disminución de peso ▪ Monitorizar la glucosa capilar 2-3 veces por semana
Ocular	▪ Glaucoma ▪ Cataratas	▪ Evaluación oftalmológica inicial y durante el tratamiento
Cardiovascular	▪ Riesgo de trombosis ▪ Hiperlipidemia ▪ Hipertensión arterial sistémica ▪ Infarto agudo al miocardio, falla cardíaca, muerte súbita	▪ Cambios en el estilo de vida (dieta y ejercicio)
Infeccioso	▪ *Pneumocystis pneumonia* ▪ Tuberculosis ▪ VIH ▪ Hepatitis B o C ▪ Herpes zóster	▪ Realizar estudios previos anti-VIH, HBsAg, anti-HBc, anti-HCV, pruebas para tuberculosis ▪ Actualizar la cartilla de vacunación
Cutáneo	▪ Equimosis ▪ Estrías ▪ Telangiectasias ▪ Acné ▪ Hirsutismo ▪ Alopecia	▪ El tratamiento debe ser por el menor tiempo posible, con la menor dosis

La clasificación americana considera siete grupos, siendo 1 el más potente y 7 el menos. Este sistema toma en cuenta la actividad de la molécula, el vehículo y la concentración. La clasificación británica los divide en cuatro categorías y no toma en cuenta el vehículo: 1 son superpotentes y 4 son de baja potencia (Tabla 31.3).

Los esteroides tópicos en tricología se usan como complemento del tratamiento, principalmente aquellos de potencia alta o superalta como el clobetasol, la betametasona o mometasona. En pacientes pediátricos con alopecia areata (AA) en placas con formas limitadas (< 50% de la piel cabelluda afectada), los esteroides tópicos de potencia superalta son el tratamiento de elección. Se recomienda el uso de clobetasol propionato al 0,05% ya sea en gel, espuma o solución.

En alopecias cicatriciales linfocíticas se aconseja el uso de esteroides tópicos en caso de inflamación leve o para disminuir síntomas como ardor o prurito. Por lo general, se inicia de 4-7 veces por semana y se va disminuyendo progresivamente la frecuencia. En el lupus cutáneo discoide, además de disminuir la inflamación, los esteroides tópicos se pueden utilizar para disminuir las recidivas.

En alopecias cicatriciales neutrofílicas también se utilizan esteroides tópicos, pero suelen acompañarse de antisépticos o antibióticos tópicos. En casos más avanzados en donde hay formación de tejido fibrótico se prefiere el uso de esteroides intralesionales.

Tabla 31.3 Medicamentos y presentaciones disponibles de acuerdo con la clasificación norteamericana

Potencia	Clase	Esteroide tópico	Presentación	Nombre comercial
Ultrapotente	I	Propionato de clobetasol	Crema al 0,05% Ungüento al 0,05%	Clobesol® Dermatovate®
			Champú (solución al 0,05%) Loción al 0,05%	Clobexpro®
		Propionato de halobetasol	Crema al 0,05%	Tabitral®
Alta	II	Dipropionato de betametasona	Ungüento al 0,05%	Diprosone®
		Aceponato de metilprednisolona	Crema o loción al 0,1%	Advantan®
	III	Dipropionato de betametasona	Crema al 0,05% Ungüento al 0,05%	Diprosone®
		Aceponato de hidrocortisona	Crema al 0,127%	Efficort lipo®
Moderada	IV	Furoato de mometasona	Crema al 0,1%	Metactiv®
			Ungüento al 0,1%	Elome® Elica®
	V	Butirato de hidrocortisona	Crema al 0,1%	Locoid® Coramantine®
		Valerato de betametasona	Crema al 0,1% Loción al 0,1%	Betnovate®
		Propionato de fluticasona	Crema al 0,05%	Cutivate®
		Acetónido de fluocinolona	Crema al 0,025%	Synalar®
Baja	VI	Desonida	Crema al 0,05%	Dermalive®
			Crema al 0,05% Emulsión al 0,05%	Dersupril® Desowen®
	VII	Hidrocortisona	Crema al 1%	Nutracort® Microsona®

Esteroides intralesionales

La aplicación de esteroides intralesionales (EIL) es una técnica que se utiliza en dermatología para enfermedades inflamatorias, cicatrices y en tricología. Permite penetrar la barrera cutánea y llegar directamente al sitio dirigido, evitando los efectos secundarios de la administración sistémica. Es una técnica sencilla, rápida y efectiva. En el área de tricología se utiliza tanto para alopecias cicatriciales como no cicatriciales. Este procedimiento ha sido más estudiado en adultos; su uso es limitado en niños por el miedo a las inyecciones y el dolor con el procedimiento. En pacientes mayores de 11 años de edad puede ser una excelente opción terapéutica.

Opciones de corticoesteroides

Existen diferentes sales de CS que se han utilizado en dermatología. La mayoría de los estudios reportan el uso del acetónido de triamcinolona (AT). Sin embargo, también se han reportado casos tratados con hexacetónido de triamcinolona (HT), dipropionato de betametasona o fosfato disódico de betametasona (FDB). El HT es menos soluble que otras sales, además tiene una vida más larga, lo que aumenta el riesgo de EA como la atrofia cutánea. Recientemente, Melo y cols. publicaron un estudio en donde consideran el FDB como una buena alternativa al AT para AA, siendo una opción más económica y fácil de conseguir.

Diluciones

El AT se consigue principalmente en concentraciones de 10 o 40 mg/mL, por lo que se utiliza anestesia local o solución salina para diluir el medicamento a la concentración necesaria. El pH ácido de la lidocaína puede generar una sensación de ardor, aunque en casos más extensos disminuye la molestia posterior al procedimiento.

La concentración utilizada depende de la enfermedad y la zona corporal afectada. Los EIL son el tratamiento de elección para la AA en adultos con < 50% afectado. Por lo general, en las placas de la piel cabelluda se utilizan concentraciones de 4-10 mg/mL, y en las placas que involucren cejas o barba se pueden utilizar concentraciones desde 2,5 mg/mL. En enfermedades que causan atrofia de la piel, como la alopecia frontal fibrosante (AFF), se utilizan concentraciones bajas, < 2,5 mg/mL. En alopecias cicatriciales se utilizan dosis más altas, de 4-12 mg/mL, y en alopecias en cuya patogénesis esté la formación de zonas fibrosas, como el acné queloideo de la nuca (AKN), la foliculitis decalvante o la celulitis disecante, utilizamos concentraciones > 10 mg/mL. En la Tabla 31.4 se resumen las concentraciones más utilizadas para las alopecias.

Técnica

Lo primero que debemos realizar es diluir el corticoesteroide a la concentración deseada. Es importante mezclarlo bien, ya que al ser una suspensión se deposita al fondo de la jeringa. Se utiliza una aguja de 27-30 gauge en un ángulo de 45° hasta llegar a la profundidad deseada (bulbo en AA y celulitis disecante; promontorio en alopecias cicatriciales) y se deposita 0,1 mL a intervalos de 0,5-1 cm. El sitio de inyección debe determinarse mediante tricoscopia en las zonas con mayor inflamación (escama y eritema perifolicular en alopecias cicatriciales o pelos rotos y puntos negros en AA).

Efectos adversos

Los principales EA son atrofia cutánea (sobre todo si se inyecta de forma muy superficial en el tejido celular subcutáneo o en grandes bolos), telangiectasias y discromías. Utilizar la mínima concentración efectiva es lo ideal para disminuir el riesgo de EA en nuestros pacientes. Además, es importante no superar 20 mg por sesión para evitar la supresión adrenal u otros efectos secundarios sistémicos. Las sesiones deben realizarse cada 4-12 semanas.

Tabla 31.4 Concentración de esteroides intralesionales de acuerdo con la zona corporal y el tipo de alopecia

Enfermedad/zona corporal	Concentración
Alopecia areata en cuero cabelludo	4-8 mg/mL
Alopecia areata en cuero cabelludo, zona occipital (ofiasis)	4-12 mg/mL
Alopecia areata en ceja/barba	2,5 mg/mL
Alopecia frontal fibrosante	2,5-4 mg/mL
Alopecias cicatriciales linfocíticas	4-10 mg/mL
Alopecias neutrofílicas	8-10 mg/mL
Alopecias neutrofílicas con tejido fibrótico excesivo	> 10 mg/mL

Esteroides sistémicos

En tricología, el uso de esteroides orales ha sido ampliamente descrito para el tratamiento de AA. En otras entidades como el liquen plano pilar, la celulitis disecante o la foliculitis decalvante, se describe su uso como adyuvante de otros medicamentos como antibióticos y retinoides orales. Sin embargo, su uso como monoterapia se encuentra limitado a algunos reportes de caso.

Un estudio retrospectivo realizado por Mehregan y cols. reportó el uso de prednisona a 30-40 mg/día por 3 meses en 11 pacientes adultos con liquen plano pilar. En el 82% de los casos hubo una respuesta clínica favorable con disminución de la caída del cabello. Sin embargo, más del 80% de los casos presentó recaída al suspender el tratamiento. Algo similar fue reportado por Adrian y cols. para el tratamiento de celulitis disecante en monoterapia con 60 mg/día de prednisona, con mejoría marcada en el dolor y eritema a los 6 días de administración, pero recurrencia al disminuir la dosis.

En el tratamiento de AA existen diversos esquemas de administración de CS, principalmente para las formas graves. El esquema de administración diario en AA se ha descrito en dosis de 0,1 a 1 mg/kg en la población pediátrica. Los esteroides más utilizados son la prednisona y prednisolona. Sin embargo, se recomienda una duración de tratamiento entre 1 y 6 meses, evitando tratamientos más prolongados por el riesgo de EA sistémicos.

El perfil de seguridad junto con la necesidad de tratamientos prolongados y la alta tasa de recaída tras la suspensión de estos hacen que los GC orales sean una opción limitada. En 1975, Burton y Shuster describieron una alternativa de administración en 22 pacientes con AA a través de pulsos. Esto se refiere a la administración intermitente de GC con la intención de optimizar el efecto clínico y disminuir los EA. Se ha descrito tanto el uso de pulsos orales como IV e IM, en dosis altas y bajas (también llamados minipulsos).

Una revisión en 2023 identificó 14 estudios publicados que valoran la respuesta terapéutica de pulsos orales; 2 con metilprednisolona, 3 con dexametasona, 5 con prednisona y 4 con betametasona. De estos artículos, únicamente 3 estudios se enfocaban exclusivamente en población pediátrica; 2 con pulsos IV y uno con pulsos orales. Otros 3 estudios incluían algunos pacientes pediátricos.

Un estudio realizado por Lalosevic y cols. reportó el uso de pulsos orales y esteroides tópicos para el tratamiento de AA (> 30% de extensión). Se prescribió dexametasona en dosis de 0,8 mg/kg (equivalente a 5 mg/kg de prednisona) por mes, en 65 pacientes < 18 años. Se indicó además ranitidina 2 mg/kg por 5 días (2 días antes del pulso, el día del pulso y 2 días después). El resto del mes los pacientes recibían clobetasol ungüento al 0,05%, oclusivo, durante 6 días por semana, 3 semanas al mes. Al finalizar los 12 meses de tratamiento, el 57% de los pacientes presentaron > 75% de recrecimiento; 83% con formas multifocales y 35,6% formas más graves. El principal EA fue cefalea el día del pulso en el 11% de los casos, que cedió con la administración de paracetamol.

En cuanto a la administración de pulsos IV, Friedland y cols. realizaron un estudio retrospectivo de 24 pacientes con AA grave, que recibieron metilprednisolona a 8-10 mg/kg/día, en 3 días consecutivos a intervalos mensuales. Después de una media de 6 tratamientos, el 38% de los pacientes tuvieron respuesta completa, el 29% una respuesta parcial y el 22% no tuvieron respuesta. Otros esquemas de tratamiento descritos son el de Ghada y cols., que utilizaron metilprednisolona mensual en dosis de 2-3 mg/kg, o el de Sharma y cols., que indicaron metilprednisolona mensual en dosis que fluctuaban entre 1-8 mg/kg. Las tasas de respuesta se clasificaron como excelentes o buenas en el 83% y 63%, respectivamente.

Los autores de estos estudios coinciden en que la edad < 10 años, la duración de la enfermedad < 6 meses y una menor extensión de la enfermedad (formas multifocales vs. alopecia total o universal) fueron factores predictores de buena respuesta. Los factores de respuesta pobre son las formas graves (alopecia total, universal, ofiasis), la presencia de enfermedad tiroidea, la atopia y las alteraciones ungueales. En general, las tasas de respuesta parecen ser mejores en estudios que incluyen exclusivamente niños, lo que coincide con lo antes mencionado.

Las tasas de recaída reportadas son variables, desde el 16% hasta el 82% en la revisión de Friedland. Un estudio realizado por Kurosawa, en el que se evalúan las recaídas en AA tras suspender los CS, reportó mayores tasas de recaída en pacientes que utilizan esteroides orales diariamente vs. pulsos.

Los principales EA reportados son cefalea y molestias gastrointestinales. No se han identificado alteraciones relevantes en exámenes de laboratorio ni tampoco alteración en las curvas de crecimiento en tratamientos < 12 meses.

Conceptos clave

- Actualmente, los glucocorticoides (GC) son los inmunosupresores/antiinflamatorios más utilizados en dermatología. Constituyen el principal tratamiento en las enfermedades inflamatorias del cuero cabelludo.
- Los GC son inmunomoduladores potentes. Atenúan la respuesta inmune innata y la adaptativa al inhibir la activación de las células presentadoras de antígeno y la quimiotaxis de neutrófilos y linfocitos.
- Los esteroides tópicos son los GC más utilizados en la edad pediátrica. En tricología se usan como complemento del tratamiento, principalmente aquellos de potencia alta o superalta.
- En tricología, el uso de esteroides orales ha sido ampliamente descrito para el tratamiento de alopecia areata (AA). En otras entidades como el liquen plano pilar, la celulitis disecante o foliculitis decalvante, se describe su uso como adyuvante al uso de otros medicamentos, como los antibióticos y retinoides orales.

Bibliografía de consulta

Caplan A, Fett N, Rosenbach M, Werth VP, Micheletti RG. Prevention and management of glucocorticoid-induced side effects: A comprehensive review: A review of glucocorticoid pharmacology and bone health. J Am Acad Dermatol [Internet] 2017; 76 (1): 1-9.

Koushik Lahiri. A Treatise on Topical Corticosteroid in Dermatology. 1º ed. Singapur: Springer Nature, 2018.

Tavares LCP, Caetano L de VN, Ianhez M. Side effects of chronic systemic glucocorticoid therapy: what dermatologists should know. An Bras Dermatol 2024; 99 (2): 259-68.

Tosti A, Asz-Sigall D, Pirmez R. Hair and Scalp Treatments: A Practical Guide. 1º ed. Suiza: Springer Nature, 2020.

Vaño-Galvan S, Jaen-Olasolo P. Manual practico de tricología TricoHRC. Madrid: Cuquerella Medical Communications, 2023.

★ Acceda al eBook para consultar la lista completa de bibliografía.

32

Inmunomoduladores

Esther Guadalupe Guevara Sanginés

Los inmunosupresores son medicamentos utilizados para disminuir la inflamación y la respuesta inmune alterada en enfermedades inmunomediadas y autoinmunes, por lo tanto, en dermatología se utilizan en varias enfermedades. Su uso busca un equilibro entre disminuir la respuesta inflamatoria patológica y el menor grado de inmunodepresión.

Para iniciar un tratamiento inmunosupresor debe conocerse el mecanismo de acción, el riesgo-beneficio de su uso, las contraindicaciones, la dosis para cada individuo y la patología. Antes de iniciar cualquier terapia inmunosupresora es necesaria la evaluación integral del paciente, realizar estudios de laboratorio pertienentes para cada fármaco y dar seguimiento de acuerdo con sus posibles efectos adversos y toxicidad. Especialmente en niños, debe revisarse que el esquema de vacunación esté completo para la edad. La necesidad de vacunación debe evaluarse en forma especial para cada individuo. Se sugiere especialmente la aplicación de vacunas contra la varicela, el herpes zóster, el neumococo y la influenza, entre otras.

Antes de prescribir un inmunosupresor debe tomarse en cuenta la edad del paciente, la enfermedad, los estudios de laboratorio pertinentes, detectar contraindicaciones del uso del medicamento, la evidencia científica y la autorización por agencias reguladoras de su uso en niños. También, debe considerarse la velocidad de acción cuando se requiere una respuesta rápida y eficaz, así como las interacciones medicamentosas y si el medicamento puede utilizarse en forma prolongada.

En este capítulo se describen las generalidades de los principales medicamentos inmunosupresores y su uso en enfermedades inmunomediadas que afectan el crecimiento del pelo y causan alopecia en niños, especialmente alopecia areata (AA).

El uso de inmunosupresores está justificado en alopecias inmunomediadas en niños por su efectividad demostrada en diversas enfermedades inflamatorias y autoinmunes, aunque en algunos casos se usan sin autorización (*off-label*), por las agencias reguladoras de medicamentos nacionales e internacionales. Hay pocos estudios fase III de su uso en niños para diferentes enfermedades, por lo que su uso se basa en la mayoría de las patologías en series de casos.

Los inmunosupresores más utilizados en pediatría son: corticosteroides, metotrexato, ciclosporina, azatioprina, inhibidores JAK y biológicos. Otros inmunosupresores con menos evidencia científica en el tratamiento de AA como la sulfasalazina, mesalazina y apremilast son reportados con éxito en series pequeñas de casos o en casos anecdóticos.

En la Tabla 32.1 se resumen los datos de los inmunosupresores en diferentes enfermedades con afección al pelo y la piel cabelluda, la indicación, la dosis pediátrica sugerida, los estudios de laboratorio pertinentes para su monitoreo, su tiempo de inicio de acción y el tiempo máximo de uso.

Tabla 32.1 Datos de los inmunosupresores en diferentes enfermedades con afección al pelo y la piel cabelluda: indicación, dosis pediátrica sugerida, estudios de laboratorio pertinentes para su monitoreo, tiempo de inicio de acción y tiempo máximo de uso

Inmunosupresor	Indicación	Dosis pediátrica	Estudios de monitoreo	Inicio de acción	Duración máxima recomendada
Metotrexato	Alopecia areata Psoriasis Lupus eritematoso Liquen plano	0,2-0,4 mg/kg por semana, oral o subcutánea DM: 25 mg/semana	BH PFH Fibroscan	4-8 semanas	Valorar dosis acumulada 1500 mg
Ciclosporina	Alopecia areata Psoriasis Lupus eritematoso	2,5-5 mg/kg, dividida en 2 dosis DM: 200 mg/día	BH Creatinina Urea Colesterol Triglicéridos EGO	2-4 semanas	1 año
Azatioprina	Alopecia areata Lupus eritematoso	1-3 mg/kg cada 24 horas DM: 200 mg/día	BH PFH	4-8 semanas	Hasta 10 años
Hidroxicloroquina	Alopecia areata Lupus eritematoso	3-5 mg/kg cada 24 horas DM: 200 mg/día	BH PFH	4-8 semanas	Varios años con vigilancia oftalmológica

BH: biometría hemática; PFH: pruebas de función hepática; DM: dosis máxima; EGO: examen general de orina.

Metotrexato (MTX)

El MTX es un antagonista del ácido fólico, tiene efecto inmunosupresor, inhibe la dihidrofolato reductasa e interfiere con la síntesis de ADN (ácido desoxirribonucleico) y del ciclo celular. La dosis en niños varía de 0,2 a 0,4 mg por semana, como máximo 25 mg a la semana. La vía de administración puede ser oral o subcutánea. Es teratogénico. Su uso en niños en general es seguro, sin embargo, tiene varios efectos adversos (EA) como náuseas y otros efectos gastrointestinales dosis-dependiente. Sus EA serios incluyen hepatopatía y aplasia medular, por lo que es necesario suplementar con ácido fólico en los días que no se administra el metotrexato y realizar estudios de laboratorio de control, tanto biometría hemática (BH) como pruebas de función hepática (PFH), antes de iniciar el tratamiento, a las 4 semanas y cada 3 meses. Otro posible EA serio a largo plazo es la fibrosis hepática, por lo que se recomienda hacer una prueba de FibroScan cada año. El MTX tiene varias interacciones con diversos medicamentos, por lo que antes de prescribir se deben revisar las interacciones farmacológicas para evitar su toxicidad.

El MTX está indicado como tratamiento en múltiples enfermedades inflamatorias y autoinmunes. A continuación, nos referiremos a su uso en aquellas que afectan el pelo y la piel cabelluda en niños, especialmente la AA.

MTX en alopecia areata

Existen varios artículos y revisiones sistemáticas que avalan el uso del MTX en pacientes pediátricos con AA.

La AA es una enfermedad autoinmune que produce pérdida de pelo y en ocasiones requiere tratamiento sistémico con inmunosupresores o inmunomoduladores. El tratamiento de la

AA en pacientes pediátricos es un reto, ya que las opciones de terapia sistémica son limitadas. Los tratamientos sistémicos para la AA en niños se utilizan sin autorización para esta patología. En Europa, hasta ahora, solo está autorizado por la *European Medicines Agency* (EMA) el baricitinib, un inhibidor JAK1/2 para adultos, y el ritlecitinib, un inhibidor JAK3/TEC para pacientes mayores de 12 años con AA grave, tanto por la EMA como por la *Food and Drugs Administration* (FDA) en Estados Unidos.

Aunque la AA no es una enfermedad que ponga en riesgo la vida, tiene un gran impacto en la calidad de vida y en la salud mental. Los pacientes con AA tienen mayor riesgo de desarrollar comorbilidades psiquiátricas como ansiedad, depresión, fobia social y alteraciones de la personalidad en comparación con la población general. Los niños con AA con frecuencia sufren de *bullying* y maltrato físico, por lo que es importante, necesario y justificado el tratamiento sistémico para mejorar la calidad de vida de los pacientes afectados.

La mayoría de los tratamientos sistémicos para AA muestran eficacia media y en algunas ocasiones se requiere de terapia combinada para lograr la mejoría deseada. Sin estudios a largo plazo, es dificil determinar la verdadera eficacia de muchos medicamentos reportados en el manejo de la AA en pacientes pediátricos. El tratamiento sistémico en AA está indicado en pacientes que tienen una afección de 20 puntos o más en la escala SALT (*Severity of Alopecia Tool*).

Los medicamentos inmunomoduladores e inmunosupresores que se han utilizado en AA con resultados y tolerabilidad variables incluyen corticosteroides, MTX, azatioprina, ciclosporina, inhibidores JAK, biológicos, vitamina D, zinc y biotina.

El MTX por vía oral está indicado en niños con AA grave refractaria, en el que el tratamiento tópico de primera línea ha fracasado. La eficacia del tratamiento con MTX en la AA está reportada en múltiples estudios y series de casos; varía del 38% al 66% a corto plazo y en monoterapia, y del 57% al 77% en terapia combinada con glucocorticoides. También puede prescribirse en conjunto con azatioprina. La respuesta terapéutica se ve en general a las 16 semanas de haber iniciado el tratamiento.

Un panel de expertos recomienda que en niños con AA recalcitrante debe ser de 0,4 mg/kg a la semana. Los resultados del uso de MTX en AA mejoran si se usa concomitantemente con corticosteroides. Se ha demostrado que el MTX es un buen ahorrador de esteroides. La máxima eficacia en monoterapia se obtiene en el primer año de tratamiento.

Albela y cols. reportaron la efectividad del uso del MTX en un estudio retrospectivo de una serie de casos, en el que incluyeron pacientes pediátricos menores de 18 años con AA, en 13 pacientes (6 niños y 7 niñas). La edad promedio fue de 8,8 años, con un rango de 14 a 16 años. De los 13 pacientes, 12 tenían AA grave con una extensión de más del 50%. En todos ellos había fallado a la primera línea de tratamiento convencional para AA antes de comenzar con MTX. El MTX fue administrado una vez a la semana, con una dosis máxima de 0,4 mg/kg/dosis, con un rango de 0,3 a 0,5 mg/kg/dosis. En cuanto a la respuesta, 5 pacientes tuvieron una respuesta exitosa, con un promedio de duración entre el inicio del tratamiento y el crecimiento del pelo de 4,2 meses, con un rango entre 2 y 7 meses. De los 7 pacientes restantes, 5 no tuvieron respuesta y uno solo tuvo respuesta parcial. No hubo EA serios. Los EA incluyeron náuseas, vómitos, dolor abdominal, mareos y somnolencia. No hubo alteraciones en las pruebas de laboratorio realizadas al mes y cada 3 meses. Los autores concluyen que el MTX puede ser considerado en el tratamiento con AA grave refractaria en pacientes pediátricos, tomando en cuenta que las opciones terapéuticas en este grupo de edad son limitadas.

Phan y cols., en un metaanálisis con metodología PRISMA (*Preferred Reporting Items for Systematic Reviews and Meta-Analyses*), de 459 artículos seleccionaron 16 para su análisis. Concluyeron que el MTX es eficaz en el tratamiento de la AA grave en adultos y, al parecer, con mejor efecto que en pacientes pediátricos, aunque las recaídas en la población pediátrica fueron menores. Además, el tratamiento combinado con otras terapias es más efectivo que el uso de MTX como monoterapia, sin embargo, un gran número de pacientes tiene recurrencia al suspender el tratamiento. En 6 artículos de este metaanálisis se reportó que el promedio del tiempo entre el inicio del tratamiento y el crecimiento del pelo fue de 3,125 meses, pero el tiempo que puede tardar hasta el crecimiento completo del pelo puede variar entre 6 y 12 meses. El promedio de EA que se presentaron fue del 22,1%, mientras que si se toma en cuenta solo a los adultos, fue del 24,2% y en niños del 14,5%, pero este dato no fue estadísticamente significativo. Los EA más frecuentes fueron náuseas y otros síntomas gastrointinales en pocos pacientes, y en los estudios de laboratorio se observaron alteraciones en las enzimas hepáticas y cambios hematológicos en una proporción baja, lo que resalta la importancia de realizar estudios de laboratorio de control rutinariamente. En este metaanálisis se concluye que el MTX tiene una efectividad razonable en pacientes con AA grave. Además, los resultados son consistentes con otros estudios previos.

MTX en psoriasis en niños

La psoriasis es una enfermedad inflamatoria crónica caracterizada por placas eritematoescamosas, que afecta entre el 0,5% y el 1% de la población pediátrica en Europa. Puede aparecer a cualquier edad, sin embargo, suele presentarse en niños entre los 7 y los 10 años. Se manifiesta en general como una enfermedad diseminada, bilateral y simétrica que afecta principalmente la piel cabelluda, la zona lumbar y la piel adyacente a salientes óseas como los codos y las rodillas.

La afección a la piel cabelluda aumenta el riesgo de desarrollar artritis psoriásica, que puede llegar a ser discapacitante. De acuerdo con la evidencia disponible, se debe considerar el MTX como un tratamiento de elección en niños con enfermedad moderada a grave. Su uso en niños es más apropiado en enfermedad extensa, recalcitrante, eritrodérmica, en enfermedad pustular generalizada resistente a tratamiento tópico y fototerapia, así como en pacientes con artritis psoriásica. En niños con psoriasis, la dosis sugerida de MTX varía de 0,2 a 0,7 mg/kg a la semana, y puede administrarse por vía oral o subcutánea en caso de eventos gastrointestinales adversos como náuseas y vómitos.

No hay consenso acerca de si comenzar con dosis bajas y luego ir incrementando paulatinamente las dosis hasta lograr una mejoría clínica, o si conviene iniciar el tratamiento directamente con dosis altas. La mejoría clínica puede observarse a las 5 semanas del tratamiento y en niños puede haber remisiones entre 1,5 meses y 3 años, pero al suspender el tratamiento hay recaídas. El monitoreo debe ser igual que el que se hace para otras patologías y no se debe olvidar la suplementación con ácido fólico para evitar los eventos adversos hematológicos.

MTX en lupus eritematoso sistémico

El lupus eritematoso sistémico (LES) es el prototipo de enfermedad autoinmune crónica, multisistémica, de curso variable y potencialmente mortal. De todos los pacientes con lupus, el 20% debuta en la edad pediátrica. La alopecia difusa es uno de los criterios diagnósticos de la *American College of Rheumatology* (ACR). La alopecia en LES también puede verse en las lesiones discoides que afectan la piel cabelluda, caracterizadas por placas circulares con borde eritematoso activo, centro atrófico con descamación de intensidad variable y tapones córneos o foliculares que ocupan el orificio folicular.

El metotrexato en pacientes pediátricos con LES o con lupus eritematoso cutáneo es utilizado como fármaco modificador de la enfermedad (FAME), en asociación con corticoesteroides. Se administra por vía oral o subcutánea en dosis de 10-15 mg/m^2/semana. Su uso principal es para el tratamiento de la artritis, las manifestaciones cutáneas y la afección del sistema nervioso central. En pacientes pediátricos con LES hay que poner especial atención antes de prescribir MTX si hay afección hepática o leucopenia debido a la misma enfermedad. Hasta donde se pudo investigar, no se encontraron protocolos específicos sobre la efectividad del MTX en la alopecia difusa por LES en niños ni por lupus cutáneo.

Ciclosporina (CsA)

La CsA es un inhibidor de la calcineurina, produce una reducción del factor de transcripción nuclear NFAT-1 y de los linfocitos T activados, e inhibe la producción de numerosas citocinas proinflamatorias, por lo que se considera un inmunosupresor potente. No es citotóxico, no suprime la médula ósea ni es teratogénico, sin embargo, es nefrotóxico y su ingesta aumenta el riesgo de desarrollar cáncer. Su prescripción requiere ser monitorizada con pruebas de función renal, biometría hemática y examen general de orina; antes de iniciar el tratamiento, al mes y cada 3 meses, debe haber un monitoreo continuo de la presión arterial.

Se encuentra disponible en solución de 100 mg/mL y en cápsulas de 100 mg. La dosis varía de 2,5 a 5 mg/kg/día. La dosis total debe administrarse en dos tomas y su uso puede extenderse por un año. La solución debe diluirse en jugo de naranja o manzana, e ingerirse inmediatamente. Los EA más comunes son hipertensión, náuseas, diarrea, nefrotoxicidad e hipertricosis. Está aprobada por la FDA para el tratamiento de múltiples dermatosis inflamatorias como psoriasis, AA, LES, liquen plano pilar, entre otras.

CsA en alopecia areata

En AA se ha utilizado en dosis de 250-400 mg/día con disminución paulatina. Es efectivo en promover el crecimiento del pelo en pacientes con AA.

CsA en psoriasis

Bulbul y cols. estudiaron una serie retrospectiva de 22 casos pediátricos tratados con CsA en Turquía y encontraron que la dosis media administrada fue de 3,47 mg/kg/día y el tiempo de duración del tratamiento fue en promedio de 5,68 meses. De los 22 pacientes, 17 (77,3%) tuvieron una excelente respuesta con aclaramiento de las lesiones en 4 semanas. La CsA es efectiva y bien tolerada, y se considera una alternativa terapéutica en niños con psoriasis grave.

Azatioprina (AZT)

La AZT es un inmunosupresor con propiedades antiinflamatorias. Es estructuralmente similar a las purinas endógenas, lo que permite que se incorpore al ADN y al ARN inhibiendo la división celular, por lo que afecta la producción de linfocitos T, B y de las células presentadoras de antígenos; además, deprime la función de las células T y la producción de anticuerpos, con la subsecuente inmunosupresión. La dosis de AZT varía de 1 a 3 mg/kg/día; la dosis máxima es de 200 mg cada 24 horas, se inicia con dosis bajas y de acuerdo con la tolerancia se puede aumentar. Puede producir daño hepático y mielosupresión grave en pacientes con deficiencia de tiopurina metiltransferasa (TPMT).

Puede indicarse sola o en combinación con esteroides sistémicos y MTX, pero la combinación con MTX aumenta el riesgo de eventos adversos serios. Antes de prescribir AZT deben realizarse niveles de TPMT, y en niños es conveniente completar el esquema de vacunación. Su uso está autorizado por la EMA para el tratamiento de varias dermatosis, sin embargo, la FDA solo autoriza su uso en transplantes de órgano sólido y artritis reumatoide grave. Los EA más comunes son gastrointestinales (náuseas, vómitos y diarrea) y se presentan entre el primer y el décimo día de tratamiento. Los EA pueden disminuir si se reduce la dosis, si se divide en dos tomas o si se ingiere junto con alimentos. Antes de prescribir AZT hay que verificar las interacciones medicamentosas. El uso de AZT requiere monitoreo con BH, y PFH antes, al mes y cada 3 meses.

AZT en alopecia areata

El uso de AZT en AA ha sido poco estudiado; usualmente se utiliza como ahorrador de esteroides. Farshi y cols., en un estudio piloto de 20 pacientes (14 hombres y 6 mujeres), entre 8 y 57 años, tratados con AZT en dosis de 2 mg/kg/día, mostraron un recrecimiento del pelo en el 52,3% de los casos, en un promedio en 3 meses. La AZT fue bien tolerada, pero un paciente tuvo que suspenderla por reacción adversa al fármaco, otro por aumento de enzimas hepáticas y otro paciente presentó náuseas y malestar gastrointestinal que mejoró al disminuir la dosis.

Hidroxicloroquina (HCQ)

La HCQ es un antimalárico por su indicación inicial, pero se sabe que tiene un efecto inmunomodulador y se utiliza para el tratamiento de diversas enfermedades inmunomediadas y autoinmunes. El mecanismo de acción exacto se desconoce; se cree que inhibe la biosíntesis de los ácidos nucleicos con efecto inmunosupresor, antiinflamatorio, antiproliferativo y antiviral, e inhibe la agregación plaquetaria. La única indicación autorizada por la FDA en enfermedades cutáneas es el lupus eritematoso cutáneo y sistémico; su uso en otras dermatosis inflamatorias no posee autorización. La dosis máxima sugerida para niños es de 5 mg/kg/día; su uso prolongado puede producir retinopatía y toxicidad ocular, por lo que para su prescripción es necesaria la evaluación oftalmológica periódica.

HCQ en alopecia areata

En 2018, Yun y cols. analizaron retrospectivamente a 9 pacientes pediátricos con AA, que fueron tratados con HCQ. A un paciente de 6 años de edad se le indicó una dosis de 50 mg/24 horas y a los 7 restantes, de entre 12 y 16 años de edad, 200 mg/12 horas; de los 9 pacientes, 5 mejoraron en 6 meses (55%). El tiempo de tratamiento duró entre 4 y 12 meses. Los EA que se presentaron durante el tratamiento fueron intolerancia gastrointestinal y cefalea. No se presentaron alteraciones oftalmológicas. En el contexto de niños con AA grave, con resistencia a múltiples tratamientos de primera línea, existe un subgrupo de pacientes con AA que podría beneficiarse con este tratamiento.

HCQ en lupus eritematoso sistémico

La HCQ es un medicamento autorizado para pacientes con LES. En niños la dosis es de 5-6 mg/kg/día, es bien tolerada y especialmente eficaz para las manifestaciones cutáneas y articulares. Se ha demostrado que su uso reduce la frecuencia de los brotes, retrasa la aparición de nuevos síntomas en la enfermedad temprana y previene los eventos trombóticos.

Conceptos clave

- Las enfermedades inmunomediadas que afectan el crecimiento del pelo en niños pueden ser tratadas con inmunosupresores e inmunomoduladores.
- Los tratamientos sistémicos inmunosupresores e inmunomoduladores útiles en las alopecias inmunomediadas en niños son los corticosteroides, el metotrexato, los inhibidores JAK y los biológicos.
- Aunque los inmunomoduladores e inmunosupresores son bien tolerados en los niños, se requiere vigilancia y monitoreo con estudios de laboratorio pertinentes de acuerdo con la molécula seleccionada.

Bibliografía de consulta

Boteanu A. Lupus eritematoso sistémico pediátrico. Protoc Diagn Ter Pediatr 2020; 2: 115-28.
Leis-Dosil VM, Prats-Caelles I. Manejo práctico de inmunosupresores en dermatología. Actas Dermo-sifilograf 2018; 19 (1): 24-34.
Napolitano M, Megna M, Balato A, et al. Systemic treatment of pediatric psoriasis a Review. Dermatol Ther 2016; doi: 10.1007/s13555-016-0117-6.
Westerkam L, McShane D, Nieman E, Morrell D. Treatment options for Alopecia Areata in Children and Adolescents. Pediatric Drugs 2024; 26: 245-57.
Wolverton S, Wu J. Comprehensible dermatologic drug therapy. 4° ed. Filadelfia: Elsevier, 2021; p. 156-244.

33
Biológicos

Enrique Rivas Zaldívar • María Lucía Monzón Quintana

Los biológicos son medicamentos relativamente novedosos que consisten en anticuerpos monoclonales desarrollados por bioingeniería. Están dirigidos contra un antígeno específico, por lo que afectan solamente la parte deseada del sistema inmunitario. Con el paso de los años se han ido desarrollando cada vez más biológicos para diferentes patologías en dermatología.

Como todo tratamiento, tiene sus ventajas y desventajas. Dentro de las primeras se encuentra el hecho de que es un tratamiento más dirigido, con una mayor efectividad, y que en ocasiones requiere un seguimiento menos rígido que otros medicamentos; además, tiene un mejor perfil de seguridad. Por el contrario, dentro de sus desventajas se encuentra su elevado costo y que deben realizarse estudios de laboratorio al inicio, así como controles posteriores. Adicionalmente, en el caso de los niños, debe considerarse el esquema de vacunación ya que las vacunas de virus vivos están contraindicadas.

Las indicaciones médicas que pueden ofrecer un tratamiento con biológicos son múltiples. En el caso de la tricología pediátrica, se han utilizado en patologías con afección extensa o que han sido refractarias a otros tratamientos. Ejemplos de estas patologías son: alopecia areata, lupus eritematoso discoide, liquen plano pilar, celulitis disecante, foliculitis decalvante y psoriasis. Es importante mencionar que para el tratamiento de estas patologías no se cuenta con la aprobación de la *Food and Drug Administration* (FDA) (Estados Unidos) ni de la *European Medicines Agency* (EMA). A continuación, se describen cada una de ellas.

Alopecia areata

Dupilumab

Representa un antagonista del receptor de interleucina 4 y 13 (IL-4 e IL-13). Mediante su mecanismo de acción inhibe la señalización Th2, implicada en la patogénesis de la alopecia areata (AA). Para el tratamiento de este tipo de alopecia no se cuenta con la aprobación de la FDA. Sin embargo, sí se cuenta con la aprobación para el tratamiento de la dermatitis atópica moderada a grave en niños menores de 6 meses.

Su utilidad para el tratamiento de la AA es controversial ya que existen reportes de resultados favorables, pero al mismo tiempo, existen otros que describen la aparición de placas de AA cuando se estaba administrando para tratar la dermatitis atópica. Algunos de los autores que han reportado este hallazgo son Ständer, Mitchell y Yamane y cols. Por lo tanto, se trata de un medicamento biológico que puede llegar a considerarse en algunos casos para el tratamiento de este tipo de alopecia, especialmente cuando coexiste con dermatitis atópica.

Es importante mencionar que en los reportes descritos este biológico puede combinarse con otros tratamientos para AA para mejorar su efectividad. Ejemplos de estos pueden ser: corticoesteroides tópicos-orales, minoxidil tópico-oral e inhibidores JAK tópicos.

Cho y cols. describieron resultados favorables con el tratamiento de dupilumab en 6 pacientes pediátricos con edades comprendidas entre 7 y 12 años, que presentaban diagnóstico de AA y dermatitis atópica sin mejoría con otros tratamientos. De los 6 pacientes descritos, 5 mostraron mejoría: 4 de forma completa y uno de forma casi completa. Es importante notar que 3 de los 4 pacientes que mejoraron de forma completa estaban en otros tratamientos adicionales para su AA (esteroide oral/tópico, minoxidil oral/tópico y tofacitinib tópico). El paciente que mostró mejoría de forma casi completa estaba con monoterapia de dupilumab, y en la escala SALT (*Severity of Alopecia Tool*) mejoró en un 73%. Solamente uno de los 6 pacientes descritos no presentó mejora en el recrecimiento de pelo aún después de 16 meses de tratamiento con dupilumab, más el tratamiento con minoxidil oral y corticoesteroides tópicos. No se reportaron efectos adversos importantes. Solamente hubo un caso de conjuntivitis.

De manera similar, Gruenstein y cols. reportaron una evolución favorable de una AA total en una niña de 4 años, también con dermatitis atópica. En ella se utilizó una dosis de 200 mg subcutánea (SC) cada 2 semanas. Con dicha dosis se obtuvo una resolución completa de la AA con 4 meses, sin necesidad de utilizar otros tratamientos tópicos u orales. McKenzie y cols. describieron la serie de casos más grande (16 pacientes) de niños con AA tratada con dupilumab. En dicha descripción se incluyeron niños con diferentes tipos de AA (en parches, en patrón ofiasis y universal).

Además de considerarse el dupilumab como tratamiento para AA cuando coexiste dermatitis atópica, también puede hacerse ante otras condiciones. Por ejemplo, cuando no se ha obtenido mejoría con otros tratamientos altamente específicos. Cai y cols. reportaron el caso de un niño de 4 años con alopecia universal que mostró mejoría posterior a no haberla obtenido con 6 meses de baricitinib. Es importante notar que el niño descrito no presentaba antecedentes de dermatitis atópica pero sí de rinitis alérgica, que al igual que la AA también mostró mejoría al ser los episodios de molestias menos frecuentes. La dosis utilizada fue la siguiente: 400 mg de impregnación seguido de una dosis mensual de 200 mg. La respuesta que el niño obtuvo con el dupilumab fue relativamente rápida. Después de 3 meses de tratamiento, la escala SALT mejoró en un 58% y a los 10 meses mejoró en un 85%. No se reportaron efectos adversos durante el tratamiento y las pruebas de laboratorio permanecieron sin alteraciones. Su nivel inicial de IgE se encontraba dentro de los límites normales, lo cual ayudó a respaldar que se pueden obtener resultados favorables en la AA con este biológico, a pesar de que no esté elevado.

Adalimumab

Representa un anticuerpo monoclonal humano frente al factor de necrosis tumoral (TNF). No se encontraron reportes de casos de su uso en la edad pediátrica con buena evolución, pero sí en la edad adulta como el descrito por Gorcey y cols., en una paciente de 30 años con alopecia universal.

De manera similar al dupilumab, existen reportes de casos que favorecen el uso de adalimumab para el tratamiento de AA debido a que se han obtenido resultados favorables, pero también hay otros que describen la aparición de este tipo de alopecia durante su uso. En nuestra práctica privada, no se han tenido casos de AA secundaria al tratamiento con dupilumab o adalimumab, pero sí con secukinumab. Dicho caso se trató de una paciente femenina con psoriasis cutáneo-articular desde los 16 años, cuyas placas alopécicas aparecieron luego de 3 meses de tratamiento con dosis de 300 mg SC/mes (Figura 33.1). La AA fue tratada de forma

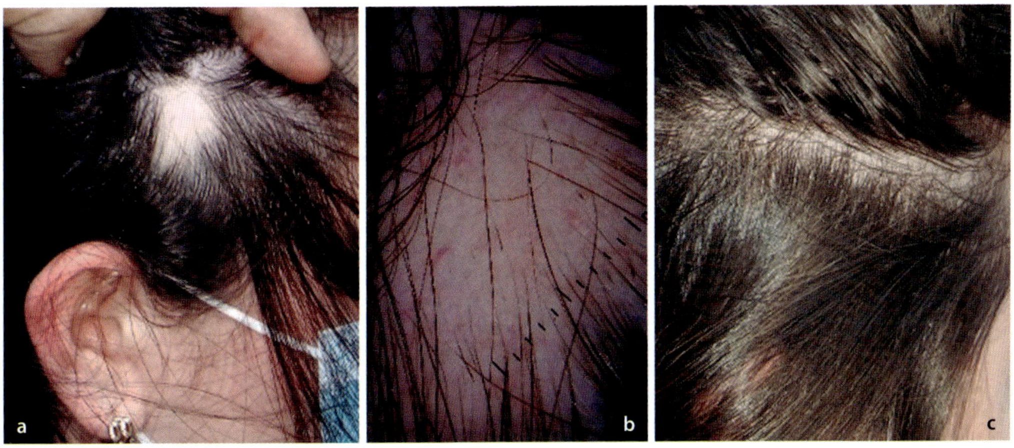

Figura 33.1 a Placa de alopecia areata en piel cabelluda de la región parietal, en paciente con psoriasis cutáneo-articular en tratamiento con secukinumab. b Cabellos en signo de exclamación a la dermatoscopia. c Resolución tras dos infiltraciones de acetónido de triamcinolona al 10%.

exitosa con dos infiltraciones intralesionales de acetónido de triamcinolona al 10%, espaciadas de forma mensual.

Efalizumab

Representa un anticuerpo monoclonal recombinante humanizado anti-CD11a. La información disponible para la efectividad de este medicamento también es controversial, con unos a favor y otros en contra. Smith y cols. describieron el caso de un niño de 9 años con alopecia total recalcitrante y dermatitis atópica. La respuesta a dicho tratamiento no fue rápida, ya que el recrecimiento del pelo empezó a hacerse evidente recién un año después. De manera similar, Kaelin mostró una evolución favorable de AA casi universal en un adolescente de 17 años con antecedentes de dermatitis atópica, hemofilia A y tiroiditis de Hashimoto. Inicialmente, la dosis utilizada de efalizumab fue 0,7 mg/kg/semana y luego 1 mg/kg/semana. A comparación del caso reportado por Smith, la respuesta fue más rápida en este paciente, con un recrecimiento del pelo en la cabeza del 50% a los 3 meses y del 90% a los 6 meses.

Lupus eritematoso discoide

Anifrolumab

Representa un anticuerpo monoclonal humano que se dirige en contra del receptor de interferón tipo I. Está aprobado por la FDA para el tratamiento de lupus eritematoso sistémico, pero no para el tratamiento de lupus eritematoso discoide recalcitrante. No obstante, existen múltiples reportes de casos de su eficacia para esta indicación. Como generalmente suele suceder, se cuenta con una mayor cantidad de reportes sobre su efectividad en adultos en comparación con los niños.

La edad más corta que se encontró de un caso de alopecia en la piel cabelluda secundaria a lupus discoide fue de 21 años. Dicha paciente fue descrita por Han y cols. La paciente presentaba lesiones cutáneas discoides en el rostro, las orejas y el tórax anterior, así como una alopecia de 3 años de evolución. No presentaba serología positiva para lupus eritematoso sistémico ni otros antecedentes médicos. Al no haber tenido respuesta a otros tratamientos tópicos (tacrolimus-clobletasol) y orales (prednisona-hidroxicloroquina-azatioprina), se decidió iniciar anifrolumab en infusión de 300 mg cada 4 semanas. Es importante mencionar que durante el tratamiento con dicho anticuerpo monoclonal la paciente continuó con prednisona oral de 5 mg/día y tratamiento tópico con tacrólimus-clobetasol. Las lesiones cutáneas mostraron una mejoría más rápida que la alopecia. Las primeras mostraron una mejoría importante desde el primer mes de tratamiento, mientras que la alopecia se resolvió a los 7 meses.

En una serie de casos multicéntrica y retrospectiva, Shaw y cols. describieron el caso de 7 adolescentes con lupus eritematoso sistémico y lupus eritematoso discoide recalcitrante tratados con anifrolumab. Se debe mencionar que las lesiones de lupus discoide en esta serie no se presentaban en la piel cabelluda, pero se incluye en este capítulo para describir que se ha utilizado dicho medicamento en menores de 18 años. La dosis utilizada de anifrolumab fue también de 300 mg intravenoso cada 4 semanas. Con dicha dosis, todos los adolescentes evidenciaron una mejoría en las lesiones de lupus eritematoso discoide. Al mes de tratamiento, el descenso promedio en el índice CLASI-A (*Cutaneous Lupus Erythematosus Disease Area and Severity Index*) fue de 18, lo que correspondió a un descenso del 72,1%. Dicha mejoría se mantuvo en el seguimiento a los 6 meses. De manera similar, se observó una mejoría en la actividad del lupus eritematoso sistémico evidenciado por un descenso en el índice SLEDAI-2K (*Systemic Lupus Erythematosus Disease Activity Index*) con 7 puntos. En los adolescentes descritos, el tratamiento con anifrolumab fue bien tolerado y como único efecto adverso se documentó la reactivación de HSV-1 en un solo caso.

Liquen plano pilar

Se trata de una condición poco frecuente en la edad pediátrica. No se encontró información sobre el uso de biológicos como tratamiento para esta alopecia cicatricial. Sí se encontró, sin embargo, reportes de casos pediátricos donde ha aparecido liquen plano pilar durante el tratamiento con biológicos por otra indicación médica.

Uno de estos casos fue reportado por Jayasakera y cols. en una niña de 12 años que estaba recibiendo tratamiento con 40 mg SC de adalimumab cada 2 semanas por oligoartritis. Después de 3 meses de iniciar dicho tratamiento biológico, la paciente manifestó placas alopécicas en la piel cabelluda del vértex y la región parietal. Adicionalmente, presentaba placas eritematoescamosas circulares en caderas y muslos. La biopsia de la piel cabelluda reportó inflamación folículo-céntrica tipo liquenoide, lo que confirmó el diagnóstico de liquen plano pilar. Dicha alopecia fue tratada de forma tópica con clobetasol y eventualmente se resolvió. Es importante destacar que el adalimumab para la oligoartritis fue suspendido y cambiado inicialmente por sulfasalazina y posteriormente por tocilizumab.

De manera similar, Abbasi y cols. reportaron la aparición de liquen plano pilar durante el tratamiento con etanercept. Se trata de un niño de 8 años con psoriasis en placas tratado con este biológico en dosis de 0,8 mg/kg/semana, quien desarrolló placas alopécicas en la piel cabelluda pero principalmente en la región frontal. De la misma manera que en el caso anterior, los hallazgos histopatológicos fueron los que orientaron el diagnóstico de liquen plano pilar. Sin embargo, a diferencia del caso anterior, el liquen plano pilar llevó mucho más tiempo antes de poder resolverse a los 2 años.

Celulitis disecante y foliculitis decalvante

Los estudios disponibles para el tratamiento de celulitis disecante y foliculitis decalvante con medicamentos biológicos es escasa. Los reportes de casos que se lograron identificar fueron en adultos. No se encontraron casos en menores de 18 años. Dentro de los biológicos que se han utilizado para estas patologías se pueden mencionar: adalimumab, infliximab, secukinumab, guselkumab, risankizumab y tildrakizumab.

La edad más corta con una evolución favorable con un biológico que se pudo identificar fue 18-19 años. A continuación, se describen dos casos en los que se usó adalimumab para celulitis disecante.

Kurokawa I describió el caso de un paciente masculino de 18 años con celulitis disecante de 6 años de evolución, quien además presentaba hidradenitis supurativa y acné nódulo-quístico. Como tratamiento inicial se indicó faropenem sin mejoría, por lo que se inició un tratamiento con adalimumab. La dosis utilizada en este paciente fue 160 mg SC en el día uno, seguido de 80 mg en semanas alternas, con una mejoría después de un mes de tratamiento. De manera similar, también se obtuvo una mejora del acné nódulo-quístico y de la hidradenitis supurativa. Esta última pasó de un índice IHS4 (*International Hidradenitis Suppurativa Severity Score System*) de 3 a 0 puntos.

Takahashi y cols. describieron una evolución favorable de celulitis disecante en un paciente de 19 años tratado con adalimumab. Dicho paciente no presentaba otros antecedentes médicos y refería una evolución de las lesiones en la piel cabelluda de 5 años. Como tratamiento inicial se indicó claritromicina y zinc sin mejoría, e incluso se manifestó un empeoramiento debido a que se generó una hidradenitis supurativa en las axilas. Por ese motivo, se inició el tratamiento con adalimumab en una dosis inicial de 80 mg SC, seguido de una dosis de 40 mg en semanas alternas. Al mes de tratamiento se observó una mejoría, pero el recrecimiento del pelo se evidenció recién después de 3 meses.

Psoriasis

La psoriasis como patología no se caracteriza por producir una alopecia en la piel cabelluda. Sin embargo, cuando se presentan determinados factores, se puede producir una disminución de la densidad del pelo y subsecuentemente placas seudoalopécicas. Dentro de los factores que pueden llevar a que esto suceda se encuentran una mayor área de afección o infiltración y el prurito asociado. Es decir, a una mayor gravedad de afección, más efectos en el pelo.

Para definir mejor la gravedad de la afección se desarrollaron escalas o puntajes. De estas escalas existen unas que son específicas para la psoriasis que afecta la piel cabelluda; estas son: PSSI (*Psoriasis Scalp Severity Index*), Scalp-PGA (*Scalp Physician Global Assessment*) y Scalp-IGA (*Scalp Specific Investigator's Global Assessment*).

Cuando la psoriasis afecta la piel cabelluda se impacta de forma muy importante en la calidad de vida. En los niños puede inclusive llegar a afectar su aprendizaje por diferentes razones, entre ellas el aislamiento/absentismo en el colegio secundario debido a sentimientos de vergüenza o a causa de las citas médicas, la pérdida de horas sueño por el prurito asociado, entre otras. A pesar de que la piel cabelluda representa un área de superficie corporal pequeña, sus efectos en la vida del paciente pueden llegar a ser desproporcionados.

La afección en la calidad de vida puede también llevar a un menor apego al tratamiento. Adicionalmente, esto se puede deber también a la dificultad de aplicar medicamentos tópicos. El tratamiento de la psoriasis en la edad pediátrica es relativamente similar al de los adultos, en el sentido de que se tienen medicamentos tópicos y sistémicos, y dentro de estos últimos se incluyen medicamentos altamente específicos como los biológicos. Con el tiempo, su uso se ha ido considerando cada vez más.

Actualmente, se encuentran aprobados cinco biológicos para el tratamiento de esta patología en la edad pediátrica. Estos son: adalimumab, etanercept, ustekinumab, secukinumab e ixekizumab. También se encuentran biológicos que aún están bajo el proceso de investigación/aprobación, como se puede ver en la Tabla 33.1.

A continuación, se describe cada uno de los biológicos que han recibido aprobación por la FDA o la EMA.

Tabla 33.1 Diferentes biológicos disponibles en la actualidad según su aprobación por la FDA/EMA para el tratamiento de la psoriasis pediátrica

Biológicos en psoriasis pediátrica	
Aprobados	**No aprobados**
Adalimumab, etanercept, ustekinumab, secukinumab, ixekizumab	Brodalumab, guselkumab, rizankizumab, tildrakizumab, certolizumab pegol, deucracitinib

Adalimumab

Su efectividad para el tratamiento de la psoriasis en la piel cabelluda ha sido demostrada en varios estudios. Uno de ellos fue realizado por Thaçi y cols., quienes realizaron un subanálisis del estudio BELIEVE para ver su efecto en esta área corporal y las uñas. En dicho estudio, el PSSI promedio inicial era de 17,9 ± 14,1, y luego bajó a ≤ 4 después de 16 semanas de tratamiento. Años después, Khobzey y cols. mostraron una reducción promedio del PSSI del 94,8% después de un año de tratamiento con adalimumab.

A continuación, se describe en la Tabla 33.2 información importante de este biológico sobre su mecanismo de acción, estado de aprobación y dosificación para el tratamiento de la psoriasis.

Tabla 33.2 Adalimumab en el tratamiento de psoriasis pediátrica

Mecanismo de acción	Aprobación	Dosis
Anticuerpo monoclonal humano dirigido contra el TNF-α	Aprobado por la EMA en ≥ 4 años	**Peso ≥ 15 kg pero < 30 kg:** dosis inicial de 20 mg SC seguido de 20 mg SC en semanas alternas **Peso ≥ 30 kg:** dosis inicial de 40 mm SC seguido de 40 mg SC en semanas alternas

EMA: *European Medicines Agency*; SC: subcutánea.

Etanercept

Fue uno de los primeros biológicos en mostrar efectividad para el tratamiento de la psoriasis en la piel cabelluda moderada a grave en adultos, según un estudio aleatorio, doble ciego y controlado por placebo publicado en 2012. Debido a esto, se ha comparado en el estudio cabeza-cabeza con otros biológicos para evaluar la efectividad en el tratamiento de la psoriasis en la piel cabelluda.

A continuación, se describe en la Tabla 33.3 información importante de este biológico sobre su mecanismo de acción, estado de aprobación y dosificación para el tratamiento de la psoriasis.

Tabla 33.3 Etanercept en el tratamiento de psoriasis pediátrica

Mecanismo de acción	Aprobación	Dosis
Proteína de fusión que bloquea la unión del TNF-α a su receptor	Aprobado por la FDA en ≥ 4 años y por la EMA en ≥ 6 años	**FDA para ≥ 4 años:** 25 mg SC dos veces a la semana o 50 mg SC una vez a la semana **EMA para ≥ 6 años:** 50 mg SC dos veces a la semana por 12 semanas, seguido de 25 mg SC dos veces a la semana Se pueden considerar dosis de 50 mg SC una vez por semana

FDA: *Food and Drug Administration*; EMA: *European Medicines Agency*; SC: subcutánea.

Ustekinumab

Su efectividad para el tratamiento de la psoriasis en la piel cabelluda se ha evidenciado en estudios donde se evalúan diferentes biológicos. Uno de ellos fue el realizado por Papp y cols., quienes evaluaron la mejora con este medicamento y también con risankizumab. A las 12 semanas de tratamiento con ustekinumab se obtuvo una mejora promedio del PSSI del 82%.

La efectividad del ustekinumab para la psoriasis en la piel cabelluda también fue demostrada por Fotiadou y cols. en un estudio retrospectivo y comparativo, realizado en un centro terciario de referencia para psoriasis. En dicho estudio se comparó la efectividad de los siguientes biológicos: ustekinumab, adalimumab, etanercept e infliximab. Dicho estudio concluyó que la mejora más rápida y alta se obtiene con infliximab y ustekinumab. Es así que a las 12 semanas de tratamiento el PSSI promedio se redujo en un 90,8% y 88,7%, respectivamente (vs. 73,1% con adalimumab y 72,2% con etanercept). A la semana 48 de tratamiento, el 85,3% y el 80% de los pacientes con ustekinumab e infliximab alcanzan el PSSI90, respectivamente (vs. 69,2% con adalimumab y 50% con etanercept).

A continuación, se describe en la Tabla 33.4 información importante de este biológico sobre su mecanismo de acción, estado de aprobación y dosificación para el tratamiento de la psoriasis.

Tabla 33.4 Ustekinumab en el tratamiento de psoriasis pediátrica

Mecanismo de acción	Aprobación	Dosis
Anticuerpo monoclonal dirigido en contra de la subunidad p40 de la IL-12 e IL-23	Aprobado por la FDA/EMA en ≥ 6 años	La aplicación debe ser en la semana 0 y 4, y luego cada 12 semanas **Peso < 60kg**: 0,75 mg/kg/SC **Peso ≥ 60 kg pero ≤ 100 kg**: 45 mg SC **Peso > 100 kg**: 90 mg SC

FDA: *Food and Drug Administration*; EMA: *European Medicines Agency*; SC: subcutánea.

Secukinumab

La efectividad de secukinumab en el tratamiento de la psoriasis en la piel cabelluda ha sido demostrada por Bagel y cols. un su estudio aleatorio, doble ciego y controlado por placebo en fase IIIb. Feldman y cols. también demostraron su efectividad para esta área corporal y evidenciaron también una mejoría del prurito, así como de la calidad de vida. Por último, un estudio observacional de dos años realizado por Rompoti y cols. demostró una mejora rápida y sostenida de la psoriasis en la piel cabelluda mediante punteo del Sc-PGA.

A continuación, se describe en la Tabla 33.5 información importante de este biológico sobre su mecanismo de acción, estado de aprobación y dosificación para el tratamiento de la psoriasis.

Tabla 33.5 Secukinumab en el tratamiento de psoriasis pediátrica

Mecanismo de acción	Aprobación	Dosis
Anticuerpo monoclonal humano anti-IL-17A	Aprobado por la FDA/EMA en ≥ 6 años	La aplicación debe ser semanal por las primeras 5 semanas y posteriormente mensual **Peso < 25 kg**: 75mg SC **Peso ≥ 25 kg pero < 50 kg**: 75 mg SC **Peso ≥ 50 kg**: 150 mg SC y se puede considerar aumentar a 300 mg SC

FDA: *Food and Drug Administration*; EMA: *European Medicines Agency*; SC: subcutánea.

Ixekizumab

Su efectividad para el tratamiento de la psoriasis en la piel cabelluda ha sido demostrada en los estudios UNCOVER-1, UNCOVER-2 y UNCOVER-3, así como en el análisis de estos realizado por Reich y cols., quienes demostraron que dicha efectividad se mantiene de forma sostenida después de 60 semanas. El uso de este biológico cuando se afecta la piel cabelluda también se respalda en el análisis realizado por Langley y cols., en un estudio de fase II, aleatorio y controlado mediante placebo para psoriasis en la piel cabelluda y las uñas. Dicho autor también respaldó su efectividad y seguridad en el estudio IXORA-P a una dosificación de cada 2 semanas por 52 semanas.

A continuación, se describe en la Tabla 33.6 información importante de este biológico sobre su mecanismo de acción, estado de aprobación y dosificación para el tratamiento de la psoriasis.

Tabla 33.6 Ixekizumab en el tratamiento de psoriasis pediátrica

Mecanismo de acción	Aprobación	Dosis
Anticuerpo monoclonal humanizado anti-IL-17A	Aprobado por la FDA/EMA en ≥ 6 años y con un peso ≥ 25 kg	**Peso 25-50 kg**: dosis inicial de 80 mg SC seguido de 40 mg SC cada 4 semanas **Peso > 50 kg**: dosis inicial de 160 mg SC seguido de 80 mg SC cada 4 semanas

FDA: *Food and Drug Administration*; EMA: *European Medicines Agency*; SC: subcutánea.

Conclusiones

Actualmente, la evidencia presentada para el uso de biológicos en tricología es limitada y consiste en series y reportes de casos. Dependemos de los estudios controlados para tener una evidencia más sólida en la toma de decisiones terapéuticas.

Sobre la base de lo limitado de la evidencia respecto al uso de biológicos en tricología, recae sobre la experiencia y prudencia de cada facultativo el uso de estas nuevas herramientas para el beneficio de nuestra población pediátrica.

Conceptos clave

- Los biológicos o anticuerpos monoclonales ofrecen especificidad en su mecanismo de acción y una mayor efectividad, con un buen perfil de seguridad.
- La mayoría de la información disponible para el uso de biológicos en la población pediátrica con problemas tricológicos proviene de series y reportes de casos.
- El uso de biológicos como terapéutica en tricología pediátrica es controversial, ya que existe evidencia a favor y en contra.

Bibliografía de consulta

Cho SK, Craiglow BG. Dupilumab for the treatment of alopecia areata in children with atopic dermatitis. JAAD Case Reports 2021; 16: 82-5.

Gruenstein D, Malik K, Levitt J. Full scalp hair regrowth in a 4-year-old girl with alopecia areata and atopic dermatitis treated with dupilumab. JAAD Case Rep 2020; 6 (12): 1286-7.

Mitchell K, Levitt J. Alopecia areata after dupilumab for atopic dermatitis. JAAD Case Rep 2018; 4 (2): 143-4.

Ständer S, Trense Y, Thaçi D, Ludwig RJ. Alopecia areata development in atopic dermatitis patients treated with dupilumab. J Eur Acad Dermatol Venereol 2020; 34 (10): e612-e613.

Yamane S, Nakagawa Y, Inui S, Fujimoto M. Development of alopecia areata-like reactions in a patient treated with dupilumab. Allergol Int 2022; 71 (3): 420-2.

★ Acceda al eBook para consultar la lista completa de bibliografía.

34

Moléculas pequeñas

Arturo López-Yáñez Blanco • Luis E. Sánchez Dueñas

La célula es la unidad básica estructural y funcional de los seres humanos y su destino es orquestado principalmente por citocinas, hormonas o factores de crecimiento a traves de vías de señalización intracelular, las cuales se activan principalmente por diferentes ligandos de los receptores de la membrana celular.

La vía de señalización a través de las Janus cinasa-transductores de señal y activadores de proteínas de transcripción (JAK-STAT) es una cascada pleiotrópica involucrada en la regulación de la proliferación celular, diferenciación, mantenimiento de células madre, señalización de citocinas y regulación del sistema inmunitario e inflamación, que influyen además en el metabolismo de los lípidos y la carcinogénesis.

Actualmente no existe un tratamiento curativo para las enfermedades autoinmunes e inflamatorias, por lo que la remisión clínica se ha convertido en el principal objetivo. En los últimos años ha habido un interés creciente en modular los componentes intracelulares, claves en la señalización de citocinas, especialmente en la familia de las Janus cinasa (JAK). Los inhibidores JAK (JAKi) han sido probados con buenos resultados y adecuado perfil de seguridad para uso clínico en el tratamiento de trastornos hematopoyéticos, enfermedades autoinmunes e inflamatorias (Tabla 34.1), y se han convertido en la diana terapéutica emergente para enfermedades de interés en tricología como la alopecia areata (AA), el liquen plano pilar, la alopecia frontal fibrosante y la foliculitis decalvante.

Este capítulo presenta una revisión breve sobre los JAKi como tratamiento de la AA en la edad pediátrica.

Vía Janus cinasa

Los JAK pertenecen al grupo de proteínas tirosina cinasa intracitoplasmática, que actuan intracelularmente como transductores señales de una multitud de citocinas y factores de crecimiento. Existen cuatro miembros de la familia JAK de tirosina cinasas (JAK1, JAK2, JAK3 y tirosina cinasa 2 [TYK2]). El término Janus se deriva del latín *Janus*,

Tabla 34.1 Enfermedades relacionadas con la vía JAK-STAT

▪ Artritis reumatoide ▪ Enfermedad inflamatoria intestinal ▪ Dermatomiositis ▪ Lupus eritematoso sistémico ▪ Artritis idiopática juvenil ▪ Policitemia vera ▪ Enfermedad injerto vs. huésped ▪ Granuloma anular generalizado ▪ Mielofibrosis	▪ Psoriasis ▪ Dermatitis atópica ▪ Alopecia areata ▪ Vitiligo ▪ Hidradenitis supurativa ▪ Pioderma gangrenoso ▪ Liquen plano ▪ Lupus cutáneo ▪ Sarcoidosis

que hace alución a Jano, el dios romano de las puertas de dos caras, ya que tienen dos dominios de transductores de señales y activadores de transcripción de fosfato casi idénticos. Muchas vías de citocinas que contribuyen a la patogénesis de la AA, como el interferón-γ (IFNγ) y las de la familia común de citocinas de la cadena gamma (γc), actúan a traves de la señalización JAK.

La familia de transductores de la señal y activadores de la transcripción (STAT) tiene siete dominios bien definidos (STAT1, STAT2, STAT3, STAT4, STAT5a, STAT5b y STAT6). En humanos, la vía de señalización JAK-STAT está fisiológicamente involucrada en funciones del desarrollo, hematopoyéticas e inmunes, y su activación promueve la expresión de genes implicados en la producción de citocinas proinflamatorias. Al unirse al ligando, los JAK se fosforilan y activan. Las JAK activadas fosforilan las proteínas STAT, que posteriormente se dimerizan y se translocan al núcleo donde se unen directamente al ADN y regulan la transcripción de genes (Figura 34.1).

Un ejemplo de la activación de esta vía sucede en la AA, que da como resultado la producción de IL-15, IFN-γ y la activación de células T CD8+ asesinas naturales del grupo 2 de la proteína miembro D (NKG2D+), que atacan a los folículos pilosos durante la fase anágena. Incluso, se ha visto una sobrexpresión de JAK3 y en menor medida de JAK1 y JAK2 en la epidermis de estudios histopatológicos de pacientes con AA.

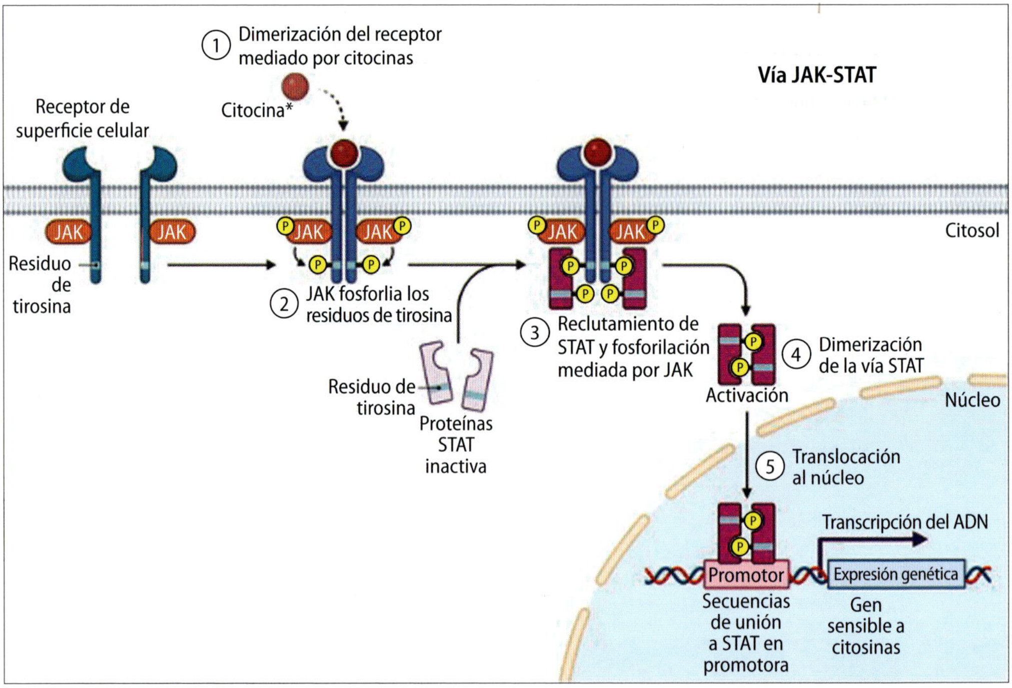

Figura 34.1 Vía JAK-STAT. 1: citocinas o factores de crecimiento se unen a sus receptores de superficie celular. 2: JAK asociados con estos receptores se activan y fosforilan los residuos de tirosina. 3: creación de sitios de acoplamiento para los STAT. 4: dimerización de los STAT fosforilados. 5: translocación al núcleo y unión a secuencias específicas de ácido desoxirribonucleico (ADN), que inmunomodula la expresión génica. *: citocinas, factores de crecimiento u hormonas. (Tomado y traducido de: Dillon KL. A Comprehensive Literature Review of JAK Inhibitors in Treatment of Alopecia Areata. Clin Cosmet Investig Dermatol 2021; 14: 691-714). (Creado con: BioRender.com).

Inhibidores JAK

Los JAKi son una clase de moléculas pequeñas permeables a la membrana celular que pueden bloquear una o más tirosinas cinasas intracelulares en la vía de señalización JAK-STAT, modulando vías inflamatorias. Su uso en AA ocurrió por serendipia al tratar otras enfermedades autoinmunes con AA concomitante, y se reportó por primera vez en 2014 en un paciente con psoriasis y AA. Ambas mejoraron con el uso de tofacitinib.

En la AA, los JAKi pueden bloquear la respuesta inmunitaria mediada por linfocitos T en los folículos pilosos, promover la formación de células madre del folículo piloso y desencadenar angiogénesis, todo lo cual ocurre durante la fase de crecimiento del pelo; además, aceleran la transición de folículos pilosos de fase telógena a fase anágena.

La generación inicial de JAKi, debido a las semejanzas de los sitios de unión en las JAK, tienden a inhibir múltiples JAK, por lo que se ha desarrollado una segunda generación con el objetivo de actuar selectivamente. En la Tabla 34.2 se presentan los JAKi que han demostrado ser útiles en pacientes con AA.

En la población pediátrica, hasta el momento solo existe evidencia del uso para el tratamiento de la AA con ruxolitinib, upadacitinib, tofacitinib, baricitinib y ritlecitinib. No obstante, solo se encuentran autorizados por la *Food and Drug Administration* (FDA), en pacientes a partir de los 12 años, el ritlecitinib para el tratamiento de AA y el upadacitinib para DA.

Pueden ser administrados en combinación con otras terapias adyuvantes como los esteroides tópicos. Con respecto a la respuesta del tratamiento, un metaanálisis que analiza el uso de JAKi revela que los pacientes pediátricos muestran respuestas similiares a las de los adultos, con un 68,5% de los pacientes considerados buenos respondedores y un 7,7% como respondedores parciales. Además, se encontró que el tiempo promedio de recaída ocurría a los 2,7 meses de suspender el JAKi, por ello se ha propuesto mantener el tratamiento durante un año después de lograr una buena respuesta y, posteriormente, establecer una dosis mínima de mantenimiento. Sin embargo, hasta el momento no se cuenta con estudios de casos reales donde se documente alguna recomendación al respecto en la población pediátrica.

El uso de los JAKi requiere de un monitoreo estrecho y de un protocolo de inicio y seguimiento, vigilando en cada valoración cualquier signo o síntoma como dato de infección o

Tabla 34.2 JAKi utilizados en el tratamiento de alopecia areata

Generación	JAKi	Diana
Primera	Tofacitinib*	JAK1 y JAK3 (PanJAK)
	Delgocitinib	JAK1 y JAK3 (PanJAK)
	Deuruxolitinib	JAK1 y JAK2
	Ruxolitinib*	JAK1 y JAK2
	Baricitinib*	JAK1 y JAK2
	Jaktlnlb	JAK1 y JAK2
Segunda	Brepocitinib	JAK1 y TYK2
	Ritlecitinib*	JAK3
	Upadacitinib*	JAK1
	Abrocitinib	JAK1

* Utilizados en pacientes pediátricos.

malignidad. También se debe monitorear cualquier alteración que pudiera presentarse en los controles periódicos de analítica sanguínea (*v.* Algoritmo 10.1).

Se contraindica, aunque no de forma absoluta, administrar en pacientes con cáncer, infecciones de repetición, con factores de riesgo cardiovascular o de trombosis (p. ej., diabetes, hipertensión o hiperlipidemia), embarazo/lactancia o tratamiento combinado con otros inmunosupresores. En caso de deseo de embarazo, se recomienda suspender su uso al menos un mes previo, y puede excretarse por leche materna aproximadamente hasta 4 días posteriores a su última toma, por lo cual tampoco se recomienda su uso durante la lactancia.

La probabilidad de presentar efectos adversos dependerá del blanco en la vía de señalización que tenga cada molécula pequeña al bloquear una o más JAK (Figura 34.2). Los efectos adversos reportados son principalmente infecciones del tracto respiratorio superior e hiperlipidemia (principalmente elevación de colesterol-LDL), seguido por náuseas, cefaleas, infecciones de las vías urinarias o respiratorias inferiores, y reacciones acneiformes, así como efectos adversos en los que influirán factores propios del huésped, como la reactivación por herpes zóster, herpes simple o eventos tromboembólicos o de desarrollo de malignidad (Tabla 34.3). No obstante, los JAKi (tanto sistémicos como tópicos), en dosis para el tratamiento para AA, se han caracterizado por ser una terapia eficaz y con baja frecuencia de efectos adversos.

Hasta el momento, el perfil de seguridad en la edad pediátrica no es del todo claro y los costos puden limitar significativamente su uso. A continuación, revisaremos tres de las moléculas pequeñas más utilizadas para tratar AA en la población pediátrica.

Tofacitinib

El tofacitinib es un inhibidor de primera generación, con mayor selectividad por JAK1/JAK3 comparado con su inhibición a JAK2, con muy pocos o ningún efecto en la vía TYK2, por lo que se considera como un PanJAKi. Ha sido utilizado en el tratamiento de enfermedades reumatológicas como la artritis reumatoide, artritis psoriásica, colitis ulcerosa, artritis idiopática juvenil y espondilitis anquilosante. Se encuentra disponible en tabletas de 5 y 10 mg, con dosis administrada en la mayoría de los pacientes de 8-10 mg/día, con un rango de duración entre los 5 a 12 meses.

El tofacitinib inhibe los efectos de muchas citocinas γc, incluidas IL-2, IL-4, IL-7, IL-15, IL-21 e IFN-γ, e interrumpe la vía de señalización descendente de receptores γc dependientes de JAK1/3.

Numerosas series y reportes de casos han informado sobre la eficacia en pacientes pediátricos con AA, con resultados prometedores y efectos secundarios menores; sin embargo, un ensayo clínico sobre seguridad mostró que existe un mayor riesgo de sufrir eventos cardiovasculares y cáncer en población con factores de riesgo cardiovascular, con un mayor perfil de seguridad en su formulación tópica pero con una eficacia mucho menor, por lo que su uso debe ser de forma individualizada.

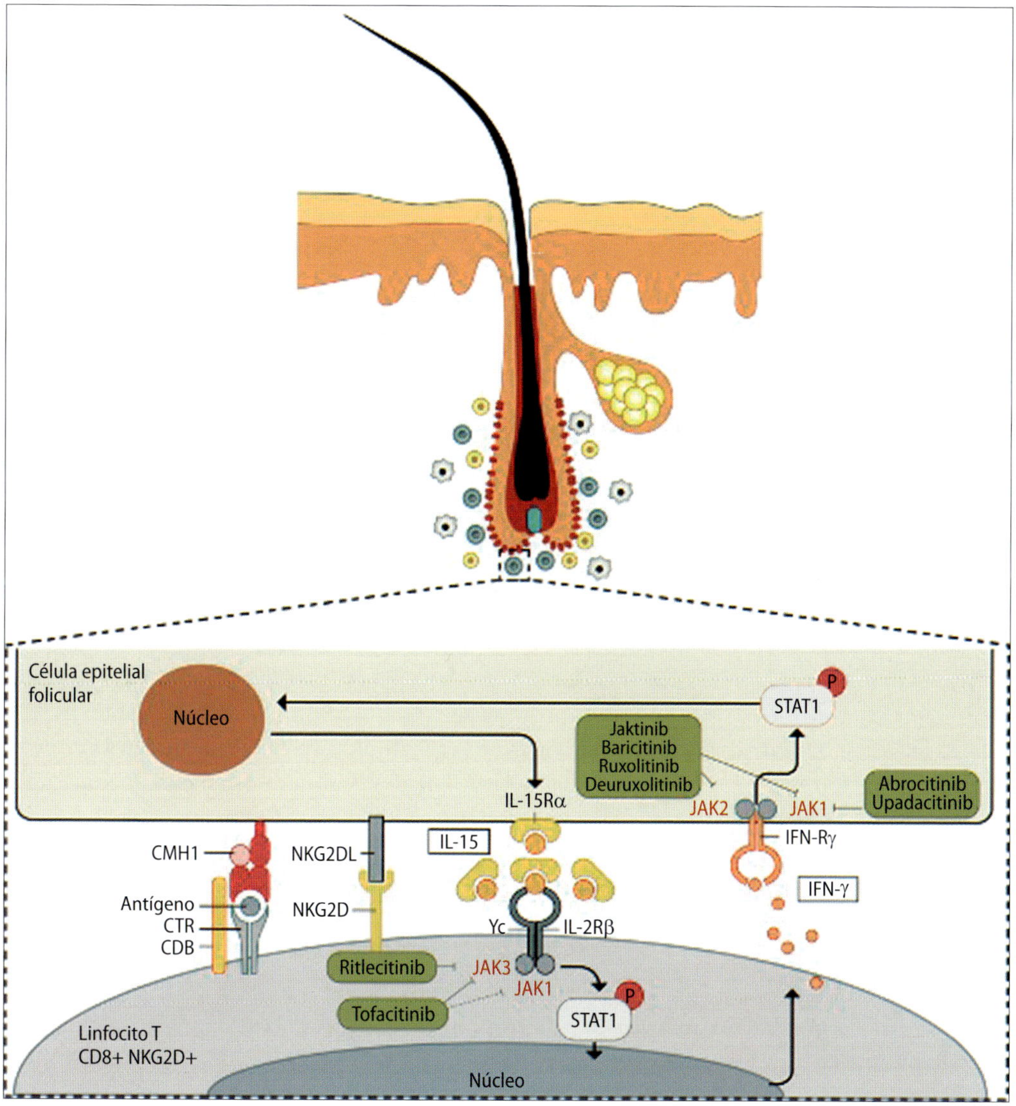

Figura 34.2 JAKi en la vía JAK-STAT utilizados en AA. CMH I: complejo mayor de histocompatibilidad; CTR: receptor de células T; NKG2D: células asesinas naturales grupo 2D; NKG2DL: ligando de células asesinas naturales grupo 2D; IFN-γ: interferón-γ; IL-15: interleucina-15. (Modificado y traducido de: Sardana K, Bathula S, Khurana A. Which is the Ideal JAK Inhibitor for Alopecia Areata - Baricitinib, Tofacitinib, Ritlecitinib or Ifidancitinib - Revisiting the Immunomechanisms of the JAK Pathway. Indian Dermatol Online J 2023; 14 [4]: 465-74).

Tabla 34.3 Efectos adversos reportados con el uso de JAKi

Frecuencia	Efectos adversos
Comunes	▪ Fatiga, cefalea ▪ Náusea, dolor abdominal, diarrea, aumento de peso ▪ Acné, foliculitis ▪ Infecciones del tracto respiratorio superior e inferior, infecciones de vías urinarias, candidiasis genital, herpes simple y herpes zóster ▪ Laboratorios: hiperlipidemia, elevación de la creatinfosfocinasa y enzimas hepáticas, anemia y neutropenia
Poco comunes	▪ Eventos trombóticos, malignidad (linfoma de células B), micosis superficiales, reacciones de hipersensibilidad (angioedema) ▪ Laboratorios: linfopenia

Baricitinib

Es un inhibidor oral competitivo que actúa predominantemente en JAK1/JAK2. Se encuentra aprobado como tratamiento para la artritis reumatoide y AA grave en adultos. Se encuentra disponible en forma de comprimidos recubiertos con película de liberación inmediata de 1, 2 y 4 mg. La dosis administrada que se menciona en los estudios va de 2 a 11 mg/día, con un rango de duración entre los 6 a 9 meses.

Se metaboliza por CYP3A4 con un aclaramiento renal y hepático del 75% y 20%, respectivamente, con una vida media de 8-12 horas. Al unirse selectivamente inhibe la fosforilación JAK1/JAK2, y logra un efecto antiviral y antiinflamatorio a partir de la señalización de IFN-α, β y γ.

La información sobre su uso y seguridad a largo plazo es limitada en la edad pediátrica y se encuentran pocas series de casos en este grupo de edad como tratamiento para la AA. La dosis recomendada en adultos es de 2-4 mg/día. No obstante, el baricitinib se ha utilizado en pacientes pediátricos en dosis similares e incluso mayores para el manejo de otras enfermedades, sin presentar efectos adversos graves, como lo fue en el tratamiento de la enfermedad por SARS-CoV-2 grave, en la que se permitió su uso a partir de los 2 años de edad en pacientes que requerían asistencia ventilatoria. Además, se ha reportado su uso sin autorización (*off-label*) en enfermedades como dermatitis atópica (DA), prurigo actínico, dermatomiositis y artritis idiopática juvenil en pacientes pediátricos con buenos resultados, y los efectos adversos reportados sucedieron en dosis superiores a las necesarias para el tratamiento de AA.

En la actualidad, el ensayo clínico BREEZE-AD-PEDS se encuentra en fase III para la aprobación de su uso para el tratamiento de DA a partir de los 2 años de edad, no obstante, no existe hasta el momento aprobación para el tratamiento de la AA en pacientes pediátricos, aunque existen reportes en este grupo de edad con uso *off-label* con buenos resultados (Figura 34.3).

Ritlecitinib

El ritlecitinib inhibe irreversiblemente y de forma selectiva la cinasa JAK3 y la tirosina cinasa expresada en la familia de las cinasas del carcinoma hepatocelular (TEC). Está aprobado su uso en AA, artritis reumatoide, vitiligo, enfermedad de Crohn y colitis ulcerosa; además, es el único JAKi aprobado en la población pediátrica a partir de los 12 años de edad. Se encuentra disponible en cápsulas de 50 mg. Se metaboliza por CYP3A4, con un aclaramiento renal del 70% y una vida media de 1,3-2,3 horas.

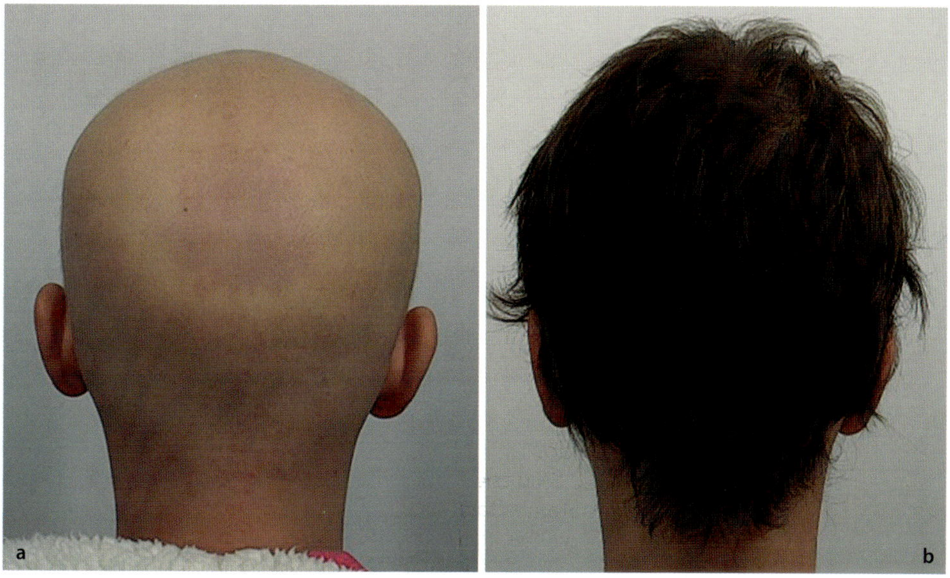

Figura 34.3 a Niña de 11 años con AA total (escala SALT 5). b Respuesta terapéutica en un año con 4 mg/día de baricitinib (escala SALT 1). (Cortesía del Dr. Luis E. Sánchez Dueñas).

Al ser un inhibidor específico de JAK3, el ritlecitinib puede proporcionar un mejor perfil de seguridad, ya que JAK3 no se expresa en células hematopoyéticas. En comparación con los JAK1, JAK3 actúa dirigiéndose hacia un residuo de cisteína y bloqueando el sitio de unión del trifosfato de adenosina. Su mecanismo de acción puede resumirse en los siguientes puntos:

- Inhibe citocinas que impulsan la activación y proliferación autorreactiva de las células T, incluida la IL-15.
- Al dirigirse a la familia de receptores de IL-2 que comparte la cadena γc, puede permitir que otras vías dependientes de JAK (p. ej., las implicadas en la hematopoyesis y el metabolismo) se señalen normalmente.
- Reduce la producción de IFN-γ a través de la inhibición combinada de JAK3 y TEC, y es a través de la reducción de la producción de IFN-γ que regula a la baja la expresión de la clase I del complejo mayor de histocompatibilidad.
- Reduce la infiltración de linfocitos T CD8+ NKG2D+.
- Puede regular a la baja las funciones citolíticas de los linfocitos T CD8+ a través de la reducción de la expresión de la granzima B y NKG2G+.

En el ensayo clínico ALLEGRO fase IIb-III se demostró que el ritlecitinib es un medicamento bien tolerado y eficaz para la AA en pacientes a partir de los 12 años.

Conclusiones

Hasta el momento no se encuentra aprobado ningun JAKi en < 12 años como tratamiento para la AA moderada a grave, sin contar con estudios de la vida real de su seguimiento a largo plazo; sin embargo, a pesar de que los pacientes pediátricos no son adultos pequeños, no existe otro modelo biológico más parecido a un adulto que un niño, por lo que su uso podría realizarse *off-label* en casos seleccionados.

Los médicos que tratan pacientes pediátricos debemos tener un conocimiento profundo sobre las moléculas pequeñas, para optimizar su uso en las diversas enfermedades autoinmunes e inflamatorias.

Conceptos clave

- La vía JAK-STAT juega un papel importante en la patogenia de enfermedades como la AA, por lo que los JAKi son considerados una excelente diana terapéutica.
- Hasta el momento, el ritlecitinib es el único JAKi aprobado en la población pediátrica a partir de los 12 años de edad para el tratamiento de la AA moderada a grave.
- El protoloco de inicio y seguimiento debe realizarse de forma estrecha, vigilando en cada revisión cualquier alteración que sea motivo de suspensión.

Bibliografía de consulta

Chapman S, Kwa M, Gold LS, Lim HW. Janus kinase inhibitors in dermatology: Part I. A comprehensive review. J Am Acad Dermatol 2022; 86 (2): 406-13.

Dillon KL. A Comprehensive Literature Review of JAK Inhibitors in Treatment of Alopecia Areata. Clin Cosmet Investig Dermatol 2021; 14: 691-714.

King B, Zhang X, Harcha WG, et al. Efficacy and safety of ritlecitinib in adults and adolescents with alopecia areata: a randomised, double-blind, multicentre, phase 2b-3 trial. Lancet 2023; 401 (10387): 1518-29.

Lensing M, Jabbari A. An overview of JAK/STAT pathways and JAK inhibition in alopecia areata. Front Immunol 2022; 13: 955035.

Westerkam LL, McShane DB, Nieman EL, Morrell DS. Treatment Options for Alopecia Areata in Children and Adolescents. Pediatric Drugs 2024; 26 (3): 245-57.

★ Acceda al eBook para consultar la lista completa de bibliografía.

35
Nuevas perspectivas en terapéutica

Rocío Gil Redondo • Sergio Vañó Galván

En los últimos años hemos vivido un gran avance de nuevas moléculas para el tratamiento de diferentes formas de alopecia. En niños y adolescentes es de especial interés el minoxidil oral a dosis bajas, la espironolactona oral, los antiandrógenos tópicos y el *coacillium* tópico, que abordaremos en este capítulo. Los fármacos anti-JAK orales (ritlecitinib y baricitinib) se abordan en otro capítulo.

Uso de minoxidil oral en el paciente pediátrico

El minoxidil oral es un medicamento antihipertensivo que generalmente se utiliza en dosis de 5 mg hasta 40 mg al día. Los efectos secundarios más comunes son hipertricosis, taquicardia y edema en miembros inferiores. El minoxidil oral presenta un efecto hipotensor mínimo en sujetos normotensos, lo que permite su uso en dosis bajas en pacientes con pérdida de cabello, ya que minimiza sus efectos sistémicos. La dosis inicial de minoxidil oral como antihipertensivo en niños es de 0,2 mg/kg/día, con una dosis promedio entre 0,25 y 1 mg/día.

Considerando el perfil de seguridad, el minoxidil tópico debe ser de elección en niños, pero el minoxidil oral en dosis bajas (LDOM) puede considerarse en algunas situaciones particulares.

Existen varios estudios que recogen la eficacia y seguridad de LDOM en diferentes trastornos capilares con un buen perfil de efectos adversos, en su mayoría leves, y que en general no precisan la suspensión del fármaco.

Respecto a la seguridad del minoxidil oral en niños, existe un informe de ingesta accidental de 100 mg de minoxidil en el que el paciente presentó una recuperación completa después de una taquicardia prolongada.

En un estudio retrospectivo se recogieron 45 pacientes menores de 18 años tratados con LDOM, con edades comprendidas entre los 10-17 años y con una edad promedio de 16 años, que asistieron a una clínica privada especializada en tricología en España entre marzo de 2019 y marzo de 2021. El 87% de los pacientes estaban diagnosticados con alopecia androgénica y un 13% con efluvio telógeno. Todos los pacientes tenían un peso superior a los 40 kg. El LDOM se utilizó en monoterapia en el 31% de los casos, combinado con otros tratamientos tópicos en el 18% y con tratamientos orales en el 51%. La dosis media diaria fue de 1,24 mg, más baja en las niñas que en los niños. El promedio de duración del tratamiento fue de 9,8 meses. Se observó una mejora en la densidad capilar en el 80% de los pacientes, mientras que el 20% mostró una estabilización de la densidad. Se reportaron efectos adversos en el 25% de los niños, siendo los más comunes la hipertricosis facial, seguida de la caída del cabello y la hipotensión. Sin embargo, estos efectos fueron leves en todos los casos y no fue necesario interrumpir el tratamiento en ningún paciente, excepto en uno que requirió un ajuste de dosis (Figura 35.1).

Además, un grupo de 6 niñas adolescentes de entre 13 y 18 años, con diagnóstico de alopecia androgenética (AAG) grado 2 o 3 de Sinclair, fueron tratadas con la combinación de 2,5 mg de minoxidil oral y 50-100 mg de espironolactona diaria, lo que resultó en una mejoría de la densidad del cabello en 5 pacientes y en el mantenimiento en una de ellas tras un seguimiento de 5-13 meses, sin observarse efectos secundarios (Figura 35.2).

En un estudio retrospectivo, un grupo de 8 niñas (entre 2-10 años) con síndrome de cabello anágeno suelto fueron tratadas con LDOM (0,005-0,02 mg/kg de peso corporal/día, rango 0,10-0,50 mg/día), lo que resultó en una mejoría de la longitud del cabello en todas las pacientes y de la densidad del cabello en 7 de ellas. Una paciente desarrolló hipertricosis leve en las piernas.

En otro estudio retrospectivo posterior se recogieron pacientes (todas mujeres) con síndrome de anágeno suelto tratadas con LDOM durante al menos 3 meses, entre 2014 y 2024.

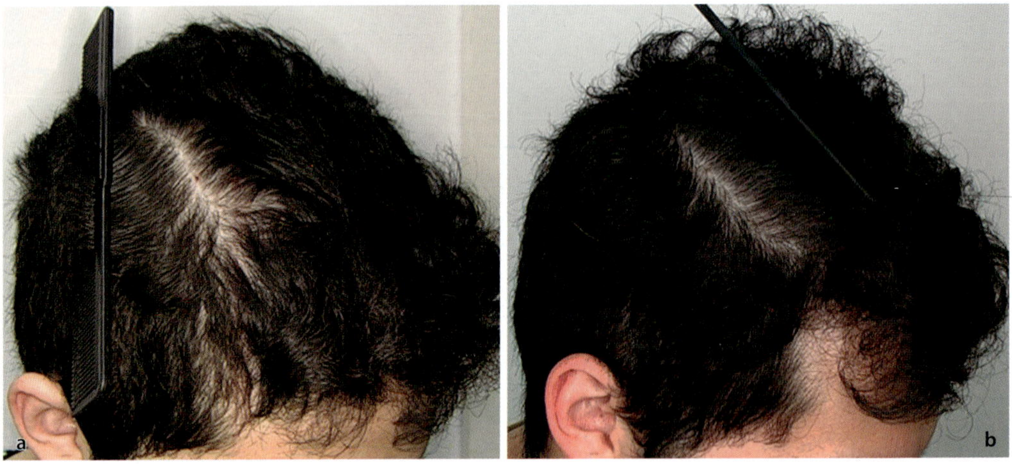

Figura 35.1 a Paciente masculino de 16 años con alopecia androgenética. **b** Evolución a los 6 meses de tratamiento con minoxidil oral en dosis inicial de 2,5 mg/día y un incremento de 5 mg/día posteriormente. (Cortesía del Dr. Luis E. Sánchez Dueñas).

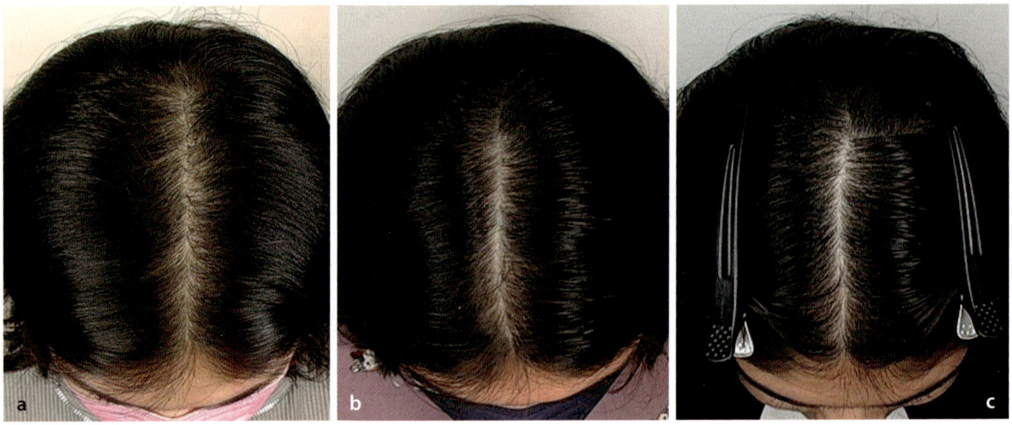

Figura 35.2 a Paciente femenina de 16 años con alopecia androgenética. **b** Mejoría tras 6 meses de tratamiento con minoxidil oral de 0,5-1 mg/día. **c** Mejoría tras 6 meses de haber añadido espironolactona de 100 mg/día. (Cortesía del Dr. Luis E. Sánchez Dueñas).

Diez pacientes fueron identificadas con una edad promedio de 14,4 años. La dosis media inicial de LDOM fue de 0,4 mg diarios, ajustada posteriormente según la respuesta y tolerabilidad. La duración media del tratamiento fue de 24,9 meses. Se observó una mejora en la longitud y densidad del cabello en la mayoría de las pacientes. Se informaron efectos secundarios leves en 2 pacientes, pero no requirieron reducción de dosis ni interrupción del tratamiento.

Se ha reportado un caso de una paciente pediátrica con alopecia persistente, inducida por quimioterapia y radioterapia, tratada con éxito con LDOM. Después de intentar sin éxito el tratamiento tópico con minoxidil al 5%, se inició LDOM a los 14 años y se observó una mejoría significativa en la densidad capilar sin efectos secundarios. Se sugiere que el uso de LDOM puede ser una opción segura y efectiva para su tratamiento, incluso en la población pediátrica.

Un grupo de autores australianos realizó un estudio retrospectivo sobre el uso de LDOM y minoxidil sublingual (SM) en pacientes pediátricos. El SM teóricamente proporciona una mayor biodisponibilidad que LDOM en dosis equivalentes, ya que evita el metabolismo hepático. Se incluyeron un total de 63 pacientes (16 niños y 47 niñas) con una mediana de edad de 10 años. De los 63 pacientes, 42 fueron tratados por alopecia areata (AA) total y 8 por síndrome de anágeno suelto. Otras condiciones tratadas incluyeron AAG (5 pacientes), síndrome de anágeno corto (2 pacientes), tricotilomanía (2 pacientes), efluvio telógeno agudo, canicie prematura, hipotricosis congénita y alopecia por querión de Celso (un paciente cada uno). Además, 21 pacientes recibieron monoterapia con minoxidil. La mayoría comenzó el tratamiento a una dosis de 0,1 mg una vez al día (rango = 0,025-0,5 mg/día), que se fue ajustando según la respuesta al tratamiento, con una dosis máxima reportada de 1,8 mg/día. La duración media del tratamiento fue de 14,65 meses.

El evento adverso más comúnmente reportado fue la hipertricosis facial y en la espalda (13 pacientes), seguido de hipotensión postural (4 pacientes) y dolores de cabeza (2 pacientes). En todos los casos, los síntomas fueron leves y no condujeron a la interrupción del tratamiento o al ajuste de la dosis. Otros eventos adversos registrados fueron elevación de las enzimas hepáticas, trastornos del estado de ánimo y del sueño, hipercolesterolemia, aumento de peso y síntomas gastrointestinales; sin embargo, estos fueron reversibles y atribuidos por el médico tratante a la coadministración de prednisolona o tofacitinib. No hubo eventos adversos graves. Este estudio es uno de los primeros en demostrar la seguridad y tolerabilidad de LDOM y SM en niños de entre 0 y 12 años.

En conclusión, se puede plantear el uso de minoxidil oral en dosis bajas de 0,01 mg/kg/día en niños y adolescentes con diagnóstico de AAG precoz, efluvio telógeno crónico, síndrome de anágeno corto o suelto, genohipotricosis o displasias pilosas, alopecia persistente tras tratamientos oncológicos y como tratamiento coadyuvante en alopecias areatas graves. En niños adolescentes de más de 40 kg, las dosis se pueden equiparar a las del adulto, de manera que se pueden valorar dosis de entre 0,5 a 2,5 mg/día; incluso, en el caso de AAG femeninas en adolescentes se puede asociar a espironolactona 100 mg/día.

Uso de antiandrógenos tópicos en alopecia androgenética en niños y adolescentes

Finasterida tópica

La finasterida tópica se ha propuesto como una nueva forma de tratamiento antiandrogénico que evita los efectos secundarios sistémicos de la finasterida oral. Un estudio aleatorio de fase III de 24 semanas, con 458 hombres adultos con AAG, mostró una mejora significativa en el recuento de cabello en el grupo tratado con finasterida tópica al 0,25% en comparación con placebo. Además, la mejoría fue similar entre los tratamientos con finasterida tópica y oral, pero la concentración plasmática de finasterida fue 100 veces más baja en el grupo de finasterida tópica respecto del grupo de finasterida oral, por lo que se observó una menor probabilidad de experimentar eventos adversos sistémicos con la formulación tópica.

Además, otro estudio controlado aleatorio y doble ciego encontró que la combinación de solución tópica de finasterida al 0,25% y minoxidil al 3% fue superior a la solución de minoxidil al 3% solo en varones adultos con AAG.

No se han realizado estudios con formulaciones tópicas de finasterida en pacientes pediátricos, pero dados estos resultados y los escasos niveles sistémicos mostrados en los estudios, es un tratamiento que se podría plantear en adolescentes con AAG precoz, tanto masculina como femenina, cuando el impacto psicosocial sea relevante.

Clascoterona tópica

La clascoterona (cortexolona 17a-proprionato) es un nuevo inhibidor del receptor de andrógenos que antagoniza la dihidrotestosterona (DHT) mediante la unión competitiva con los receptores de andrógenos citoplasmáticos, por lo que parece razonable que la clascoterona tópica sea eficaz en el tratamiento de AAG, aunque no existen estudios en adolescentes ni en adultos. Se ha encontrado que la clascoterona tiene la misma eficacia que la finasterida *in vitro*. Estudios preliminares muestran un crecimiento del cabello con clascoterona comparable con el minoxidil.

Existe varios estudios sobre el uso de clascoterona en crema al 1%, aplicada dos veces al día durante un año en acné moderado/grave en adolescentes mayores de 12 años, con buenos datos de eficacia y seguridad. Los efectos adversos más frecuentes relacionados con el tratamiento fueron xerosis, descamación, eritema, prurito y atrofia cutánea, la gran mayoría de ellos clasificados como leves y similares en frecuencia respecto de la rama placebo.

La clascoterona tópica ofrece el beneficio terapéutico de los agentes antiandrógenos sistémicos sin los eventos adversos sistémicos no deseados. Se observó la supresión del eje hipotálamo-hipófisis-suprarrenal (HPA) durante un ensayo clínico en sujetos que recibieron la dosis más alta, lo que podría estar asociado con el uso en áreas extensas de la piel, el uso prolongado y los vendajes oclusivos. Sin embargo, no hubo evidencia de supresión clínica del eje HPA, y todos los sujetos recuperaron la función normal del eje HPA después de suspender el tratamiento.

Dado su demostrado buen perfil de seguridad en el tratamiento de pacientes adolescentes con acné y su potencial inhibición de la DHT a través de su mecanismo de acción, se podría considerar la clascoterona tópica al 1% como una opción terapéutica en pacientes adolescentes con AAG precoz.

Espironolactona tópica

El gel tópico de espironolactona al 1% también ha demostrado ser seguro y efectivo como monoterapia o en combinación con minoxidil tópico al 5%. Dicha seguridad y efectividad se demostró en un estudio con 60 adultos con AAG, con respuesta clínica en el 80% y 100% de los pacientes, respectivamente. Si embargo, se necesitan más estudios para confirmar la efectividad de la formulación tópica en pacientes pediátricos.

Uso de *coacillium* tópico en el tratamiento de la alopecia areata pediátrica

El LH-8 tópico (*coacillium* al 22,25%) es un tratamiento tópico investigacional botánico que se compone de varios flavonoides, polifenoles y metilxantinas, con un efecto antiinflamatorio que está siendo estudiado para el tratamiento de AA pediátrica en pacientes de ambos sexos, entre 2 a 18 años, con afectación moderada/grave (escala SALT entre 25 y 95), de 6 meses a 3 años de duración. Existe un ensayo clínico aleatorio en fase II/III (RAAINBOW) que compara la aplicación de una solución tópica de LH-8 en monoterapia vs. la aplicación de una solución placebo, y que encuentra un cambio relativo en la puntuación SALT significativamente mayor en la rama de tratamiento vs. el placebo a las 24 semanas de tratamiento. El 22% de los pacientes tratados con LH-8 consiguieron un SALT menor o igual de 20, mientras que en el grupo placebo el porcentaje de pacientes con SALT > 20 aumentó. Como únicos efectos adversos puede producir eccema leve/moderado en el cuero cabelludo y la cara. El aspecto más interesante de este tratamiento tópico frente a la AA pediátrica es que su efectividad seguía aumentado una vez suspendido el tratamiento. De confirmarse estos resultados en futuros estudios, puede ser una opción relevante en el manejo de pacientes pediátricos con AA.

Bibliografía de consulta

de Nicolas-Ruanes B, Moreno-Arrones OM, Saceda-Corralo D, et al. Low-dose oral minoxidil for treatment of androgenetic alopecia and telogen effluvium in a pediatric population: A descriptive study. J Am Acad Dermatol 2022; 87 (3): 700-2.

Gomes TF, Soares RO. Pediatric androgenetic alopecia: an updated review. J Dtsch Dermatol Ges 2023; 21 (1): 19-25.

Legacy Healthcare SA. Efficacy and Safety of LH-8 in Paediatric Alopecia Areata (AA). Critical Trials 2023; NCT03240627. <https://clinicaltrials.gov/ct2/show/NCT03240627?cond=lh-8&draw=2&rank=1)>.

★ Acceda al eBook para consultar la lista completa de bibliografía.

Índice de términos